Dr. Eric Slywitch

Emagreça sem dúvida

Tudo o que você precisa saber
para fazer as pazes com o seu corpo
e vencer a luta contra a balança
com saúde e sem passar fome

EDITORA ALAÚDE

O texto deste livro foi fixado conforme o acordo ortográfico vigente no Brasil desde 1º de janeiro de 2009.

Preparação: Valéria Nunes
Revisão: Alexandra Fonseca
Capa: Amanda Rodrigues Cestaro
Projeto gráfico: Cesar Godoy e Rodrigo Frazão
Ilustrações: André Alves
Consultoria culinária: Mônica leite
Fotos: Tomaz Vello
Produção culinária: Beth Macedo

Impressão e acabamento: Bartira Gráfica

1ª edição, 2014

Impresso no Brasil

Dados Internacionais de Catalogação na Publicação (CIP)
(Câmara Brasileira do Livro, SP , Brasil)

S643e

Slywitch, Eric
Emagreça sem dúvida : tudo o que você precisa saber para fazer as pazes com o seu corpo e vencer a luta contra a balança com saúde e sem passar fome / Eric Slywitch. – 1. ed. – São Paulo: Alaúde, 2014.

il.
ISBN 978-85-7881-253-9

1. Nutrição. 2. Dieta. 3. Emagrecimento. I. Título.

14-14008

CDD: 613.2
CDU: 613.2

2014
Alaúde Editorial Ltda.
Rua Hildebrando Thomaz de Carvalho, 60
04012-120, São Paulo, SP
Tel.: (11) 5572-9474
www.alaude.com.br

Dedico este livro a todas
as pessoas que buscam entrar
em harmonia com seu organismo,
estando ou não acima do peso.

Este livro é uma obra de consulta e esclarecimento. As informações aqui contidas têm o objetivo de complementar, e não substituir, os tratamentos ou cuidados médicos. Os benefícios para a saúde de uma dieta baseada em frutas, verduras, legumes e sementes são reconhecidos pela medicina, mas o uso das informações contidas neste livro é de inteira responsabilidade do leitor. Elas não devem ser usadas para tratar doenças graves ou solucionar problemas de saúde sem a prévia consulta a um médico ou a um nutricionista. Uma vez que mudar hábitos alimentares envolve certos riscos, nem o autor nem a editora podem ser responsabilizados por quaisquer efeitos adversos ou consequências da aplicação do conteúdo deste livro sem orientação profissional.

SUMÁRIO

PREFÁCIO

Olá. Meu nome é Alexandra Silvério, sou manicure e moro em São Paulo. Tenho 1,65 m e já pesei 147 kg. Conheci o dr. Eric Slywitch, autor deste livro, no programa *Bem Estar*, da Rede Globo. Desde então, com a ajuda dele, estou mudando a minha vida: trabalhando todos os aspectos que me levaram à obesidade mórbida, adotei uma dieta vegetariana estrita e obtive enorme sucesso no emagrecimento sem passar fome e sem ficar doente. O gatilho para essa mudança foi uma tragédia pessoal que deixou em mim marcas profundas: a morte do meu namorado, Fábio, em 2011, em consequência de doenças associadas à obesidade. Sim, ele também era obeso. Foi um episódio muito doloroso, como vocês vão ver.

Fui uma criança com peso normal até os 7 anos de idade, mas passei a engordar de verdade quando saí da pré-escola e fui estudar em um colégio estadual perto de casa. Demorei para me adaptar, pois tudo era diferente – os horários, as pessoas, o ambiente, o lanche. Na escola nova eu não precisava mais levar lanche de casa, pois havia uma cantina que vendia vários tipos de comida: misto-quente, hambúrguer, cachorro-quente, coxinha, rissole, esfirra, batata frita, chocolate, bombom, bala, refrigerante, biscoito. O suco era artificial. Fora a merenda oferecida pela própria escola. Com tantas opções, me acostumei a comer por lá e gostava disso.

Em dois anos engordei bastante e tornei-me introvertida. Já não queria usar o uniforme da escola, pois achava que o tecido de náilon me deixava mais gordinha. Também não me sentia à vontade nas aulas de educação física; tinha vergonha do meu corpo e de ser diferente das outras crianças por estar acima do peso. Naquela época quase não se viam crianças obesas. Nas férias, eu ficava irritada na hora de vestir biquínis, maiôs, *shorts* – nada ficava bom. Aos 15 anos eu já pesava

90 kg e sofria as consequências físicas e emocionais do excesso de peso. Minha mãe então me levou ao endocrinologista. Depois de alguns exames, o médico me prescreveu uma dieta e um moderador de apetite, uma fórmula que misturava anfepramona, fluoxetina, *Centella asiatica*, cáscara-sagrada, sene, furosemida e garcínia. Saí do consultório feliz e confiante. Eu ia emagrecer.

Os resultados apareceram logo, assim como a irritabilidade e a eletricidade. Sim, eletricidade, porque depois de tomar esse moderador, eu ficava eufórica. Ajudava minha mãe nas tarefas da casa como se eu estivesse ligada na tomada. Na hora de dormir, demorava muito a pegar no sono. Mas, para mim, não importavam os efeitos colaterais do remédio. A vontade de emagrecer era tão grande que eu não percebia os riscos a que estava me sujeitando. O que eu não queria era ter novamente aquela horrível sensação de impotência por não conseguir emagrecer. Quem está muito desesperado para perder peso não pensa como vai ser quando a dieta terminar e acaba achando que é normal passar mal com o remédio, que vale a pena continuar porque o resultado final vai ser um corpo magro.

Emagreci 15 kg em um mês (cheguei a levar uma bronca do médico, que considerou um exagero emagrecer tanto de uma só vez), e permaneci "magra" por quatro meses, mas desanimei de continuar a dieta quando parei de tomar o moderador de apetite. Era como se eu tivesse sido desligada da tomada. Eu tinha a sensação de que apenas controlar a alimentação não fazia efeito. Não havia muitas opções no cardápio, fui enjoando de tudo, não conseguia me acostumar a ponto de transformar aquilo num hábito. Aos poucos, engordei tudo o que havia emagrecido e ainda um pouco mais.

Junto com a gordura eu acumulava frustração, pensamentos negativos e a sensação de fracasso. Aos 23 anos, estava pesando 115 kg e já não tinha mais vontade de sair de casa. Queria apenas ficar dormindo. Às vezes, tentava me consolar: "Sou gordinha mesmo, minha família tem tendência à obesidade". Mas depois fazia qualquer coisa para emagrecer. Não me preocupava muito com a minha saúde. Um dia uma colega de trabalho disse que me arrumaria um remédio ótimo, que dava excelentes resultados. Era um moderador de apetite com a substância femproporex. No primeiro mês emagreci 8 kg e fiquei superfeliz, mas depois comecei a sentir náuseas, dores de cabeça e de estômago. No pronto-socorro, o diagnóstico foi pressão alta e gastrite. Tive de contar ao médico o que estava tomando e levei uma bronca. Pela primeira vez percebi que estava brincando com a minha saúde e senti medo.

Minha luta contra a balança durou muitos anos, mas eu não estava sozinha. Minha irmã mais velha, a Adriana, também estava muito acima do peso, e para ela isso era ainda mais complicado, pois sofria de bronquite asmática, doença que a fez ficar internada muitas vezes. Os médicos sempre diziam que ela precisava emagrecer, pois assim os sintomas da bronquite diminuiriam muito. Ela também fez várias dietas e sofria com o efeito sanfona. Além disso, os medicamentos para a bronquite afetavam seu metabolismo e dificultavam o emagrecimento, causando a ela muita frustração e desânimo.

Como se pode ver, conciliar a vontade de emagrecer com a vontade de comer era uma luta constante na minha família. Essa tarefa difícil ficou ainda mais complicada em março de 2001, quando a minha mãe começou a investir em seu novo projeto: a produção de salgados para festas e bares. O que antes era comprado fora agora estava sempre ao nosso alcance, sendo preparado na cozinha de casa. Apesar disso, a Adriana decidiu se esforçar e pegar firme na dieta, para, mais tarde, fazer a cirurgia bariátrica.

Infelizmente, não deu tempo. Alguns dias depois de sua resolução, minha irmã começou a sentir falta de ar. Quando chegamos ao hospital, enfrentamos a pior de todas as dificuldades: não havia maca nem cadeira de rodas para levar uma pessoa de 170 kg. Com a força que só as mães têm, a minha foi carregando a Adriana sozinha para dentro do pronto-socorro, apenas para ouvir as últimas palavras dela: "Mãe, agora eu vou". Ela tinha 29 anos. Vocês podem imaginar o choque que foi para a minha família.

Pedi a Deus que o tempo passasse rápido para a ferida cicatrizar logo, pois era muito difícil ver meus pais sofrendo. Eu tinha de me manter forte para ajudá-los, mas acabei descuidando ainda mais da minha saúde e do meu corpo depois da morte da Adriana. Descontava toda a minha dor na comida e ainda não havia me convencido de que era hora de mudar de hábitos. Mergulhei com tudo no trabalho para ocupar meus pensamentos. A cada dia eu almoçava num horário diferente, preferencialmente depois das 3 da tarde. Passava muito tempo sem comer, com um intervalo enorme entre o café da manhã e o almoço. Como o meu trabalho era corrido, acabava almoçando sanduíches acompanhados de refrigerante.

A Priscila, minha irmã mais nova, na época com 19 anos, ia pelo mesmo caminho. Também estava muito acima do peso, trabalhava demais e só comia sanduíche. Com 1,58 m de altura, chegou a pesar 131 kg. Ela já não tinha mais autoestima, não queria sair de casa e se transformou em uma jovem muito triste. Em 2006 ela fez a cirurgia bariátrica. Conseguiu se acostumar à quantidade reduzida de comida e foi perdendo peso. Acompanhei sua recuperação e vi minha irmã mudar de vida, mas continuei com os mesmos maus hábitos alimentares. Via o progresso da Priscila, mas não tinha coragem de enfrentar uma cirurgia, ainda mais depois de presenciar as complicações pelas quais ela passou: ela teve de voltar à mesa de operação para desobstruir o intestino, mas tudo correu bem.

Foi durante essa internação que ela conheceu o Fábio. Ele se recuperava de um quadro muito grave de embolia pulmonar no hospital. Os dois ficaram amigos e ele ligava sempre para conversar com ela. Um dia, perto do Natal de 2008, o Fábio ligou novamente. A Priscila não estava em casa, mas achei a voz dele bonita e ficamos ali conversando sobre obesidade e as situações que ele e eu vivíamos por causa dela. Começamos a namorar no início de 2009.

O Fábio tinha sido uma criança de peso normal e, já adulto, praticava judô e halterofilismo, e também adorava jogar futebol. Sua vida mudou quando ele perdeu, de maneira seguida, o emprego de longa data e a avó materna, com quem tinha um vínculo muito forte: ele abandonou a atividade física e começou a engordar. Vieram a hipertensão arterial, a arritmia cardíaca, a erisipela e a elefantíase na perna esquerda. Em 2006, a embolia pulmonar. Nessa época ele pesava 180 kg.

Oscilando entre emagrecer e engordar, o Fábio chegou a pesar 220 kg. Apesar disso, não se entregava. Dirigia, levava os pais para fazer exames, ia aos médicos, ao supermercado, ao banco – sempre com muito bom humor. Só não saía de casa quando a perna inchava e ficava muito vermelha e quente. Às vezes formavam-se bolhas e ele tinha febre. Nessas ocasiões, precisava ficar de repouso, tomar antibióticos e diuréticos.

Um dia o Fábio recebeu a indicação de fazer a cirurgia bariátrica, mas para isso precisava passar por um nutricionista, um psicólogo e um anestesista, que foi categórico: antes de se submeter ao processo o Fábio teria de perder 20% do peso. Seria uma cirurgia arriscada e o ideal era colocar um balão gástrico antes para acelerar o emagrecimento. Porém, o plano de saúde se recusou a pagar o procedimento. Para piorar, no início de 2009, o Fábio sofreu uma paralisia do lado direito do rosto. O médico solicitou uma tomografia, mas o hospital não dispunha de equipamento que suportasse o peso dele. Só nos restou pedir a Deus para que não fosse nada grave.

Fazíamos planos. Queríamos casar. Eu também precisava emagrecer. O Fábio e eu nos inteirávamos de todas as novidades sobre dietas e remédios. Ele tentou tomar algumas drogas conhecidas no mercado, mas não se deu bem. Procurávamos substituir alguns alimentos por outros mais saudáveis, como o pão francês pelo integral, o refrigerante pelo suco de fruta, mas só quem já lutou contra a balança sabe como é difícil resistir à comida – e como é terrível o sentimento de culpa a cada novo fracasso.

Um dia, tive a ideia de escrever para algumas emissoras de televisão contando a história do Fábio. Eu imaginava que talvez assim conseguíssemos alguém disposto a patrocinar a internação dele em um *spa*. Ninguém respondeu, mas foi nessa época que nossa vida começou a mudar de fato. Cansados de ver a dificuldade do filho em subir e descer os degraus que levavam ao apartamento no terceiro andar do prédio sem elevadores em que moravam, os pais do Fábio decidiram colocar o apartamento à venda, e uma das pessoas interessadas em comprá-lo foi a Fabiane, que fazia parte da equipe de um programa sobre saúde que em breve estrearia na Rede Globo. Ela perguntou se o Fábio gostaria de participar. Ele aceitou e sugeriu que gravassem comigo também.

Durante a gravação, no início de fevereiro de 2011, o Fábio contou tudo sobre as dificuldades de seu dia a dia e a burocracia e o descaso do plano de saúde para autorizar a colocação do balão gástrico e os outros procedimentos médicos de que ele necessitava. A Fabiane entrou em contato com o convênio para pedir uma explicação. Pouquíssimo tempo depois, o Fábio foi informado de que no prazo de cinco dias todos os procedimentos estariam liberados. Ah, ele me ligou tão feliz e esperançoso! O *Bem Estar* estrearia no dia 21 de fevereiro de 2011. Estávamos todos na expectativa.

Uma semana antes, no dia 14 de fevereiro, uma segunda-feira, o Fábio começou a apresentar um inchaço na perna afetada pela erisipela – um linfedema. Sugeri que fôssemos ao médico, mas ele disse que tomaria a medicação em casa. No sábado, a perna dele estava muito inchada e vermelha, e insisti para que fôssemos ao hospital, mas ele se recusava. Acho que, no fundo, tinha medo de ficar mais uma vez internado.

Por volta das 6 horas da manhã de domingo, acordei com o ronco do Fábio e percebi que ele estava sem ar, sufocando. A mãe e a irmã dele acudiram, ligando para o serviço de emergência. Achei que ele estivesse tendo um infarto. Comecei a fazer massagem cardíaca, mas ele não reagiu e foi ficando com os lábios roxos. Insisti na massagem cardíaca, mas meu desespero foi aumentando, pois a ambulância não chegava. Então, o pior aconteceu: o Fábio fechou os olhos, sorriu para mim e foi embora. O chão se abriu e eu caí em um buraco que não tinha fim. Não podia acreditar que nossos sonhos e nossos planos não aconteceriam. Fui tomada por uma dor que ainda hoje não consigo descrever.

A causa da morte não foi infarto, mas embolia pulmonar causada pela erisipela na perna. O Fábio teve de ser retirado do apartamento pelos bombeiros, os quais lhe dedicaram um cuidado e um carinho muito especial, algo que havia tempo eu não testemunhava. Ele teve de ser cremado, pois, devido ao seu tamanho, o caixão não passaria pela abertura do jazigo da família. Ele foi cremado no dia em que o *Bem Estar* estreou. Foi uma pena ele não estar lá para assistir, pois estava ansioso para ver a repercussão do quadro do qual havíamos participado.

Vinte dias depois do seu falecimento, a equipe do programa quis saber que atitude eu adotaria dali em diante. Pediram que eu contasse como tudo tinha acontecido e fizesse um alerta para as pessoas com problemas de obesidade. Eu disse à repórter que todas as dificuldades pelas quais tinha passado com o Fábio me fizeram parar e pensar que ou eu me entregava à tristeza profunda ou reagia, e eu estava determinada a mudar de hábitos alimentares em prol da minha saúde. Com 1,65 m e 147 kg, eu caminhava para um abismo de enfermidades de onde seria muito difícil sair, e estava cansada de deixar a obesidade me paralisar.

Vendo a minha determinação, a equipe do programa decidiu acompanhar o meu processo de luta contra a obesidade. Foi também no programa que tive a oportunidade de conhecer o dr. Eric Slywitch, que passaria a me acompanhar na jornada de emagrecimento saudável. Fiquei muito feliz e emocionada com tamanho incentivo. Ele fez algumas perguntas sobre meus hábitos e pediu exames para analisar com profundidade o meu metabolismo, alguns dos quais eu nunca tinha ouvido falar. O dr. também me presenteou com um cartaz com algumas informações nutricionais e passou orientações de como combinar os alimentos. A partir dessas explicações, já comecei a mudar os meus hábitos. Nos encontros seguintes, o dr. Eric me ensinou um monte de coisas que você também vai aprender neste livro, como o funcionamento dos hormônios, o processo de inflamação causado pela obesidade e muito mais, tudo para que eu conseguisse entender o que estava acontecendo comigo e pudesse ter todas as informações para conseguir mudar.

Quando os exames ficaram prontos, em junho de 2011, fui até a clínica do dr. Eric. Logo percebi que a consulta com ele era diferente de todas as que eu havia feito até então, pelo simples fato de ele ter sentado ao meu lado e explicado em detalhes cada item do resultado. Ele me transmitiu muita confiança e profundo conhecimento, e isso me fortaleceu ainda mais para levar adiante minha mudança de hábitos.

Confesso que fiquei com medo, muito impressionada com alguns números e com o que poderia acontecer comigo no futuro caso não tivesse tido o privilégio de conhecer o dr. Eric. Com toda a calma do mundo, ele me tranquilizou, explicando que os resultados descompensados se reverteriam à medida que eu incorporasse as devidas mudanças alimentares juntamente com os suplementos que ele me receitaria. Meu organismo estava com carência de certos nutrientes, o que causava lapsos de memória e dificuldade de acordar cedo, além de inquietação nas pernas e risco de trombose. Foi a primeira vez na vida que um médico me deu suplemento para emagrecer em vez de remédios.

De uma vez por todas, me dei conta de que precisaria consumir mais alimentos nutritivos, pois meu objetivo não poderia ser somente emagrecer, mas ter hábitos saudáveis. Aprendi muito com as orientações e o plano alimentar do dr. Eric, que você vai conhecer no final deste livro, e tudo foi ficando mais fácil, saboroso e até divertido. Incorporei frutas e legumes à minha alimentação, e comecei a sentir que, toda vez que ingeria carne, leite e seus derivados não fazia a digestão direito, ficava com o estômago pesado. Comecei a pesquisar receitas vegetarianas na internet e a inventar as minhas próprias combinações. Quando dei por mim, já não estava mais comendo nada de origem animal. Minha família não se opôs, e deixo bem claro que não fui induzida pelo dr. Eric a deixar de comer carne. Apenas percebi que esse tipo de alimento não me fazia bem.

Quando digo que não como mais alimentos de origem animal, todo mundo fica me olhando com cara de espanto e diz que carne é importante. Respondo que aprendi que o feijão fornece toda a proteína de que meu corpo precisa e que esse negócio de a carne ser a única fonte de proteína é puro mito, como o dr. Eric explica neste livro.

Um mês depois da consulta com ele, já sentia a diferença no meu organismo. Tinha mais disposição para as atividades físicas na academia, para trabalhar, para os afazeres do dia a dia. As dores que sentia nos pés por causa da obesidade também já não eram tão frequentes, e a perda de peso foi acontecendo a todo o vapor. Logo no primeiro mês emagreci 8 kg, e isso me deu ainda mais forças e incentivo para continuar. Como não moro sozinha, tenho de me policiar diariamente para não comer o que os outros comem. Comecei a tomar os suplementos e a colocar em prática todos os conhecimentos nutricionais que o dr. Eric me transmitiu. Troquei aos poucos o pão francês pelo integral e os refrigerantes por sucos naturais. Adquiri o hábito de me alimentar de três em três horas, comendo porções de frutas entre as refeições. Sempre gostei de cozinhar, então preparava minha própria comida. Percebi que estava gostando de verdade do que vinha fazendo. Ir à academia passou a ser um hábito diário – já não consigo mais ficar sem me exercitar. Se antes eu ia à feira só para comprar pastel e tomar caldo de cana, agora vou para comprar frutas, verduras, legumes, ervas e temperos. É divertido cozinhar, e é muito gostoso preparar nossas refeições pensando nos detalhes, a começar pela arrumação da mesa. Gosto de deixar a mesa bonita, com talheres, pratos, copos, um jogo americano legal ou mesmo uma linda toalha, e não só nas ocasiões especiais. Faço isso no dia a dia, para mim e principalmente para as pessoas que amo.

Claro, às vezes eu sentia vontade de comer doces e massas, mas com criatividade isso não é um problema para a gastronomia vegana. E a minha determinação era maior do que o desejo de comer algo que me daria apenas um prazer momentâneo e não me traria nenhum benefício. Quando decidi mudar meus hábitos, sabia que a caminhada seria longa. Não engordei do dia para a noite, e, portanto, não emagreceria num piscar de olhos. Então me preparei psicologicamente, pensando que não tinha de me preocupar com o tempo que levaria para emagrecer, e sim com a qualidade do emagrecimento, porque eu não queria emagrecer rápido e ficar toda flácida e sem saúde – isso sim seria um transtorno.

Quem quer emagrecer tem de se planejar. Vou dar um exemplo. Pouco depois de começar a perder peso, fui convidada para um casamento, minha primeira festa desde que embarcara na nova vida. Pois lá fui eu, segura dos meus objetivos, e me mantive fiel aos meus novos hábitos. Sabe qual é a minha tática infalível para esses eventos sociais? Comer bem antes de sair de casa. Temos de ir aos eventos pelas pessoas, não pela comida.

Em setembro de 2011, realizei novos exames e voltei à clínica do dr. Eric para ele checar como estava meu metabolismo depois de ter emagrecido 29 kg. Os exames apontaram uma melhora significativa, pois meu corpo estava se livrando do peso que havia carregado por tanto tempo. Todo o metabolismo estava agradecido. Tudo o que descrevi até aqui serviu para amenizar a dor, que ainda sinto, pela perda da minha irmã e do meu amor, Fábio. As lembranças certamente vão ficar. Sinto que me fortaleci e sei que agora é um novo tempo na minha vida, um tempo de continuar a caminhada sem essas duas pessoas tão queridas. Tempo de novas conquistas e novos desafios, cuidando de mim. O dr. Eric sempre diz que até uma caminhada de mil léguas começa com um simples passo. Muitas vezes pedimos para Deus guiar nossos passos, mas será que estamos realmente dispostos a mexer os pés?

Comecei a trabalhar também o lado psicológico do meu problema. Eu tinha passado por situações bem difíceis e tinha todos os motivos para me entregar à depressão. Procurei por Deus, e esse Deus que busquei me deu a consciência de que o meu corpo é um templo e que tenho que cuidar dele, e não intoxicá-lo com comida vazia, deixando-o subnutrido e a caminho das doenças. Deus colocou as pessoas certas no meu caminho para me ajudar, para que depois eu também pudesse ajudar outras pessoas pelo exemplo da minha força e determinação.

Aprendi que eu precisava aprender a viver um dia de cada vez em vez de ficar ansiosa. A mente é um campo de batalha, temos que lutar muitas vezes contra nós mesmos, repreendendo pensamentos e vontades negativas. Adquiri serenidade, domínio próprio, sabedoria e discernimento sobre todas as situações e, principalmente, sobre o que eu iria comer. Exercitei meu pensamento para aceitar que era necessária uma mudança de hábitos para obter qualidade de vida, e passei a me alimentar melhor e a fazer atividade física. Com isso, obtive os resultados que hoje todos podem ver.

Mudar hábitos alimentares também inclui mudar o comportamento diante da vida. Isso não é nada fácil, exige força de vontade e controle emocional, e a falta desses elementos contribuiu muito para que eu engordasse. Quando me refiro ao meu descontrole emocional, não quero dizer que saio por aí brigando, xingando, dando porrada em todo mundo. Falo do sentimento de perda de um ente querido, da frustração por algo que tentei fazer e não deu certo, do sentimento de inferioridade por querer algo e me achar incapaz de ter, da tristeza de uma terrível solidão e de situações familiares desagradáveis.

Inúmeros fatores emocionais podem desencadear a compulsão alimentar. Como eu não sabia lidar com meus sentimentos e minhas emoções, o dr. Eric me apresentou à dra. Helena Slywitch, psicóloga, que também participa deste livro. Nas sessões de terapia, aprendi a me conhecer melhor, a controlar e a enxergar a causa da compulsão alimentar. A compulsão alimentar é tão violenta que, quando a pessoa se dá conta, já comeu uma caixa de bombons, um pacote de biscoito recheado, dois litros de refrigerante... A sensação de prazer é instantânea, mas também é imediata a sensação de culpa e de fracasso. Agora eu sei que, dependendo da relação que o indivíduo tem com a comida, ela pode acabar se tornando uma droga viciante. No meu caso, eu queria compensar com a comida o desprazer de não ter o que desejava. Saber o que comer e o que é saudável é uma coisa; aprender a lidar com a compulsão e o medo é outra bem diferente. Precisei aprender a comer a quantidade certa. Não é porque banana é saudável que posso comer uma dúzia de uma vez só.

Quando cheguei à marca de 45 kg eliminados, minha perda de peso se desacelerou pelo medo de ter que enfrentar uma cirurgia plástica para retirada do excesso de pele. Com um intenso trabalho interior e a preciosa ajuda do dr. Eric, da dra. Helena e do Robert, meu instrutor na academia, agora posso seguir em frente com meu processo de emagrecimento. Emagrecer de maneira saudável e definitiva é isso mesmo, um processo longo, que traz consigo um monte de mudanças de hábitos e emocionais. Espero que, por meio dos ensinamentos deste livro, o dr. Eric possa te ajudar tanto quanto me ajudou. Meus exames, conforme o dr. Eric me explicou, estão bem controlados, mas alguns só devem se normalizar completamente quando meu peso atingir o ideal para a minha estrutura. Como não vou parar por aqui, deixo o convite para você entrar em contato comigo, se quiser, para conversarmos um pouco mais. Desejo a você todo o sucesso do mundo na sua jornada de emagrecimento e no seu caminho rumo a uma vida saudável, plena e feliz.

Alexandra Silvério
ale3silver@hotmail.com

INTRODUÇÃO

Qualquer um é capaz de se superar e mudar hábitos alimentares, mas para isso é importante desenvolver seu poder pessoal, como ocorreu com a Alexandra Silvério, cuja história você acabou de ler.

O primeiro contato que tive com a Alexandra me trouxe expectativa, pois ela mora com várias pessoas acima do peso, o que costuma indicar que o ambiente é obesogênico, ou seja, tudo ao redor leva ao ganho de peso. No entanto, um mês depois da visita surpresa que fiz à casa dela junto com a produção do programa *Bem Estar*, ela chegou ao meu consultório com quase 12 kg a menos. Quando lhe perguntei o que tinha feito, a resposta foi muito espontânea: "Ué, segui a explicação que você deu com relação à elaboração das refeições saudáveis". Senti firmeza, pois ela aproveitou muito do pouco que havia lhe explicado no rápido encontro anterior. Nesse momento tive certeza de que a Alexandra não queria "ser emagrecida". Ela queria emagrecer e tinha entendido que era responsável pelo processo.

Com 135,2 kg e 1,65 m de altura, o IMC da Alexandra era 49,4 kg/m^2. Ela tinha 64,2 kg de gordura, que respondiam por 47,5% do seu peso. Os exames laboratoriais mostravam uma série de desequilíbrios, entre os quais, níveis altos de adrenalina, insulina e ácido úrico, número muito elevado de plaquetas, deficiência de vitamina B12 e de ácido fólico, inflamação exacerbada. Em compensação, o transporte de oxigênio era bom, a função dos órgãos estava adequada e os níveis dos demais micronutrientes eram normais.

Assim, além da alimentação e de exercícios físicos leves (porque ela tinha inflamação no corpo e risco de trombose), o tratamento da Alexandra incluiu suplementação de vitamina B12 e ácido fólico, um medicamento contra o ácido úrico e ômega-3 para reduzir o risco de trombose indicado pela elevação de dois componentes do seu sangue.

Alguns meses depois fizemos uma nova avaliação. A Alexandra estava com 17,1 kg a menos, pesando 118,1 kg. Seu IMC fora reduzido para 43,1 kg/m^2. A gordura corporal, que antes totalizava 64,2 kg e respondia por 47,5% do seu peso, agora estava em 51,7 kg, o que correspondia a 43,8% do seu peso corporal. Ou seja, ela perdeu predominantemente gordura, que é o que deve ocorrer no emagrecimento saudável. Nos meses seguintes, os exames mostraram melhoras significativas, que nos permitiram suspender o medicamento contra o ácido úrico. A inflamação no corpo foi reduzida pela metade e a insulina estava 32% mais baixa. As doses dos suplementos de B12 e ácido fólico foram ajustadas, e mantivemos o ômega-3.

No entanto, o organismo só atinge o funcionamento perfeito quando o peso volta ao que deve ser. Continuo acompanhando o processo de emagrecimento da Alexandra, que a certa altura foi prejudicado por seu medo de enfrentar uma cirurgia plástica caso a contínua redução de peso lhe causasse flacidez, pois ela estava chegando aos 100 kg.

Trabalhando diariamente com pessoas – obesas ou não –, é fácil perceber que para mudar hábitos é importante haver entendimento sobre o que ocorre com o organismo, mas o conhecimento não adianta se as emoções não forem trabalhadas ao mesmo tempo. Peço sua licença para contar uma história pessoal, que exemplifica isso, e, ao mesmo tempo, descreve os acontecimentos que me levaram a escrever este livro.

Na adolescência, decidi praticar *kung fu*. A princípio, encantei-me por essa arte marcial como método de defesa pessoal, mas com o tempo me envolvi pelo conhecimento filosófico que ela traz. Foi por meio da arte marcial e das filosofias orientais que pautei meu desenvolvimento pessoal. Descobri as polaridades *yin* e *yang*, que se manifestam em toda a natureza, e comecei a excluir de minha alimentação tudo o que, segundo o meu julgamento, fazia mal ao meu corpo. Foi assim que parei de consumir os refrigerantes e os alimentos que contivessem corantes, conservantes, estabilizantes ou qualquer outro produto químico. Ao mesmo tempo, aumentei a ingestão de verduras e legumes. Retirei de vez a carne vermelha do meu cardápio e aos poucos comecei a reduzir o consumo das brancas. Embora no início eu estivesse mais preocupado com a minha saúde, esse passo em direção à não violência foi muito importante para mim.

Em 1992, por intermédio de uma prima, conheci a macrobiótica, um sistema de vida que trabalha fortemente a alimentação associada a diversos aspectos de higiene física e mental, e que traz informações riquíssimas sobre os fenômenos da vida e a relação das pessoas entre si e com a natureza. Pela macrobiótica, alimentar-se deixa de ser um ato mecânico, pois tudo o que estamos fazendo e vivendo é levado em consideração na hora de compor a refeição. É preciso conhecer os grupos alimentares, suas cores, o tamanho dos alimentos, e saber associá-los à temperatura do dia, ao tipo de atividade física ou intelectual que se faz, dentre outros fatores. Nesse momento, excluí da minha dieta todos os tipos de carne, ovos e laticínios.

Ao começar a praticar a macrobiótica, descobri a relação que temos com o alimento, cultivada por meio de hábitos e emoções que nem percebemos. Grande parte dos hábitos que carregamos não foram planejados por nós, e, quando eles não são adequados para o nosso corpo e nossas emoções, nos tornamos escravos deles. A macrobiótica é um sistema que demanda bastante esforço para mudar de hábitos, inclusive porque é necessário mastigar no mínimo cinquenta vezes o que se coloca na boca e o consumo de água é limitado. Segui a macrobiótica fielmente por dois anos. Já dominava muito bem a filosofia e todo o seu sistema, e senti a necessidade de intensificar a prática de atividades físicas, que eu havia reduzido nesses dois anos de experiência. Voltei ao *kung fu* e, a certa altura, comecei a correr. Fascinado com a resposta do meu corpo, intensifiquei os treinos. Ao final de um ano eu corria 20 quilômetros em dias alternados, lutava boxe, capoeira e *kung fu*. Precisei modificar a alimentação. Como a atividade física é *yang* (quente, densa, gera calor), optei por aumentar o consumo de alimentos *yin* (especialmente frutas cruas e água). Foi assim que, primeiramente, determinei o equilíbrio inicial para estabelecer a alta *performance* física na macrobiótica, lembrando que esse sistema não pensa em nutrientes.

Com o treinamento, eu ganhei muita massa muscular. Assim, meu corpo se expandiu, processo que a macrobiótica identifica como sendo *yin* e gerador de doenças. Mas essa expansão foi de massa muscular, o que é positivo, e não de gordura, o que seria inadequado. Em consulta com os médicos macrobióticos que me acompanhavam, essa minha mudança corporal foi desaprovada. Mesmo que eu argumentasse que se tratava de massa muscular, não me deram ouvidos. Decidi então seguir meus estudos sozinho, levando comigo alguns aprendizados fundamentais: a exclusão dietética da carne e demais derivados animais, dos cereais refinados, dos alimentos industrializados que contenham aditivos químicos e do açúcar. O fato de eu não comer carne era considerado um problema por todos à minha volta. Os médicos que conhecia afirmavam enfaticamente que eu apresentaria deficiências nutricionais, em especial de proteína, mas não sabiam explicar como eu estava tão forte e como conseguia praticar tanta atividade física.

Quando comecei as aulas na faculdade de medicina, estudava com desconfiança. Sempre achava que havia alguma coisa errada, pois era comum ouvir professores fazendo afirmações sobre alimentação que a minha vivência desmentia. Incomodado, no primeiro ano da faculdade comprei um livro clássico de nutrição e fui estudar. A explicação estava ali, com todas as letras: a proteína vegetal era completa e satisfazia toda a necessidade humana, inclusive para a atividade física. Fui conhecendo as fontes de ferro, os fatores que aumentavam e diminuíam sua absorção, os efeitos dos alimentos integrais no organismo etc. O conhecimento científico é claro. A ciência diz uma coisa, mas muitos profissionais, baseados em crendices, preconceitos ou ideias próprias, dizem o contrário. Isso é particularmente verdade quando o assunto é alimentação sem carne.

No segundo ano da faculdade comecei uma dieta vegetariana higienista. Ela também dispensava as carnes, os ovos e os laticínios, mas era predominantemente crua, ao contrário da macrobiótica, que preconiza o cozimento dos alimentos. Havia combinações específicas de alimentos. Muitas misturas não podiam ser feitas na mesma refeição. Retirei o sal da alimentação. Meu paladar reclamou bastante, mas como eu já sabia que era questão de tempo para me acostumar, deixei-o falando sozinho. Com as mudanças, meu rendimento nos treinos físicos aumentou. Na época eu não tinha explicação para isso, como também não tinha explicação para muitas manifestações que experimentei enquanto praticava a macrobiótica. Apenas muitos anos depois tudo ficou claro, graças aos conhecimentos de avaliação metabólica que adquiri com meu querido amigo e mestre, dr. Antonio Claudio Goulard Duarte. A partir dos seus ensinamentos e do contato com meus pacientes, entendi o que funcionava em cada método que experimentei. Consegui separar a filosofia da ciência, entender o que faz cada linha de alimentação funcionar ou não. E devo dizer que, com as experiências que fiz no passado, cometi erros e acertos.

Estudei nutrologia no Hospital da Beneficência Portuguesa, em São Paulo, no Ganep (Grupo de Nutrição Humana), com dieta enteral e parenteral, que são dietas especiais infundidas por meio de sondas diretamente no trato digestivo ou na veia. Fiz pós-graduação em nutrição clínica. Depois, quase um ano de UTI. Fiz as provas de título de especialista em nutrologia e nutrição enteral e parenteral; e mestrado em nutrição pela Unifesp, avaliando o metabolismo por meio de exames laboratoriais de vegetarianos e não vegetarianos. O vegetarianismo é uma ferramenta fantástica para trabalhar com emagrecimento e outros problemas de saúde, e é por essa razão que o plano alimentar que sugiro neste livro é vegetariano.

Nessa jornada de transformação pessoal, aprendi coisas valiosas para quem deseja ter o organismo funcionado adequadamente – e pratico diariamente o que ensino. Minhas incursões pela filosofia oriental me ensinaram que a raiz do sofrimento está no desejo do corpo físico e nas ilusões das paixões (muitas vezes passageiras) que o mundo nos apresenta e às quais tentamos satisfazer. Os prazeres físicos quase sempre demandam grande esforço, mas podem ser efêmeros. Sempre que queremos algo e não conseguimos ocorrem frustração e sofrimento. Em outras palavras, o desejo não realizado leva ao sofrimento. Há quem sofra por não aceitar que o corpo envelhece, por não ter o corpo que deseja, por não viver um amor como o dos filmes, por não conseguir resistir aos alimentos que não deveria comer. Mas se o desejo que está na raiz do sofrimento puder ser removido, este cessará. Quem deseja o alimento que não deve comer sofre. Quem não se importa com um determinado alimento não se incomoda por não tê-lo à mesa.

A origem do desejo está na perda da visão, pois, quando agimos sem conhecer ou perceber as consequências do que fazemos, as marcas criadas pelas ações (positivas ou negativas) começam a fazer parte de nós e passamos a nos identificar com elas a ponto de achar que somos essas marcas. Isso desencadeia uma série de consequências que, aliadas à necessidade do corpo físico de repetir sensações, fazem com que os desejos se apoderem de nós, induzindo à manutenção dos hábitos. De forma simples, podemos entender essa sequência de eventos pelo exemplo a seguir.

A Isabela nasce e é envolvida pelo afeto dos pais. O choro, em muitas condições, é amparado pelo leite materno, que o acalma. A amamentação é o ato materno de segurar o bebê no colo e oferecer alimento. No sentido mais sutil, o alimento é o tato, o calor, a voz, o olhar e o cheiro da mãe. No sentido físico, o alimento é o leite materno. A separação entre o físico e o emocional é muito tênue, facilmente confundida pelo bebê. Nesse início de vida, o meio que cerca o bebê impõe o contato. É necessário pegar a Isabela no colo e nutri-la. Mas nós, adultos, não temos a lembrança do que ocorreu nos primeiros anos de vida. Assim, a perda da visão começa no início da vida. As sensações produzidas pelo contato com a mãe (ou cuidadores) envolvem o bebê, causando as primeiras marcas físicas e psíquicas.

Conforme cresce, a Isabela vai formando a consciência de si mesma, sua identidade e sua forma. Ela reconhece a si própria por essas marcas que ficaram impressas ao longo do tempo. É fácil perceber isso, pois nós, adultos, nos reconhecemos pelas marcas, e, nos relacionamentos de maior intimidade, conversamos sobre elas. Somos a pessoa que passou por tal dificuldade na infância, teve tais planos frustrados na adolescência, teve tais conquistas na idade adulta. Nós nos definimos por essas marcas e, sem esse histórico de marcas, não encontramos nossa identidade, não sabemos quem somos.

Nossos sentidos são estimulados o tempo todo pelo que nos rodeia graças aos nossos órgãos do sentido. Por termos paladar, entramos em contato com o gosto. Por termos tato, entramos em contato com texturas. Por termos visão, entramos em contato com imagens. Por termos olfato, entramos em contato com odores. Por termos audição, entramos em contato com sons. E por termos mente, entramos em contato com pensamentos. Quando não temos possibilidade de entender o que chega até nós, temos a tendência de misturar sensação física com sentimento, transformando coisas distintas em emaranhados de emoções que não compreendemos.

Quando se torna criança, a Isabela passa a receber guloseimas a cada vez que fica triste, ou mesmo como presente dos pais, que assim tentam redimir-se da culpa que sentem por deixá-la sem atenção em casa enquanto trabalham. Nessa condição de estímulo repetitivo, uma mistura de sentimentos pode ser criada, pois o alimento passa a significar mais do que apenas algo que nutre o corpo físico. A suposta sensação de abandono, ou a tristeza, é tratada com a oferta de guloseimas, e com isso Isabela associa o prazer da guloseima à proteção e à segurança que os pais representam, ou relaciona o prazer proporcionado pelo alimento à dissipação da tristeza. Ela não come apenas o alimento, mas sim a emoção que vem com ele. É assim que as sensações vão sendo vinculadas a certos tipos de recompensas (o alívio da tristeza é associado com guloseimas), e cada vez que a sensação surge, o desejo é acionado. Fica difícil desvincular a tristeza do afago dos alimentos.

Outro exemplo prático: uma margarida é apenas uma flor. Uma senhora olha para a margarida e se lembra, alegre e empolgada, do primeiro namorado, uma pessoa muito afetiva que, apaixonado, entregou-lhe a flor. Quando ela viveu essa experiência, os demais sentidos lhe trouxeram uma sensação muito agradável de afeto e aceitação pessoal. Uma segunda senhora, ao olhar para a margarida, enxerga dor e sofrimento, pois era essa a flor que estava sobre o caixão de seus pais, falecidos num acidente de carro. Quando ela viveu essa experiência, estava imersa em dor, e tudo o que os órgãos do sentido lhe apresentaram nesse período foi interpretado de forma negativa. Assim, para a primeira senhora, a flor gera alegria; para a segunda, tristeza. Mas a flor é a mesma e incapaz de desencadear qualquer sensação em alguém pelo simples fato de existir. São as interferências dos demais sentidos no momento de contato com a flor que imprimem nas pessoas a sensação imputada à flor. Ou seja, o mundo externo existe como ele é. Somos nós que lhe damos cores.

Voltando à Isabela, vemos que ela vai crescendo e já está condicionada a ligar emoções a alimentos. Se está triste ou angustiada, come. Na adolescência, mantém o mesmo padrão de reação e se reconhece nessa condição. Grande parte das vezes, não percebe que os problemas e as angústias a instigam a comer, pois esse comportamento é automático e às vezes vinculado a um período de vida do qual não se lembra. Na idade adulta, acometida por uma série de problemas de saúde associados ao excesso de peso, com dores e fadiga, desiludida por não conseguir melhorar sua condição, a Isabela começa a reconhecer que essa maneira de viver e de se comportar não é boa. Ela começa a estudar mais sobre alimentação e saúde e encontra pessoas que lhe mostram uma forma diferente de viver. Consciente dos erros que comete, fica triste, incomodada, e se propõe a mudar de vida.

Nesse momento, tomada pela angústia de ter consciência de diversos maus hábitos cultivados durante a vida, ela começa a quebrá-los para matar a existência anterior e renascer. Para esse renascimento, é necessário quebrar muitos vínculos. O processo é inquietante, já que ela terá de tocar em todos os seus valores, terá de tolerar a tristeza com ações que não conhece, já que antes a ação era comer. Ela vai criando uma nova identidade, e amigos e familiares têm a sensação de estar convivendo com um estranho, uma pessoa que não é mais aquela que conheciam. A sensação de rejeição pode aumentar e fazer a pessoa retroceder nas mudanças, ou ter de adotar um ritmo lento de transformação para que ela mesma e os outros possam reconhecê-la na sua nova identidade, com seus novos hábitos e, provavelmente, com seus novos amigos. O processo de transição terá a velocidade que a Isabela conseguir impor, já que será necessário olhar para toda a sua história pregressa e criar novas marcas com as novas ações, até que possa se reconhecer de outra forma.

Na psicologia, entende-se que o que passou pelos órgãos do sentido e se alojou em um local de difícil acesso dentro do nosso aparelho psíquico é o inconsciente. Mas devo contar que existe outro inconsciente, ao qual chamo de inconsciente metabólico. Nosso corpo desgastado (inflamado, como veremos ao longo desse livro), com glicemia, insulina e cortisol alterados, nos causa reações comportamentais que não têm nenhuma relação com o que ocorreu na nossa vida pregressa. A mudança de vida envolve um passo muito importante, que é adotar a mudança munido da compreensão correta, pois com isso a chance de desencadear uma sequência de reações positivas é maior. É por isso que escrevi este livro, com informações detalhadas sobre o funcionamento do corpo humano, sobre o que é a alimentação saudável e o que é verdade sobre a atividade física. O conhecimento é uma forma de libertação.

Segundo os ensinamentos orientais, a mudança de vida consciente envolve oito etapas:

1. **Compreensão correta:** entender as coisas como elas são, e não como queremos que sejam. Se fazemos algo que nos prejudica, ou prejudica os demais seres, ou nos mantém iludidos, não temos a compreensão correta.
2. **Pensamento correto:** é aquele que nos livra da cobiça, da raiva e da ignorância.
3. **Fala correta:** não mentir, não ser rude. Ser compassivo. Parece simples, mas para manter esses quesitos é preciso muito trabalho pessoal.
4. **Ação correta:** diz respeito a tudo o que fazemos com o corpo, inclusive todos os nossos hábitos. Se os hábitos não são bons, não estamos agindo corretamente.

5. **Meio de vida correto:** viver sem prejudicar os outros seres vivos.
6. **Esforço correto:** disciplinar-se para cultivar estados mentais sadios e eliminar os maus estados da mente.
7. **Atenção correta:** tendo desenvolvido harmonia interna, precisamos de atenção constante para não a obscurecermos pela cobiça, pela raiva e pela ignorância.
8. **Concentração correta:** aquietar a mente e aprender a esvaziá-la, para que os pensamentos se organizem e as decisões sejam livres de interferências.

O melhor caminho é evitar os extremos: de um lado, a indulgência e o perdão fácil dos desejos do corpo; de outro, a rigidez excessiva que apenas traz dor e sofrimento insuportáveis. Ou seja, nem ceder demais aos desejos, nem se mortificar por sua negação cega. A cobrança excessiva inibe a felicidade. Você pode ter dinheiro, mas não deve tê-lo como recompensa por não ter autoconfiança. Você pode ter comida farta à mesa, mas não deve comer para preencher o vazio interno.

Emagreça sem dúvida é fruto de décadas de estudo, vivência pessoal e trabalho diário com pessoas que buscam modificar seu estilo de vida. As informações presentes nesta obra vão ajudá-lo a compreender seu organismo e o alimento que você come. Leia o livro do princípio ao fim, pois ele traz muita informação e foi desenhado para que você consiga entender a ligação entre o seu corpo e a comida. Ao ler, procure associar o conteúdo à sua própria vida. Avalie a dinâmica da sua família, suas amizades, sua relação com a comida, seu trabalho, seu relacionamento amoroso e, sobretudo, pense e repense os seus apegos e os seus valores. Mantenha-se firme e assuma suas responsabilidades. Ninguém mais poderá fazer isso por você, e só assim você conseguirá alterar o curso da sua vida.

Capítulo 1

A OBESIDADE E A GORDURA CORPORAL

A população mundial está cada vez mais acima do peso adequado. Essa é uma questão que vai além da estética, já que afeta diretamente a saúde.

À primeira vista, parece que a obesidade é uma simples equação matemática: quem come muito e não gasta o que come engorda. Isso é uma verdade relativa, pois há muitos fatores que podem facilitar ou dificultar o ganho de peso. Conversaremos sobre todas essas variáveis no decorrer deste livro. Você vai perceber, por exemplo, que para emagrecer não adianta comer só uma vez por dia, pois a manifestação hormonal decorrente desse ato vai causar uma bagunça no funcionamento do seu corpo.

Mas antes de nos aprofundarmos nas variáveis que podem levar ao ganho de peso, é preciso que você compreenda os prejuízos que o acúmulo de gordura provoca no organismo.

A gordura pode estar presente no corpo de formas diferentes. Suas duas principais formas de distribuição são:

- Ginecoide, ou tipo pera: o principal local de depósito da gordura é na região dos glúteos e das coxas. É mais comum em mulheres, que acabam apresentando o quadril mais largo, e por isso o corpo passa a lembrar o formato de uma pera. Nesse caso, o excesso de peso traz problemas para as articulações e, em alguns casos, incômodos estéticos e desequilíbrio emocional. No entanto, os aspectos nocivos ao metabolismo são bem menores do que os que ocorrem no outro tipo de distribuição da gordura.
- Androide, ou tipo maçã: a gordura se concentra majoritariamente na região do abdome e do tronco. É a famosa "barriguinha de chope".

Esse tipo de concentração de gordura é pior que o ginecoide, pois se correlaciona ao aumento do risco de doenças cardiovasculares, diabetes, pressão alta, assim como elevação do nível de triglicérides e de colesterol. O acúmulo de gordura na região abdominal também tende a aumentar a produção de outros hormônios associados ao risco de desenvolvimento de alguns tipos de câncer.

O motivo pelo qual a distribuição de gordura tipo maçã é mais perigosa do que a tipo pera é porque a gordura presente no primeiro é a que chamamos de visceral, que envolve os órgãos e que funciona como um órgão endócrino, produzindo dezenas de hormônios nocivos ao funcionamento corporal. No tipo pera predomina a gordura subcutânea, que fica logo abaixo da pele.

LOCALIZAÇÃO DA GORDURA SUBCUTÂNEA E DA GORDURA VISCERAL

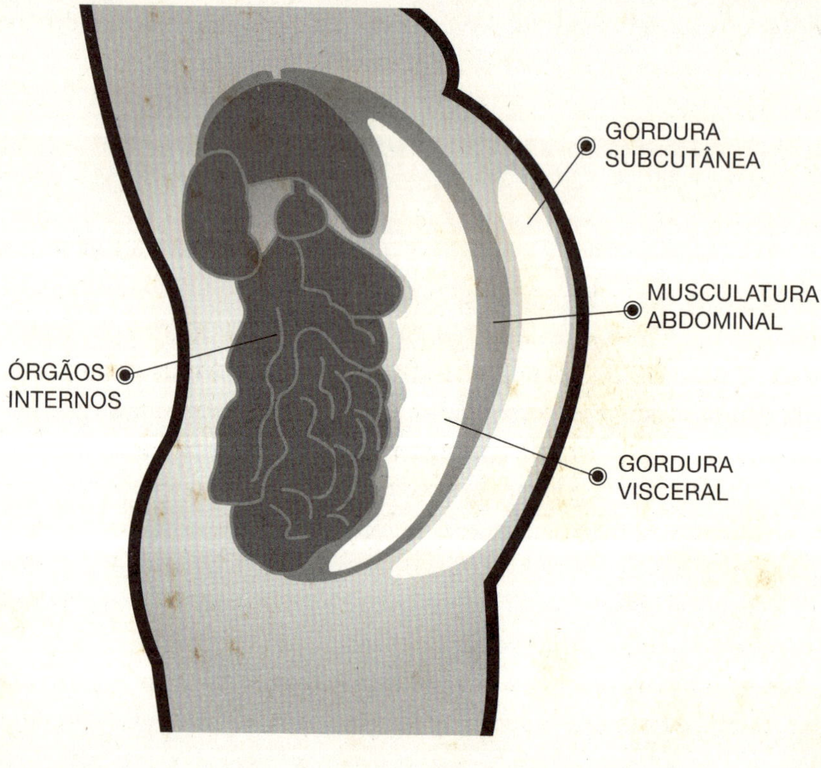

Como avaliar a gordura corporal

Medir a quantidade de gordura corporal é importante para quantificar e entender a distribuição da gordura no corpo. Com esses dados, o emagrecimento pode ser acompanhado com mais precisão.

Há pessoas que seguem um planejamento inadequado ou algumas dietas de eliminação muito rápida de peso, que levam à perda de mais água e músculos que de gordura e resultam em um emagrecimento nocivo. O uso de diuréticos também não é adequado, pois só favorece a perda de líquidos, não de gordura.

Na falta de equipamentos, podemos utilizar o que temos à mão para avaliar o emagrecimento, com atitudes como checar o peso na balança de casa ou da farmácia, verificar se as roupas estão mais largas, contar a quantidade de furos no cinto, notar modificações nas medidas etc. Acompanhar essas alterações é interessante para que você tenha certa autonomia na percepção da evolução do emagrecimento, mas, pelas mudanças no quadro clínico e pelo acompanhamento de exames laboratoriais, um médico experiente pode tranquilamente dizer se o emagrecimento está ocorrendo de forma saudável. A seguir, vou abordar algumas maneiras possíveis de fazer esse acompanhamento em consultórios de médicos ou de nutricionistas.

Bioimpedância

A bioimpedância é um exame simples, que utiliza um aparelho especial e que, em poucos minutos, permite conhecer a composição corporal de uma pessoa, indicando a quantidade em quilogramas ou o percentual de gordura do corpo, além da quantidade de água e massa magra (músculos, ossos e vísceras). É uma maneira interessante de quantificar a gordura corporal total, mas nem sempre diz onde ela se localiza (se está localizada no abdome, nas coxas ou em outros locais).

Pregas adiposas

A gordura corporal localizada na camada logo abaixo da pele pode ser medida com um adipômetro, uma espécie de pinça capaz de medir a quantidade de gordura. Esse método é bastante conhecido, e, se você ainda não passou por esse tipo de avaliação, com certeza já deve ter visto em algum programa de televisão um nutricionista "beliscar" várias partes do corpo de alguém com essa pinça. Depois de colocar as medidas obtidas em uma fórmula matemática, é possível determinar a quantidade de gordura corporal. Esse método é interessante pelo fato de mostrar a localização da gordura, pois diferentes lugares do corpo (braços, costas, abdome e pernas) são medidos. Apesar de mostrar os locais onde a gordura se concentra, esse método é menos preciso que a bioimpedância para quantificar o teor exato de gordura.

Perímetros

Método muito utilizado para avaliar a circunferência abdominal, que preferencialmente deve estar abaixo de 80 cm nas mulheres e de 90 cm nos homens. O risco de desenvolver doenças cardiovasculares aumenta muito quando as mulheres apresentam abdome maior que 88 cm, e os homens, maior que 102 cm.

Índice de massa corporal (IMC)

Também chamado de Índice de Quételet, o Índice de Massa Corporal (IMC) foi criado por Lambert Adolphe Jacques Quételet em 1969 e é a forma mais comum de classificar o peso corporal. É a medida utilizada pela Organização Mundial da Saúde (OMS) como método de classificação de uma pessoa nas seguintes categorias: com peso abaixo do normal, com peso normal, com sobrepeso ou obesa.

Esse índice também foi utilizado por uma companhia de seguros norte-americana para mostrar que, quando uma pessoa sai da faixa de peso considerada normal, apresenta maior risco de desenvolver câncer, doenças cardiovasculares e diabetes, entre outros problemas. E, quanto maior o peso, maior o risco de desenvolver essas e outras doenças, como explicarei mais adiante.

Para calcular o IMC, é necessário saber o peso em quilogramas e a altura em metros. O cálculo é feito com a seguinte fórmula:

$$IMC = \frac{peso}{altura^2}$$

Vou dar um exemplo. Digamos que você pese 85 kg e meça 1,65 m. Para calcular o IMC, basta dividir 85 pelo resultado de 1,65 × 1,65. O resultado será 31,25 kg/m², considerado obesidade grau 1 conforme a tabela abaixo, que pode ser usada para classificar pessoas de 19 a 65 anos:

Classificação do IMC para pessoas de 19 a 65 anos

IMC (em kg/m²)	Diagnóstico
Abaixo de 18,5	Peso abaixo do normal, ou baixo peso
Entre 18,5 e 24,9	Peso normal (eutrófico)
Entre 25 e 29,9	Sobrepeso
Entre 30 e 34,9	Obesidade grau I
Entre 35 e 39,9	Obesidade grau II (severa)
Acima de 40	Obesidade grau III (mórbida)

Há também pessoas com IMC acima de 50 kg/m², que são chamadas de superobesas. Entre outras consequências, essa condição aumenta de forma substancial os riscos de um indivíduo caso tenha que passar por um processo cirúrgico.

Para pessoas com mais de 65 anos, pode ser utilizada a seguinte tabela:

Classificação do IMC para pessoas acima de 65 anos

IMC (em kg/m²)	Diagnóstico
Menor que 22	Baixo peso
Entre 22 e 27	Peso normal
Acima de 27	Excesso de peso

Essa classificação considera que ganhamos peso em decorrência do envelhecimento e, por isso, é normal que pessoas acima de 65 anos tenham mais gordura acumulada do que tinham na juventude. No entanto, devemos ter cuidado com esses parâmetros, pois muitas pessoas dessa faixa etária com IMC de 25 kg/m², por exemplo, podem estar padecendo de excesso de peso. Embora seja uma excelente ferramenta, a avaliação do peso ideal é mais complexa do que o IMC pode apontar.

O que você precisa saber sobre o IMC

Por ser um método prático de avaliação, o IMC é muito utilizado na análise da saúde de populações (estudos epidemiológicos), mas possui algumas limitações na avaliação individual. Há informações importantes sobre o IMC que você precisa saber:

- O IMC não diz quanto do seu peso é constituído por gordura ou massa magra (músculos, ossos e vísceras). Assim, um fisiculturista, com baixo índice de gordura, pode ser classificado erroneamente como tendo sobrepeso ou obesidade por causa da quantidade de músculos. Dessa forma, é importante lembrarmos que a obesidade será realmente configurada quando houver excesso de gordura corporal.
- O IMC não mostra onde a gordura está localizada. Essa informação é muito importante, pois ocorrem problemas diferentes dependendo do local em que a gordura está acumulada. Como vimos, a gordura pode estar localizada sob a pele (gordura subcutânea) ou na barriga, entre as vísceras (gordura abdominal).
- A proporção entre as medidas do tronco e das pernas pode influenciar a análise final. Ou seja, quando uma pessoa possui pernas muito curtas ou longas em relação a seu tronco, o valor encontrado pode não ser exato.

Qual é o peso ideal?

Essa pergunta é frequente, mas é impossível respondê-la apenas com o IMC. Observe que o peso de uma pessoa de 1,65 m será considerado normal se estiver entre 50,4 kg e 67,8 kg (IMC entre 18,5 e 24,9 kg/m^2). É uma margem de mais de 17 kg de diferença! Assim, a pergunta mais sensata é: qual é o peso máximo que posso ter de acordo com a minha altura? A resposta vai dizer qual é o limite dentro dos índices considerados adequados para reduzir a prevalência de doenças ligadas ao excesso de peso. Por exemplo, se você tiver 1,65 m, deve pesar no máximo 67,8 kg (IMC de 24,9 kg/m^2).

Ter consciência de seu peso máximo é um bom parâmetro, mas atenção: essa é uma medida determinada por um estudo estatístico, que o coloca numa faixa de menor risco para desenvolver doenças cardiovasculares, diabetes e câncer. Ela não representa seu peso ideal, o peso com o qual seu organismo trabalha da forma mais harmônica possível.

A forma mais segura de saber seu peso ideal é passando por uma avaliação nutrológica metabólica, que dá detalhes sobre o funcionamento corporal associado ao peso e ao estilo de vida. Há pessoas com IMC de 24 kg/m^2, portanto classificadas na faixa de peso normal, cujo metabolismo é prejudicado por um excesso de peso relativo, e que ficam muito melhor quando o IMC cai para 23 kg/m^2. Não há regras, mas sim parâmetros. Cada indivíduo é único, e a combinação de fatores como peso, altura, tipo de alimentação, estilo de vida, genética etc. é que vai determinar se o organismo funcionará de forma adequada ou não.

Na prática do consultório, observo que um IMC acima de 23,5 kg/m^2 já é motivo de atenção, pois costuma produzir alterações no funcionamento do corpo detectáveis em exames laboratoriais, mas que são revertidas com o emagrecimento.

Talvez você esteja se perguntando: "Uma pessoa pode apresentar IMC elevado e não ter problemas?" Sim, pode, mas isso é bastante incomum. São raras as pessoas metabolicamente adaptadas ao excesso de peso constituído por gordura corporal que não apresentam nenhuma disfunção decorrente desse problema.

Digo "excesso de peso constituído por gordura corporal" porque para um fisiculturista ou para um atleta, por exemplo, as coisas são diferentes. Essas pessoas podem possuir um IMC elevado porque têm muita massa muscular, e os músculos são pesados. Nesse caso, portanto, não há problema algum com relação ao funcionamento corporal, pois o peso é constituído por músculo, não por gordura.

Quantas quilocalorias é preciso ingerir por dia?

Esse valor é bastante variável e depende do tipo, da intensidade e do tempo de atividade física que a pessoa pratica, assim como da sua composição física (quantidade de músculo e gordura corporal), pois a massa muscular é muito mais ativa (gasta mais energia) que a gordurosa. A necessidade calórica depende também da idade, já que a massa muscular tende a declinar com o envelhecimento, especialmente se a pessoa não se exercita.

Há diversas fórmulas matemáticas e exames laboratoriais específicos para determinar a quantidade que deve ser ingerida por dia. Se você precisar de um cardápio elaborado, com precisão de quilocalorias, seu médico ou nutricionista poderá recorrer aos métodos a seguir.

Uma forma simples de cálculo é determinar o peso ideal da pessoa e considerar que, para manter esse peso, ela deve ingerir de 25 a 30 kcal por kg de peso. Veja bem: se você tem 1,65 m e pesa 90 kg (IMC de 33 kg/m^2), mas teria peso satisfatório com 62,6 kg (IMC de 23 kg/m^2), a ingestão calórica ideal gira em torno de 1.565 a 1.878 kcal (62,6 kg x 25 a 30 kcal) por dia.

De forma geral, o que importa para você que quer emagrecer não é fazer esse tipo de planejamento. É muito importante saber que, se você está comendo 4.000 kcal por dia, ao reduzir para 3.500 kcal, já começará a emagrecer. Uma pessoa que reduz suas quilocalorias de 4.000 para 1.878 kcal do dia para a noite costuma ficar muito descontente com essa redução brusca. É importante que você faça suas trocas de forma progressiva e constante, para que elas se tornem um hábito. A regra básica é: reduzindo a quantidade diária em 500 kcal, emagrecemos de 2 a 4 kg por mês, o que é um emagrecimento muito saudável.

Assim, a maioria não tem necessidade de contar quilocalorias se fizer uma alimentação de boa qualidade. Quem quer emagrecer precisa entender que a primeira mudança deve ser feita no tipo de alimento ingerido, pois o mais saudável é, de forma geral, mais volumoso e menos calórico. Essa troca por si só já leva à redução das quilocalorias sem que a pessoa precise comer menos. No capítulo 11 (página 156) você encontrará comparações entre duas versões do mesmo alimento. No anexo A (página 392) você vai encontrar uma tabela de composição calórica dos alimentos para comparar a sua quantidade de quilocalorias.

Mas se você não gosta de fazer modificações alimentares ou simplesmente não quiser mudar a qualidade do que come, sua opção será reduzir a quantidade. Em termos de emagrecimento, funciona, mas você não obterá todos os benefícios que a alimentação saudável proporciona.

Assim como emagrecer, engordar também é um processo. Considere que você já ingere todas as quilocalorias de que precisa para manter seu peso atual, mas resolveu comer apenas 100 kcal a mais todos os dias (o equivalente a uma barrinha de cereal). Como essa quantidade é excesso (seu corpo não precisa dela), vai se transformar em gordura: 100 kcal são 11,1 g de gordura acumulada por dia. Em uma semana, haverá um acúmulo de 77,7 g. Em um mês, de 310,8 g. Em um ano, de 4.051,5 g, ou seja, mais de 4 kg de gordura acumulada.

Tome cuidado com o que come hoje, pois devagar se vai longe.

O que significa quilocaloria?

O termo quilocaloria, ou kcal, foi criado como um parâmetro para determinar a energia presente nos alimentos, para que tenhamos ideia do potencial de energia que o alimento pode fornecer ao organismo (e toda energia ingerida em excesso é depositada como gordura).

Na verdade, 1 kcal nada mais é do que a energia necessária para elevar a temperatura de 1 kg de água a 14,5 °C para 15,5 °C. Na linguagem popular se diz caloria, mas isso é errado. Por isso, aqui falaremos apenas quilocaloria (kcal).

As quilocalorias de carboidratos, proteínas e gorduras

Sabemos que 1 g de carboidrato, assim como 1 g de proteína, contém 4 kcal. Um grama de gordura tem 9 kcal. Como os alimentos contêm carboidrato, proteína e gordura, a soma dessas substâncias fornecerá suas quilocalorias totais.

Por exemplo: sabemos que 100 g de agrião contêm cerca de 2,7 g de proteína; 0,2 g de gordura e 2,3 g de carboidrato. Fazendo os cálculos, descobrimos que 100 g de agrião têm 21,8 kcal.

Quilocaloria ou joule?

No rótulo de muitos alimentos você vai encontrar as quilocalorias descritas como joule. O joule (J) é uma outra forma de expressar a energia no sistema internacional de unidades (SI). Cada kcal equivale a 4,1868 J. No Brasil, não temos o hábito de utilizá-lo, e ele aparece apenas em embalagens de produtos alimentares.

Capítulo 2

A INFLAMAÇÃO

Não é possível falar de obesidade sem falar de inflamação. A maioria dos obesos é "inflamada", condição verificada por meio do aparecimento de sintomas e por exames laboratoriais, e revertida com o emagrecimento. A inflamação é uma resposta do organismo às agressões que ele sofre. Na origem, a palavra quer dizer "incêndio", "estado de fogo". O corpo inflamado é um corpo incendiado, constantemente submetido a um estímulo que o estressa e o machuca.

Quanto maior a agressão, mais o organismo reage para tentar se reequilibrar. Quanto maior a agressão, mais ele se desgasta. Se batermos o braço numa quina, a pancada causa uma lesão (agressão) nos músculos, nos vasos sanguíneos, na pele e em todos os demais tecidos que receberam o impacto. Para recuperar o corpo, o organismo recorre a uma série de mecanismos, como dilatar os vasos sanguíneos do local para que as células de defesa possam chegar com mais facilidade à área machucada. Isso provoca vermelhidão e inchaço, graças à maior circulação e extravasamento de sangue. Nesse processo de recuperação, diversas substâncias são produzidas pelas células de defesa para chamar outras células e sinalizar a necessidade de consertar os tecidos lesionados.

No caso da obesidade, a inflamação não é localizada. O que acontece é uma resposta do corpo inteiro, que tenta combater o excesso de gordura acumulada. Isso mesmo! O tecido adiposo produz constantemente dezenas de substâncias que agridem o organismo.

Como a agressão ocorre no corpo inteiro, todas as forças de emergência são direcionadas para sanar o problema. Mas como a agressão é muito maior do que a capacidade do corpo de neutralizá-la, ele fica inflamado, continuamente desgastado. Isso é um sinal de alerta disparado pelo organismo para avisar que está sendo bombardeado o tempo todo, e, com isso, outras funções podem ficar comprometidas.

Imagine a seguinte situação: você quer deixar a casa em ordem, sempre bem-arrumada, mas uma lâmpada da sala entra em curto-circuito, solta uma faísca e o sofá começa a pegar fogo. Nesse momento, você se esquece de toda a arrumação e vai apagar o foco de incêndio. Quanto mais tempo durar o fogo, mais bagunçada sua casa vai ficar, pois toda a atenção estará voltada para a emergência e, é claro, na correria, você derruba tudo o que vê pela frente. Sua casa não ficará organizada enquanto o fogo não for completamente apagado e o problema elétrico que o causou tiver sido resolvido. Só depois disso você vai conseguir arrumar a bagunça que ficou.

Com o organismo ocorre exatamente a mesma coisa. Nosso corpo tem a tarefa de manter todos os tecidos, órgãos e sistemas trabalhando em harmonia. Mas o excesso de peso, assim como a ausência de hábitos regulares, provoca agressões contínuas ao corpo, que se concentra em controlá-las e fica completamente desgastado. Assim como acontece com um objeto ou um carro malcuidado, isso resulta em uma vida útil menor e no aparecimento precoce de problemas. Imagine um carro 1.0 que transporte todos os dias cinco pessoas muito obesas e pesadas bagagens, que seja abastecido com combustível de má qualidade, cujo óleo não seja trocado regularmente e que, ainda por cima, trafegue por ruas esburacadas. Não é possível que esse carro dure o mesmo tempo que um veículo bem cuidado. O mesmo ocorre com uma pessoa que vive sobrecarregada pelo excesso de peso, é abastecida com "combustível" de má qualidade e não recebe manutenção adequada, ou seja, não se exercita, não se alimenta nem dorme direito, e também não cuida bem das emoções.

A atividade física é um exemplo de agressão programada. Você decide se exercitar por, digamos, uma hora. Nesse período, a atividade de algumas glândulas para produzir ou liberar alguns hormônios aumenta, assim como os batimentos cardíacos. Os músculos se contraem, os ligamentos se tensionam, causando pequenos microtraumas no esqueleto. Ao término do treino, a agressão termina, e com isso o corpo tem tempo para se recuperar. Ele regenera as articulações, cuida das lesões musculares, arruma o esqueleto e faz as glândulas descansarem. E, como o corpo é precavido, além de consertar o que estava lesionado, ele aproveita para reforçar todas as estruturas danificadas para que, caso ocorra outra agressão como essa no futuro, os danos sejam menores.

E, de fato, ela ocorre novamente. Dois dias depois, após descansar e regenerar os tecidos, você programa uma nova agressão para os tecidos, ou seja, mais um treinamento físico. A sequência bem programada de agressão, inflamação e regeneração (provocada pelo descanso e pela alimentação adequada) melhora a condição física e a saúde do corpo. Podemos até dizer que a inflamação momentânea, ou aguda, é uma forma positiva de restabelecer o funcionamento normal do organismo. Inflamação aguda significa proteção.

Voltemos à inflamação que ocorre com a obesidade. Nesse caso, como é o próprio tecido adiposo que produz, de forma constante e não programada, os elementos inflamatórios que causam danos ao organismo, o corpo não consegue passar pelo período de regeneração necessário para se recuperar. É claro que ele se esforça para combater a inflamação, mas são quilos e mais quilos de tecido adiposo produzindo incansavelmente dezenas de substâncias prejudiciais.

A inflamação acelera a formação de placas de gordura nos vasos sanguíneos, pois o colesterol que está circulando é atacado pelas substâncias decorrentes da inflamação e se deposita nos vasos sanguíneos. A inflamação altera os neurotransmissores cerebrais e a sinalização da fome e da saciedade, além de modificar os mecanismos de controle hormonal, fazendo o cortisol se elevar, assim como a glicose e a insulina, conforme descreverei mais à frente. A inflamação promove doenças crônicas. E enquanto a inflamação aguda traz proteção, a inflamação crônica traz desgaste. O desgaste reduz o funcionamento adequado do organismo e causa cansaço e indisposição.

Uma maneira simples de compreender essa situação é visualizar o tecido adiposo produzindo muitos hormônios agressivos e arruaceiros, que, uma vez livres no organismo, causam confusão e destroem tudo o que encontram pelo caminho.

O colesterol

Não existe colesterol bom nem ruim. O colesterol é uma substância única, com várias funções corporais importantes. Ele é matéria-prima para a produção de diversos hormônios (cortisol, progesterona, testosterona, estrogênios), para a formação de vitamina D e para a constituição das membranas celulares. É uma substância tão importante que o fígado se encarrega de sintetizar todo o colesterol de que necessitamos. De forma geral, em uma pessoa que consome carnes, 80% do colesterol do sangue vem da produção hepática e 20% da dieta. Nos vegetarianos estritos (que não comem carnes, ovos e laticínios, as fontes alimentares de colesterol), 100% dessa substância é produzida pelo fígado.

O colesterol é uma gordura, e gordura não se mistura com água. Assim, não é possível lançar o colesterol diretamente na corrente sanguínea, pois ele não vai se misturar. Por isso, o corpo envolve o colesterol em uma proteína, e esse conjunto é chamado de lipoproteína. As lipoproteínas mais conhecidas são o LDL, que leva o colesterol produzido pelo fígado aos tecidos que dependem dele (praticamente todos). O que os tecidos não utilizam mais é devolvido ao fígado, e quem faz isso é o HDL. O LDL é comumente chamado de ruim, e o HDL, de bom, mas isso é uma injustiça, pois cada um está fazendo o seu papel, e o LDL é importantíssimo.

Dá para imaginar que o LDL transporta mais colesterol do que o HDL, pois este recolhe os restos do colesterol utilizado pelos tecidos. E o problema da formação de placas de gordura nos vasos sanguíneos (aterosclerose) ocorre quando o LDL é atacado e destruído, e seus pedaços ficam depositados na parede dos vasos.

As agressões ao colesterol aumentam quando há inflamação. É importante entender que, se não houver nada para agredir o colesterol, ele vai e volta intacto. Mas, se houver agressão, ele pode se depositar nos vasos sanguíneos e promover aterosclerose.

Como combater a inflamação?

Normalmente, a primeira medida para controlar uma pequena inflamação é utilizar anti-inflamatórios ou deixar o local lesionado em repouso. O controle também é obtido por alguns medicamentos para reduzir o colesterol ou para "afinar o sangue", como o ácido acetilsalicílico.

É importante ressaltar que em diversas situações de risco cardiovascular, o ácido acetilsalicílico deve de fato ser utilizado. Mas quando falo de inflamação causada pelo tecido adiposo, o uso prolongado de anti-inflamatórios não é indicado, por causa dos efeitos colaterais: o paciente teria uma chance maior de apresentar aumento da pressão arterial e de desenvolver gastrite e úlcera. Além disso, o tratamento pouco amenizaria os danos ao corpo, pois é muito alto o nível de agressão causado pelas dezenas de substâncias nocivas produzidas pelo tecido adiposo. Entre inundar o corpo com medicamentos ou eliminar a gordura corporal, não há dúvida: emagrecer é a maneira mais eficaz de reduzir a agressão causada pela inflamação e restabelecer o funcionamento normal do organismo. Mas é importante saber que, além de emagrecer, é preciso também reduzir todos os outros fatores que podem causar agressão ao organismo.

Uma medida de ajuda contra a inflamação são os antioxidantes. Na verdade, a inflamação é causada pelo processo de oxidação dos tecidos. Essa oxidação é produzida pelos radicais livres (veja box). E para combatê-la usamos antioxidantes, representados por vitaminas (betacaroteno e seus derivados da vitamina A, como o licopeno, a zeaxantina e a luteína; vitaminas C e E), por minerais (zinco, cobre, selênio, manganês) e por compostos fitoquímicos, oriundos de plantas (resveratrol, picnogenol, curcumina, polifenóis e tantos outros).

Os radicais livres

Durante a respiração inspiramos oxigênio, que é transportado pelo sangue até os tecidos, onde será utilizado pelas células para produzir energia. No entanto, cerca de 3% desse oxigênio se transforma em radicais livres – o que não é ruim, pois nossas próprias células de defesa os utilizam para matar os vírus, os fungos e as bactérias que estão constantemente combatendo. A glândula tireoide usa radicais livres para produzir o hormônio tiroxina. O problema é a formação de radicais livres em excesso, que dificulta sua neutralização. Fatores de agressão bem conhecidos que produzem radicais livres são: exposição ao sol (os raios ultravioleta produzem radicais livres específicos, que danificam a pele), adrenalina em excesso, assim como vários hormônios e substâncias, inclusive as que o tecido adiposo produz. A maioria dos obesos está exposta a diversos fatores de agressão exacerbados, o que leva à produção em excesso de radicais livres e ao aumento do processo de oxidação.

Hábitos inadequados aumentam ainda mais o grau de agressão aos tecidos. Nosso corpo precisa de ritmo para ter um bom funcionamento. É fundamental que você tenha uma rotina controlada: horário para dormir e para acordar, respeitando o tempo mínimo que seu corpo precisa para ficar bem, o que para a maioria das pessoas ocorre com oito horas de sono; horário para se alimentar, para trabalhar, para descansar, e também para fazer as atividades de que gosta. Esse estilo de vida é uma forma simples e eficaz de dar ritmo à produção de diversos hormônios produzidos pelo corpo. Isso auxilia, de forma significativa, a minimizar o desgaste sofrido pelo organismo. Vale lembrar também que é durante o sono que o corpo conserta os desgastes ocorridos durante o dia. Quem não dorme inflama. Quem não dorme não dá conta de restaurar o bom funcionamento de todos os órgãos e tecidos.

Além de organizar uma rotina, preste atenção ao estresse, elemento de forte impacto na agressão corporal. É praticamente impossível viver sem estresse nenhum (nem é desejável), mas muitas vezes assumimos algumas posturas diante da vida que provocam mais estresse do que realmente seria necessário para viver com harmonia. Identificar essas situações é crucial para eliminar a preocupação desnecessária. Cada descarga de adrenalina produz quatro radicais livres, ou seja, podemos dizer que cada problema gera quatro agressões ao organismo.

No que diz respeito à alimentação, consumir alimentos integrais é tão importante quanto não utilizar os refinados. O poder antioxidante de um alimento integral é infinitamente maior do que o de um refinado. Também procure excluir o máximo de gordura animal e de gordura saturada da sua alimentação e trocá-la por ômega-3. Conversaremos mais sobre isso a seguir.

Mas lembre-se: a inflamação de uma pessoa com obesidade é reduzida de forma significativa quando o foco de agressão, que é o próprio tecido adiposo, é reduzido. Ou seja, para resolver o problema de verdade é necessário emagrecer. Sozinhos, os antioxidantes não surtem o efeito que gostaríamos, não são capazes de sanar a inflamação. Quando se quer reduzir a inflamação decorrente do excesso de peso, emagrecer é mais efetivo do que tomar antioxidantes.

Uma pessoa com peso normal pode estar inflamada?

Sim, uma pessoa com peso normal pode estar inflamada. Nesse caso, geralmente são os hábitos desregrados sobre os quais conversamos anteriormente ou doenças que a pessoa possa ter que levam a essa condição.

O poder antioxidante dos alimentos

A alimentação adequada é uma grande aliada no combate ao processo de oxidação causado pelos radicais livres. Cada alimento pode defender o organismo de forma diferente. É o que chamamos de potencial antioxidante do alimento, pois se a agressão ao organismo é uma oxidação, a defesa é a antioxidação.

A capacidade de um alimento neutralizar os radicais livres e defender o organismo das agressões é traduzida por seu valor de ORAC (Oxygen Radical Absorbance Capacity, ou seja, capacidade de absorção de radicais de oxigênio). Assim, quanto maior o valor de ORAC do alimento, maior sua capacidade de proteger o organismo.

No anexo B (página 410) você encontrará uma lista dos alimentos que possuem os maiores valores de ORAC. Na elaboração das refeições, é interessante priorizar os alimentos com ORAC mais elevado, mas o que faz a diferença é sempre a soma do que se consome, e não um produto isolado: consumir um único alimento com ORAC elevado junto com outros de ORAC baixo terá menos efeito do que se todos os alimentos da refeição tiverem ORAC de valor mediano. Em outras palavras, se você tem uma dieta com alimentos refinados, pobre em vegetais, e adiciona a cúrcuma, por exemplo, que tem ORAC elevado, vai melhorar um pouco o nível de antioxidantes ingeridos. Mas se, em vez de incluir na sua alimentação apenas um alimento com ORAC elevado, você passar a fazer refeições inteiramente constituídas por alimentos integrais (que têm ORAC mais elevado que os refinados), terá um resultado melhor. Mesmo que os cereais integrais tenham ORAC mais baixo que a cúrcuma, pelo fato de estarem em grande volume na dieta, acabam tendo mais poder antioxidante somado do que a pequena quantidade de cúrcuma isolada.

Por exemplo: 100 ml de vinho de uvas vermelhas têm ORAC de 3.607, enquanto a mesma quantidade de suco de uva vermelha tem 1.788. Assim, para obter o mesmo valor de ORAC de uma dose de vinho, é preciso tomar o dobro de suco de uva. Esse mesmo valor de ORAC é obtido também com cada um dos seguintes alimentos: 20 g de nozes-pecãs, 42 g de feijão-preto, 1,2 g de cravo-da-índia, 2 g de orégano, 35 g de framboesas ou 3,5 g de açaí em pó.

Observe que carnes e cereais refinados não aparecem na lista porque não possuem quantidades significativas de ORAC, um grande motivo para você começar a reduzir (ou abandonar) o consumo de carnes e alimentos refinados. Em uma dieta de 2.000 kcal diárias, o Ministério da Saúde propõe que carnes, ovos e laticínios somem 550 kcal, ou seja, quase 25% do total. Se você trocar esses alimentos por outros, de origem vegetal, naturais e integrais, estará aumentando o potencial antioxidante de sua dieta em pelo menos 25%.

Mas lembre-se: em pessoas obesas, o melhor efeito anti-inflamatório é obtido com o emagrecimento proporcionado por alimentos naturais e integrais, e não pelo potencial antioxidante dos alimentos, que, sozinhos, não conseguem combater e evitar os danos provocados pelo tecido adiposo. Para quem está acima do peso, o melhor antioxidante que existe é emagrecer.

Capítulo 3

COMO O CORPO FUNCIONA

Antes de falar mais sobre os efeitos da obesidade no organismo, é interessante primeiro entender como os órgãos e os diferentes sistemas se relacionam.

Principais órgãos do metabolismo

Pâncreas

Órgão que produz vários hormônios, entre eles a insulina, muito importante para o metabolismo. É a glicose no sangue que estimula a produção de insulina. Em uma pessoa saudável, quanto mais glicose no sangue, maior é a produção de insulina, porque é esse hormônio que autoriza a glicose a entrar nos músculos e no tecido adiposo. Sem insulina, a glicose não entra nos músculos e permanece em grandes quantidades no sangue.

Fígado

Quando o nível de glicose no sangue aumenta, o fígado é responsável por armazená-la e depois liberá-la aos poucos, em períodos durante os quais não há ingestão de nutrientes para alimentar o cérebro. A glicose acumulada no fígado se chama glicogênio.

Cérebro

É um grande consumidor de glicose. Sem glicose, ele desliga, apaga, pifa. Se faltar glicose para o cérebro, perdemos a consciência e desmaiamos. Por causa da enorme importância desse nutriente, o cérebro se encarrega de deixar entrar livremente nele a glicose que está no sangue, sem a ajuda da insulina.

Sangue

Responsável pelo transporte dos nutrientes de um lugar para outro. Quando nos alimentamos, os nutrientes absorvidos pelo intestino chegam ao sangue, que se encarrega de levá-los aos demais órgãos. Os hormônios produzidos pelas glândulas também são lançados no sangue para serem levados ao seu destino; por exemplo, um órgão específico.

Músculos

Os músculos são muito importantes para nosso metabolismo, pois gastam energia. Assim, quem pratica atividade física e, consequentemente, tem músculos mais ativos e/ou maior quantidade de massa muscular, gasta mais energia. Os músculos são formados por proteína, mas não se alimentam dela, e sim de carboidrato e gordura. Assim, não adianta comer muita proteína para ter músculo, pois ele só aumenta em resposta ao exercício físico: por exemplo, se você sofre uma fratura e tem que engessar o braço, esse membro perde massa muscular mesmo que você coma muita proteína. Como vimos, a glicose depende da insulina para poder entrar no músculo. E a glicose é estocada dentro dele com o nome de glicogênio (temos, portanto, o glicogênio hepático e o muscular). Além disso, o músculo é egoísta. Se a glicose no sangue está ficando baixa, esse tecido não cede suas reservas para manter o cérebro alimentado. Isso terá que ser feito com o auxílio de outro órgão: o fígado. É interessante saber que os músculos também têm sido vistos como um tecido hormonal, já que, quando ativos, produzem uma substância chamada irisina, que atua sobre o metabolismo, ajudando a promover maior queima de gordura do tecido adiposo.

Tecido adiposo

Como o nome sugere, esse tecido guarda gordura (um dos combustíveis do corpo) sem ter que armazenar muita água. Há dois tipos de tecido adiposo: o branco e o marrom. O marrom não costuma ser nocivo, pois está envolvido na geração de calor e é constantemente queimado para manter a temperatura corporal. Já a gordura branca pode ser problemática se estiver em excesso. Ela é constituída de triglicérides, sofre a ação de diversos hormônios, como a insulina, mas também é uma grande produtora dessas substâncias. Quanto mais gordura acumulada, mais hormônios o tecido adiposo branco produz, o que acarreta muitas alterações metabólicas.

Capítulo 4

ALIMENTANDO O CORPO

A nutrição passou por muitos estágios até se consolidar como uma ciência necessária ao desenvolvimento do organismo humano e à manutenção da saúde, mas quase sempre tenho a sensação de que todos emitem opiniões conflituosas sobre os alimentos e a cada hora algo diferente é dito sobre aspectos que antes pareciam leis imutáveis. No entanto, não há segredo no estudo dos alimentos, pois suas composições químicas são quase totalmente conhecidas. A maior dificuldade é unir as propriedades nutricionais às necessidades do corpo no momento. Essa é a parte difícil, uma arte que exige o domínio completo de ambos: do alimento e do corpo humano.

Nosso organismo precisa realizar inúmeras reações químicas para funcionar. Precisamos construir tecidos, hormônios, células (inclusive as de defesa e as que transportam oxigênio), reparar tecidos lesionados, produzir energia etc. Para isso, precisamos de matérias-primas. O próprio corpo consegue produzir diversas delas, mas é necessário ingerir os alimentos que nos fornecem tudo o que não temos habilidade de produzir por conta própria. A essa categoria de alimentos é dado o nome de "nutrientes essenciais". Quando ficamos sem ingerir essas substâncias por um determinado período, ocorrem deficiências nutricionais que só são corrigidas pelo uso do nutriente que está em falta.

Para alimentar o organismo precisamos de: oxigênio, água, vitaminas, minerais, carboidrato, gordura e proteína.

A seguir, vamos falar mais detalhadamente sobre cada um.

Oxigênio

Sem ele é impossível produzir energia, e quando ocorre sua privação, morremos em menos de cinco minutos. O maior problema com o oxigênio não é a oferta (salvo em situações de sufocamento), pois ele está no ar que respiramos, mas situações de ordem médica que comprometem a habilidade de retirá-lo do ar, de transportá-lo pelo corpo e de fazê-lo ser utilizado pelos tecidos. É um problema desse tipo que ocorre na anemia: o transporte de oxigênio para os tecidos fica comprometido, causando uma enorme sensação de mal-estar. Da mesma forma, doenças que comprometem os pulmões podem dificultar a chegada de oxigênio ao sangue.

Água

É um nutriente encontrado em abundância no organismo humano e que deve manter-se sempre assim, em abundância. Nosso corpo consegue produzir água, mas uma quantidade muito pequena, nem de perto considerada suficiente para o pleno funcionamento do organismo.

Para ter uma ideia da quantidade de água a ser ingerida em um dia, basta multiplicar seu peso por 30 ml. Assim, uma pessoa de 80 kg deve ingerir 2.400 ml, ou 2,4 litros por dia. É claro que isso corresponde a um cálculo aproximado, pois depende de outros fatores: se está calor ou frio, se você fez exercícios ou não, se comeu muito ou pouco sal, ou se ingeriu comidas mais secas.

Há outras fórmulas matemáticas para calcular a quantidade de água que precisamos ingerir por dia, mas a forma mais prática e segura de saber se estamos bem hidratados é observar a cor da urina, que deve estar sempre clara, quase transparente. Urina amarela, ficando escura, significa que falta água no organismo, e nesse caso as substâncias que o corpo precisa excretar são lançadas em grande concentração na pequena quantidade de água que se pode desprezar, tornando a urina escura.

Como controlar sua hidratação

Uma forma simples de controlar a quantidade de água ingerida consiste em demarcar, em uma garrafa ou jarra transparente, os níveis de consumo de água ao longo do dia.

Digamos que você fez o cálculo de multiplicar seu peso por 30 ml e descobriu que precisa de 2.400 ml por dia. Você entra no trabalho às 9h, permanecendo até às 18h, e costuma tomar um copo de suco de 250 ml (que conta na hidratação) no café da manhã e no jantar. Então, desconte 500 ml dos 2.400 ml de necessidade diária. Isso significa que durante as nove horas de expediente você terá que beber 1.900 ml, uma quantidade de cerca de 200 a 210 ml por hora.

Para demarcar as medidas, despeje 200 ml de água em uma jarra de 2 litros e, com uma caneta piloto ou fita adesiva, faça uma marca na altura em que a água acabar. Despeje mais 200 ml e faça outra marca. Repita a operação até ter colocado nove copos de 200 ml.

Depois, escreva os horários que cada traço indica: o primeiro deve marcar seu horário de entrada no trabalho (neste exemplo, 9h), e o fundo da jarra, seu horário de saída. Assim, cada traço indica uma hora do seu expediente, e você saberá a quantidade exata de água que tem que beber.

Deixe a jarra à vista em sua mesa de trabalho, e, se tiver que se ausentar por um período mais prolongado, ao retornar, beba a água referente ao tempo que ficou fora, chegando ao nível correspondente à hora atual. Se você não tem um local fixo para trabalhar, providencie uma garrafa transportável.

A partir disso é com você. Lembre-se de que essa fórmula de 30 ml por quilograma é apenas um indicativo para começar. Se sua urina ficar clara demais, diminua a quantidade de água. Se estiver escura, ajuste as marcas para aumentar a quantidade de água ingerida. Se você tem dificuldade em beber água por não gostar da "falta de gosto", pode adicionar ramos de hortelã ou fatias de limão-siciliano ou taiti à jarra.

Vitaminas

São, de forma geral, classificadas em hidrossolúveis e lipossolúveis. As hidrossolúveis conseguem se "dissolver na água", e por isso ficam menos tempo no organismo, saindo pela urina. Suas representantes são as vitaminas do complexo B (tiamina, riboflavina, niacina, ácido pantotênico, piridoxina, biotina, ácido fólico e vitamina B12) e a vitamina C, sendo que a B12 teoricamente pode ser estocada por períodos mais prolongados.

Já as vitaminas lipossolúveis podem ser armazenadas no tecido lipídico (gorduroso), como seu nome sugere. Como elas ficam mais tempo no organismo, podem ser tóxicas se em excesso. Suas principais representantes são as vitaminas A, D, E e K.

Todas as vitaminas desempenham diversas funções químicas no organismo, desde permitir que carboidratos, gorduras e proteínas sejam convertidos em energia, até influenciar na produção de neurotransmissores, hormônios, células do sangue etc.

Minerais

São importantes na estruturação do organismo e em inúmeras reações químicas do corpo. Alguns exemplos de minerais são: cálcio, fósforo, magnésio, ferro, zinco, cobre, manganês, iodo, selênio, molibdênio, cromo, sódio e potássio. Os dois últimos também são chamados de eletrólitos – por isso o nome repositores hidroeletrolíticos (hidro, de água, e eletrolíticos, de eletrólitos).

Os macronutrientes

Os próximos três elementos são necessários em grandes quantidades, e por isso são chamados de macronutrientes. Ao contrário das vitaminas e dos minerais, eles nos fornecem quilocalorias, que podem se transformar em energia para o corpo na forma de ATP (veja o box a seguir). Engordamos ao ingerir excesso de carboidrato, proteína, gordura e álcool (que também fornece energia, mas sobre o qual não falaremos agora, pois ele não faz parte de uma nutrição saudável), e emagrecemos ao reduzir essa ingestão ou ao aumentar nosso gasto energético.

A nossa "pilha", a ATP

ATP significa energia. Quando queimamos carboidrato, gordura e também proteína – pois ela se transforma em carboidrato e gordura –, recarregamos nossa reserva de energia, que se chama ATP (adenosina trifosfato). Assim, imagine que a ATP é nossa bateria, nossa energia. Gastamos energia quando nos movemos, quando pensamos e também quando estamos descansando. Na verdade, precisamos de energia para fazer qualquer atividade, por isso precisamos de reposição contínua; é por meio dos macronutrientes que recarregamos a ATP.

A alimentação envolve diversos fatores complexos. Se bastasse saber o que comer para ficar magro, qualquer pessoa que consultasse um nutricionista deixaria de ser obesa. Não é possível emagrecer sem avaliar as relações emocionais. No entanto, conhecer bem os alimentos e a função que desempenham no corpo é um bom primeiro passo, que pode ajudar a fazer escolhas mais conscientes.

Digamos que você precisa ingerir 2.000 kcal por dia. Se tomar 222 ml de azeite ou de óleo, obterá essas 2.000 kcal. A quantidade de energia diária necessária será atingida, mas, intuitivamente, você desconfia que essa não é a melhor forma de se alimentar, pois faltam proteína, carboidrato e outros nutrientes. Assim, mais do que se preocupar com as quilocalorias, é necessário saber como dividi-las. As diretrizes nutricionais de distribuição desses macronutrientes na dieta sugerem que o carboidrato responda por 45 a 65% das quilocalorias ingeridas; a gordura, por 25 a 35%, e a proteína, por 10 a 20%. Observe que o nutriente a ser ingerido em maior quantidade é o carboidrato, e há motivos fisiológicos para isso.

Relação entre quilocalorias e macronutrientes

Carboidrato	Proteína	Gordura
1 g = 4 kcal	1 g = 4 kcal	1 g = 9 kcal
45 a 65%	10 a 20%	25 a 35%
das quilocalorias ingeridas	das quilocalorias ingeridas	das quilocalorias ingeridas

Agora, vamos entender mais especificamente cada um dos macronutrientes.

Carboidrato

O carboidrato é o combustível do corpo, especialmente do cérebro, que, como vimos, só aceita a glicose como alimento. Há diversos tipos de carboidratos, sendo os mais comuns a glicose, a frutose e a galactose. Todos são carboidratos já totalmente digeridos, prontos para serem usados pelo corpo. As fibras também são carboidratos, mas não são digeríveis. Isso significa que elas chegam inteiras no intestino grosso para serem utilizadas pelas bactérias que habitam esse local. Devido à ação das fibras, aumentamos o bolo fecal, protegemos o intestino, estimulamos a absorção de vários nutrientes e melhoramos o metabolismo do colesterol, da glicose e dos estrogênios (hormônios sexuais). Quem quer emagrecer não deve eliminar o carboidrato da dieta!

Carboidrato, açúcar, glicose e glicemia: qual é a diferença?

A junção dos carboidratos glicose e frutose é chamada sacarose, o famoso açúcar de mesa. A junção de várias glicoses chama-se amido, e está presente nos cereais, batatas e feijões.

Assim, tanto o amido quanto a sacarose, depois de totalmente digeridos, oferecerão a glicose como nutriente para o corpo, especialmente para o cérebro. Portanto, a glicose está presente em quase todos os alimentos, o que inclui frutas, cereais, batatas, feijões etc., e não tem necessariamente relação com o açúcar de mesa, pois é também proveniente de diversas outras fontes alimentares.

A glicose que está sendo levada pelo sangue no corpo recebe o nome de glicemia. Uma pessoa pode ter glicemia alta sem comer açúcar, ou ter glicemia normal mesmo comendo açúcar em grande quantidade, pois isso também depende da habilidade do corpo em distribuir o que chegou ao sangue.

A glicose que ingerimos passa do intestino para o sangue, sendo transportada por ele até as células. Como o sangue passa pelo pâncreas, ao perceber que há glicose, ele produz insulina. Assim, os tecidos que só permitem que a glicose entre na célula com autorização da insulina, como o músculo, podem agora recebê-la para gerar energia. No interior da célula, há duas possibilidades de produzir ATP: quando há oxigênio e quando não há.

Quando não há oxigênio – e isso costuma ocorrer, por exemplo, quando praticamos atividade física depois de um grande período sedentário –, são produzidas apenas duas unidades de ATP por unidade de glicose queimada (além de ácido lático, que provoca queimação muscular). Nesse caso, a produção de energia ocorre dentro da célula, mas fora de uma estrutura celular chamada mitocôndria.

Quando há oxigênio, a energia é produzida na mitocôndria. A mitocôndria é a nossa fábrica de ATP, e consegue produzir 38 unidades de energia para cada unidade de glicose queimada. Observe a diferença: sem oxigênio, produzimos duas unidades de energia; com oxigênio, 38.

Quanto mais treinados estamos, mais mitocôndrias estão presentes em nossas células, pois o número de mitocôndrias aumenta se uma pessoa é ativa; nesse caso, portanto, produzimos mais energia durante o treino, e assim sentimos menos queimação muscular e demoramos mais para ficar cansados. Em outras palavras, produzimos energia de forma mais eficiente, sentindo menos queimação muscular e demorando muito mais para ficarmos sem energia, cansados durante o exercício.

O excesso de carboidrato na corrente sanguínea tem dois aspectos que merecem atenção. O mais importante é que glicose alta no sangue causa lesão nos tecidos corporais. O diabético mal controlado, por exemplo, sofre lesões nos nervos, nos rins, nos olhos e dentro dos vasos sanguíneos. É por isso que a glicose no sangue não pode ficar elevada. Quando ela começa a subir, a insulina se encarrega de abaixá-la, fazendo que ela entre nas células. Só que a taxa de glicose não pode ficar baixa demais, pois o cérebro não funciona sem ela; para manter tudo funcionando direitinho, outros hormônios e mecanismos de controle são ativados para elevar a glicemia e alimentar o cérebro. Imagine se todo carboidrato que comemos ficasse no sangue! Viraríamos uma rapadura!

É por isso que parte desse excesso de carboidrato é transformada em gordura e glicogênio (guardado nos músculos e no fígado). O processo de formação de glicogênio começa quando grandes quantidades de moléculas de glicose que chegam aos músculos e ao fígado se grudam umas às outras, originando uma fonte de carboidrato de rápida utilização. Esse estoque de glicogênio dentro do músculo é fundamental para nossa *performance* esportiva. Para ser guardado, cada grama de glicogênio necessita de 3 a 4 g de água.

Gordura, ou ácido graxo

A gordura pode ser consumida diretamente ou ser proveniente da ingestão de carboidrato e proteína em excesso, que se transformam em gordura no corpo. A gordura estocada no corpo é formada por dois compostos: o glicerol (que corresponde a apenas 10% de sua constituição) e os ácidos graxos. É importante saber que as gorduras oriundas da dieta podem ser constituídas por ácidos graxos bastante diferentes, e por isso são comumente divididas em três grupos: saturadas, monoinsaturadas e poli-insaturadas.

As gorduras saturadas são as mais nocivas, pioram o processo inflamatório, dificultam a ação da insulina, aumentam o risco de doenças cardiovasculares e não são fáceis de eliminar da corrente sanguínea. Assim, as gorduras saturadas são as que devemos evitar. As gorduras monoinsaturadas são neutras, não estimulam nem inibem a inflamação corporal. As poli-insaturadas contêm os famosos ômega-3 e ômega-6, sendo que o primeiro tem ação anti-inflamatória e o segundo pode estimular a inflamação. Ambos são necessários ao organismo e precisamos ingeri-los, pois o corpo não os produz.

O nível de insulina no sangue influencia a queima de gordura: se estiver elevado, a gordura fica presa no estoque. Se houver pouca insulina, a gordura sai do estoque. Toda queima de gordura, por sua vez, leva à redução do apetite, porque, nesse processo, há formação dos corpos cetônicos, sobre os quais falaremos no capítulo 5.

Proteína

A proteína, formadas por aminoácidos, é o elemento de construção de músculos e hormônios, e sua função primária não é servir como combustível. Mas, se não houver como obter energia suficiente do carboidrato e da gordura, o organismo recorre à proteína, pois ela pode ser transformada nesses dois macronutrientes.

Embora a proteína forme os músculos, esse não é um jeito muito inteligente de estocá-la, já que os músculos nos são úteis o tempo todo. Se faltar carboidrato, o corpo se encarrega de destruir a massa muscular e transformá-la em glicose com a ajuda de alguns hormônios, como o glucagon e o cortisol. Um dos resultados da quebra de proteína é o nitrogênio. Essa substância é rapidamente transformada em amônia, um composto altamente tóxico que deve ser eliminado pelo organismo. Para isso, a amônia é levada ao fígado, que a transforma em ureia, mais solúvel e menos tóxica. A próxima parada são os rins, que filtram a ureia e a preparam para ser expelida pela urina. É por isso que o nível de ureia pode ser medido em exames de sangue, para verificar se a ingestão de proteínas está em excesso. É muito comum encontrarmos altos níveis de ureia nas pessoas que usam suplementos de proteínas. A proteína ingerida em excesso é transformada em carboidrato e gordura, ou seja, ao contrário do que muitos pensam, o excesso de proteína não vira músculo.

De forma geral, as pessoas pensam que só os alimentos de origem animal contêm proteína adequada ao corpo e acabam consumindo proteína em quantidade muito maior do que deveriam. O reino vegetal fornece tudo o que precisamos para crescer e nos desenvolver. Como esse tema foi ensinado de forma errada a muitos profissionais de saúde e difundido de forma inadequada, quero conversar um pouco mais sobre ele, para que você possa se libertar dos mitos da carne, começando pela proteína.

Retirar a carne da dieta se associa, quase instintivamente, à ideia errônea de que vai faltar proteína no corpo. Quem nunca ouviu alguém insistindo na ideia de que alguns aminoácidos só podem ser encontrados no reino animal? Nada justifica esse pensamento, a não ser a falta de interesse em procurar informações corretas sobre o assunto. Mas devo dizer que não é muito fácil, no Brasil, fazer essa verificação. O motivo é simples: não há tabelas brasileiras de alimentos que discriminem o teor de aminoácidos presente nos alimentos. A tabela Taco, uma das mais modernas, esboça, na sua última edição, de 2012, a quantidade de aminoácidos de alguns poucos alimentos, mas nada que permita qualquer comparação.

Para poder tirar essas dúvidas definitivamente, tive que recorrer a tabelas do Departamento de Agricultura dos Estados Unidos, que fornece os dados mais completos que podemos encontrar sobre os nutrientes presentes nos alimentos. Foi delas que retirei os dados que vou lhe mostrar, resumidos, a seguir.

Carne *versus* leguminosas: comparando os aminoácidos

Como o Ministério da Saúde brasileiro aponta que o consumo máximo de carne não deve ultrapassar 100 g por dia, o que corresponde, para alguns cortes, a 190 kcal de carne, farei a comparação do teor de proteínas e aminoácidos essenciais por quilocaloria dos alimentos. Isso quer dizer que compararemos 190 kcal de carne com 190 kcal de alimentos do grupo das leguminosas, o que corresponde a 5-7 colheres (sopa) desses grãos cozidos. Como não temos dados de aminoácidos em tabelas brasileiras, tanto os dados das proteínas como os dos aminoácidos foram retirados da tabela do Departamento de Agricultura dos Estados Unidos.

Teor de aminoácidos em 190 kcal de leguminosas e carnes

Nutriente	Bife de boi (190 kcal)	Leguminosas em geral (190 kcal)	Tofu (190 kcal)	Feijão-branco (190 kcal)	Soja em grão (190 kcal)
Triptofano (mg)	126,7	133,9	294,0	158,0	251,8
Treonina (mg)	431,7	476,9	824,4	560,9	752,3
Isoleucina (mg)	441,5	530,0	966,7	588,3	839,7

Nutriente	Bife de boi (190 kcal)	Leguminosas em geral (190 kcal)	Tofu (190 kcal)	Feijão-branco (190 kcal)	Soja em grão (190 kcal)
Leucina (mg)	825,2	949,9	1.511,3	1.064,1	1.409,7
Lisina (mg)	859,6	861,1	1.205,6	914,6	1.152,8
Metionina + citeína (mg)	339,4	298,8	458,0	345,2	512,1
Fenilalanina + tirosina (mg)	712,0	978,7	1.644,4	1.096,1	1.559,6
Valina (mg)	499,3	613,8	986,5	697,2	864,4
Histidina (mg)	327,7	335,6	545,9	370,9	467,3
Total de proteína (g)	**10,1**	**12,4**	**19,0**	**13,3**	**15,5**

Observe que não falta um único aminoácido essencial nesse grupo vegetal e que as leguminosas são, inclusive, mais ricas que a carne. É justamente o contrário do que escutamos sobre o assunto!

Talvez alguém possa argumentar que a quantidade exata de aminoácidos não foi corretamente comparada, pois em 190 kcal cada alimento terá um teor diferente de proteína. E, como a proteína é um conjunto de aminoácidos, quem tem mais proteína terá mais aminoácidos. Como exemplo, em 190 kcal de bife de boi há 10,1 g de proteína, já no tofu há 19 g. O fato é que trocando as quilocalorias da carne pelas leguminosas estaremos ingerindo mais aminoácidos.

Mas há outra forma de comparar os aminoácidos: observar em que quantidade eles existem em 1 g de proteína. Assim, anulamos essa possível crítica que levantei previamente.

Teor de aminoácidos em 1 g de proteína de leguminosas e carnes

Nutriente	Bife de boi	Leguminosas (em geral)	Tofu	Feijão-branco	Soja em grão
Triptofano (mg)	12,5	10,8	23,7	12,7	20,3
Treonina (mg)	42,7	38,5	66,5	45,2	60,7
Isoleucina (mg)	43,7	42,7	78,0	47,4	67,7
Leucina (mg)	81,7	76,6	121,9	85,8	113,7

Nutriente	Bife de boi	Leguminosas (em geral)	Tofu	Feijão-branco	Soja em grão
Lisina (mg)	85,1	69,4	97,2	73,8	93,0
Metionina + citeína (mg)	33,6	24,1	36,9	27,8	41,3
Fenilalanina + tirosina (mg)	70,5	78,9	132,6	88,4	125,8
Valina (mg)	49,4	49,5	79,6	56,2	69,7
Histidina (mg)	32,4	27,1	44,0	29,9	37,7
Total de proteína (g)	**1,0**	**1,0**	**1,0**	**1,0**	**1,0**

Observe que, mesmo nessa forma de comparação, o grupo das leguminosas não fica para trás. Portanto, não caia em conversa fiada. Não falta nenhum aminoácido essencial no reino vegetal.

Recapitulando...

Principais características dos macronutrientes

Carboidrato

- Relação g/kcal: 1 g = 4 kcal
- Porcentagem recomendada das quilocalorias diárias: 45 a 65%
- O cérebro só aceita como combustível a glicose, produzida pela quebra de carboidrato. Em emergências, pode aceitar os corpos cetônicos.
- O excesso de glicose no sangue causa lesão nos tecidos.
- Excesso de carboidrato → gordura
- Fígado e músculos → carboidrato + água → glicogênio
- Se há oxigênio, os carboidratos são queimados na mitocôndria e geram muita energia. Se não há oxigênio, formam ácido lático e produzem pouca energia.

Gordura

- Relação g/kcal: 1 g = 9 kcal
- Porcentagem recomendada das quilocalorias diárias: 25 a 35%
- As gorduras podem ser classificadas em saturada, monoinsaturada e poli-insaturada. São estocadas com pouca água, o que permite ter muito combustível sem ter que carregar muita água.
- Se a insulina está elevada (porque há muita glicose), a gordura fica presa no estoque (tecido adiposo). Se há pouca insulina, a gordura sai do estoque. A queima de gordura libera corpos cetônicos, que tiram a fome por um tempo.

Proteína

- Relação g/kcal: 1 g = 4 kcal
- Porcentagem recomendada das quilocalorias diárias: 10 a 20%
- A proteína é formada por aminoácidos.
- Excesso de proteína → carboidrato + gordura
- Se é ingerido pouco carboidrato, o corpo usa a proteína muscular para criar esse macronutriente. Assim, perde-se massa muscular.
- Proteína tem nitrogênio, que gera ureia sob o trabalho do fígado. A medição da ureia no sangue, na ausência de doenças, pode nos indicar se a ingestão de proteína está excessiva.

Capítulo 5

DE ONDE VEM A FOME?

Muitas pessoas conseguem manter o peso adequado e estável por anos, independentemente das modificações feitas na dieta ou na rotina. Há fortes evidências científicas de que esse controle do peso é feito por diversos mecanismos, que levam as informações necessárias para que o cérebro mantenha constantes a ingestão e o gasto de quilocalorias. É um sistema bastante complexo e que envolve diversas reações químicas em cadeia, denominadas vias metabólicas. Como quero que você aprenda o que acontece no seu organismo, a seguir vou descrever passo a passo o funcionamento desse processo.

Há cerca de quarenta substâncias corporais que regulam o apetite e a saciedade. A ciência ainda não conseguiu desvendar totalmente como todos esses elementos funcionam de maneira integrada. Sabemos, porém, que deve haver um equilíbrio entre a quantidade de energia absorvida e gasta pelo organismo. Para manter esse controle, há uma comunicação direta entre o cérebro, que faz parte do sistema nervoso central, o sistema digestório, os nutrientes circulantes no sangue e os que estão estocados nos tecidos.

No próximo capítulo, vou descrever todos os hormônios que atuam nessa comunicação, mas é importante que você tenha, desde já, a visão geral de como esse sistema funciona; do contrário, tudo ficará mais complexo do que é. Além disso, mais adiante vamos conversar sobre medicações, fitoterápicos e demais substâncias que atuam no controle desses elementos. Conhecendo essas vias todas, você vai entender onde age cada um desses elementos e por que às vezes eles funcionam, às vezes não.

O objetivo de aprender esses mecanismos é que você compreenda todos os hábitos e as atitudes que deve ter para modular esse funcionamento. Vamos entender os fatos, passo a passo, para depois juntar tudo.

As estruturas envolvidas na formação da fome

Tecido adiposo

O tecido adiposo produz um hormônio chamado leptina. Quanto mais gordura ele possui, mais leptina produz, porque é ela que avisa ao cérebro que já há muita gordura estocada. A partir dessa informação, o cérebro nos diz para parar de comer. Portanto, uma quantidade elevada de leptina promove a saciedade. Mas, como já sabemos, o tecido adiposo também produz dezenas de substâncias que causam inflamação e desregulam o funcionamento corporal. Além disso, na obesidade, a leptina pode não funcionar.

Outro ponto a ser considerado com relação às gorduras é o que ocorre quando começamos a queimá-las, em momentos de atividade física ou de jejum prolongado. Nessas situações ocorre a liberação de compostos chamados corpos cetônicos, que reduzem a fome. Você já os conhece. Já percebeu que quando está há muito tempo em jejum fica com um hálito ruim que não vai embora mesmo escovando os dentes? São eles, os corpos cetônicos. Quando a gordura está sendo queimada, eles são liberados no sangue, chegam aos pulmões e são exalados na expiração.

Já percebeu também que às vezes você está com tanta fome, mas tanta fome, que a fome passa? De novo, são os corpos cetônicos! Eles têm efeito anorexígeno (tiram a fome). Toda queima de gordura leva à redução momentânea do apetite. Observe que quando a atividade física é mais aeróbica, como na corrida moderada por tempo prolongado, a pessoa termina absolutamente sem fome. São os corpos cetônicos liberados.

Mas utilizar os corpos cetônicos para inibir o apetite é péssimo, pois seu efeito é apenas momentâneo. Quando você for finalmente se alimentar depois de muito tempo em jejum, a fome vai voltar intensa para repor o que ficou faltando durante todo esse tempo.

Sistema digestório

O sistema digestório também produz diversos hormônios. Seu funcionamento é bem lógico: quando falta alimento, os hormônios sinalizam ao cérebro para que ele nos mande comer. Quando estamos alimentados, outros hormônios avisam que estamos saciados. Todos esses hormônios são influenciados pelos nossos hábitos alimentares; no capítulo 6 (página 68), descrevo os cuidados para que eles não sejam um problema no processo de emagrecimento.

A própria distensão do estômago dispara um sinal ao cérebro para avisar que já há comida demais. Toda vez que o estômago começa a ficar distendido, o nervo vago, que faz parte do sistema nervoso, avisa ao cérebro que estamos ficando satisfeitos. Mas para que o cérebro possa perceber isso é importante que nosso corpo esteja atento às modificações que ocorrem nele; portanto, devemos comer com calma, em ambiente tranquilo. Sentar em posição ereta em vez de ficar curvado (corcunda) auxilia bastante, pois em posição ereta o estômago fica mais "esticado" e a percepção da sua distensão é maior.

Além disso, o consumo de alimentos ricos em fibras é fundamental, pois eles são mais volumosos, ocupando mais espaço no estômago e promovendo sua distensão. Mas não exagere! Comer apenas salada vai distender o estômago e trazer sensação de saciedade precoce, mas, pela falta de quilocalorias, os outros sistemas de sinalização cerebral começarão a reclamar que falta comida, e a fome aparecerá rapidamente, logo após você terminar a refeição. Não ter horário certo para as refeições também faz com que essa sinalização não ocorra de forma adequada.

Os nutrientes que circulam no sangue e os que estão estocados nos tecidos

Além de estarem presentes na circulação sanguínea, alguns macronutrientes também são guardados no fígado e nos músculos, como já vimos. Os nutrientes circulantes também emitem sinais ao cérebro sobre a situação nutricional. Quem não tem uma quantidade adequada de macronutrientes sente mais fome. Passar muito tempo sem comer, como você já deve saber, também resulta em mais fome.

Uma observação importante a ser feita aqui é sobre o carboidrato. Como vimos, no momento em que esse nutriente está estocado nos tecidos, passa a ser chamado de glicogênio. Quando o fígado está repleto de glicogênio, avisa ao cérebro que não é preciso comer mais. Por outro lado, dietas pobres em carboidrato tendem a deixar esse estoque mais vazio, o que aumenta a fome. No capítulo 8 (página 116), comento em detalhes a dieta hiperproteica.

Neurotransmissores

Antes de atingirem as regiões do cérebro responsáveis pela sensação de fome e de saciedade, quase todos os estímulos provenientes do aparelho digestivo e do sistema circulatório mencionados anteriormente são levados a uma região na base do cérebro chamada tronco cerebral. E é por isso que alguns médicos utilizam remédios que atuam no cérebro para tentar inibir a fome. Nesse caso, a bagunça nos mecanismos que regulam a fome criada pelos hábitos inadequados não é arrumada: o medicamento apenas corta a ligação dos sinais com o cérebro. Ou seja, em vez de atuar em cada hormônio separadamente, o medicamento age no ponto final de atuação deles.

Numa região do cérebro chamada hipotálamo, outra sinalização é feita pelos neurotransmissores, que indicam se devemos comer ou parar de comer. A princípio, qualquer neurotransmissor pode provocar fome ou saciedade, dependendo da forma como for estimulado. No entanto, conhecemos quatro substâncias bem relacionadas a esse controle: serotonina, dopamina, opioides endógenos e endocanabinoides. Essas substâncias chegam a uma região específica do cérebro, a área hipotalâmica lateral, que chamarei de região 1.

Observe que estados emocionais modificam a relação dos indivíduos com os alimentos. Algumas pessoas tristes ou depressivas comem mais; outras, menos. A serotonina é o principal hormônio relacionado à depressão e à saciedade. Assim, quando há diminuição desse neurotransmissor, a pessoa pode ter mais fome. De forma geral, mais serotonina significa menos fome. Já a dopamina é um hormônio que traz euforia, sensação de prazer e motivação. Precursora da adrenalina, quando sua quantidade está alterada, pode causar diversos tipos de compulsão. É reconhecido o fato de que as pessoas, ao utilizarem maconha (*Cannabis sativa*), sofrem de "larica", o aumento da fome. Isso acontece porque componentes químicos da maconha se ligam aos receptores de canabinoides.

Mas, na verdade, vemos isso o tempo todo: o campo emocional influencia diretamente a fome e a saciedade, e talvez esse seja um dos maiores desafios no controle do apetite. Por isso é importante dormir bem e tentar reduzir os níveis de estresse, pois o cortisol, o hormônio do estresse, altera a produção de vários neurotransmissores. Fazer mais o que gosta e menos o que não gosta faz parte do controle desses neurotransmissores, já que ajuda a controlar os níveis de cortisol. Em casos de deficiência na produção de neurotransmissores, há medicamentos específicos que podem ser utilizados.

Cérebro

Depois que passam pelo tronco cerebral ou pela região 1, todos os estímulos nervosos passam por três regiões distintas do cérebro para, então, avisar ao organismo se ele deve comer ou parar de comer. Como os nomes dessas partes assustam, daqui em diante vou chamá-las apenas de regiões 2, 3 e 4.

Capítulo 6

OS HORMÔNIOS

Como vimos no capítulo anterior, vários hormônios têm influência direta no metabolismo corporal. A modulação deles, na maioria das vezes, não depende de medicamentos, mas sim de hábitos e do estilo de vida, além da quantidade e da forma como ingerimos os alimentos. Saber como os hormônios funcionam é importante para que possamos entender os motivos de algumas orientações para quem quer emagrecer ou manter o peso. Arrumar briga com os hormônios significa entrar numa fria. Eles são poderosos, capazes de alterar o funcionamento do corpo todo, mas grandes aliados no emagrecimento se respeitados e usados a favor de seus objetivos. Vamos aprender um pouco mais sobre eles – assim será muito mais fácil fazer as pazes com esses elementos fundamentais para a nossa saúde.

Conversaremos sobre todos os principais hormônios, mas, de forma simplificada, posso dizer que os principais cuidados estão em manter níveis adequados de cortisol e de insulina, pois fica mais fácil manter os demais hormônios quando esses dois estão equilibrados.

Hormônios produzidos pelo pâncreas

O pâncreas produz quatro hormônios diferentes: amilina, polipeptídeo pancreático (PP), glucagon e insulina.

Amilina

É um elemento proteico estocado no pâncreas e secretado junto com a insulina após as refeições. A amilina faz a comida permanecer mais tempo no estômago, inibe a produção de ácido gástrico e a secreção de glucagon. Ela ajuda a regular o tamanho da refeição que fazemos, pois, pelo seu estímulo, o cérebro tem saciedade precoce, e com isso comemos menos. Aumento de amilina, portanto, significa aumento da saciedade. No entanto, para que a amilina seja produzida a tempo de sinalizar ao cérebro a saciedade, é importante fazer as refeições com calma.

Polipeptídeo pancreático (PP)

Esse hormônio é produzido pelas células do pâncreas no duodeno (início do intestino delgado) e também no intestino delgado final (íleo). Ele é liberado após as refeições de acordo com as quilocalorias ingeridas, e é muito potente na redução do apetite. Para se ter uma ideia de seu poder, quando esse hormônio é infundido isoladamente na corrente sanguínea de pessoas de peso normal (com IMC entre 18,5 e 24,9 kg/m^2), elas perdem a fome por duas horas e têm menos vontade de comer nas 24 horas seguintes.

Assim, se houver alimento chegando continuamente ao intestino, sempre haverá liberação desse hormônio e redução da fome. Esse é um dos motivos para comermos de duas em duas horas, principalmente alimentos integrais, pois o elevado teor de fibras promove um esvaziamento gástrico mais lento e contínuo.

Glucagon

Quando nos alimentamos, o nível de glicose se eleva no sangue. Mas esse é só o início do processo: a glicose precisa ser colocada dentro das células dos músculos, do fígado, do cérebro e de diversos outros órgãos, pois é a partir dela que conseguimos energia para o funcionamento do organismo.

O glucagon é produzido em resposta à redução da glicemia. Assim, quando a glicose fica baixa no sangue, glucagon é produzido para elevá-la, "destruindo" os músculos e utilizando seus aminoácidos para produzir uma nova glicose. Toda vez que falta glicose porque estamos muito tempo sem comer, o glucagon entra em ação para aumentar a glicemia e acalmar o cérebro, tarefa que divide com outro hormônio, o cortisol, sobre o qual falaremos adiante.

Durante o jejum, cerca de 75% da produção de glicose é obtida com auxílio do glucagon. Ele também é importante para a queima da gordura corporal. Durante a atividade física, há necessidade de maior produção de glicose para atender à demanda dos músculos, e de 60 a 70% dessa produção é mediada pelo glucagon. Mas é importante saber que, no jejum prolongado, o glucagon causa alterações nas células que dificultam a ação da insulina, sendo necessárias quantidades maiores de insulina para ajustar a glicemia quando comermos novamente. Assim, quanto maior o tempo de jejum, maior a produção de insulina necessária após uma refeição para manter a glicose normal.

Esse é mais um motivo para comer de duas em duas horas.

Insulina

A insulina é o hormônio que atua diretamente na entrada da glicose em alguns tecidos. Ela é estimulada pela glicemia, ou seja, quanto mais glicose chega ao sangue, maior é a produção de insulina. A insulina, então, coloca a glicose dentro das células, baixando a glicemia. Esse é o funcionamento normal do organismo. Mas também é importante saber que a insulina não deixa a gordura acumulada sair do estoque e, quando seu nível está muito elevado, ela retém sal e água no organismo, estimula o acúmulo de gordura no fígado e pode estimular a proliferação das células, o que aumenta o risco de o organismo desenvolver diversos tipos de câncer.

Assim, o ideal é mantermos a glicemia normal para sempre termos níveis baixos de insulina circulante. Isso significa ajudar o corpo a manter o "açúcar no sangue" normal sem fazer muito esforço (insulina baixa). Com isso, a gordura consegue ser retirada dos tecidos adiposos com mais facilidade.

Quando ingerimos grandes quantidades de alimentos com poucas fibras, o açúcar no sangue se eleva muito rapidamente, e a insulina também. Se a mesma quantidade fosse distribuída entre algumas refeições, e não de uma só vez, o carboidrato chegaria ao sangue de forma mais lenta e homogênea, a insulina permaneceria mais baixa e os tecidos ficariam constantemente nutridos de glicose, com um esforço corporal menor e um emagrecimento mais eficaz. Além disso, assim diminuiria a produção de glucagon e cortisol, hormônios que atrapalham o emagrecimento se desbalanceados.

Estar sedentário e acima do peso dificulta o ajuste da glicemia, provocando a necessidade de uma quantidade maior de insulina. Isso ocorre porque a grande maioria dos hormônios produzidos pela gordura acumulada dificulta o controle da glicemia. Quanto mais acima do peso estamos, mais difícil é manter a glicemia e a insulina em níveis baixos. De forma contrária, a atividade física, a manutenção do peso adequado e o consumo de alimentos integrais facilitam a manutenção de uma glicemia adequada sem necessidade de muita insulina.

Diversos estudos populacionais demonstram que os vegetarianos, especialmente os estritos, têm níveis de insulina mais baixos que os onívoros, o que favorece o controle de peso e reduz o risco de diabetes tipo 2. Mas o efeito protetor é reduzido se o indivíduo engordar e se tornar sedentário.

A produção de insulina em grande quantidade tende a desgastar o pâncreas, e, quando o órgão não consegue mais produzir esse hormônio, ocorre o diabetes tipo 2.

Quando a glicemia começa a ficar alta, a insulina também se eleva para reduzir a quantidade de glicose no sangue. A pessoa, nessa condição, terá a glicemia normal com uma taxa alta de insulina, o que já causa desgaste ao pâncreas. Essa condição é chamada "resistência à insulina", uma situação muito comum na obesidade. Depois de muito tempo nessa condição o pâncreas se desgasta e não consegue mais produzir insulina. Sem esse hormônio não é mais possível controlar a glicemia, que se eleva. É nesse ponto que surge o diabetes tipo 2. Pacientes com casos extremos podem precisar receber insulina por meio de injeções periodicamente.

Assim, a insulina funciona basicamente desta maneira: quanto mais carboidrato chega ao sangue de uma só vez, maior é a necessidade de insulina. A insulina elevada favorece o acúmulo de gordura corporal. Se ela fica elevada o tempo todo, a gordura não sai do estoque. Quem está acima do peso e é sedentário costuma ter os maiores níveis de insulina circulante no sangue.

Os principais cuidados para manter níveis mais baixos de insulina, favorecendo a manutenção do peso corporal adequado, são: comer alimentos integrais em pequenas quantidades diversas vezes por dia, além de praticar atividade física regular e manter o peso adequado para a altura.

É muito importante que a insulina seja produzida de maneira apropriada, pois, se a glicose fica constantemente elevada no sangue, temos mais fome e fadiga. Se ela está elevada no sangue é porque não está dentro dos tecidos (no músculo, principalmente), que ficam constantemente com fome. Como a energia é produzida pela glicose dentro dos músculos, se a glicose está alta no sangue, o corpo produz pouca energia. Assim, a pessoa com glicemia elevada sente-se cansada e com fome, tem maior voracidade e mais vontade de comer doces.

Quando a glicemia é ajustada, a voracidade diminui nitidamente. Uma pessoa que está com glicemia elevada (mesmo sem estar diabética ou com os exames alterados) tem muita fome. Se ela passar a consumir alimentos integrais, vai perceber que sente menos fome e emagrece. Isso, entre outras mudanças, traduz o melhor aproveitamento da glicose pelo organismo.

Mas qual é a melhor maneira de manter a glicemia sempre baixa? Ficando muito tempo em jejum? Essa ideia é atraente (pois, se estamos em jejum, a glicemia fica mais baixa e, portanto, a insulina também), mas é errada. O problema dessa situação é que quando a glicemia está ficando muito baixa, outros hormônios (como o glucagon e o cortisol) entram em ação, prejudicando a ação da insulina. Além disso, como o plano A (receber glicose continuamente por meio da alimentação) não ocorre, o organismo se encarrega de colocar o plano B em ação: transformar músculos (massa muscular) em glicose para alimentar o cérebro.

Se ficamos mais de três horas sem comer, há grande chance de o corpo praticar esse autocanibalismo. E, como os músculos são fundamentais para consumir a energia que ingerimos, quanto menos músculos temos, mais fácil engordar quando comemos em excesso.

Posso tomar medicamentos para reduzir a glicemia e a insulina?

Alguns medicamentos utilizados por diabéticos têm efeito sobre a glicose e a insulina e podem reduzir seus níveis circulantes, mas eles só terão esse efeito quando utilizados no momento adequado, o que depende de uma avaliação médica.

Em pessoas não diabéticas, esses medicamentos podem ter efeito em alguns casos, quando as taxas de insulina ou de glicose estão elevadas, mas o fato é que, na grande maioria das vezes, apenas mudanças de hábito já ajustam o equilíbrio corporal.

Não se iluda com medicamentos, pois eles só devem ser prescritos em casos específicos e não garantem o emagrecimento permanente. No capítulo 12 (página 184), conversaremos sobre as medicações e os fitoterápicos para obesidade.

Resistência à insulina: uma situação comum na obesidade

Vamos retomar o que vimos neste capítulo com a ajuda dos protagonistas de toda essa confusão hormonal: neste momento você, leitor, lerá a transcrição de uma conversa grampeada entre a glicose, a célula muscular e o pâncreas. Ela aconteceu depois de uma refeição, no momento em que a glicose precisa entrar na célula muscular, mas o músculo não quer deixar. Assim, a glicose vai até o pâncreas para fazer fofoca e diz:

– Pâncreas, eu cheguei! Mande a célula muscular se abrir para que eu possa entrar, por favor!

O pâncreas então produz três insulinas que, pelo sangue, chegam às células musculares.

– Três insulinas? Rá, rá, rá! Eu não abro para três insulinas! Rá, rá, rá! – zomba o músculo.

O pâncreas, que não leva desaforo para casa, diz:

– Ah, abre sim! Vamos ver se não abre! – e lança seis, dez, quinze, vinte insulinas... quanto precisar para que a célula muscular se abra para a glicose.

Assim, podemos perceber que o pâncreas funciona bem, mas que o problema em manter a glicemia sob controle é que a célula muscular está resistente à insulina. A resistência à insulina é um problema que deve ser consertado. Em primeiro lugar, se há resistência, para manter a glicemia sob controle o pâncreas tem que trabalhar três, quatro, cinco, dez vezes mais do que gostaria. Em muitos casos, esse órgão, depois de décadas de trabalho duro, resolve se aposentar antes da hora, e se ele está aposentado, não produz mais insulina. Então o diabetes se manifesta.

Mas antes desse resultado drástico ocorrem muitos outros problemas. Quando há resistência, o pâncreas tenta a todo custo fazer a glicose entrar nas células musculares, e por isso a insulina fica constantemente elevada. E a insulina é terrível, vive aprontando! Ela chega aos rins e diz:

– Rins, sabe esse sódio que vocês vão jogar fora pela urina? Não façam isso! Devolvam aqui para o sangue, vai!

Os rins, coitados, não sabem o que está acontecendo, e acabam devolvendo para o sangue o sal que deveria ter sido jogado para fora do corpo pela urina. Ao fazer isso, parte da água que deveria ser excretada também fica. Assim, a pessoa retém mais água e incha, ficando com a marca das meias nos tornozelos, das sandálias ou dos calçados nos pés, dos anéis nos dedos, das roupas íntimas no corpo... A pessoa também sente flutuação de peso de um dia para o outro, fato que pode ser observado na hora de se vestir ou mesmo ao se pesar em dias seguidos, pela manhã. Muitas vezes a balança mostra flutuações bem maiores que 1 kg no mesmo horário de um dia para o outro, sem roupa, após esvaziar a bexiga e o intestino.

A retenção de líquidos também favorece o aumento da pressão arterial, associado ao fato de que a glicemia elevada causa lesões nos vasos sanguíneos, fazendo com que eles, depois de um tempo, tenham dificuldade em se dilatar e ajustar as variações de pressão.

Além disso, a insulina chega ao cérebro e estimula o sistema nervoso simpático, responsável pelos mecanismos de tensão. Com isso, ocorre aumento da adrenalina, que também causa retenção de água, sal e contrai os vasos sanguíneos, elevando a pressão arterial. Com a insulina elevada, a gordura não sai do estoque. E se a insulina está constantemente elevada, a gordura fica aprisionada no estoque o tempo todo! Assim, a pessoa tem mais dificuldade de emagrecer e mais facilidade para engordar.

E ainda tem mais. Veja só: o corpo está produzindo muitas insulinas para tentar manter a glicemia sobre controle, mas ainda assim isso é feito com dificuldade. Isso significa que há mais glicose fora das células musculares do que dentro. Em outras palavras, essas células estão constantemente mal alimentadas, passando fome! Isso traz maior voracidade e, nessa condição, a pessoa tem mais fome, maior vontade de comer carboidrato e doces, e nunca se sente saciada. É um saco sem fundo.

O fígado também não escapa. Por questões anatômicas, ele é o órgão que recebe mais precocemente a insulina e está muito sujeito às suas ações. Quando a glicose entra no fígado, ela é transformada em gordura (triglicérides). Se a insulina está elevada, esses triglicérides não conseguem mais sair do fígado, e ele fica gorduroso. O acúmulo de gordura no fígado (chamamos isso de esteatose hepática) lesiona o órgão e pode levar a um quadro de cirrose se a glicemia e a produção de insulina não forem ajustadas. O problema no fígado também interfere na ativação do hormônio do crescimento, que tem a função de manter a massa muscular e queimar gordura. Assim, a pessoa perde massa muscular e ganha gordura.

Como a insulina elevada não deixa a gordura corporal ser queimada, e sabendo que o tecido adiposo produz vários hormônios, há alterações nos níveis de testosterona. O que ocorre é que o tecido adiposo produz uma enzima chamada aromatase, que faz com que a testosterona (um hormônio que ajuda a manter a massa muscular) seja transformada em estrogênios (que favorecem o acúmulo de tecido adiposo).

Além disso, a insulina tem ação direta na produção do colesterol, pois ativa a enzima HMG-CoA redutase, a mesma que é inibida pela estatina, medicamento usado para reduzir o colesterol. Isso significa que ter uma quantidade elevada de insulina induz o aumento dos níveis de colesterol. Veja só que falta de cuidado: usar medicamento para reduzir o colesterol mas deixar a insulina "solta". Se é preciso cuidar do colesterol, é preciso reduzir a insulina!

A glicemia elevada afeta também o funcionamento da tireoide, exigindo maior esforço dessa glândula para trabalhar. E a glicemia elevada faz com que o oxigênio tenha maior dificuldade para se soltar da hemoglobina (que está dentro da célula vermelha do sangue). Assim, os tecidos corporais ficam menos oxigenados e, com isso, estimulam o aumento das células vermelhas, tornando o sangue mais viscoso e aumentando o risco de trombose.

A resistência à insulina no cérebro

Sabemos que quando nos alimentamos a glicose aumenta, e, consequentemente, a insulina também. A insulina elevada também sinaliza ao cérebro que devemos parar de comer. No entanto, os obesos apresentam resistência a essa sinalização, o que significa que o cérebro não "escuta" a insulina avisando para parar de comer. O cérebro também ignora a leptina. Dessa forma, a voracidade se mantém por mais tempo. A maioria das pessoas pensa que sua fome elevada é provocada por um possível fator genético, mas quando o indivíduo emagrece, a fome diminui, o que sugere que esse mecanismo de controle corporal é consertado, pelo menos parcialmente.

Ao que tudo indica, a resistência à insulina no cérebro, assim como nos tecidos, tem relação direta com a inflamação corporal. Quanto maior a inflamação, pior as sinalizações no organismo. É como se todas as vias corporais do indivíduo estivessem com todos os semáforos desligados e sem placas de trânsito, uma desorientação total.

A gordura saturada provoca inflamação, pois ativa um elemento (o receptor TLR4, ou Toll-like receptor 4) que leva ao aumento da inflamação e piora o sistema imunológico. Animais com uma mutação genética que diminui a atividade desse receptor estão protegidos contra a obesidade induzida pela dieta e pela resistência à insulina.

Precisamos manter nosso corpo o menos inflamado possível. Inflamação e resistência à insulina são situações intimamente ligadas. Inflamou, ocorre resistência à insulina e à leptina. O emagrecimento tira a pessoa do ciclo vicioso para entrar no ciclo virtuoso. Lembre-se de que, após um período de esforço, com o emagrecimento, tudo ficará mais fácil para você.

A síndrome metabólica

Na década de 1980, o pesquisador americano Gerald Reaven começou a verificar diversas correlações metabólicas que aumentavam muito o risco de doenças cardiovasculares. A resistência à insulina é a base da síndrome metabólica, que nada mais é do que a presença de pelo menos três destas cinco condições:

- Obesidade visceral
- Hipertensão arterial

- Glicemia elevada
- Triglicérides elevados
- Colesterol bom (HDL) baixo

Como combater a resistência à insulina?

Saber como a insulina é teimosa e arruaceira pode ser assustador, mas toda a bagunça provocada por ela pode ser revertida com os hábitos corretos. Vamos educá-la? Há diversas atitudes que fazem com que a insulina fique com o nível mais baixo possível:

- *Emagrecer*
  O emagrecimento reduz a inflamação e aumenta a sensibilidade dos tecidos à insulina. Na pessoa obesa, o emagrecimento é uma das condutas de maior impacto para reduzir a glicemia e a insulina.
- *Comer de duas em duas horas*
  Se nos alimentamos de duas em duas horas (no máximo de três em três), tendemos a comer porções menores nas refeições, o que permite que a quantidade de glicose ingerida por meio dos alimentos seja entregue ao organismo de forma mais lenta e homogênea. Uma grande refeição oferece grande quantidade de glicose em pouco tempo, o que exige maior produção de insulina e, portanto, mais trabalho do pâncreas.
- *Comer em horários regulares*
  Mantendo horários regulares, o organismo entra numa cadência hormonal e emocional. Se o corpo sabe que vai ser alimentado com frequência, em pequenas quantidades ao longo do dia, a ansiedade diminui.
- *Comer com calma*
  Quando o organismo está sob tensão, os níveis de cortisol e adrenalina (hormônios sobre os quais conversaremos logo à frente) aumentam, o que por si só já eleva a glicemia. Assim, fazer uma refeição nesse estado, nervoso ou com pressa, aumenta ainda mais a glicemia e, consequentemente, a necessidade de insulina. Comer com calma também é importante para deixar o sistema nervoso perceber, por meio do nervo vago, a distensão do estômago, sinali-

zando que é hora de parar de comer. Além disso, outro hormônio produzido pelo pâncreas, a amilina, também precisa de tempo para sinalizar ao cérebro que estamos saciados.

- *Praticar atividades físicas*
  Esse é um dos melhores "remédios" para sensibilizar os músculos, ou seja, fazer com que eles deixem a glicose entrar mais facilmente, com menos insulina. Conversaremos sobre todos os benefícios da atividade física mais adiante.
- *Reduzir o estresse*
  O estresse libera o hormônio cortisol, que faz a glicemia ficar elevada, aumentando a necessidade de insulina. Além disso, o cortisol, oriundo do estresse (ou do jejum prolongado), faz com que a célula fique mais insensível à insulina, o que exige maior quantidade dela para manter a glicemia normal.
- *Dormir bem*
  A privação de sono altera os níveis de cortisol, de grelina e de diversos outros hormônios que afetam o corpo, elevam a glicemia e provocam mais fome.
- *Ingerir alimentos integrais*
  Os alimentos integrais são ricos em fibras, nutrientes que, além de fazer a glicose passar do intestino para o sangue de maneira mais lenta, estimulam a produção e a liberação de vários hormônios intestinais, entre eles o GLP-1, que faz a insulina durar mais tempo e diminui o desgaste do pâncreas. Ingerindo alimentos integrais, também comemos menos, o que reduz a carga de glicose no sangue. Diversas dietas, como a macrobiótica e a crudivorista, provocam a redução da resistência à insulina pelo fato de privilegiarem alimentos com elevado teor de fibras e menor teor calórico, promovendo o emagrecimento e ajustes nos níveis de glicemia e insulina.
- *Evitar alimentos refinados*
  Evitar alimentos refinados (arroz branco, macarrão branco, pão francês e de fôrma branco e açúcar, por exemplo) é tão importante quanto ingerir alimentos integrais. De forma prática, evitar cereais refinados, batatas e tudo o que contenha qualquer tipo de açúcar. Por mais que batatas sejam naturais e integrais, elas contêm baixo teor de fibras e muito carboidrato, como veremos à frente. O açúcar, seja branco ou mascavo, deve ser evitado.

- *Reduzir a gordura saturada da alimentação*
  Além de ter efeito inflamatório, a gordura saturada dificulta a sinalização da insulina, tornando as células mais resistentes a esse hormônio. Isso ocorre porque as membranas celulares são constituídas principalmente de gordura, e a saturada é mais "dura" que a insaturada. Isso prejudica a sinalização da insulina para a célula, tornando-a menos sensível à glicose. É importante também saber que o fígado tem muito mais trabalho para remover a gordura saturada do sangue do que a gordura mono ou poli-insaturada. Como fica mais tempo circulando no sangue, a gordura saturada atrapalha a ligação da insulina com seu receptor na célula muscular, levando ou intensificando a resistência à insulina. Assim, retire (ou reduza ao máximo) a gordura saturada da sua dieta. As principais fontes de gordura saturada são: manteiga, requeijão, queijos, carnes e frituras.

Hormônio produzido pela glândula adrenal (cortisol)

A esta altura você já aprendeu muito sobre a importância de manter a glicemia ajustada. Aprendeu também que glicemia ajustada não significa glicemia baixa (hipoglicemia), pois o cérebro só aceita a glicose como combustível. Para evitar que falte alimento ao cérebro, o organismo possui um mecanismo: quando a glicemia fica alta, a insulina entra em ação; quando a glicemia fica baixa, um dos hormônios utilizados para elevá-la é o cortisol.

O cortisol é produzido pela glândula adrenal (ou suprarrenal), que fica sobre os rins. Ele aumenta a perda de massa muscular, pois os aminoácidos dos músculos serão utilizados para formar uma nova glicose. Isso piora se a pessoa fica muito tempo em jejum, pois a necessidade de produzir glicose aumenta. Mas esse é apenas um dos efeitos do cortisol. Como vimos, ele piora a resistência à insulina, fazendo com que o pâncreas tenha que trabalhar mais para que a glicose entre nas células.

Além disso, níveis elevados de cortisol favorecem a deposição de gordura, especialmente na região abdominal. Isso ocorre porque o tecido adiposo abdominal é muito mais responsivo ao cortisol do que o tecido adiposo de outras regiões do organismo. O cortisol também altera a consistência da pele, deixando-a mais frágil e fina.

É preciso frisar que o cortisol não é ruim. Bem modulado, ele é altamente positivo, pois nos ajuda a lidar com as situações difíceis, tensas. Sem ele, ficamos apáticos, fatigados, sem energia para resolver nada. Assim, precisamos produzi-lo para enfrentar a vida. O problema é quando temos desafios em excesso, situação em que se mantém elevado por muito tempo.

A situação piora se associarmos dois fatores que elevam o cortisol: jejum prolongado e estresse! Nessa situação, o nível de cortisol se eleva muito, a glicemia aumenta, perdemos massa muscular e ganhamos barriga. O cortisol afeta ainda os neurotransmissores cerebrais, alterando a quantidade de serotonina e de dopamina, e, com isso, piorando o humor e aumentando a fome. Ele também destrói a acetilcolina, um neurotransmissor fundamental para a fixação da memória recente. Para observar isso, basta ver como as pessoas cronicamente estressadas se queixam da falta de memória.

Portanto, o cortisol elevado faz a glicemia se elevar, piora a resistência à insulina, nos faz perder massa muscular, ganhar barriga, ficar tristes e fatigados, com compulsão por comida (geralmente por doces) e com a memória fraca. Ou seja, é péssimo para quem quer emagrecer.

O cortisol e a TPM

O estresse e, portanto, o cortisol, tem relação direta com a piora dos sintomas da TPM (tensão pré-menstrual).

Na segunda metade do ciclo menstrual feminino, após a ovulação, ocorre uma maior produção de progesterona, hormônio com a função de preparar o corpo da mulher para a gestação. Quando os níveis de progesterona estão adequados, os sintomas da TPM costumam ser mais amenos. O ponto crucial é que a progesterona é a matéria-prima do cortisol. Além disso, quando o cortisol fica alto, ele compete com a progesterona para ser transportado pelo sangue. Assim, em fases de estresse, a progesterona, que deveria estar mais elevada, pode se reduzir para formar cortisol. E a progesterona baixa reduz os níveis de serotonina no cérebro. Assim, a TPM tende a se intensificar, e como os níveis de serotonina diminuíram, ocorre maior compulsão por doces. Vamos falar mais sobre a relação dos hormônios e da compulsão por doces no capítulo 8 (página 117).

Não é à toa que muitas mulheres relatam melhoras na TPM ao iniciarem a prática de ioga ou de outra atividade física que reduza o estresse. Com o exercício, os níveis de cortisol diminuem, sobra mais progesterona e a serotonina também aumenta.

A TPM pode prejudicar muito o emagrecimento, pois às vezes causa tamanho descontrole emocional que a faz mulher engordar muito de uma vez só. Converse com o seu médico para ajudá-la a ajustar a TPM. Isso pode fazer uma grande diferença no emagrecimento, caso sua TPM seja intensa.

Como adequar a produção de cortisol?

Para ficarmos sempre com níveis ajustados de cortisol, devemos recorrer às rotinas mais gostosas que existem, mas nem sempre as mais fáceis de serem colocadas em prática:

- *Dormir bem*
  Manter o sono adequado é muito importante, pois a glândula adrenal é recarregada enquanto dormimos.
- *Comer de duas em duas horas*
  Alimentar-se com essa frequência (em hipótese alguma ficar mais de três horas sem comer) faz você produzir menos cortisol, já que sempre haverá glicose disponível, e não será preciso usar esse hormônio para formar uma nova glicose à custa dos músculos.
- *Fazer mais o que se gosta (e menos o que não se gosta)*
  Esse é o melhor e o mais difícil passo. Quando fazemos o que não gostamos, o cortisol fica elevado. Nem sempre é fácil se desvencilhar de tarefas que não nos agradam, mas é preciso estar atento para que elas não tomem um lugar maior do que deveriam. Por outro lado, fazer o que gostamos é importante, mas também é necessário prestar atenção ao equilíbrio para não gerarmos cobranças em outras áreas da vida.

Hormônios produzidos pelo tecido adiposo

A função básica da gordura estocada é produzir isolamento térmico e servir como fonte de energia para quando estamos sem comer. Não menos importante, o tecido adiposo ajuda a sustentar alguns órgãos e tecidos, além do armazenamento de triglicérides e vitaminas lipossolúveis (A, D, E e K).

Foi-se o tempo em que pensávamos que a gordura corporal era apenas o resultado do excesso de alimento ingerido, uma sobra inerte. Hoje sabemos que o tecido adiposo funciona como um órgão complexo, integrado a diversos hormônios que produzimos, e que ele é, por si só, um grande produtor dessas substâncias.

Com a vivência clínica, percebi que a gordura corporal facilita o ganho e dificulta a perda de peso. Costumo dizer que a gordura corporal segue uma máxima bíblica: a quem muito tem, muito mais lhe será dado. E a quem pouco tem, até o pouco lhe será retirado.

Um indivíduo cuja gordura corporal equivale a menos de 15% de seu peso quer engordar. Passa duas semanas comendo tudo o que vê pela frente. Ganha, com esforço, meio quilograma. Deixa de comer um lanchinho à tarde e emagrece um quilograma. Desanimador!

Um indivíduo que possui uma quantidade de gordura equivalente a mais de 30% do seu peso corporal quer emagrecer. Faz tudo o que pode durante duas semanas e, com muito esforço, emagrece meio quilograma. Em um final de semana, come um docinho e ganha um quilograma. Desanimador!

E quanto mais o teor de gordura ultrapassar 35% do peso corporal, mais difícil o emagrecimento se torna. Em muitos casos, a pessoa desiste de emagrecer, pois todo o esforço de meses pode se perder em um feriado de glutonice.

Emagrecer não é uma tarefa fácil, mas também não é impossível. E mais difícil ainda é se sentir mal o tempo todo devido ao excesso de peso. Determinação e constância são atitudes muito importantes para quem quer emagrecer. Nosso organismo reage ao conjunto de hábitos estabelecidos ao longo de muitas semanas, meses e anos. Quem é indisciplinado não emagrece, ou, se emagrece, engorda novamente.

O tecido adiposo secreta diversos elementos com funções endocrinológicas. O metabolismo de hormônios sexuais e do cortisol, por exemplo, está intimamente ligado ao tecido adiposo. Além disso, o tecido adiposo tem comunicação com o sistema nervoso central, o gasto de energia corporal e a função imunológica.

A gordura é o principal combustível usado pelas aves e por nós, mamíferos. A vantagem em acumular gordura em vez de carboidrato é que a gordura é mais densa em quilocalorias e precisa de pouca água para ser armazenada. Enquanto 1 g de carboidrato fornece 4 kcal e precisa de 3 a 4 g de água (o que equivale de 3 a 4 ml) para ser guardado, a gordura fornece 9 kcal por grama e em cada 1 g de tecido adiposo acumulado há apenas 15% de água.

Vamos fazer um cálculo simples. Se 1 kg de tecido adiposo está estocado e 15% dele é água, isso significa que há 850 g de gordura em 1 kg de tecido adiposo. Isso corresponde ao estoque de 7.650 kcal. Se quiséssemos estocar essa mesma quantidade de quilocalorias como carboidrato, precisaríamos guardar 1.912,5 g de glicose. Para estocar essa quantidade de glicose precisaríamos armazenar de 5.737,5 a 7.650 ml de água. Assim, a energia guardada por 1.000 g de tecido adiposo é equivalente à guardada por 7.650 a 9.562,5 g de água com carboidrato. Agora, imagine nosso organismo carregando apenas 10 kg de gordura. Seria inviável carregar tanta água e tanto peso se guardássemos toda essa energia como carboidrato!

O tecido adiposo que mais traz problemas é o visceral, ou abdominal. Ele está diretamente relacionado à resistência à insulina, ao aumento da glicemia, às alterações das gorduras no sangue (dislipidemias), às doenças cardíacas, ao aumento da pressão arterial, ao aumento da chance de ter trombose e à inflamação no organismo. Veja que a gordura vai muito além da estética.

Mas o tecido adiposo não tem seus hormônios autorregulados, como ocorre com as demais glândulas. Por exemplo, se estamos com muito hormônio tireoidiano circulando, o organismo regula a produção da glândula para que ela produza menos. Mas o tecido adiposo é diferente. Quanto mais gordura, maior é a produção de hormônios e enzimas, e os mecanismos para a redução da sua produção são muito limitados.

Os vários componentes secretados pelo tecido adiposo recebem o nome de adipocinas. Essas substâncias atuam de maneiras diferentes sobre o metabolismo, mas, em muitos casos, apresentam resultados finais semelhantes. De forma geral, o tecido adiposo branco:

- Atua nos hormônios sexuais, aumentando inclusive o risco de surgimento de alguns tipos de câncer, como o de mama e o de próstata.
- Reduz os níveis de testosterona, contribuindo para a perda de massa muscular.
- Tem impacto direto no controle da glicemia, levando à resistência à insulina.
- Atrapalha a sinalização do controle da fome e de gasto energético.
- Está ligado ao aumento da inflamação, que traz vários danos ao organismo.
- Interfere no controle da pressão arterial, tendendo a elevá-la.
- Interfere no metabolismo de gorduras, como colesterol e triglicérides.
- Tende a aumentar a coagulação do sangue, aumentando o risco de trombose.

Dessa maneira, fica claro que o tecido adiposo branco tem que ser eliminado, pois seu excesso atrapalha o equilíbrio do organismo de diversas maneiras. A tabela a seguir mostra os principais hormônios que atuam nesse tecido.

Adipocinas e seus efeitos mais conhecidos

Adipocina	Efeito
Leptina	A palavra grega *"leptos"* significa magreza. A leptina foi um dos primeiros compostos sintetizados pelo tecido adiposo a ser descoberto. Quanto mais tecido adiposo existe, maior é a produção de leptina, que tenta sinalizar ao cérebro que já há gordura corporal suficiente e que, portanto, não devemos comer mais. Quando esse composto foi descoberto, em 1994, muitos acreditaram que um medicamento à base de leptina seria a cura para a obesidade. Mas acontece que, em caso de obesidade, o cérebro não ouve a leptina (condição chamada de resistência à leptina). Quando se está acima do peso, não adianta tomar leptina, porque o cérebro não ouve o alerta feito por ela. O segredo é eliminar o tecido adiposo. Os níveis de leptina se reduzem quando a pessoa emagrece, mas essa redução não aumenta a fome.

Adipocina	Efeito
TNFα (fator de necrose tumoral)	Aumenta a resistência à insulina, forçando o pâncreas a elevar sua produção. Dificulta a queima de gordura, aumenta a produção de colesterol e também a glicemia, pois dificulta sua captação pelo fígado.
IL-6 (interleucina-6)	Aumenta a resistência à insulina e está correlacionada ao desenvolvimento de diabetes e de doenças cardiovasculares.
MCP-1	Aumenta a resistência à insulina e torna a camada interna dos vasos sanguíneos mais espessa, favorecendo a elevação da pressão arterial e a formação de placas de gordura.
PAI-1 (ativador do plasminogênio)	Dificulta o trabalho da insulina, podendo potencializar a resistência a ela.
Adiponectina	É o único composto com efeito positivo produzido pelo tecido adiposo descoberto até agora. A adiponectina tenta melhorar a ação da insulina, reduzir a inflamação e evitar a formação de placas de gordura nos vasos sanguíneos. O problema é que ela é apenas uma substância boa dentre vários hormônios nocivos. Com o emagrecimento, os níveis de adiponectina se elevam, acelerando a queima de gorduras e deixando que o fígado armazene glicose na forma de glicogênio, o que sinaliza ao cérebro que estamos saciados.
Adipsina e ASP	Aumenta a resistência à insulina e acelera a formação de placas de gordura nos vasos sanguíneos. Também aumenta a formação de triglicérides e reduz a queima de gordura.
Resistina	Aumenta a resistência à insulina e a inflamação corporal. O tecido adiposo abdominal produz quinze vezes mais resistina que o tecido adiposo subcutâneo.
Renina, angiotensinogênio, angiotensina I, angiotensina II, receptores de angiotensina I e II, enzima conversora de angiotensina (ECA), chymase, catepsinas D e G, tonina	O tecido adiposo visceral produz essas substâncias em muito mais quantidade do que o subcutâneo. Todas estão intimamente relacionadas ao relaxamento e à contração dos vasos sanguíneos, assim como ao controle da quantidade de líquido em seu interior. Esses compostos inibem a queima de gordura corporal, estimulam o aumento do estoque de gordura, intensificam a perda de massa muscular e pioram a resistência à insulina. Eles são os maiores responsáveis pela elevação da pressão arterial na obesidade (é por esse motivo que, quando a pessoa emagrece, os níveis de pressão arterial se reduzem). Se você utiliza medicamentos para regularizar a pressão arterial, provavelmente vai encontrar essas substâncias descritas na bula, pois muitos medicamentos tentam se contrapor aos seus efeitos. Quanto mais gordura acumulada, maior é a quantidade dessas substâncias – e maior a necessidade de medicamentos contra elas.

Adipocina	Efeito
Aromatase, citocromo P450-dependente 3β-hydroxysteroid dehydrogenase (HSD) 3αHSD 11βHSD1 17βHSD 7α-hydroxylase 17β-hydroxylase 5α-reductase UDP-glucuronosyl-transferase 2B15	O tecido adiposo altera de forma significativa o metabolismo hormonal. Todas essas enzimas fazem parte da conversão de um hormônio para outro e para outros compostos e alteram os hormônios sexuais. Após a menopausa, praticamente 100% dos estrogênios e 50% da testosterona circulantes em mulheres são provenientes da ação do tecido adiposo. O problema é que na obesidade o tecido adiposo é excessivo. As alterações provocadas por essas substâncias costumam reduzir os níveis de testosterona, um hormônio importante para a manutenção da massa muscular. Assim, uma pessoa obesa acaba tendo mais dificuldade de manter sua musculatura. Também costuma ocorrer o aumento dos níveis de estradiol e estrona, dois hormônios que, em excesso, acredita-se estar correlacionados ao aumento do risco de câncer de mama e de próstata.

Grelina

É um hormônio produzido no estômago quando ele está vazio. O aumento da grelina sinaliza ao cérebro que estamos com fome, provocando o apetite.

Até aqui tudo parece normal, já que esse hormônio apenas nos avisa quando devemos comer. No entanto, ele também provoca reações que podem ser inadequadas para quem quer emagrecer ou tem problemas gástricos. Além de aumentar a fome, a grelina estimula a secreção de ácido gástrico, o que pode piorar quadros de gastrite e úlcera. Para quem quer emagrecer, o efeito nocivo da produção de grelina se deve ao fato de ela diminuir o uso de gordura como fonte de combustível pelo organismo. Quando estamos de estômago vazio, a grelina produzida tenta poupar a gordura do organismo, evitando que ela seja queimada. O organismo acha que está faltando comida e começa a poupar o combustível que está dentro do corpo.

Há ainda outro aspecto muito interessante da grelina, relacionado ao hormônio do crescimento. Em um adulto, esse hormônio é fundamental para a manutenção da massa muscular e para a queima de gordura corporal. Sua produção ocorre durante o sono, estimulada pela grelina. Assim, se dormimos de barriga cheia, inibimos a produção de grelina e reduzimos a liberação do hormônio do crescimento, favorecendo a perda de massa muscular e o acúmulo de gordura.

Devido a esses aspectos, é importante que a grelina seja controlada o tempo todo. Durante o dia, com a constante ingestão de alimentos em pequenas quantidades; à noite, fazendo uma refeição leve e indo dormir depois de pelo menos duas ou três horas. (Não seja extremista. Ir para a cama passando fome ocasiona a perda de massa muscular durante a madrugada.)

Pessoas obesas não costumam apresentar níveis muito elevados de grelina. No entanto, quando o processo de emagrecimento é feito de maneira inadequada, por exemplo, com a privação de alimento por muito tempo, a grande produção de grelina dificulta a perda de peso.

Hormônios intestinais

GLP-1

GLP-1 é a sigla usada para representar o hormônio glucagon-likepeptide 1, produzido quando há presença de alimentos no final do intestino delgado. O problema é que a maior parte dos alimentos não chega a essa parte do intestino delgado, pois são absorvidos antes. Como as fibras não são digeridas, elas conseguem estimular a produção desse hormônio, que realiza algumas ações importantes:

- Estimula a secreção de insulina no pâncreas quando há glicose no sangue. Além disso, inibe a secreção de glucagon. Como conversamos anteriormente, o balanço adequado desses hormônios é fundamental para a manutenção do peso, evitando um estoque excessivo de gordura corporal, assim como a hipoglicemia.
- Faz a insulina durar mais tempo, efeito chamado pelos médicos de "efeito incretino mimético". Com isso, quando há GLP-1 circulante,

a insulina lançada no sangue dura mais tempo, o que faz com que o pâncreas possa produzir menos insulina. Consequentemente, há menos desgaste desse órgão. Com a insulina mais baixa, temos mais facilidade de retirar a gordura do estoque.

- Diminui a velocidade de esvaziamento do estômago após algumas horas da ingestão de alimentos ricos em fibras, quando elas atingem o final do intestino delgado e estimulam sua produção. A próxima refeição permanece mais tempo no estômago, e temos a sensação de mais saciedade. Se todas as refeições que realizamos forem ricas em fibras, teremos saciedade o dia todo.
- Atua no sistema nervoso central, causando sensação de saciedade.

Em 2011, uma grande revista anunciou a produção de uma substância milagrosa, a liraglutide, que nada mais é do que um elemento similar ao GLP-1 produzido por processos genéticos a partir do *Saccharomyces cerevisiae*, o fermento de pão. A substância pode ser usada no tratamento de alguns casos de diabetes. Vale dizer que não adianta comer fermento de pão, pois ele nada muda na produção do GLP-1.

O GLP-1 natural tem duração de um a dois minutos. Com o uso do liraglutide, ele passa a durar treze horas, causando maior sensação de saciedade, pois o estômago é esvaziado muito mais lentamente. O efeito é tão forte que o usuário pode até chegar a ficar com náuseas.

Esse é um dos motivos da importância das fibras: seu consumo aumenta a produção de GLP-1, que traz maior saciedade, faz a insulina durar mais tempo, protege o pâncreas do trabalho excessivo e facilita o emagrecimento. Quem não come fibras dificulta a ação da insulina, tem menos saciedade e tende a ter intestino preso.

Colecistoquinina (CCK)

Esse hormônio auxilia o estômago a se esvaziar mais lentamente, e sua produção ocorre quando há maior ingestão de proteínas e gorduras. Ele atua na transição do estômago para o intestino delgado (área chamada esfíncter do piloro), contraindo a região e dificultando o esvaziamento do estômago. Esse é um dos motivos pelos quais a digestão de carboidrato é mais rápida que a de gordura e proteína.

Também por esse motivo muitas pessoas fazem dietas hiperproteicas para emagrecer. De forma prática, porém, dietas com elevado teor de fibras são mais eficazes para inibir o esvaziamento gástrico, pela ação de outros hormônios, como o GLP-1.

Peptídeo YY (PYY)

Esse hormônio intestinal atua diretamente no cérebro, diminuindo a fome por inibir os receptores cerebrais na região 2 do cérebro.

Em adultos, obesos ou pessoas com peso adequado, a infusão de PYY na veia consegue, em pouco tempo, reduzir em 30% o apetite e a ingestão calórica. Mas não se anime tanto se um medicamento com esse hormônio chegar às prateleiras, pois os estudos realizados até o momento constataram que seu uso via intranasal não foi bem tolerado, causando náuseas e vômitos.

Oxyntomodulina (OXM)

É produzido pelas células do intestino. Aparentemente, além da redução da fome, também produz efeito no gasto metabólico, otimizando a queima de gordura.

Hormônios e neurotransmissores cerebrais

Hormônio do crescimento (GH)

O hormônio do crescimento, ou GH, tem efeito lipolítico (queima de gordura) e antilipogênico (evita o acúmulo de gordura corporal), atua no ganho de massa muscular e inibe a enzima lipoproteína lipase, retirando gorduras do tecido adiposo. Pelo aumento de massa muscular que esse hormônio proporciona, ele também acaba consumindo a gordura circulante. O GH aumenta ainda a quantidade de glicogênio no fígado, contribuindo para uma saciedade maior.

Como já expliquei no tópico sobre a grelina, o GH é produzido durante o sono, e, para que ele seja produzido em maior quantidade, além de não ir para a cama de barriga cheia, é importante dormir o número de horas de que precisamos, com qualidade, já que há maior produção de GH no sono profundo.

O nível de GH apresenta-se reduzido em pessoas obesas. Em pessoas com peso normal, vai se reduzindo naturalmente com o envelhecimento. Seu uso injetável reduz significativamente a gordura abdominal em homens e mulheres (após a menopausa). Quando uma pessoa quer ficar musculosa ("bombada") na academia, ela utiliza o GH e/ou a testosterona.

No entanto, seu uso para combater a obesidade tem sérias restrições, pois o GH aumenta a glicemia e pode piorar o quadro de resistência à insulina, encontrado na maioria das pessoas obesas, podendo levar inclusive a um quadro de diabetes.

Vale salientar que o GH tem efeito antagônico à insulina, e, portanto, quando há resistência à insulina, sua ação fica prejudicada. Na maioria dos casos de obesidade, o GH não consegue atuar aumentando significativamente a queima de gordura e a quantidade de massa muscular. Além disso, o GH produzido precisa ser ativado pelo fígado, e, quando há resistência à insulina, o fígado começa a ficar gorduroso, o que atrapalha a ativação do GH e prejudica ainda mais suas ações benéficas.

Serotonina

A serotonina é um dos neurotransmissores mais deficientes na maioria da população e apresenta diversas funções: é um elemento importantíssimo no controle do humor, na indução e na qualidade do sono, no controle das vias nervosas relacionadas à dor. Se você acompanhar alguns indivíduos com dor crônica, verá que muitos utilizam antidepressivos, pois esses medicamentos elevam os níveis de serotonina e fazem as pessoa tolerarem melhor a dor.

Esse neurotransmissor também atua diretamente na vontade de comer doces e na sensação de saciedade. Quando está equilibrado, a pessoa se sente satisfeita mais facilmente e controla melhor a vontade de comer doces. Porém, quando ele diminui ou fica menos eficiente, ocorre depressão e indução ao ganho de peso. O contrário também é verdadeiro: serotonina muito elevada induz à anorexia.

Níveis adequados de serotonina (e noradrenalina) aumentam a sensação de bem-estar e de alegria, equilibrando o sistema psicomotor e o desejo sexual.

A matéria-prima para a produção de serotonina é um aminoácido chamado triptofano. É necessário que haja carboidrato na dieta, pois, com o aumento da insulina, o triptofano pode entrar no cérebro e, sob a ação de algumas vitaminas (especialmente a B6), transformar-se em serotonina. Dietas com baixo teor de carboidrato tendem a piorar os níveis cerebrais de serotonina. Mas não vá se empanturrar de carboidrato. A regra é sempre o equilíbrio.

Manter bons níveis de serotonina é um ciclo virtuoso. Se passamos o dia alegres, descansados, vamos para a cama com bons níveis de serotonina. Durante a noite, no escuro (é importante que o local em que dormimos seja escuro, pois essa produção é intensificada), a serotonina se transforma em melatonina, que ajuda a manter o sono. Se o sono foi suficiente, reparador, ao acordarmos, a melatonina em boa quantidade se transforma em serotonina – e nosso dia começa bem.

Mas se, por outro lado, vivemos tristes e estressados, vamos dormir com a serotonina baixa e produzimos pouca melatonina, ocasionando um sono conturbado e de má qualidade. Acordamos cansados e sem melatonina suficiente para ser transformada em serotonina. O dia já começa mal.

Parte da serotonina e da matéria-prima utilizada para sua formação no cérebro (o aminoácido 5HTP) é produzida pelo intestino, e o bom funcionamento intestinal é uma medida interessante para manter níveis adequados desse hormônio.

Cuidar do equilíbrio da serotonina depende da qualidade do sono e da maneira como nos relacionamos com a vida pessoal, profissional e afetiva. Quando conseguimos mais harmonia em todos esses aspectos, a serotonina se mantém estável. O estresse eleva os níveis de cortisol, que reduz a serotonina.

Dopamina

Outro neurotransmissor que tem relação direta com a sensação de prazer e com a emoção. Apesar de o nome lembrar "dopar", a dopamina não tem nada de tranquilizante: é um dos neurotransmissores mais euforizantes e que mais promovem saciedade. Você pode ficar dopado se ela for reduzida.

Os níveis de dopamina cerebral, além do sono, do humor, da atenção e da aprendizagem, estão relacionados ao mecanismo de compensação. Se você faz algo de que não gosta, vai ter que fazer algo de que gosta para não enlouquecer. E, se o que gosta é comer, seu peso aumentará.

Alguns estudos indicam que muitas pessoas dependentes de cafeína estão com níveis baixos de dopamina. A cafeína estimula, momentaneamente, a produção de dopamina, e a pessoa se sente revigorada, eufórica. No entanto, nesse caso, o café traz um efeito rebote, com fadiga posterior. Se você é viciado em cafezinho, é hora de reavaliar seu funcionamento corporal.

A anfetamina, um medicamento atualmente proibido, mas que muitas pessoas já utilizaram para emagrecer, estimula de forma potente o aumento da dopamina. É por isso que a pessoa sob seus efeitos fica sem fome, eufórica.

Assim como acontece com a serotonina, para manter a dopamina em níveis adequados é fundamental rever a relação com a vida, pois o cortisol destrói a dopamina. Dopamina baixa tende a levar ao ganho de peso e diminui a libido, especialmente na mulher.

Opioides e canabinoides

Os opioides estão associados ao estresse, à alimentação, ao humor, ao aprendizado e à memória. Os canabinoides foram descobertos na década de 1990 e atuam no corpo, mediando o sistema imunológico, ou no cérebro, reduzindo a concentração de dopamina, o que reduz o efeito eufórico. Ainda no cérebro, correlacionam-se com a memória, a percepção e o controle motor. Quando estimulados (como ocorre pelo consumo da maconha), prejudicam a memória e a função motora. Também têm correlação com a redução da dor e o aumento do apetite.

O hábito de fumar maconha altera os neurotransmissores e pode causar bastante fome após o efeito da erva passar.

Os neurotransmissores e a tristeza

O cérebro é um órgão como outro qualquer, e está predisposto a ter problemas de funcionamento, inclusive genéticos. Em casos de depressão, mania e diversos outros problemas decorrentes de questões genéticas, existe uma alteração nos neurotransmissores, e esse é o principal fator que leva à tristeza.

O oposto também ocorre. Tomemos como exemplo uma pessoa que nunca teve um quadro depressivo, mas passa por uma situação de profundo impacto emocional, que altera seus níveis de neurotransmissores. Nesse caso, é o lado emocional que leva à mudança nos neurotransmissores.

O desequilíbrio nos níveis de cortisol é o principal responsável pelas alterações nos neurotransmissores. O estresse e a privação de sono aumentam o cortisol, que reduz a dopamina e a serotonina. Quanto maior e mais prolongado o estresse, maior o impacto nesses neurotransmissores.

O que minimiza o impacto do estresse é a forma como a pessoa consegue lidar com os problemas. O mesmo problema pode ter dimensões completamente diferentes para duas pessoas. O desenvolvimento pessoal é uma ferramenta para uma vida com mais harmonia.

Observe que o estado crônico de estresse, que leva à tristeza, impede a pessoa de conduzir suas atividades cotidianas e provoca diversas alterações no organismo. Se sua tristeza é prolongada, é hora de buscar ajuda médica e psicológica.

Hormônio da tireoide

A glândula tireoide está localizada na região do pescoço e pesa entre 15 e 20 g em um adulto. Com relação aos hormônios que se correlacionam com o gasto energético, ela produz os hormônios T4 (tiroxina) e T3 (triiodotironina), que atuam na taxa metabólica.

Todos nós, em algum momento, já escutamos que alguém está acima do peso por ter problemas na tireoide. De fato, quando ocorre uma redução significativa na produção de hormônios por essa glândula, pode haver um aumento de peso considerável. No entanto, a tireoide não é a principal responsável pela obesidade na grande maioria das pessoas hoje em dia.

Como sua avaliação é um procedimento de rotina, é incomum encontrarmos casos de hipotireoidismo avançado, capaz de causar grande aumento de peso, em pessoas que vão ao médico periodicamente. Com um diagnóstico precoce e tratamento, não há redução da taxa de metabolismo a ponto de levar à obesidade. Por isso é importante que sua tireoide seja periodicamente avaliada. Se você é obeso e nunca a avaliou, procure seu médico.

Quando os hormônios da tireoide ficam baixos

Os hormônios tireoidianos atuam na taxa metabólica basal, a energia que gastamos para manter funcionando o corpo em repouso. Essa influência é tão grande que, quando não há produção alguma de hormônio tireoidiano, a taxa metabólica basal se reduz pela metade. O impacto dessa redução no ganho de peso é grande.

Imagine que seu gasto energético basal é de 1.500 kcal por dia. Isso significa que você gasta 1.500 kcal por dia para manter seu corpo funcionando. Com essa taxa metabólica, se você ingerir 1.500 kcal por dia, mantém o peso estável. Agora imagine que, numa situação hipotética, a tireoide parou de funcionar completamente e seu metabolismo basal foi reduzido de 1.500 kcal para 750 kcal/dia (mas você continua comendo 1.500 kcal diariamente). Isso quer dizer que passou a haver uma sobra diária de 750 kcal. E, se essas quilocalorias todas forem transformadas em gordura, você vai acumular, por dia, 83 g de gordura. Ao final de trinta dias serão 2.490 g de gordura acumulada. Após seis meses, 14.940 g – quase 15 kg!

A deficiência de hormônio tireoidiano, ou hipotireoidismo, traz muitas repercussões clínicas. Pela sua atuação no metabolismo do carboidrato, ocorre maior armazenamento desse nutriente e a posterior formação de gordura. A dificuldade de queimar a gordura estocada aumenta, bem como o colesterol e os triglicérides. Também há o acúmulo de gordura no fígado (esteatose hepática) e maior velocidade na formação de placas de gordura nos vasos sanguíneos (aterosclerose).

No hipotireoidismo, em geral, fica mais fácil ganhar peso, mas com uma quantidade de hormônio circulante mais baixa, o apetite é reduzido, e nem sempre a pessoa engorda, pois apesar de gastar menos energia, também come menos. O intestino costuma ficar preso, há redução de libido e excesso de sono. Algumas pessoas com essa condição precisam dormir de doze a quatorze horas por dia.

Quando os hormônios da tireoide ficam elevados

Quando isso ocorre, há hipertireoidismo. A glândula produz mais hormônios do que deveria, e o metabolismo aumenta de 60 a 100%.

Essa informação – de que há mais gasto de energia com maior quantidade de hormônio tireoideano circulando – é atraente para quem quer emagrecer. E é claro que já tiveram a ideia de oferecer quantidades extras de hormônio para tentar ajudar alguém a emagrecer. O problema é que excesso de hormônio tireoidiano circulante também aumenta a perda de massa muscular e os processos mentais (causando dissociação de pensamentos e ansiedade), e acelera o funcionamento de outras glândulas endócrinas (trazendo um enorme desequilíbrio ao organismo). Devido à maior velocidade de funcionamento dos tecidos corporais, há um gasto maior de vitaminas e minerais, e uma pessoa que já estava com níveis baixos de alguns desses compostos termina desenvolvendo uma deficiência clínica.

O coração pode necessitar bater 60% a mais para levar oxigênio e nutrientes aos tecidos, que passam a ter maior demanda. Isso pode causar arritmia cardíaca. O excesso de hormônio tireoidiano também reduz a quantidade de massa muscular do coração, o que pode ser muito grave.

A perda de massa muscular decorrente do excesso desse hormônio causa fraqueza e deixa os músculos vagarosos, além de causar tremores. Se, por um lado, a falta de hormônio tireoidiano provoca redução da libido, seu excesso pode causar impotência. O hipertireoidismo tende a levar ao emagrecimento, mas isso nem sempre é verdade. Como níveis elevados de hormônio tireoidiano também aumentam o apetite, isso pode compensar o maior gasto energético corporal – e a pessoa não emagrece.

Vitamina B12, glicemia elevada e inflamação

A deficiência de vitamina B12, o aumento da atividade inflamatória e dos níveis de glicemia e cortisol – condições comumente encontradas em obesos – são fatores que dificultam o trabalho da tireoide. Em muitos casos, essa glândula mantém a produção hormonal adequada, mas com mais esforço. De forma prática, a correção desses fatores melhora o funcionamento da tireoide.

Vamos fazer as pazes com os hormônios?

Agora que você adquiriu bastante informação sobre os hormônios, é hora de aprender quais são os hábitos necessários para mantê-los sob controle.

A indústria farmacêutica procura desenvolver medicamentos para atuar em cada um desses hormônios, enzimas ou neurotransmissores específicos, mas para modular todos esses elementos você teria que tomar mais de vinte remédios. As mudanças de hábito são mais efetivas e saudáveis. Trabalhe seus hábitos. É mais fácil, mais barato e, acima de tudo, mais eficaz.

A seguir você encontrará um *checklist* para conferir os hábitos necessários para se manter com boa saciedade. Após o *checklist*, você encontrará um resumo dos hormônios abordados até aqui, bem como ações e condutas específicas para modular cada um desses hábitos.

Checklist *para se manter saciado*

Ninguém consegue mudar todos os hábitos de um dia para o outro. Se você quer emagrecer, precisa de constância e determinação, e isso começa ordenando as modificações que precisa fazer, mudando um ou dois hábitos de cada vez. Observe a lista a seguir, continue fazendo o que já faz e marque as atividades que ainda não incorporou ao seu dia a dia.

Para começar, escolha um ou dois hábitos que você não tem e introduza-os em sua vida. Minha experiência mostra que a repetição de um hábito novo por três meses o faz ser incorporado à rotina. Em poucos meses você estará apto para iniciar outros.

A ordem de incorporação dos hábitos deve ser feita com base em sua facilidade em adotá-los. Não comece pelo mais difícil, pois, se ele estiver muito além da sua capacidade de transformação e você não conseguir incorporá-lo, vai lhe trazer frustração, desânimo, o que pode fazer com que você desista de tudo.

Conforme for agregando novos hábitos à sua rotina, vá passando para os seguintes. Lembre-se: é melhor fazer pequenas mudanças duradouras do que grandes mudanças passageiras.

☐ *Comer de duas em duas horas*

É muito importante seguir essa rotina de alimentação, mesmo se você não estiver com fome. Entre as refeições, a cada duas horas, faça um lanche leve (veja boas sugestões nas páginas 170-171). Dependendo do seu planejamento, comer uma ou duas frutas já basta. O objetivo dessa refeição é apenas abastecer o corpo com nutrientes e fibras para quebrar o período de jejum entre as refeições principais. Muitas pessoas têm a ideia errônea de que acabarão comendo mais por acrescentar um lanche no meio da manhã e da tarde, mas, na verdade, você reduzirá o que come no café da manhã para comer um lanche no meio da manhã, ou vai separar uma parte do café da manhã para comer no meio da manhã. O mesmo vale para o lanche da tarde (você comerá menos no almoço). Assim você não precisa comer desesperadamente por não saber quando vai conseguir comer novamente. Seu corpo vai ter comida o dia inteiro e você se manterá sempre no limiar da saciedade (sobre o qual falaremos no capítulo 14, página 228). Observe que adotando esse hábito a ansiedade e a disposição física e intelectual melhoram, e a voracidade diante das refeições diminui. A "fome de leão" desaparece rapidamente. Não é necessário comer exatamente de duas em duas horas. Você pode comer, por exemplo, de hora em hora. O importante é não ficar mais de três horas sem se alimentar.

☐ *Fazer lanches com alimentos que contenham carboidrato*

A glicose (carboidrato) é o alimento do cérebro. Se uma refeição não contém carboidrato, você perde massa muscular para formar glicose. Se você tem o hábito de fazer lanches com oleaginosas, como nozes e castanhas, associe-as com uma fruta, fresca ou seca, pois as oleaginosas são muito pobres em carboidrato. Se você come carnes, frios e queijos puros em lanches, modifique essas escolhas. Explicarei isso melhor quando começarmos a falar sobre os alimentos. No capítulo 11 (página 170), você encontrará exemplos do que comer de duas em duas horas.

☐ *Comer em horários regulares*

Estabeleça horários fixos para o café da manhã, o almoço e o jantar. Se você não consegue comer sempre no mesmo horário, procure não ultrapassar em mais de meia hora o horário estipulado para almoçar. Se por algum motivo tiver que pular o almoço ou atrasá-lo por horas, faça um lanche rápido.

☐ *Comer com calma, em local tranquilo*

Reserve um tempo para fazer suas refeições com calma e deixar os problemas de lado por alguns momentos. Além de reduzir a ansiedade e fazer com que você tenha maior consciência de sua alimentação, esse hábito faz com que o corpo reconheça a saciedade de maneira mais eficaz.

☐ *Comer sentado, com a coluna reta*

Corrigir a postura corporal é questão de treino. Comer com a coluna ereta é importante para melhorar a comunicação do estômago com o cérebro. Assim o cérebro perceberá mais facilmente que o estômago está recebendo alimentos por meio do nervo vago.

☐ *Comer alimentos integrais*

A maioria associa esse hábito à troca de pão branco por integral, do macarrão branco pelo integral. Isso é válido, mas a troca mais consistente é a do arroz branco pelo integral, além da inclusão na dieta de cereais integrais, como o milho em espiga (e não o de lata). Cuidado com alguns pães ditos integrais (inclusive o pão francês integral), pois a quantidade de farinha integral costuma ser muito pequena na maioria desses alimentos. A ideia aqui é usar mais os grãos inteiros do que os derivados deles. Conversaremos mais sobre isso no capítulo 11 (página 151).

☐*Não utilizar alimentos refinados*
Inserir mais alimentos integrais na sua dieta não é o suficiente. Também é importante evitar (ou cortar definitivamente) produtos refinados, como pão branco, macarrão comum, arroz branco e açúcar (de qualquer tipo).

☐*Reduzir o consumo de gorduras saturadas (manteiga, requeijão, queijos, carnes e frituras)*
Todos os alimentos contêm gordura saturada, mas manteiga, requeijão, queijos, carnes e frituras contêm níveis muitos altos desse nutriente. Além de a gordura ser o macronutriente mais calórico, ela atrapalha a sinalização da insulina às células e aumenta a inflamação no organismo. A associação desses dois fatores é péssima para quem quer emagrecer.

☐*Fazer refeições com todos os grupos alimentares. Não retirar o carboidrato da dieta*
Conversaremos mais sobre isso no capítulo 8 (página 116). Por ora, não exclua o arroz nem o pão da sua dieta, mas utilize apenas os integrais.

☐*Não fazer as refeições principais demasiadamente hipocalóricas*
Muitas pessoas obesas acreditam que vão emagrecer fazendo refeições constituídas apenas por saladas. Se você come quilocalorias insuficientes em uma refeição, seu corpo reclama depois. E, acredite, a voracidade surge posteriormente de forma incontrolável.

☐*Beber água*
A falta de água aumenta o risco de trombose e dificulta a troca de nutrientes entre as células. Mantenha a urina sempre clara. Se está escura, falta água; se está bem clara, a hidratação está adequada.

☐*Manter o intestino funcionando bem*
A maioria das pessoas considera que seu intestino está funcionando bem se defecar uma vez por dia. Na verdade, se sua alimentação está adequada, evacuar uma vez por dia costuma ser o mínimo. A consistência das fezes também deve estar adequada: pastosa. Se você evacua três vezes por dia e as fezes estão com boa consistência, não há

risco de perda de nutrientes por má absorção. O bom funcionamento do intestino é um bom parâmetro da ingestão de fibras e de água.

□ *Dormir a quantidade de horas adequada*

A maioria das pessoas necessita de oito horas de sono para se restabelecer. Algumas precisam de um pouco menos, outras de um pouco mais. É importante que você descubra como o seu organismo funciona. O que acontece é que às vezes uma pessoa dorme oito ou mais horas, mas a qualidade não é satisfatória. O estado emocional é o maior fator de interferência no sono.

□ *Dormir em quarto bem escuro*

Procure deixar seu quarto bem escuro para dormir, pois a conversão de serotonina em melatonina é mais eficiente nessa condição. Quando há luminosidade, a melatonina começa a se transformar em serotonina, avisando que é hora de acordar.

□ *Não dormir de barriga cheia*

O ideal é aguardar duas ou três horas depois da refeição para ir dormir. Se você trabalha ou estuda à noite e chega tarde em casa, vale a pena jantar na rua ou comer um lanche reforçado no lugar do jantar. Ao chegar em casa, se ainda estiver com fome, coma algo bem leve, como uma sopa ou uma porção de frutas.

□ *Praticar atividade física regularmente*

A prática de atividade física por pessoas obesas é um tema bastante delicado. Vamos conversar mais sobre isso no capítulo 13 (página 193). Para melhorar a resistência à insulina, procure fazer uma atividade aeróbica, como caminhada, natação, bicicleta, dança etc., por meia hora, três vezes por semana. Mas converse com o seu médico antes.

□ *Reduzir o estresse desnecessário*

Todos temos fontes de estresse, mas algumas são desnecessárias. Reavalie e elimine o estresse desnecessário e reduza a intensidade do estresse inevitável. Isso geralmente requer reavaliar a sua reação diante das situações da vida. Em muitos casos, a ajuda de um psicólogo é útil.

☐ *Fazer mais o que gosta (e menos o que não gosta)*

Isso depende de uma reavaliação da vida. Geralmente, fazemos mais o que gostamos quando não estamos fazendo o que não gostamos, já que aprendemos que o prazer vem depois da obrigação. Encontrar o equilíbrio ideal entre obrigação e prazer (ou encontrar prazer na obrigação) ajuda a combater o desequilíbrio hormonal.

☐ *Reavaliar a relação com trabalho, cônjuge, amigos, parentes, problemas e prazeres*

A insatisfação e o estresse alteram diversos hormônios e neurotransmissores. Considere este tópico um desdobramento do hábito anterior e avalie sua forma de encarar a vida e de se relacionar com as outras pessoas. Não há fórmula mágica para isso, mas a identificação dos problemas e a percepção de que a resolução deles se fará a curto, médio ou longo prazo é importante para reduzir a ansiedade.

☐ *Emagrecer*

Emagrecer não é exatamente um hábito, mas quando começamos a adotar os anteriores, o emagrecimento já começa a se manifestar. Emagrecer é a consequência dos hábitos adotados. Você não chegou ao peso atual em um ou dois meses, e nem vai perdê-lo completamente em um ou dois meses, especialmente se tem muitos quilogramas a reduzir. Passe a comer menos. Se reduzir a ingestão de alimentos calóricos em 20% e modificar os hábitos descritos até aqui, o emagrecimento será mais fácil.

Recapitulando...

Os hormônios que afetam o emagrecimento

Substância	Efeitos sobre o emagrecimento
Dezenas de substâncias produzidas pelo tecido adiposo	Aumentam a resistência à insulina, causam inflamação (dificultando a sinalização da fome e da saciedade), alteram os hormônios sexuais (levando à perda de massa muscular e aumentando o risco de diversos tipos de câncer), causam lesões nos vasos sanguíneos (favorecendo o acúmulo de placas de gordura), aumentam a pressão arterial.
Grelina	Durante o dia, se o estômago está vazio, avisa que estamos com fome e diminui a queima de gordura do tecido adiposo. À noite, com o estômago vazio, estimula a produção do hormônio do crescimento.
Nervo vago*	Avisa ao cérebro que o estômago está cheio.
Insulina	Avisa ao cérebro que há alimento suficiente no organismo. Quando elevada cronicamente (resistência à insulina), não deixa a gordura sair do estoque (tecido adiposo), retém líquido, eleva a produção de colesterol, a pressão arterial, e ocasiona o acúmulo de gordura no fígado (esteatose hepática).
Amilina	Inibe o esvaziamento do estômago (traz mais saciedade), inibe a secreção de glucagon (evita que a massa muscular seja transformada em glicose) e traz saciedade precoce (ajuda a fazer uma refeição menor).
Polipeptídeo pancreático (PP)	Reduz o apetite por tempo prolongado. Sua produção está relacionada com as quilocalorias ingeridas.
Glucagon	Produzido quando a glicemia fica mais baixa. Atrapalha a ação da insulina e destrói os músculos para pegar seus aminoácidos e produzir uma nova glicose.

* O nervo vago não é uma substância

e os hábitos que melhoram o seu equilíbrio

Hábitos a serem adotados para modular o hormônio	Comentários
Emagrecer.	O consumo de alimentos naturais e integrais, assim como a ingestão de alimentos e de susbtâncias antioxidantes, ajuda a neutralizar apenas um pouco o efeito da inflamação. Só o emagrecimento é realmente eficaz.
Comer de duas em duas horas, consumir alimentos integrais, não dormir de barriga cheia.	O uso de alimentos integrais, neste caso, potencializa o hábito de comer de duas em duas horas, pois o alimento fica ainda mais tempo no estômago.
Comer com calma, em local tranquilo, sentado e com a coluna ereta, consumir alimentos naturais e integrais.	Neste caso, alimentos integrais e naturais apresentam, de forma geral, maior volume com menos quilocalorias. A posição ereta traz maior percepção da distensão gástrica.
Emagrecer, comer de duas em duas horas e em horários regulares, comer com calma e em lugar tranquilo, praticar atividade física, reduzir o estresse, dormir a quantidade de horas adequada, consumir alimentos integrais e evitar alimentos refinados.	É um dos hormônios mais importantes para o emagrecimento.
Comer com calma, em lugar tranquilo.	É preciso tempo para o alimento chegar ao intestino delgado e sinalizar isso para o cérebro.
Comer de duas em duas horas, consumir alimentos integrais, fazer refeições principais que não sejam demasiadamente hipocalóricas.	Neste caso, além de um um contínuo esvaziamento gástrico, com alimentos chegando a toda hora ao duodeno (primeira parte do intestino), os alimentos integrais garantem que haja fibras chegando ao final do intestino delgado (íleo), local onde o polipeptídeo pancreático é produzido. Não adianta comer apenas salada para ter volume gástrico, pois a quantidade de quilocalorias que ingerimos também ajuda na sinalização da saciedade.
Comer de duas em duas horas, fazer lanches com carboidrato.	Como é importante haver carboidrato (glicose) para que o glucagon não seja produzido, devemos tomar cuidado com alimentos que tenham pouco ou nada de carboidrato.

Substância	Efeitos sobre o emagrecimento
GLP-1	Aumenta o tempo de ação da insulina e protege o pâncreas. Inibe a produção de glucagon e diminui a velocidade de esvaziamento gástrico, trazendo saciedade.
CCK	Diminui a velocidade de esvaziamento gástrico, trazendo saciedade.
Peptídeo YY (PYY)	Inibe a fome.
Oxyntomodulina	Reduz a fome e aumenta o gasto energético.
Hormônio do crescimento (GH)	Queima e evita o acúmulo de gordura e aumenta a massa muscular. Aumenta o estoque de carboidrato no fígado, trazendo mais saciedade.
Serotonina	Promove sensação de prazer, bem-estar. Em níveis adequados, controla a fome.
Dopamina	Traz sensação de saciedade e de "dever cumprido" frente a um esforço efetuado ou a uma situação de desgosto aliviada.
Opioides e canabinoides	Associados ao estresse. Os canabinoides reduzem a dopamina, provocando maior voracidade.
Cortisol	Quando elevado, destrói a massa muscular, aumenta a glicemia e a deposição de gordura abdominal, e destrói os neurotransmissores que promovem a saciedade.
Estoque de glicogênio hepático	Quando repleto, estimula a saciedade.
Nutrientes do sangue	Em níveis adequados, estimulam a saciedade.

Hábitos a serem adotados para modular o hormônio	Comentários
Comer alimentos ricos em fibras, não consumir alimentos refinados.	O consumo de alimentos ricos em fibras em todas as refeições promove seu efeito contínuo.
Consumir alimentos que contêm proteínas e gorduras.	Falaremos sobre os grupos alimentares e sua composição no capítulo 9 (página 122).
Comer de duas em duas horas, consumir alimentos integrais.	—
Comer de duas em duas horas, consumir alimentos integrais.	—
Dormir a quantidade de horas adequada, não dormir de barriga cheia, manter a insulina baixa.	O aumento da insulina se contrapõe ao GH. Quando equilibramos a quantidade de insulina no sangue, esse hormônio pode atuar de maneira mais eficiente.
Consumir carboidrato normalmente, dormir em quarto bem escuro, manter o bom funcionamento do intestino, reduzir os níveis de cortisol, fazer mais o que gosta (e menos o que não gosta).	—
Dormir a quantidade de horas adequada, reduzir os níveis de cortisol, fazer mais o que gosta (e menos o que não gosta).	O mecanismo de recompensa nada mais é do que a tentativa de obter prazer após fazer algo que não trouxe prazer. O cortisol destrói a dopamina.
Reavaliar o uso da maconha, se a utilizar.	A maconha é uma representante dos canabinoides, por isso seu uso deve ser reavaliado.
Comer de duas em duas horas, dormir a quantidade de horas adequada, fazer mais o que gosta (e menos o que não gosta), meditar.	É um dos hormônios de maior importância para ser regulado. Seu equilíbrio está intimamente ligado à nossa relação com a vida, à forma como lidamos com os problemas e à maneira como utilizamos nosso tempo livre.
Consumir alimentos que contenham carboidrato.	Após a atividade física, a captação de glicose é intensificada pelo fígado, por isso é interessante que uma pessoa obesa priorize alimentos mais ricos em carboidrato após o treino.
Ingerir carboidrato, proteína e gordura em quantidades adequadas nas refeições, pedir para o médico avaliar se a quantidade de vitaminas e de minerais no organismo está adequada.	Dietas demasiadamente hipocalóricas aumentam a fome.

Capítulo 7

ANALISANDO O METABOLISMO

Agora que você já adquiriu alguns conhecimentos sobre o metabolismo corporal e o funcionamento dos principais hormônios, gostaria de lhe apresentar um mapeamento do que ocorre com o corpo em três situações diferentes: quando nos alimentamos em excesso, quando não nos alimentamos e quando a alimentação em excesso se transforma em obesidade.

O que acontece no organismo alimentado

Acabamos de nos alimentar. Fizemos uma refeição completa e os nutrientes começam a passar do intestino para o sangue.

A glicose chega ao sangue. Isso significa que temos matéria-prima para a produção da energia que mantém nosso corpo ativo (ATP), mas para que ela (glicose) possa ser utilizada, é necessário colocá-la dentro do fígado e dos músculos, e ela só entra nos músculos com a ajuda da insulina. Assim, tão logo a glicose chega ao sangue, passa pelo pâncreas, que trata de produzir e liberar insulina.

A insulina segue pelo sangue até as células musculares e o fígado. Quando a insulina toca as células musculares, estas "abrem a boca" para a glicose, que assim pode chegar até as mitocôndrias (a fábrica de ATP). Dessa forma, conseguimos recarregar nossa "pilha". No fígado, a insulina faz o corpo interromper o estava fazendo durante o jejum, ou seja, liberar o carboidrato que estava dentro dele para o sangue e pegar os aminoácidos dos músculos para transformá-los em glicose.

Mas vamos considerar que está chegando bastante glicose no sangue e que já temos ATP suficiente. Continuamos produzindo ATP, mas vamos estocar essa glicose em excesso para utilizá-la mais tarde. Assim, começamos a juntar um monte de glicose na forma de glicogênio dentro das células musculares e do fígado. Para isso precisamos de água, pois o glicogênio precisa ser guardado com água!

A refeição estava boa. Comemos demais e não deixamos passar o bolo de chocolate. A glicose não para de entrar no sangue. E a glicose elevada no sangue faz mal, pois causa lesões aos tecidos. Como a glicose está cada vez mais elevada, a insulina se eleva ainda mais, pois não pode deixar a glicose no sangue subir muito. Assim, com mais insulina, garantimos que a glicose vá entrando nas células, que já têm bastante ATP. Também já temos bastante glicogênio estocado. Essa glicose em excesso vai ser armazenada na forma de gordura. A glicose extra vira gordura.

E veja só. Você se lembra que a taxa de insulina no sangue subiu bastante para dar conta da quantidade de glicose? Pois a insulina não deixa a gordura sair dos estoques. Juntou tudo: a glicose que vira gordura e a insulina que guarda gordura.

Observe que a glicose não causa o excesso de peso. O problema é o excesso de glicose. Se a glicose for consumida e colocada no sangue em quantidade adequada, ela será fantástica para o bom funcionamento corporal e não vai se acumular na forma de gordura.

A questão é que a quantidade de insulina produzida é diretamente proporcional à quantidade de glicose que está no sangue. Se chega muita glicose (comemos em excesso), produzimos muita insulina. Se chega menos glicose, produzimos menos insulina. Se você come carboidrato de duas em duas horas, utiliza continuamente a glicose como combustível para o cérebro e para os músculos. Assim, não sobra glicose e você não engorda. Mas se come muita glicose de uma vez só, não há como queimá-la totalmente. Nesse estado, alimentado, assim que a glicose chegar já começa a alimentar o cérebro, independentemente de a insulina estar ou não circulante, pois o cérebro não necessita dela para utilizar a glicose. A gordura que chegar pela dieta também será guardada, pois, como há glicose – e, portanto, insulina elevada –, a gordura ficará aprisionada.

Já a proteína ingerida é, em princípio, utilizada para a reconstrução de tecidos, o reparo muscular, a formação de hormônios etc. O problema é que sua ingestão é excessiva na maioria das pessoas que comem carne, mas o corpo não possui estoque de proteína. Não há o que fazer com ela: a proteína será desmontada para formar carboidrato (glicose) e gordura. O nitrogênio presente na proteína se transforma em amônia (composto altamente tóxico), que é levado ao fígado para ser transformado em ureia (composto que pode ser carregado pelo sangue sem intoxicar o organismo), que será excretada pela urina. Trocar carboidrato por gordura e proteína não é uma solução para emagrecer.

É isso o que acontece quando nos alimentamos: ficamos com o estoque de ATP completo e, ao comer carboidrato, proteína e gordura em excesso, estocamos glicogênio e gordura. O excesso de carboidrato ingerido vira gordura. O excesso de gordura ingerido permanece como gordura. A proteína ingerida em excesso se transforma em gordura e em carboidrato (que pode virar gordura). No final, tudo vira gordura!

O que acontece no organismo não alimentado

Agora vamos ver o que acontece quando a última refeição que fizemos foi totalmente absorvida. Isso significa que todas as moléculas de macronutrientes que estavam no intestino chegaram ao sangue. Não há mais nada para ser absorvido, e as fontes externas de combustível se esgotam.

A glicose no sangue começa a abaixar, juntamente com a insulina. Nesse momento, o cérebro começa a receber menos glicose. Para evitar que esse órgão tão importante "apague", o organismo todo se mobiliza para manter, de alguma forma, níveis adequados de glicose no sangue. O corpo recorre inicialmente à glicose estocada no fígado na forma de glicogênio. (O músculo também possui uma reserva de glicogênio, mas ele é egoísta e não o libera para o sangue.) Somente o glicogênio estocado no fígado vai sendo liberado gradativamente no sangue para manter a glicose em níveis adequados. Veja que a glicemia agora se mantém em níveis mais baixos do que se estivéssemos alimentados, pois estamos economizando glicose. Isso significa que a insulina também está mais baixa e, portanto, é possível retirar a gordura dos estoques e utilizá-la como combustível.

Lembre-se de que precisamos produzir energia na forma de ATP o tempo inteiro. Para isso, o corpo pode utilizar a glicose do glicogênio que estava no fígado, mas se o jejum for prolongado esse estoque acaba, e precisamos garantir recursos extras para produzir energia e mais glicose. A princípio, em uma pessoa que tem um bom estoque de carboidrato, a reserva de glicogênio hepático poderia durar mais de oito horas. Mas a partir do momento em que começamos a usar esse estoque, o uso de proteína muscular também já é iniciado. A intensidade do uso da proteína aumenta conforma o jejum vai se prolongando.

A gordura que agora está livre, com a insulina baixa, entra nas células e nas mitocôndrias e serve para mantermos a produção energética. Parte da queima dessa gordura vira corpos cetônicos, que dão aquele mau hálito característico de quando ficamos muito tempo sem comer. Além disso, nesse estágio, a sensação de fome se reduz. É possível observar o momento em que ocorre a maior formação de corpos cetônicos no seu organismo, aquela hora em que a fome acaba passando sem você ter comido nada.

Neste ponto, vou lhe dar duas informações novas. A primeira é que os corpos cetônicos podem ser utilizados pelo cérebro como combustível em situações emergenciais, quando a economia de glicose é necessária. Corpos cetônicos não são nem de longe a opção preferida do cérebro, que só faz esse sacrifício em prol dos momentos de miséria que o corpo está vivendo. A outra informação é que o glicerol da gordura pode ser transformado em glicose. Assim, quando começamos a queimar a gordura, 10% dela se transforma em glicose. Além disso, como a questão é manter a glicemia normal, nada é poupado: começamos a utilizar os músculos para formar glicose. Então, se você estava todo animado pensando que é bom ficar em jejum para perder gordura, saiba que também perderá massa muscular.

A manutenção da glicose quando ela está ficando baixa é feita por alguns hormônios, com destaque para o cortisol (produzido pela glândula adrenal) e para o glucagon (produzido pelo pâncreas). Ambos colaboram para elevar a glicemia, mas fazem isso destruindo massa muscular e dificultando uma futura ação da insulina. Isso quer dizer que o jejum prolongado vai atrapalhar a ação da insulina quando novos alimentos chegarem ao sangue. Com isso, precisaremos de muito mais insulina para manter a glicemia sob controle. E se produzirmos mais insulina, teremos mais dificuldade para emagrecer.

ORGANISMO ALIMENTADO

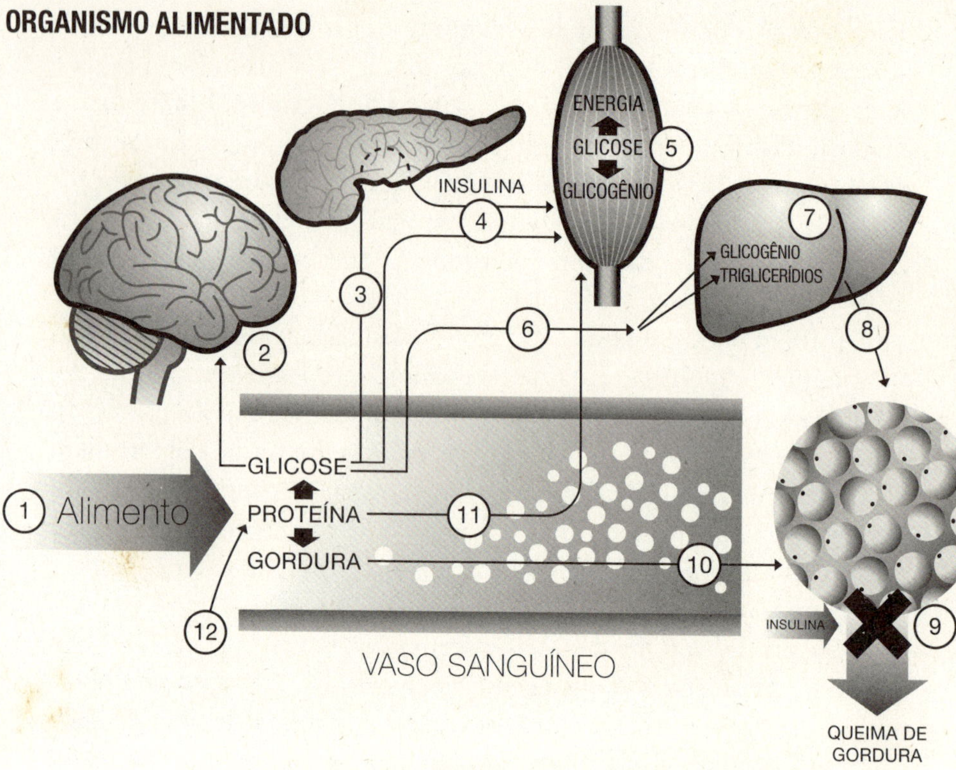

1. Glicose, proteína e gordura são obtidas pela ingestão de alimentos e, depois de absorvidas, chegam ao sangue.
2. A glicose alimenta o cérebro.
3. A glicose chega ao pâncreas e ele produz insulina.
4. Com autorização da insulina, a glicose entra nos músculos.
5. A glicose produz energia e é guardada como glicogênio.
6. A glicose também é levada ao fígado.
7. No fígado, parte da glicose é guardada como glicogênio e parte transformada em gordura (triglicerídeos).
8. Os triglicerídeos são armazenados no tecido adiposo
9. A insulina não permite que a gordura seja queimada.
10. A gordura ingerida é depositada no tecido adiposo.
11. A proteína é usada para reparo muscular.
12. Excesso de proteína vira glicose e gordura

ORGANISMO NÃO ALIMENTADO

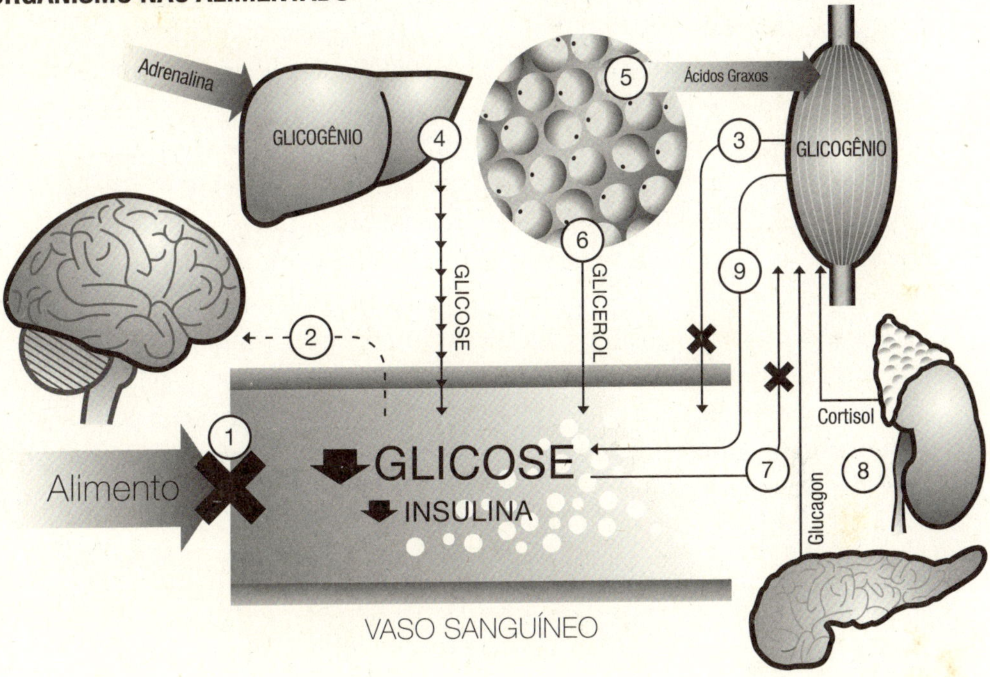

1. Na falta de alimentos, quando não há mais nada a ser absorvido, a glicose começa a ficar baixa no sangue e, consequentemente, a insulina também.
2. O cérebro começa a receber menos glicose, e o corpo inicia um plano para continuar fornecendo glicose ao cérebro, mesmo sem haver alimentos.
3. O músculo não libera sua glicose (estocada em forma de glicogênio) para o sangue.
4. Já o fígado libera seu estoque de glicose para alimentar o cérebro quando a insulina está baixa. Essa liberação ocorre de maneira mais rápida e mais intensa na presença de adrenalina.
5. Como a insulina está baixa, o tecido adiposo também pode liberar sua reserva de gordura. Esses ácidos graxos são usados como combustível para alguns tecidos corporais.
6. Cerca de 10% do que o tecido adiposo libera é glicerol, que pode ser transformado em glicose.
7. Sem insulina, a glicose não entra no músculo, e assim sobra glicose para o cérebro.
8. O pâncreas libera glucagon e a adrenal libera cortisol.
9. O glucagon e o cortisol destroem a massa muscular para que os aminoácidos do músculo sejam transformados em glicose.

Espero que você tenha percebido quanto a glicose é fundamental para o nosso organismo, especialmente para o cérebro. Observe que o corpo tem vários mecanismos para providenciar seu fornecimento: retirar glicogênio do fígado, formar uma nova glicose a partir do glicerol das gorduras e também da reserva dos músculos (além do chamado ciclo de Cori, que transforma o ácido lático em glicose e é mais utilizado na atividade física). Além disso, o próprio cérebro aceita se alimentar de corpos cetônicos, produto oriundo da utilização da gordura, para tentar minimizar a utilização de glicose.

Perceba quanto o corpo acha a glicose importante: temos apenas um hormônio para reduzir a glicose no sangue, que é a insulina. Os demais hormônios aumentam a glicemia: cortisol, adrenalina, glucagon e hormônio do crescimento. Assim, a regra é: não deixe a glicose ficar muito baixa nem muito alta.

O que acontece no organismo na obesidade

Há uma sequência de eventos comuns que ocorrem com o ganho de peso. A gordura em excesso produz uma série de substâncias que inflamam o organismo, deixando-o em alerta. A insulina, por exemplo, passa a ter dificuldade para colocar a glicose dentro das células. Essa é a chamada resistência à insulina, que pode ocorrer mesmo com os exames de sangue ainda dentro da faixa de normalidade!

A célula muscular fica passando fome porque seu estoque de glicogênio abaixa, e a pessoa sente fome além do normal. Sem glicose dentro da célula, a produção de ATP também se reduz, resultando em fadiga. Essa consequência será muito potencializada se também houver falta de ferro, pois esse elemento é fundamental para transformar a glicose em energia dentro da mitocôndria.

E se a glicose não está dentro das células, ela está circulando em excesso no sangue, machucando os tecidos. Assim, quando ela sobe, a insulina também sobe e o fígado ajuda o organismo a se proteger, retirando-a do sangue e transformando-a em gordura (triglicérides). Na maioria das pessoas, o triglicéride é glicose disfarçada.

Só que a insulina alta também faz estragos. Para começar, ela dificulta que os triglicérides produzidos pelo fígado sejam lançados no sangue. Assim, o fígado vai ficando gorduroso, na condição que chamamos de esteatose hepática. Mesmo se os exames de sangue apontarem uma quantidade normal de triglicérides, isso não significa que está tudo bem, pois o fígado pode estar segurando toda a gordura – e por isso ela não aparece elevada no sangue.

Uma pessoa com esteatose hepática sente a digestão mais lenta e pesada, especialmente quando ingere alimentos mais gordurosos. Pode haver sensação de enjoo e dor de cabeça. Ao ingerir álcool, a impressão é de ter tomado uma dose maior, pois o corpo fica mais sensível. Agora, veja bem: não há como tratar a esteatose hepática que surgiu pela alimentação em excesso se não reduzirmos a carga de glicose (comer menos carboidrato e proteína) que chega ao fígado e se não reduzirmos a insulina (fator dependente de vários hábitos que descrevi anteriormente).

A insulina elevada também pode fazer o colesterol subir, pois, como há inflamação, há destruição de tecidos e maior necessidade de renovar células e construir mais membranas (a função primária do colesterol). Além disso, como o fígado estará muito inflamado pela gordura acumulada (ele é responsável pela produção da maior parte do colesterol, ou de todo o colesterol, no caso dos vegetarianos estritos), pode produzir o colesterol de forma errada. Para piorar, a insulina tem o efeito de estimular a enzima HMGCoA redutase, que também atua na formação do colesterol (os medicamentos para reduzir o colesterol inibem essa mesma enzima). Assim, a insulina elevada tem o potencial de aumentar ainda mais o colesterol.

Mas não para por aí. A insulina elevada também afeta os rins e não os deixa excretar o sódio pela urina. O sódio fica retido no sangue, e, como consequência, acumulamos água dentro dos vasos sanguíneos, o que faz com que a pressão arterial suba. A insulina também ativa a produção de adrenalina, que ajuda o corpo a reter água e faz os vasos sanguíneos se contraírem, contribuindo ainda mais para o aumento da pressão arterial. Sabe-se que os vasos sanguíneos têm a habilidade de se dilatar para comportar um maior volume de líquido e não sobrecarregar o coração. Mas quando a glicemia e a insulina ficam altas, essa habilidade se reduz, o que piora o controle da pressão arterial. Além disso, o tecido adiposo produz substâncias que contraem os vasos sanguíneos.

Como se não bastasse, a insulina elevada ainda dificulta a queima de gordura, prejudicando o processo de emagrecimento e a retirada da gordura em excesso. Dessa forma, o tecido adiposo continua produzindo dezenas de substâncias nocivas ao organismo.

Há um desequilíbrio dos hormônios sexuais: a testosterona se reduz e pode haver elevação dos estrogênios ou da DHT (diidrotestosterona), o que aumenta o risco de alguns tipos de câncer. Com menos testosterona e mais estrogênios, também perdemos massa muscular e ganhamos gordura. E com o fígado engordurado, o organismo tem dificuldade de ativar o hormônio do crescimento, importante para a queima de gordura e para a manutenção da massa muscular.

A glândula tireoide começa a ter mais dificuldade de atuar, podendo aumentar os níveis de TSH (hormônio que manda a tireoide trabalhar), o que indica mais esforço para manter os níveis hormonais e o organismo em ordem. Para quem tem nódulos e cistos, isso não é nada bom.

Com gordura excessiva acumulada no organismo, a pessoa fica pesada, sobrecarregando o corpo inteiro, já que a coluna vertebral, o quadril, os joelhos e os tornozelos não foram projetados para suportar tanto peso.

O excesso de gordura na região do pescoço torna a passagem de ar (pelo nariz ou boca) para os pulmões mais estreita, dificultando a respiração. Quando a pessoa dorme, essa passagem se relaxa e o ar não chega aos pulmões, fazendo a pessoa acordar assustada e com falta de ar: é a apneia do sono. O ronco acontece justamente devido à dificuldade de passagem do ar, fazendo, em alguns momentos, a pessoa despertar. Algumas acordam centenas de vezes à noite e não conseguem descansar. É o que chamamos de microdespertares (adrenalina, a pressão arterial, a insulina e a inflamação aumentam e o hormônio do crescimento se reduz). Além disso, uma pessoa com sono alterado fica extremamente fadigada o dia todo. Com o emagrecimento, todo esse quadro melhora muito, mas, enquanto isso não ocorre, um dos recursos é fazer com que a pessoa utilize uma máscara (CPAP) enquanto dorme para empurrar o ar para dentro dos pulmões.

O colesterol e os triglicérides elevados associados ao aumento de inflamação e oxidação (o corpo está cheio de radicais livres) aceleram a formação de placas de gordura nos vasos sanguíneos (aterosclerose), o que leva a um maior risco de doenças cardiovasculares, como o infarto agudo do miocárdio. Observe que a raiz desses problemas costuma ser a resistência à insulina, provocada pelo consumo excessivo de comida e pela alimentação desregulada.

Capítulo 8

DE OLHO NA GLICEMIA

O índice glicêmico

Se você faz ou já fez algum tipo de dieta, ou se é diabético, com certeza já ouviu falar em índice glicêmico.

O índice glicêmico foi originalmente desenvolvido para ajudar os pacientes diabéticos no controle da glicemia Ele não diz a quantidade de carboidrato (e consequentemente de glicose) existente no alimento. Quem nos diz a quantidade de carboidrato proveniente de um alimento é sua carga glicêmica. Já o índice glicêmico indica como esse carboidrato se comporta ao ser ingerido, ou seja, se ele chega rapidamente ou mais lentamente ao sangue. Como sabemos que cada alimento tem um potencial de elevar o açúcar no sangue mais rápido ou mais lentamente, os alimentos foram classificados de acordo com esse potencial.

Um alimento pode ter baixa carga glicêmica e alto índice glicêmico. Em outras palavras: ele pode ter baixa quantidade de carboidrato, mas esse carboidrato eleva rapidamente a glicemia. Outros podem ter elevada carga glicêmica, mas baixo índice glicêmico. Isso significa que eles podem ter bastante carboidrato, mas elevam a glicemia muito lentamente.

O maior problema do índice glicêmico é o fato de os alimentos serem testados de forma isolada, pois geralmente não comemos esses alimentos separadamente. Se você comer batata, sua glicemia vai subir rapidamente. Mas se comer batata frita, a glicemia subirá mais lentamente. Isso ocorre porque nessa mistura (óleo com batata), o óleo torna o esvaziamento do estômago mais lento, e a glicose passará para o intestino, e depois para o sangue, mais lentamente. Nas refeições, misturamos arroz com feijão, óleo, rúcula, alface, tomate, suco de melancia etc. O valor glicêmico da refeição final sempre será desconhecido.

É interessante manter uma dieta de baixo índice glicêmico, pois isso promove menores níveis de insulina circulante, mais saciedade, menos alteração da pressão arterial e de todas as condições da resistência à insulina das quais queremos poupar o organismo.

Por uma questão matemática simples, podemos entender que, se todos os alimentos utilizados na refeição são de baixo índice glicêmico, o resultado final será uma refeição de baixo índice glicêmico, mesmo se não conseguirmos determinar qual será esse índice. De forma contrária, se todos os alimentos utilizados forem de alto índice glicêmico, a refeição final terá um alto índice glicêmico.

Como essa composição pode ser complexa, o que importa é saber que as fibras são os principais elementos de uma alimentação saudável que retardam o esvaziamento do estômago e contribuem para a elevação mais lenta da glicemia, já que a glicose é absorvida em maior quantidade no intestino delgado. Se você escolher utilizar apenas alimentos naturais e integrais, sua dieta será sempre de baixo índice glicêmico. Se optar por usar alimentos refinados (arroz branco, pão branco, macarrão comum, açúcar), sua dieta tenderá a ter maior índice glicêmico. As batatas devem ser consumidas com moderação.

Quem quer ser saudável, emagrecer com saúde e sem sacrifício deve adotar uma dieta com alimentos naturais e integrais.

Dieta hiperproteica não é a solução

É quase um senso comum ouvir que quem tem a glicemia elevada deve reduzir o consumo de carboidrato e aumentar o de proteína. No entanto, isso significa apenas varrer a sujeira para baixo do tapete, pois não resolve o problema.

A dieta hiperproteica clássica é feita com elevado consumo de proteína animal, que tem gordura altamente saturada. Essa gordura fará parte das membranas de todas as nossas células, dificultando a ação da insulina e, portanto, o ajuste da glicemia. A glicemia ficará mais baixa pelo simples fato de a pessoa ingerir uma carga glicêmica menor, mas o problema continua lá.

A medida mais adequada é adotar uma dieta com alimentos de origem vegetal, que têm um perfil de gordura muito mais favorável ao controle da glicemia. Além disso, o reino vegetal, utilizado na forma de alimentos integrais, proporcionará mais fibras e uma absorção de glicose muito mais adequada para o controle da glicemia. E como o carboidrato tem 4 kcal e a gordura 9 kcal, o alimento com mais carboidrato será sempre mais volumoso do que o com mais gordura. O que tem mais volume enche mais rapidamente o estômago, e isso nos ajuda a comer menos. Mostrarei detalhes sobre isso mais à frente do livro.

Isso é facilmente observado no metabolismo das pessoas que atendo e que fazem essa troca (gordura por carboidrato oriundo de alimentos integrais). Apesar de não ser novidade no meio científico, alguns profissionais, por preconceito e falta de estudo sobre a dieta vegetariana, deixam de levar esse benefício aos seus pacientes.

Os estudos científicos que avaliaram a resistência ou sensibilidade à insulina, assim como o diabetes, frente ao efeito da dieta vegetariana, mostraram-se altamente positivos e muito mais eficientes que os estudos proporcionados pelas "dietas convencionais" com carne. Algumas pessoas se questionam se o melhor efeito mostrado pela dieta vegetariana seria mantido mesmo se a dieta onívora e a vegetariana fossem planejadas, e a resposta é sim. A dieta vegetariana é bem melhor que a dieta planejada com carne, mesmo se tiver maior porcentagem de carboidrato.

A bioquímica e a compulsão por doces

Seria impossível escrever um livro sobre obesidade sem abordar esse assunto específico, que, em alguns casos, deixa de ser uma simples vontade e passa a ser uma compulsão.

Essa questão envolve aspectos bioquímicos e psicológicos. Conversando com pessoas que têm dificuldade de emagrecer, e, acima de tudo, de manter o peso adequado, são evidentes as questões emocionais que dificultam o processo. Elas são as principais responsáveis pela dificuldade de se atingir e manter o peso desejado, pois desequilibram hormônios e neurotransmissores.

O papel do cortisol e da serotonina

Para muitas pessoas, o estresse é a maior causa da compulsão por doces no final do dia. Ele interfere na glicemia e na produção de outros hormônios (progesterona e serotonina).

O cortisol é o hormônio do estresse. Isso significa que sua produção aumenta toda vez que precisamos lidar com questões difíceis. O estresse, na realidade, surge quando olhamos para uma situação e acreditamos que será muito difícil, ou até mesmo impossível, enfrentá-la e superá-la. O cortisol nos ajuda a enfrentar essas situações. O problema é quando ele fica constantemente elevado, pois traz efeitos indesejáveis.

Os níveis de cortisol no sangue variam ao longo do dia. Durante a madrugada, a glândula adrenal começa a aumentar sua produção. Em torno das 8 horas da manhã, os níveis de cortisol no sangue atingem seus valores máximos e, a partir daí, começam a declinar, atingindo praticamente a metade dos níveis sanguíneos às 17 horas. Ele continua declinando até cerca de 22 horas ou meia-noite, e é reposto durante o sono.

O cortisol tem ação direta sobre a concentração de glicose no sangue. Quanto mais cortisol houver no sangue, mais elevada a glicemia.

Somando os fatos: o cortisol é mais elevado pela manhã e o estresse do dia a dia o aumenta ainda mais. O resultado final é que há um aumento acentuado da glicemia. O cérebro fica "imerso" em grande quantidade de glicose. Vale lembrar que não precisamos de insulina para colocar a glicose dentro do cérebro, o que quer dizer que quanto mais glicose no sangue, maior a quantidade de glicose no cérebro.

No final do dia, quando o cortisol naturalmente se reduz (e o estresse também, pois é a hora em que geralmente se encerram os expedientes de trabalho), os níveis de glicose no sangue se reduzem muito, tornando-se, consequentemente, muito baixos no cérebro. Assim, o cérebro tem a impressão de que ficou sem glicose, pois há uma redução relativa. Na tentativa de obter mais glicose para manter os níveis elevados, ele provoca mais vontade de ingerir doces. Assim, se a pessoa consegue passar o dia com menos estresse, tem menos oscilação de açúcar no sangue e menos vontade de doce no final do dia.

Não é à toa que muitas pessoas sentem a redução ou a ausência da compulsão por doces quando estão de férias ou em situações que lhes tragam muito prazer. Preste atenção se isso acontece com você.

Já a serotonina é um neurotransmissor relacionado à sensação de bem-estar. Ela também está relacionada à regulação do apetite e do sono. Quando estamos com boas quantidades de serotonina no cérebro, a sensação de prazer é maior e a compulsão por doces diminui. Não é à toa que muitas pessoas que utilizam antidepressivos, que aumentam a quantidade desse neurotransmissor, sentem menos vontade de comer doces.

Em quantidade elevada, o cortisol tem a capacidade de reduzir a serotonina disponível no cérebro e, com isso, piora o humor e provoca maior vontade de comer doces.

A glicemia e a vontade de comer doce

Não é só o estresse que aumenta a vontade de comer doce. A glicemia assume um papel importante em alguns casos, especialmente quando há resistência à insulina. A regra básica para entender essa condição é saber que o cérebro utiliza a glicose como combustível. Assim, a glicemia nunca deve ficar nem baixa nem elevada demais. Nosso organismo utiliza hormônios para manter esse controle. Toda vez que a glicemia está ficando elevada (hiperglicemia), o organismo está com dificuldade de distribuir a glicose entre as células do corpo. Essa é uma condição que pode sugerir doenças, porque a glicose é altamente agressiva aos tecidos corporais, como vemos no diabetes mal controlado, em que o paciente vai perdendo a visão e o bom funcionamento dos nervos e dos rins.

Ora, se a glicose está alta no sangue é porque ela não está entrando na célula muscular, ou porque estamos ingerindo mais do que os músculos conseguem captar. Na maioria das vezes, essa célula está passando fome. Já expliquei isso quando falei em resistência à insulina. Estou só reavivando sua memória.

Quando a pessoa consegue melhorar o controle da glicemia, isso significa que a glicose está entrando adequadamente nas células. Nessa condição, a fome e a vontade de comer doce diminuem.

Não são apenas os diabéticos que sentem essa diferença. Pessoas com a glicemia dentro da faixa de normalidade do exame, ao fazerem as alterações que sugeri no *checklist* para mudança de hábitos (capítulo 6, página 96), também podem sentir diferença no organismo.

Ter glicemia elevada e querer emagrecer às vezes traz um conflito para a pessoa, pois ela quer comer menos, mas tem fome, e assim acha que nunca vai conseguir. No entanto, conforme a glicemia vai sendo reduzida, a fome se acalma.

A glicemia também pode ficar baixa demais, quadro chamado de hipoglicemia. Como o cérebro não pode ficar sem glicose, se ela começa a ficar baixa, o corpo libera uma série de estímulos para que busquemos alimento. Essa é a fome real: a falta de glicose no cérebro.

Quando a queda de glicose no sangue é lenta, o hormônio cortisol providencia glicose destruindo os músculos para produzir, com os seus aminoácidos, a glicose necessária ao cérebro. Assim, o jejum prolongado ocasiona perda de massa muscular, também proporcionada pelo hormônio glucagon. Mas quando a glicemia se reduz muito rapidamente, o hormônio que o cérebro destaca para providenciar a correção da glicemia é a adrenalina, que nos faz suar frio e ficar irritados, além de poder causar tremores e taquicardia. A adrenalina pede ajuda para o fígado, pois ele sempre tem um pouco de glicose guardada para essas situações. E como a situação é de emergência, o melhor repositor é a própria glicose. Assim, a vontade por doce (ou por outros sabores) aumenta muito momentaneamente.

As emoções e a vontade de comer doce

De forma geral, todos nós funcionamos de maneira parecida: se fazemos algo de que não gostamos, precisamos fazer algo de que gostamos para manter nossa alegria e sanidade.

Muitas pessoas gostam de descontrair fazendo atividade física, assistindo a um filme, conversando com familiares e amigos, lendo algo que lhes traga prazer etc., mas muitas desenvolvem hábitos nocivos para tentar aliviar as dificuldades que passaram ao longo do dia. Dessa forma, buscam o fumo, o álcool, as drogas e a comida como descontração. Pode parecer estranho colocar a comida junto com as demais drogas, mas, neste caso, pela quantidade excessiva, seu efeito é realmente nocivo.

Quem direciona o prazer para o álcool causa problemas no meio familiar. Os que direcionam para o jogo têm problemas na vida financeira. Quem direciona o prazer somente para o sexo apresenta problemas de relacionamento. Há os que não direcionam para nada e têm crises de dor de estômago, diarreia e enxaqueca. E quem direciona para a comida sobrecarrega o corpo fisicamente, deixando-o também exposto a uma série de complicações.

A escolha pelo alimento doce como forma de prazer e de compensação é a mais comum. O doce traz a sensação de acolhimento, mesmo porque nosso paladar encontra geralmente no doce – entre todos os outros sabores –, a maior forma de prazer. É claro que isso não é uma regra.

É fácil observar que muitas pessoas que apresentam compulsão por doces pioram quando terminam relacionamentos, estão sob pressão no trabalho ou na vida acadêmica, ou quando estão sem rumo na vida. E, como conversamos anteriormente, a tensão libera cortisol, que destrói os neurotransmissores ligados à alegria e à satisfação.

Raramente encontro alguém que está acima do peso simplesmente porque não sabe o que deve comer. A grande maioria das pessoas tem um conhecimento básico sobre os alimentos, mas em alguns momentos da vida opta por comer justamente o que sabe que não deveria. Isso torna clara a visão de que, em muitos casos, a busca pela comida apenas reflete a fome das emoções não satisfeitas.

Capítulo 9

OS ALIMENTOS E OS GRUPOS ALIMENTARES

A partir de agora, vamos falar mais aprofundadamente sobre alimentação. Muitas pessoas fazem confusão no que diz respeito aos nutrientes dos alimentos, o que dificulta e limita o emagrecimento. O primeiro passo para entender de fato como funciona a nutrição é tirar da cabeça conceitos básicos errados que foram amplamente difundidos, como:

- O carboidrato é obtido apenas de batatas e de cereais. Carboidrato engorda.
- A proteína é obtida apenas de carnes, ovos, queijos e leguminosas. Proteína não engorda.
- A gordura fornece energia e é obtida apenas de óleos, manteiga e oleaginosas. Gordura engorda.
- As vitaminas são obtidas apenas das frutas.
- Os minerais são obtidos apenas de verduras e legumes.
- As fibras são obtidas apenas de verduras e legumes.

Cada alimento apresenta características específicas, mas é importante que você saiba que todos contêm os macronutrientes (carboidrato, proteína e gordura). As únicas exceções são os óleos e o açúcar, que, devido ao processo de produção a que são submetidos, só contêm gordura e carboidrato, respectivamente, e alguns alimentos de origem animal, que não contêm carboidrato.

Assim, para facilitar o seu estudo e compreensão, agrupamos os alimentos nas seguintes categorias:

- Alimentos ricos em carboidrato
- Alimentos ricos em proteína
- Óleos e gorduras
- Hortaliças
- Frutas

Cada categoria possui alimentos com características parecidas, especialmente no que diz respeito ao teor de carboidrato, proteína e gordura. Esses são os nutrientes que ingerimos em maior quantidade. São eles que nos fornecem energia e, portanto, ao comê-los em grande quantidade, engordamos; Por outro lado, obviamente, se reduzimos seu consumo, emagrecemos.

É importante conhecer o teor de macronutrientes de cada alimento para melhorar sua alimentação, abandonando condutas alimentares tradicionais equivocadas – que apostam que ninguém vive sem carne, queijo, leite e ovos; e, pior, que é bom consumir esses alimentos e até ingeri-los em maior quantidade para emagrecer.

As recomendações nutricionais vigentes indicam a seguinte proporção de ingestão dos macronutrientes:

Porcentagem das quilocalorias diárias recomendada para cada macronutriente

Macronutriente	Porcentagem recomendada das quilocalorias diárias
Carboidrato	45 a 65%
Proteína	10 a 15%
Gordura	25 a 35%

A tabela mostra que, em uma alimentação adequada, o carboidrato deve representar de 45 a 65% de todas as quilocalorias que ingerimos em um dia. Isso significa que, por exemplo, se 60% das quilocalorias ingeridas forem provenientes de carboidrato, 10% devem vir de proteína e 30%, de gordura.

Observe que, ao contrário do que normalmente ouvimos, a maior ingestão recomendada é de carboidrato e a menor é de proteína. Lembre-se: excesso de proteína se transforma em carboidrato e gordura, além de sobrecarregar a função hepática (a proteína tem nitrogênio, substância que o fígado transforma em ureia e entrega ao rim para ser eliminada pela urina).

Percebo que muitas pessoas supervalorizam a importância dos alimentos que consideram fontes de proteína, como as carnes. Como você vai ver, os alimentos de origem animal têm muito mais quilocalorias, o que faz engordar com um volume menor de alimentos ingeridos. Além disso, eles favorecem pouco o emagrecimento devido à sua composição, se comparados com os do reino vegetal.

Nos próximos capítulos, vou ensinar a montar um cardápio vegetariano de excelente teor proteico, com cereais como principal fonte de proteína da dieta, e contemplando todos os aminoácidos de que necessitamos.

Qual gordura devo consumir?

Você deve se lembrar de que existem três tipos de gordura: as saturadas, as monoinsaturadas e as poli-insaturadas. As diretrizes quanto às proporções dos tipos de gordura são controversas. Alguns recomendam que o consumo total de gordura seja dividido igualmente entre os três tipos. A dieta da maioria das pessoas inclui carne, ovos e laticínios, e por isso seu teor de gordura saturada é inevitavelmente maior. Como na dieta que recomendo ao final do livro não utilizaremos componentes de origem animal, nossa ingestão final de gordura será muito mais saudável.

Os gráficos a seguir representam a média do teor de macronutrientes presente em cada grupo alimentar. Essa forma de apresentação da quantidade de macronutrientes nos alimentos não será encontrada em qualquer outro livro, pois eu mesmo fiz todos os cálculos, baseando-me nos dados da tabela Taco (Tabela Brasileira de Composição de Alimentos). Para inserir informações sobre cereais e leite, recorri à tabela do Departamento de Agricultura dos Estados Unidos. Para fins comparativos, todos os valores apresentados se referem a 100 kcal dos alimentos crus, sem alteração de suas características por meio da adição de óleos, fritura e demais preparações no cozimento. Também listei os alimentos que foram utilizados no cálculo da média de cada grupo.

O mais interessante é que, com as informações que mostrarei a seguir, você saberá quanto de cada nutriente estará ingerindo ao consumir 100 kcal de cada alimento: no caso dos cereais integrais, por exemplo, 80,1% das quilocalorias serão oriundas de carboidratos, 6,6% de gorduras e 13,3% de proteínas. Das gorduras ingeridas, 19,8% é gordura saturada, 27,9% monoinsaturada e 52,3% poli-insaturada. Os alimentos desse grupo fornecem 2,4 mg de fibras e nada de colesterol.

Alimentos ricos em carboidrato

Com mais fibra e proteína

Cereais integrais em grão (100 kcal = 33,6 g)

Proporção dos macronutrientes

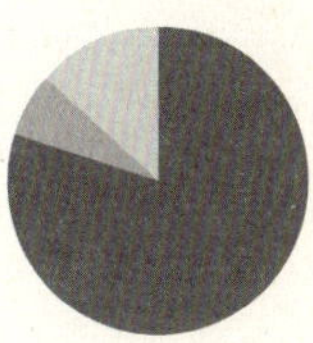

Carboidrato 80,1%
Gordura 6,6%
Proteína 13,3%

Proporção das gorduras

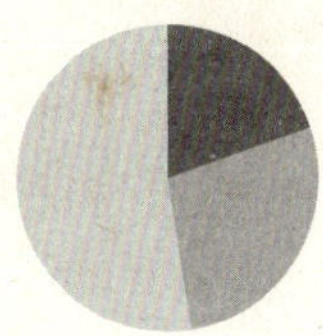

Saturada 19,8%
Monoinsaturada 27,9%
Poli-insaturada 52,3%

Fibras: 2,4 g
Colesterol: 0,0 mg

Alimentos utilizados no cálculo da média do grupo: aveia, centeio, quinoa, trigo em grãos, cevada, arroz integral, canjica branca e milho verde.

Cereais integrais e derivados (100 kcal = 33,8 g)

Proporção dos macronutrientes

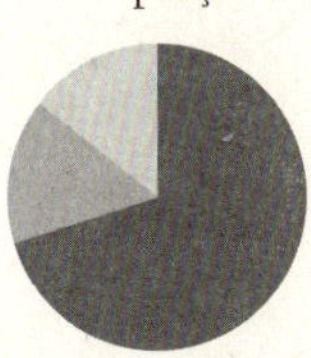

Carboidrato 70,3%
Gordura 15,3%
Proteína 14,4%

Proporção das gorduras

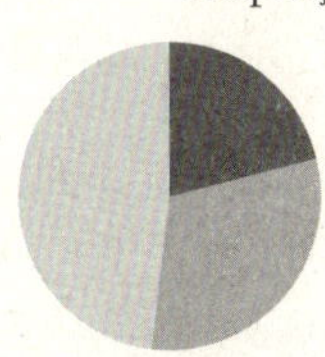

Saturada 21,2%
Monoinsaturada 30,9%
Poli-insaturada 47,9%

Fibras: 9,9 g
Colesterol: 0,0 mg

Alimentos utilizados no cálculo da média do grupo: farelo de arroz, farinha de centeio integral, farelo de aveia, aveia em flocos, farelo de trigo, farinha de trigo integral, fubá, gérmen de trigo, macarrão integral, pipoca sem óleo (estourada), pamonha (barra para cozimento, pré-cozida), pão de fôrma de aveia, pão de soja, pão de fôrma de milho e pão de fôrma de trigo integral.

Com menos fibra e proteína

Estes alimentos têm menos fibra e proteína que os anteriores.

Cereais refinados (100 kcal = 26,7 g)

Proporção dos macronutrientes

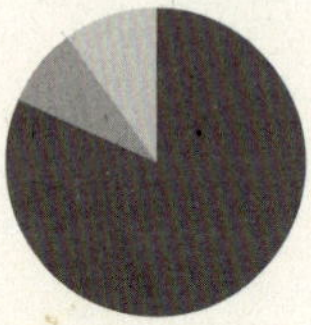

Carboidrato 81,9%
Gordura 8,3%
Proteína 9,8%

Proporção das gorduras

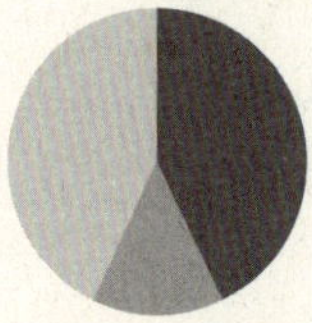

Saturada 42,8%
Monoinsaturada 14,3%
Poli-insaturada 42,8%

Fibras: 0,8 g
Colesterol: 0,0 mg

Alimentos utilizados no cálculo da média do grupo: farinha de rosca, farinha de trigo, macarrão instantâneo, macarrão, trigo, arroz tipo 1 e arroz tipo 2.

Vegetais amiláceos ou batatas (100 kcal = 102,2 g)

Proporção dos macronutrientes

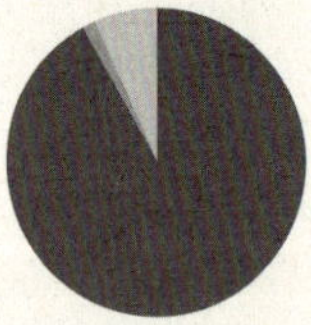

Carboidrato 92,2%
Gordura 1,2%
Proteína 6,6%

Proporção das gorduras

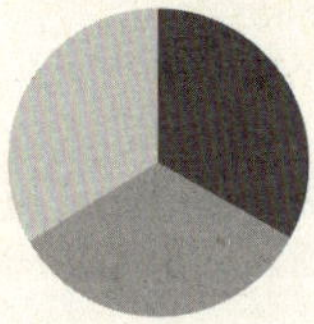

Saturada 33,3%
Monoinsaturada 33,3%
Poli-insaturada 33,3%

Fibras: 2,7 g
Colesterol: 0,0 mg

Alimentos utilizados no cálculo da média do grupo: batata-baroa, batata-doce, batata inglesa, cará, inhame e mandioca.

Açúcar, mel, melado (100 kcal = 28,9 g)

Proporção dos macronutrientes

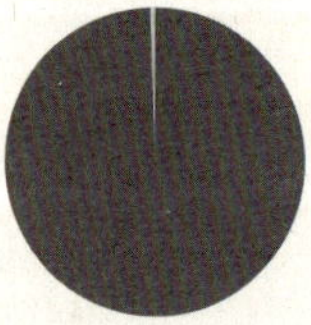

Carboidrato 99,7%
Gordura 0%
Proteína 0,3%

Fibras: 0,0 g
Colesterol: 0,0 mg

Alimentos utilizados no cálculo da média do grupo: açúcar cristal, açúcar mascavo, açúcar refinado, mel de abelha e melado.

Alimentos ricos em proteína

Ricos em proteína magra

Leguminosas (100 kcal = 28,5 g)

Proporção dos macronutrientes

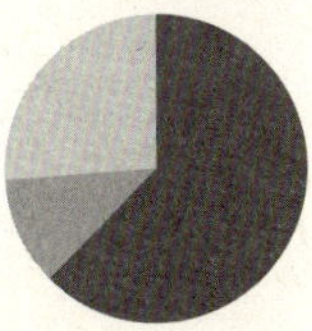

Carboidrato 62,5%
Gordura 11,6%
Proteína 25,9%

Proporção das gorduras

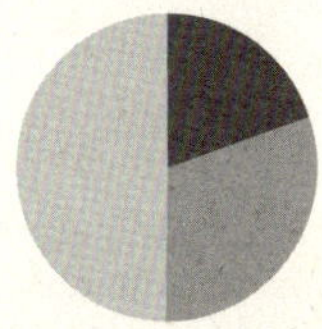

Saturada 19,8%
Monoinsaturada 30,6%
Poli-insaturada 49,6%

Fibras: 6,3 g
Colesterol: 0,0 mg

Alimentos utilizados no cálculo da média do grupo: feijão-carioca, feijão-fradinho, feijão-jalo, feijão-preto, feijão-rajado, feijão-rosinha, feijão-roxo, grão-de-bico, guandu, lentilha, farinha de soja, extrato solúvel de soja e tremoço.

Carne de peixe (100 kcal = 102 g)

Proporção dos macronutrientes

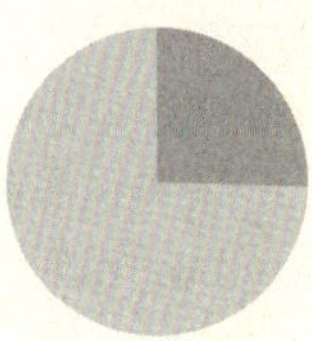

Carboidrato 0%
Gordura 25,7%
Proteína 74,3%

Proporção das gorduras

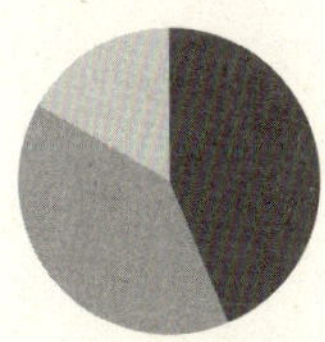

Saturada 43,8%
Monoinsaturada 39,6%
Poli-insaturada 16,6%

Fibras: 0,0 g
Colesterol: 70,5 mg

Alimentos utilizados no cálculo da média do grupo: atum fresco, posta de cação, camarão Rio Grande, curimbatá, corvina de água doce, corvina do mar, dourado de água doce fresco, lambari fresco, filé de merluza, pescada branca, filé de pescada, pescadinha, pintado, porquinho, salmão sem pele fresco e sardinha inteira.

Ricos em proteína gorda

Carne bovina (100 kcal = 59,7 g)

Proporção dos macronutrientes

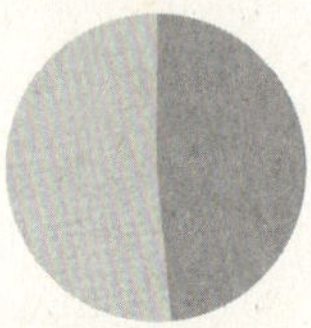

Carboidrato 0%
Gordura 48,5%
Proteína 51,5%

Proporção das gorduras

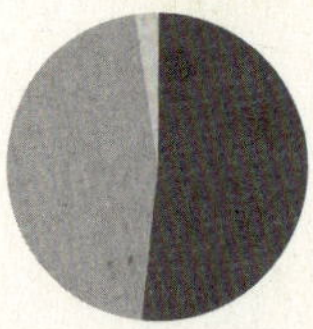

Saturada 52,1%
Monoinsaturada 46%
Poli-insaturada 2,1%

Fibras: 0,0 g
Colesterol: 46,9 mg

Alimentos utilizados no cálculo da média do grupo: acém cozido e moído, acém cru e moído, acém cru e sem gordura, bucho cru, capa de contrafilé crua e com gordura, capa de contrafilé crua e sem gordura, charque cru, contrafilé de costela cru, contrafilé cru e com gordura, contrafilé cru e sem gordura, costela crua, coxão duro cru e sem gordura, coxão mole cru e sem gordura, cupim cru, fígado cru, filé-mignon cru e sem gordura, flanco cru e sem gordura, fraldinha crua e com gordura, lagarto cru, língua crua, maminha crua, miolo de alcatra cru e sem gordura, músculo cru e sem gordura, paleta crua e com gordura, paleta crua e sem gordura, patinho cru e sem gordura, peito cru e sem gordura, picanha crua e com gordura e picanha crua e sem gordura.

Carne de frango (100 kcal = 64,1 g)

Proporção dos macronutrientes

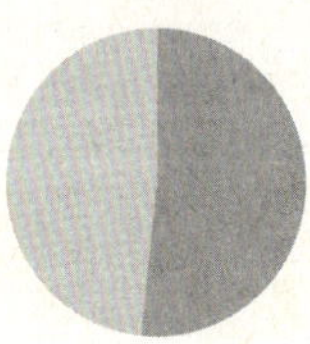

Carboidrato 0%
Gordura 51,7%
Proteína 48,3%

Proporção das gorduras

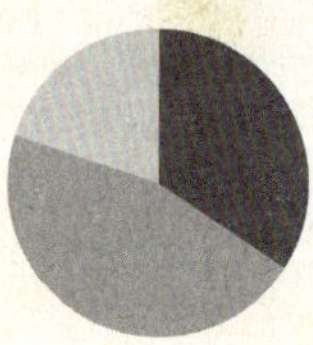

Saturada 34,3%
Monoinsaturada 45,7%
Poli-insaturada 20%

Fibras : 0,0 g
Colesterol: 78,9 mg

Alimentos utilizados no cálculo da média do grupo: asa crua e com pele, coração cru, coxa crua e com pele, coxa crua e sem pele, fígado cru, frango inteiro cru e com pele, frango inteiro cru e sem pele, peito cru e com pele, peito cru e sem pele, sobrecoxa crua e com pele e sobrecoxa crua e sem pele.

Carne de porco (100 kcal = 52,7 g)

Proporção dos macronutrientes

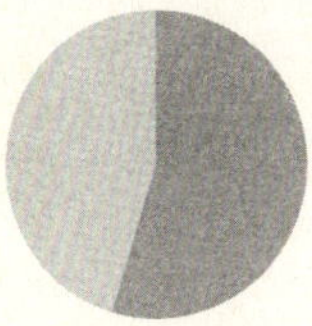

Carboidrato 0%
Gordura 54,9%
Proteína 45,1%

Proporção das gorduras

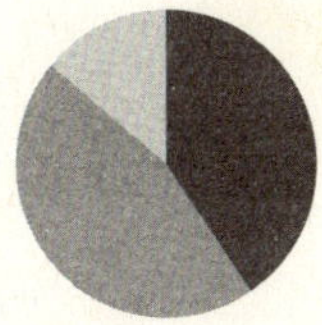

Saturada 40,6%
Monoinsaturada 45,7%
Poli-insaturada 13,7%

Fibras: 0,0 g
Colesterol: 31,1 mg

Alimentos utilizados no cálculo da média do grupo: bisteca crua, costela crua, lombo cru e pernil cru.

Ovo (100 kcal = 63,2 g)

Proporção dos macronutrientes

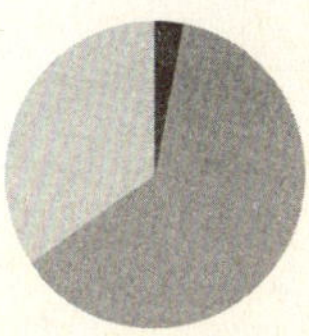

Carboidrato 3,1%
Gordura 62,3%
Proteína 34,6%

Proporção das gorduras

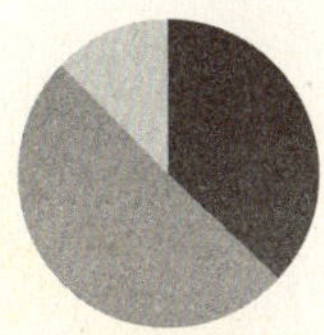

Saturada 37%
Monoinsaturada 50,5%
Poli-insaturada 12,5%

Fibras: 0,0 g
Colesterol: 284,9 mg

Alimentos utilizados no cálculo da média do grupo: ovo de codorna inteiro e ovo de galinha inteiro.

Queijos (100 kcal = 36,6 g)

Proporção dos macronutrientes

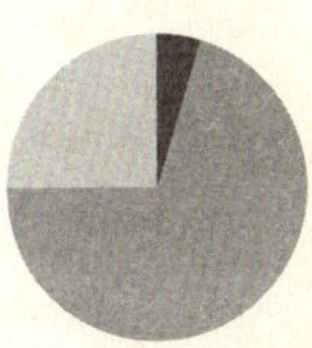

Carboidrato 4,8%
Gordura 70,2%
Proteína 25%

Proporção das gorduras

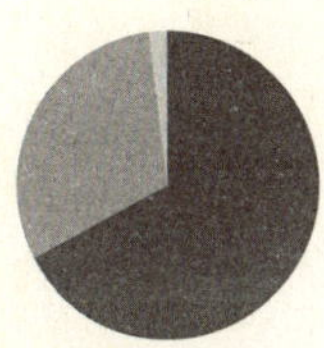

Saturada 67,4%
Monoinsaturada 30,7%
Poli-insaturada 1,9%

Fibras: 0,0 g
Colesterol: 26,3 mg

Alimentos utilizados no cálculo da média do grupo: queijo minas frescal, queijo minas meia cura, mozarela, parmesão, pasteurizado, prato, requeijão cremoso e ricota.

Leite e iogurte (100 kcal = 179 ml)

Proporção dos macronutrientes

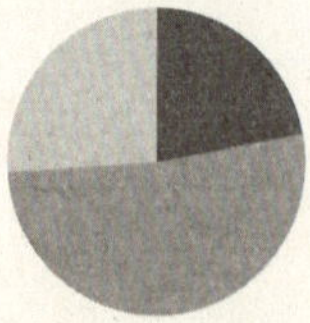

Carboidrato 22%
Gordura 52%
Proteína 26%

Proporção das gorduras

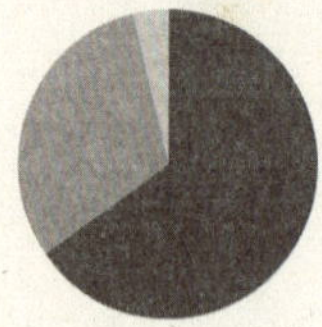

Saturada 65,2%
Monoinsaturada 31%
Poli-insaturada 3,8%

Fibras: 0,0 g
Colesterol: 27,9 mg

Alimentos utilizados no cálculo da média do grupo: iogurte natural e leite de vaca pobre em sólidos.

Óleos e gorduras

Óleos vegetais (100 kcal = 11,3 g)

Proporção dos macronutrientes

Carboidrato 0%
Gordura 100%
Proteína 0%

Proporção das gorduras

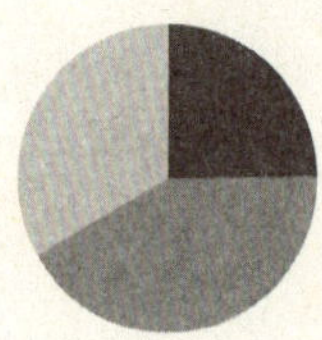

Saturada 24,9%
Monoinsaturada 42%
Poli-insaturada 33,1%

Fibras: 0,0 g
Colesterol: 0,0 mg

Alimentos utilizados no cálculo da média do grupo: azeite de dendê, azeite de oliva extra virgem, óleo de babaçu, óleo de canola, óleo de girassol, óleo de milho, óleo de pequi e óleo de soja.

Gorduras vegetais (margarina) (100 kcal = 16,1 g)

Proporção dos macronutrientes

Carboidrato 0%
Gordura 100%
Proteína 0%

Proporção das gorduras

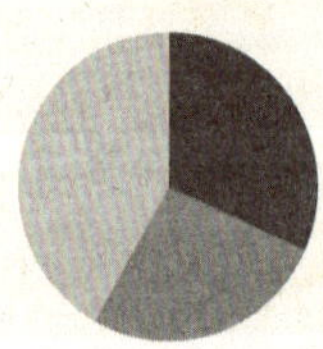

Saturada 31,9%
Monoinsaturada 26,3%
Poli-insaturada 41,8%

Fibras: 0,0 g
Colesterol: 0,0 mg

Alimentos utilizados no cálculo da média do grupo: margarina com óleo hidrogenado e com sal (65% de lipídeos), margarina com óleo hidrogenado e sem sal (80% de lipídeos), margarina com óleo interesterificado e com sal (65% de lipídeos) e margarina com óleo interesterificado e sem sal (65% de lipídeos).

Gordura animal (manteiga) (100 kcal = 13,48 g)

Proporção dos macronutrientes

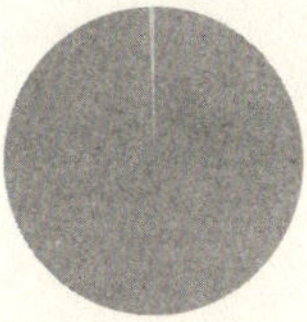

Carboidrato 0%
Gordura 99,6%
Proteína 0,4%

Proporção das gorduras

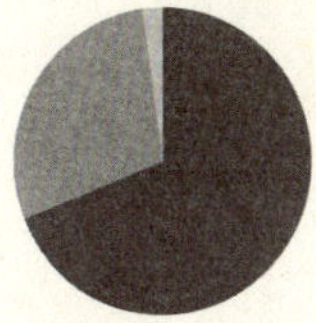

Saturada 69,1%
Monoinsaturada 28,9%
Poli-insaturada 2%

Fibras: 0,0 g
Colesterol: 27,9 mg

Alimentos utilizados no cálculo da média do grupo: manteiga com sal e manteiga sem sal.

Oleaginosas (100 kcal = 18,3 g)

Proporção dos macronutrientes

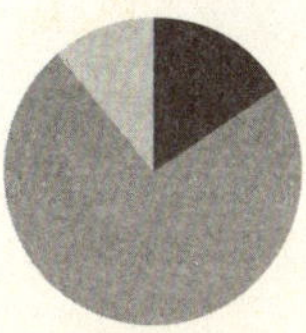

Carboidrato 16,1%
Gordura 73%
Proteína 10,9%

Proporção das gorduras

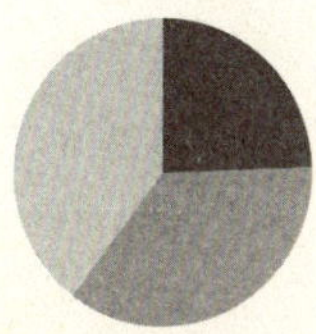

Saturada 24,6%
Monoinsaturada 35,9%
Poli-insaturada 39,5%

Fibras: 2,1 g
Colesterol: 0,0 mg

Alimentos utilizados no cálculo da média do grupo: castanha-do-pará, coco, gergelim, semente, linhaça, noz, amêndoa torrada e salgada, castanha de caju torrada e salgada, e grão de amendoim cru.

Hortaliças

Legumes (100 kcal = 489,6 g)

Proporção dos macronutrientes

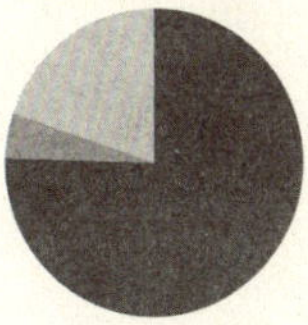

Carboidrato 75,6%
Gordura 4,7%
Proteína 19,7%

Proporção das gorduras

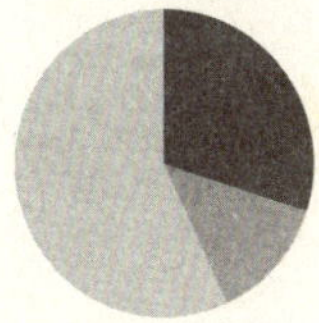

Saturada 30%
Monoinsaturada 13,3%
Poli-insaturada 56,7%

Fibras: 10,6 g
Colesterol: 0,0 mg

Alimentos utilizados no cálculo da média do grupo: abóbora-cabotin, abóbora-menina, abóbora-moranga, abóbora pescoço, abobrinha italiana, abobrinha paulista, berinjela, beterraba, caruru, cebola, cenoura, chuchu, jiló, maxixe, nabo, pepino, pimentão amarelo, pimentão verde, pimentão vermelho, quiabo, rabanete, tomate com semente, salada de tomate e vagem.

Verduras (100 kcal = 551,3 g)

Proporção dos macronutrientes

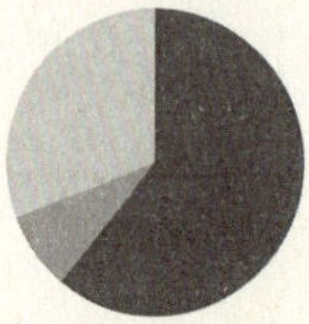

Carboidrato 61,1%
Gordura 8,3%
Proteína 30,6%

Proporção das gorduras

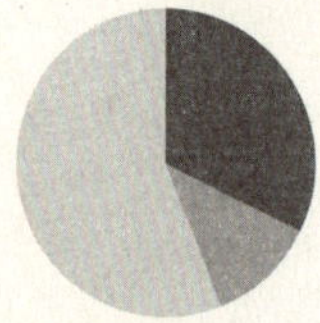

Saturada 32,4%
Monoinsaturada 11,8%
Poli-insaturada 55,9%

Fibras: 11,3 g
Colesterol: 0,0 mg

Alimentos utilizados no cálculo da média do grupo: acelga, agrião, aipo, alface americana, alface crespa, alface lisa, alface roxa, alho-poró, almeirão, brócolis, catalonha, chicória, couve-manteiga, couve-flor, espinafre Nova Zelândia, broto de feijão, folha de mostarda, repolho branco, repolho roxo, rúcula, serralha e taioba.

Frutas

Frutas (100 kcal = 185,4 g)

Proporção dos macronutrientes

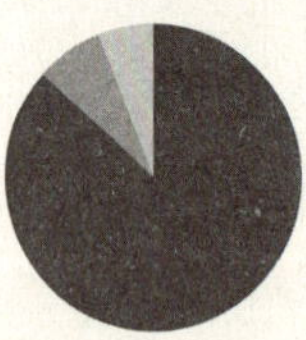

Carboidrato 86,8%
Gordura 7,3%
Proteína 5,9%

Proporção das gorduras

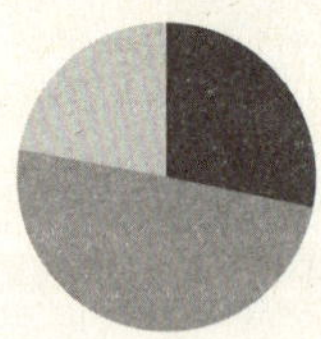

Saturada 28,2%
Monoinsaturada 49,8%
Poli-insaturada 22%

Fibras: 4,4 g
Colesterol: 0,0 mg

Alimentos utilizados no cálculo da média do grupo: abacate, abacaxi, abiu, acerola, ameixa, atemoia, banana-da-terra, banana-figo, banana-maçã, banana-nanica, banana-ouro, banana-pacová, banana-prata, cacau, cajá-manga, caju, caqui chocolate, carambola, ciriguela, cupuaçu, figo, fruta-pão, goiaba branca e com casca, goiaba vermelha e com casca, graviola, jabuticaba, jaca, jambo, jamelão, kiwi, laranja-baía, laranja-da-terra, laranja-lima, laranja-pera, laranja valência, limão tahiti, maçã argentina com casca, maçã fuji com casca, macaúba, mamão formosa, mamão papaia, manga haden, manga palmer, manga tommy atkins, maracujá, melancia, melão, mexerica murcote, mexerica rio, morango, nêspera, pequi, pera park, pera williams, pêssego aurora, pinha, pitanga, romã, tamarindo, tangerina poncã, tucumã, umbu, uva itália e uva rubi.

Montando um cardápio com todos os grupos alimentares

Para montar um cardápio adequado, é importante incluir todos os grupos alimentares nas principais refeições. Quando algum deles não estiver presente, deverá ser adicionado à próxima refeição. Os únicos elementos que não precisam ser adicionados são os óleos, pois eles já estão presentes em alimentos *in natura* e preparados, mas nada impede que você inclua alimentos específicos desse grupo.

Há mais de uma maneira de equilibrar os grupos alimentares nas refeições, e o profissional de saúde que o acompanha pode montar algo diferente da disposição que mostrarei agora. Na fórmula que adoto, bem simples, suas principais refeições devem conter as seguintes proporções:

Proporção de grupos alimentares em uma refeição

Amiláceos: batata-baroa, batata-doce, batata-inglesa, cará, castanha portuguesa, inhame, mandioca, yakon
Cereais refinados: arroz, pão de fôrma, pão francês, macarrão branco
Derivados de cereais integrais: aveia em flocos, macarrão integral, pão integral, flocos de cereais, fubá, müsli, granola, pipoca, farelo de trigo
Cereais integrais em grão: arroz, aveia, centeio, cevada, milho, painço, quinoa, trigo, trigo-sarraceno, amaranto

Leguminosas: todos os tipos de feijão (branco, preto, carioca, azuki, rosinha, bolinha), ervilha, fava, grão-de-bico, lentilha, soja, tofu
Leite e iogurtes
Queijos
Ovos
Carnes

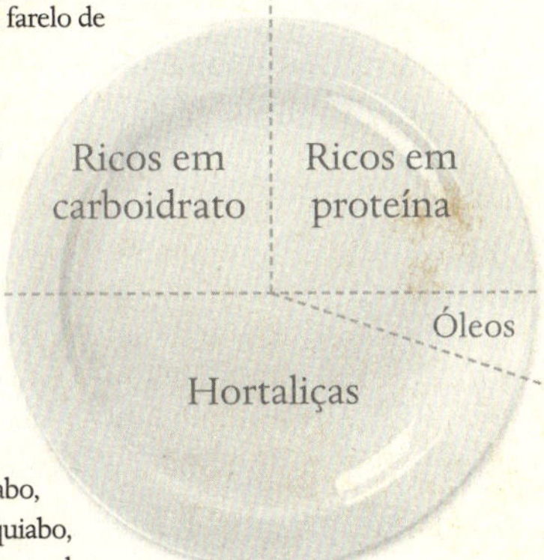

Abacate, abacaxi, acerola, ameixas, banana, caju, caqui, carambola, cereja, damasco, figo, goiaba, jaca, kiwi, laranja, maçã, mamão, manga, maracujá, melancia, melão, morango, nêspera, pera, pêssego, tamarindo, tangerina, uva.

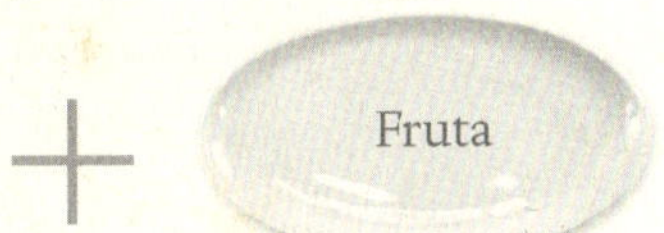

Legumes: abóbora, abobrinha, aspargo, bardana, berinjela, beterraba, cenoura, chuchu, ervilha verde, jiló, maxixe, nabo, palmito, pepino, pimentão, quiabo, rabanete, tomate, vagem, cogumelos
Verduras: acelga, agrião, alcachofra, alface, almeirão, brócolis, brotos, chicória, couve, couve-de-bruxelas, couve-flor, espinafre, mostarda, repolho, rúcula, salsão, algas

Óleo de: oliva, linhaça, canola, soja, girassol, milho, gergelim, coco
Oleaginosas: amêndoa, amendoim, avelã, castanha de caju, castanha-do-pará, noz, pistache
Sementes de: abóbora, gergelim, girassol, linhaça, chia, tahine, pasta de amêndoas, pasta de amendoim

Há inúmeras formas, algumas bem alternativas, de combinar esses grupos alimentares. Se você memorizar os alimentos que pertencem a cada grupo, poderá fazer combinações infinitas. Veja alguns exemplos:

Exemplos de refeições com todos os grupos alimentares

	Almoço tradicional	Lanche	Sopa	Risoto
Ricos em carboidrato	Arroz integral	Pão integral	Torrada como acompanhamento	Cevadinha em grãos
Ricos em proteína	Feijão-preto	Homus	Ervilha	Tofu grelhado
Hortaliças	Abóbora, cenoura, abobrinha, rúcula e tomate	Suco verde (possui couve, cenoura e hortelã)	Talo de salsão, cogumelos, cebola, alho-poró	Cenoura, abóbora, champignon, salsa, alho
Frutas	Melancia de sobremesa	Suco verde (possui laranja, pera, abacaxi e abacate)	Tangerina como sobremesa	Damasco fatiado fino e raspas de limão-siciliano como tempero do risoto
Óleos (opcional)	Azeite para temperar a salada	Um fio de azeite sobre o homus	Azeite sobre a sopa	Azeite já usado para dourar o alho e os legumes

A seguir, falarei mais detalhadamente sobre cada grupo alimentar e como tirar o máximo proveito deles.

Alimentos ricos em carboidrato

O problema não é o carboidrato, mas o que o ser humano faz com ele. Veja o caldo de cana: evaporamos o líquido e criamos o açúcar. Ou seja, todo o carboidrato que antes estava diluído em água é concentrado para ser utilizado em sobremesas.

Uma quantidade de 200 ml de caldo de cana (130 kcal) é transformada em 6,7 colheres (sopa) de melado, em 1,5 colher (sopa) de açúcar mascavo e em 1,4 colher (sopa) de açúcar branco. O problema não é o alimento *in natura*, mas o processo ao qual ele é submetido.

A melhor maneira de aproveitar os alimentos desse grupo é ingerir cereais integrais, evitar sempre que possível os cereais refinados e reduzir o consumo de batatas (também chamadas de vegetais amiláceos), pois elas têm poucas fibras e elevado índice glicêmico.

Consuma à vontade: grãos (aveia, arroz integral, amaranto, centeio, cevada, painço, quinoa, trigo, trigo-sarraceno), flocos de cereais, milho, gérmen de trigo.

Consuma com moderação: batata, cará, castanha portuguesa, fubá, granola, inhame, macarrão integral, mandioca, musli, pipoca estourada com óleo.

Reduza ou elimine o consumo: cereais refinados em geral (arroz branco, pães e macarrão feitos com farinha branca etc.), pipoca de micro-ondas.

Alimentos ricos em proteína

Devemos sempre otimizar o consumo das leguminosas neste grupo, pois são alimentos coringa. As oleaginosas podem ser utilizadas como parte do consumo diário de óleos ou de proteínas. Para pessoas obesas, recomendo que sejam incluídas entre os óleos, pois são muito calóricas (100 g contêm 546,4 kcal).

Se você consome carne e não consegue eliminá-la do cardápio, escolha as menos gordurosas e limite sua ingestão a 100 g por dia. Não há problema em abolir completamente a carne se você ingerir feijão ou outra leguminosa na refeição. Cuidado com os queijos, pois eles são muito calóricos, mesmo os brancos.

Consuma à vontade: todos os tipos de leguminosas (feijão-branco, preto, carioca, azuki, rosinha, ervilha, fava, grão-de-bico, lentilha, soja, tofu etc.)

Reduza ou elimine o consumo: carnes vermelha e branca (inclusive peixe), toucinho, bacon, frios (presunto, mortadela, salame, copa etc.) e derivados do leite (creme de leite, queijos, milk-shake).

Hortaliças

Este grupo é representado pelas verduras (folhas) e pelos legumes, e deve compor ao menos metade da refeição.

Nada o impede de fazer um prato reforçado apenas com salada e só depois ingerir um prato com alimentos quentes. Uma forma de enganar a si mesmo com as hortaliças é abusar no azeite! Não importa se o azeite é um bom alimento, pois nesse caso ele é calórico! E, se for calórico, vai alimentar as gorduras corporais acumuladas, que são nocivas ao organismo. Assim, um alimento saudável pode ter um efeito nocivo ao seu corpo.

Quando for comer fora de casa, observe se esses alimentos cozidos ou já temperados não estão "brilhando" demais, pois isso mostra que foi adicionado muito óleo e/ou azeite no preparo.

Consuma à vontade: todos os legumes (abóbora, abobrinha, aspargo, bardana, berinjela, beterraba, cenoura, chuchu, ervilha, jiló, maxixe, nabo, palmito, pepino, pimentão, quiabo, rabanete, tomate, vagem, cogumelos etc.) e verduras (acelga, agrião, alcachofra, alface, almeirão, brócolis, brotos, chicória, couve, couve-de-bruxelas, couve-flor, espinafre, mostarda, repolho, rúcula, salsão, algas etc.)

Óleos e gorduras

Dê preferência aos óleos prensados a frio, e, entre eles, ao de oliva e ao de linhaça, mas utilize o mínimo possível, pois normalmente já são utilizados no preparo dos alimentos.

Consuma com moderação: 2 colheres (sopa) de sementes de chia e linhaça, óleo de oliva, óleo de linhaça, óleo de canola, óleo de coco extra virgem e óleo de soja, oleaginosas (amêndoas, amendoim, avelã, castanha de caju, castanha-do-pará, nozes, pistache) e sementes em geral (de abóbora, de gergelim, de girassol, tahine, pasta de amêndoas, pasta de amendoim.

Reduza ou elimine o consumo: óleo de girassol, óleo de milho, óleo de gergelim e óleo de coco processado.

Frutas

Coma todas as frutas, sem restrição.

Consuma à vontade: abacaxi, acerola, ameixa, banana, caju, caqui, carambola, cereja, damasco, figo, goiaba, jaca, kiwi, laranja, maçã, mamão, manga, maracujá, melancia, melão, morango, nêspera, pera, pêssego, tamarindo, tangerina, uva.

Consuma com moderação: abacate e frutas secas.

O que não comer

Como observamos, dentro dos grupos alimentares, há alimentos que você deve evitar e, se possível, abolir. A eles se somam os exemplos abaixo, que não se encaixam necessariamente em um único grupo alimentar.

Alimentos gordurosos

Leite e óleo de coco processado, maionese, manteiga, margarina.

Frituras

Alimentos preparados à milanesa (inclusive frutas e legumes, como banana ou berinjela), acarajé, batata frita, bolinho de arroz, bolinho de queijo, croquete, macarrão alho e óleo (mesmo integral), pastel, tempurá.

Petiscos

Amendoim, salgadinhos etc.

Doces

Alimentos com muito açúcar (branco, demerara ou mascavo), açaí com xarope de guaraná (não há problema em utilizar a polpa de açaí pura, sem açúcar), frutas em calda (pêssego, ameixa, figo, laranja etc.), balas , chantili, chocolate, leite condensado, marmelada, mel, melado de cana, paçoca, pé de moleque, sorvetes etc.

Bebidas artificiais e alcoólicas

Bebidas alcoólicas, bebidas adoçadas e refrigerantes (mesmo light).

Realçadores de sabor

Caldo de carne e de legumes em tablete, temperos prontos para carnes, legumes e arroz, adoçantes, balas e chicletes.

Seu paladar é viciado?

Quem está acostumado com alimentos muito salgados e muito doces, e também com condimentos industrializados que realçam o sabor e adoçantes, tem mais dificuldade de apreciar o sabor natural dos alimentos. Há pessoas que chegam ao absurdo de colocar açúcar no mamão papaia!

Se você precisa sentir sabores de forma extrema (muito doce/ muito salgado) é porque seu paladar vai de mal a pior. Os "temperos agressivos" deixam as papilas gustativas mal acostumadas e tudo o que for natural vai lhe parecer sem gosto. Dê uma chance para suas papilas gustativas "respirarem", reconhecendo o sabor natural dos alimentos. Elas voltam ao normal pouco tempo após a retirada desses temperos do cardápio.

Lembre-se de que toda mudança demanda pelo menos três meses de adaptação. Dê tempo ao tempo e faça essas alterações na sua dieta de maneira gradual. Exclua aos poucos os caldos de carne e de legumes em tabletes e os condimentos fortes industrializados, e procure temperar os alimentos com condimentos naturais, como açafrão, alecrim, alho, canela, cardamomo, cebola, cebolinha, manjericão, orégano, pimenta-do-reino etc.

Balas, chicletes e outras porcarias não fazem mal somente porque estão cheios de corantes e outros produtos químicos: como o sabor deles é demasiadamente forte, também prejudicam o paladar para os produtos naturais.

Minha sugestão é que você gradualmente minimize o consumo dos produtos nocivos mencionados, especialmente se estiver com excesso de peso. Se conseguir evitá-los durante a semana já será um grande avanço. Se conseguir não ingerir esses alimentos três vezes por semana também é um começo. Lembre-se de que o esforço deve existir, mas não ir além da sua capacidade, caso contrário, você pode não conseguir mantê-lo.

Uma vez um paciente me disse, quatro meses depois da primeira consulta: "Doutor, emagreci 5 kg. Não fiz tudo o que poderia fazer, mas fiz o que consegui, sem estresse. Eu até poderia ter feito mais e ter emagrecido 10 kg, mas não conseguiria manter todas as modificações por muito tempo. Agora que já incorporei esses novos hábitos, estou pronto para fazer as próximas mudanças e emagrecer mais 5 kg".

Esse é o tipo de emagrecimento que lhe desejo: eficaz, gradual, com mudança de hábitos. Emagrecer assim não dói.

Dê uma boa olhada na lista dos alimentos a evitar, risque os que já não consome, marque os que utiliza com frequência e os que utiliza com moderação. Escolha quais vai começar a reduzir. Pegue também a lista com os alimentos que você deve utilizar e comece a aumentar seu consumo no dia a dia.

Lembre-se de que esses são só alguns exemplos de alimentos que não contribuem para o bem-estar e a saúde do organismo. É importante saber que, conforme sua consciência alimentar for aguçada, você vai descobrir outros alimentos nocivos cujo consumo deve ser evitado. Ao encontrar algum que não esteja mencionado no livro, verifique onde ele se encaixa.

Outro ponto importante é que você não se prenda apenas às restrições: acabamos de ver alguns alimentos que devem ser evitados e muitos outros que podem ser consumidos. O pessimista diz que o copo está meio vazio. O otimista, que está meio cheio. De qual lado você está?

Capítulo 10

CONHECIMENTO NUTRICIONAL NA PRÁTICA: COMPARAÇÕES ENTRE ALIMENTOS DOS REINOS ANIMAL E VEGETAL

Alimentos do reino animal

Esses alimentos têm uma grande quantidade de proteína e gordura, sendo a saturada a mais presente. Essa característica faz do reino animal um grupo alimentar pouco favorável para quem precisa perder e manter o peso, e não indicado quando há inflamação corporal e resistência à insulina, condições que afetam a maioria dos obesos.

Como a gordura contém mais que o dobro de quilocalorias que o carboidrato e a proteína, os derivados animais são muito calóricos. Isso significa que, em uma pequena quantidade de alimento, há muitas quilocalorias.

Além disso, os alimentos do reino animal contêm colesterol, principalmente os ovos. Ingerir colesterol nem sempre é um problema, mas, em algumas condições, é bastante nocivo. Alimentos desse reino também não contêm fibras. A fibra muscular não é a fibra que favorece nosso intestino e otimiza as funções hormonais para combater a resistência à insulina e as demais alterações hormonais.

A saciedade promovida pelos alimentos de origem animal se dá, principalmente, pelo alto teor de gordura e de proteína. O esvaziamento gástrico é mais lento na presença desses dois elementos.

Para equilibrar os macronutrientes, numa dieta com muitos alimentos derivados de animais, será necessário recorrer à ingestão de alimentos muito ricos em carboidrato, como batata e açúcar, que são péssimos para quem tem resistência à insulina. Por motivos como esse, o Guia Alimentar para a População Brasileira, do Ministério da Saúde, é categórico em sugerir que o consumo de carne não ultrapasse de 85 a 100 g por dia. O guia também não recomenda o consumo de carne submetida a altas temperaturas, como churrasco.

E se tirarmos a gordura da carne?

Essa ação ameniza o problema, mas não resolve a questão do desequilíbrio de macronutrientes, pois a carne continua com excesso de proteínas e gorduras e nenhum carboidrato. A melhor opção é substituir a carne por um alimento do grupo das leguminosas, conforme mostra a tabela comparativa a seguir:

Comparação entre as porcentagens de macronutrientes de um filé bovino (com e sem gordura) e do grupo das leguminosas

Alimento (100 kcal)	Proteína (%)	Gordura (%)	Carboidrato (%)
Filé bovino com gordura	42,3	57,7	0,0
Filé bovino sem gordura	64,0	36	0,0
Grupo das leguminosas	25,9	11,6	62,5

Queijo branco ou amarelo: qual é melhor?

Vamos comparar para descobrir. Na tabela abaixo estão os valores de macronutrientes presentes em diferentes tipos de queijo e em uma alternativa do reino vegetal, o tofu:

Comparação entre as porcentagens de macronutrientes de diversos tipos de queijo e do tofu

Alimento (100 kcal)	Proteína (%)	Gordura (%)	Carboidrato (%)
Mozarela	27,0	69,5	3,5
Queijo minas frescal	26,5	68,7	4,8
Ricota	36,1	52,4	10,8
Tofu	37,4	50,8	11,8

Observe que o teor de gordura do tofu também é elevado, mas o tipo de gordura é completamente diferente da dos outros queijos:

Comparação entre as porcentagens de gordura
de diversos tipos de queijo e do tofu

Alimento	Saturada (%)	Monoinsaturada (%)	Poli-insaturada (%)
Mozarela	68,6	29,0	2,4
Queijo minas frescal	64,8	33,0	2,3
Ricota	63,4	33,8	2,8
Tofu	15,4	19,2	65,4

Requeijão é melhor que o queijo?

Não. Na verdade, o requeijão é pior. Compare com os queijos mostrados anteriormente:

Comparação entre as porcentagens de macronutrientes
de diversos tipos de queijo e do requeijão

Alimento	Proteína (%)	Gordura (%)	Carboidrato (%)
Mozarela	27,0	69,5	3,5
Queijo minas frescal	26,5	68,7	4,8
Ricota	36,1	52,4	10,8
Requeijão	14,8	81,4	3,7

Comparação entre as porcentagens de gordura
de diversos tipos de queijo e do requeijão

Alimento	Saturada (%)	Monoinsaturada (%)	Poli-insaturada (%)
Mozarela	68,6	29,0	2,4
Queijo minas frescal	64,8	33,0	2,3
Ricota	63,4	33,8	2,8
Requeijão	67,2	31,4	1,4

Uma troca adequada é substituir o requeijão pelo homus (receita 48, página 364) ou pelo tofupiri (receita 54, página 370), que, apesar de também ser gorduroso, tem gordura de muito melhor qualidade. Compare:

Comparação entre as porcentagens de macronutrientes do requeijão, do homus e do tofupiri

Alimento	Proteína (%)	Gordura (%)	Carboidrato (%)
Requeijão	14,8	81,4	3,7
Homus	22,9	12,8	64,4
Tofupiri	18,8	66,5	14,7

Comparação entre as porcentagens de gordura do requeijão, do homus e do tofupiri

Alimento	Saturada (%)	Monoinsaturada (%)	Poli-insaturada (%)
Requeijão	67,2	31,4	1,4
Homus	17,5	27,5	55,0
Tofupiri	15,1	59,1	25,8

A partir desses dados, podemos concluir que não existe queijo magro. O que existe é queijo menos gordo, mas, mesmo assim, longe de ser adequado para quem quer reduzir o teor de gordura da dieta. Mesmo o queijo branco e o requeijão são alimentos altamente gordurosos, sendo inclusive mais gordurosos que a carne. A ricota, por exemplo, tem 52,4% do seu teor de quilocalorias oriundo de gorduras, sendo a saturada a principal delas.

Lembre-se de que a ingestão de gorduras não deve ultrapassar 35% das quilocalorias diárias, e por isso minha recomendação é eliminar ou reduzir ao máximo o consumo de queijos, de qualquer tipo, da dieta.

E de onde eu tiro cálcio?

Há várias e excelentes fontes de cálcio de origem vegetal. É possível encontrar nos mercados leites vegetais (de arroz, de aveia, de soja) fortificados com cálcio e idênticos ao leite de vaca em teor e absorção do mineral. O cálcio do tofu é de absorção similar à do leite, e algumas verduras, como couve, brócolis, mostarda, escarola, rúcula e agrião, possuem bom teor de cálcio com absorção superior à do leite de vaca. No meu livro *Alimentação sem carne – guia prático* (Editora

Alaúde, 2010) há um capítulo específico sobre esse mineral, caso você queira aprofundar seus conhecimentos.

Há quase uma neurose coletiva com relação ao cálcio, porque não sabemos exatamente quanto precisamos ingerir desse mineral por dia. Atualmente a dose recomendada é de 1.000 mg por dia, segundo a classificação internacional de Ingestão Adequada (AI). Esse tipo de classificação é feito quando não se sabe com precisão a quantidade necessária para a manutenção da saúde; assim, estipula-se uma quantidade bastante alta, que traria segurança para todas as pessoas. Mas essa é uma meta de ingestão elevada demais. Só com o passar dos anos e o aprofundamento das pesquisas saberemos o valor real necessário de ingestão.

E não confunda osteoporose com baixa ingestão de cálcio. Esse mineral é um dos constituintes dos ossos, mas as causas da osteoporose, de acordo com os atuais conhecimentos científicos, são 80% genéticas.

Alimentos do reino vegetal

Observando as características dos grupos alimentares, vemos claramente que o reino vegetal apresenta, quase sempre, maior teor de carboidrato, seguido de proteína e de gordura. Essa proporção torna mais fácil atingir os níveis de ingestão alimentar saudável. Com exceção das oleaginosas e dos óleos, todos os alimentos de origem vegetal apresentam menor teor de gordura, o que é excelente para quem quer emagrecer, pois possuem baixa densidade calórica. Isso significa que se pode comer muito mais volume com menos quicalorias.

O alto teor de fibras do reino vegetal promove maior saciedade, pois as fibras demoram a sair do estômago. Assim, é muito mais vantajoso promover a saciedade com fibras do que com gordura e proteína (provenientes do reino animal). Além disso, é necessário que as fibras passem pelo final do intestino delgado para estimular a produção de hormônios importantes, que fazem com que a insulina dure mais tempo e o pâncreas se mantenha mais protegido.

Os alimentos de origem integral são sempre melhores em comparação aos refinados, pois seu teor de fibras (além de outros elementos) é pelo menos três vezes maior.

O reino vegetal não contém colesterol. Os alimentos vegetais mais ricos em óleos são as oleaginosas, como o próprio nome sugere, e elas devem ser consumidas com moderação por quem quer emagrecer.

Com relação ao tipo de gordura, o reino vegetal apresenta mais gordura poli-insaturada. Como essa gordura pode ser tanto benéfica como maléfica, dependendo da proporção em que for ingerida, é importante que você saiba escolher as fontes mais ricas em ômega-3 (w-3) entre os óleos que adiciona ao preparo ou à finalização dos pratos. O ideal é nos alimentarmos com três partes de ômega-6 (w-6) para cada parte de ômega-3 (w-3).

A tabela a seguir mostra as proporções encontradas em oleaginosas e óleos e sua relação entre ômega-6 (w-6) e ômega-3 (w-3). Observe que o uso de óleo de linhaça, ou da própria semente, assim como o de chia, favorece uma maior ingestão de ômega- 3, permitindo o uso de óleos com mais ômega-6.

Relação entre w-6 e w-3 de diversos alimentos

Alimentos com a melhor relação entre ômega-6 e ômega-3			
Alimento (100 g)	Teor de w-6 (g)	Teor de w-3 (g)	Relação w-6 : w-3
Óleo de linhaça	12,7	53,3	1 para 4
Óleo de canola	18,8	6,3	3 para 1
Azeite de oliva	9,7	0,7	13,7 para 1
Óleo de soja	51,0	6,8	7,5 para 1
Linhaça (semente)	5,4	19,8	1 para 3,6
Chia (semente)	5,8	17,5	1 para 3
Nozes, crua	35,3	8,8	4 para 1
Alimentos com a pior relação entre ômega-6 e ômega-3			
Alimento (100 g)	Teor de w-6 (g)	Teor de w-3 (g)	Relação w-6 : w-3
Óleo de girassol	3,6	0,12	30 para 1
Óleo de milho	53,5	1,16	46 para 1
Óleo de gergelim	41,3	0,3	137 para 1
Óleo de coco	1,8	0	—

Apesar de a relação entre w-6 e w-3 ser muito importante e de precisarmos nos esforçar para atingir esse equilíbrio, é muito mais interessante, especialmente para quem geralmente come quantidades maiores, reduzir o teor de w-6 em vez de aumentar o de w-3. Isso porque esses dois nutrientes precisam ser ativados pelo nosso organismo, e a ativação do w-6 é mais favorecida do que a do w-3. Quando o teor de w-6 é reduzido, automaticamente a conversão do w-3 na sua forma ativa aumenta. Se quiser saber mais, consulte o capítulo detalhado sobre o w-3 no meu livro *Alimentação sem carne – guia prático* (Editora Alaúde, 2010).

Não há melhor dieta para emagrecer e manter o peso do que a exclusivamente baseada em alimentos vegetais. Não estou dizendo que você tem que se tornar vegetariano para emagrecer, pois isso seria uma grande mentira, mas é fato que quanto mais vegetariana for sua dieta, mais facilmente os ajustes metabólicos no seu organismo vão acontecer.

Fruta não é frutose

Como vimos, a glicose e a frutose são dois tipos de carboidrato, e a frutose é erroneamente conhecida como o carboidrato das frutas. Mas, na verdade, ela é a menor parte do carboidrato presente nesses alimentos. Observe a tabela a seguir, que prova isso mostrando a quantidade geral de carboidrato e de frutose em 100 g de diversas frutas, e a porcentagem de frutose que corresponde ao carboidrato total.

Porcentagem de frutose em 100 g de fruta

Fruta (100 g)	Carboidrato (g)	Frutose (g)	Porcentagem de frutose (%)
Abacaxi (cru)	11,8	1,9	16,4
Abacate (cru)	8,5	0,1	1,4
Ameixa (crua)	11,4	3,1	26,9
Ameixa (seca)	63,9	12,5	19,5
Banana (crua)	22,8	4,9	21,2
Damasco (seco)	62,6	12,5	19,9
Figo (seco)	63,9	22,9	35,9
Kiwi (cru)	14,7	4,4	29,7
Maçã (crua)	13,8	5,9	42,7
Melancia	7,6	3,4	44,5
Melão	8,2	1,9	22,9
Pera (crua)	15,5	6,2	40,3

Fruta (100 g)	Carboidrato (g)	Frutose (g)	Porcentagem de frutose (%)
Pêssego	9,5	1,5	16,0
Tangerina	13,3	2,4	18,0
Uva-passa	79,2	29,7	37,5

Assim, é importante saber que as frutas contêm frutose, mas não são constituídas prioritariamente por esse tipo de carboidrato.

Há diferenças entre a sinalização da saciedade no cérebro feita pela frutose e pela glicose. A frutose entra nas células sem precisar de insulina e, além disso, sinaliza muito menos saciedade ao cérebro do que a glicose. Por causa dessas diferenças, alguns cientistas têm a visão equivocada que quem quer emagrecer não deve comer frutas.

Muita calma nessa hora! Vamos por partes. Primeiro, é preciso dizer que os estudos mostram essas diferenças entre a ingestão de frutose e de glicose, mas especialmente com a infusão desses nutrientes puros em cérebro de animais. Isso realmente ocorre, mas o que é errado é pensar que esse fato indica que não devemos comer frutas.

Como acabamos de ver, a frutose é a menor parcela do carboidrato das frutas. Além disso, também já vimos no capítulo 5 (página 63) como o sistema de saciedade funciona e como é integrado a vários fatores diferentes. Ao ingerir frutas, você consegue promover a saciedade devido ao volume do estômago distendido, devido às fibras que a fruta contém e devido à melhora da resistência à insulina, especialmente se trocar os doces por esse tipo de alimento. Assim, as frutas podem ser úteis no processo de emagrecimento. Não fique com medo da frutose, e muito menos das frutas.

Matemática é fundamental

Apesar de a matemática ser fundamental para o entendimento de diversos aspectos da nossa vida, percebo que ela é deixada de lado em algumas questões nutricionais, e isso faz as pessoas se confundirem.

Imagine que uma pessoa ganha R$ 100 por hora trabalhada e outra ganhe R$ 50. Ambas trabalham cinco dias por semana. Ao final de uma semana, quem ganha mais dinheiro? É impossível responder se não soubermos quantas horas por dia cada uma trabalha. Ao final de uma semana, elas podem ter ganhado a mesma quantia caso a pessoa que ganhe mais por hora trabalhe quatro horas por dia e a que ganhe menos trabalhe oito horas por dia. Na nutrição, as contas também funcionam dessa maneira. Dou um exemplo. O ferro da carne tem uma absorção de cerca de 18%. O das leguminosas, de 10%. Quando se deparam com esses dados, as pessoas normalmente pensam que o ferro da carne supre melhor as necessidades humanas e que esse mineral é mais bem absorvido quando oriundo de alimentos de origem animal. Ledo engano! Os dados que forneci estão incompletos, pois eu não informei a quantidade de ferro presente nesses dois grupos alimentares. Em 190 kcal de carne vermelha há, em média, 1,9 mg de ferro. Em 190 kcal de leguminosas há 4,2 mg. Veja: se absorvermos 18% de 1,9 mg, teremos absorvido 0,34 mg. Se absorvermos 10% de 4,2 mg, teremos absorvido 0,42 mg.

Assim, lembre-se: é preciso ter todos os dados da equação antes de chegar a um resultado. Toda vez que você quiser fazer um cálculo desse tipo, é importante saber a quantidade de nutrientes no alimento, quanto você está ingerindo e de quanto é a sua necessidade. Precisamos absorver de 1 a 2 mg de ferro por dia, ou seja, as quantidades que calculamos ainda são insuficientes para as necessidades diárias.

Algumas pessoas, pensando no sofrimento dos animais, defendem a adoção de uma dieta vegetariana e criticam a mera redução do consumo de carne. Veja a matemática falhando nesse raciocínio, como se fosse tudo ou nada. A redução do sofrimento dos animais será muito maior se toda a população mundial reduzir o consumo de carne em 50% do que se 10% se tornar vegetariana. Ou se 50% da população se tornar vegetariana e os demais 50% reduzirem o consumo de carne pela metade. Obviamente, se toda a população mundial virasse vegetariana, o impacto seria muito maior.

Capítulo 11

QUEM QUER EMAGRECER DEVE COMER MAIS

Quanto cabe no seu estômago

O estômago de um adulto tem capacidade para comportar, em média, 1.500 ml, e é possível preenchê-lo de inúmeras formas, como mostra a tabela abaixo:

Quantidade necessária de alimentos para preencher completamente o estômago

Alimento (1.500 ml)	Quantidade (g)	Quilocalorias (kcal)
Água	1.500	0
Verduras cruas	300	54
Legumes crus	1.050	215
Suco de laranja	1.500	495
Frutas cruas (salada de frutas)	1.000	539
Leite de vaca	1.500	915
Tofu cru	1.560	998
Arroz integral cozido	1.050	1.297
Arroz Branco cozido	1.050	1.347
Feijão carioca cozido	1.800	1.376
Carne de peixe cozida	1.560	1.560
Macarrão integral cozido	1.200 (522 cru)	1.677
Carne de frango cozida (peito desfiado)	1.050	1.710

Alimento (1.500 ml)	Quantidade (g)	Quilocalorias (kcal)
Macarrão branco cozido	1.200 (522 cru)	1.937
Ovo cozido	1.500	2.186
Sorvete	1.500	2.813 (massa) e 1.800 (sorbet)
Queijo cottage	1.500	2.940
Queijo branco	1.500	3.964
Carne bovina sem gordura moída, cozida	2.100	4.500
Queijo mozarela	1.500	4.948
Oleaginosas cruas (amêndoas e castanhas de caju)	1.140	6.300
Açúcar	1.650	6.383
Leite condensado	2.250	7.033
Carne bovina com gordura moída, cozida	2.100	7.400
Manteiga	1.500	11.363
Chocolate ao leite	2.250	12.141
Óleo	1.500	13.260

Observe que se você preencher seu estômago com 1.500 ml de água não terá ingerido absolutamente nada de quilocalorias, mas, se preenchê-lo com óleo, terá consumido 13.260 kcal. Se preenchê-lo com a mesma quantidade de leite condensado, terá ingerido 7.033 kcal.

O IMC dos alimentos

Para facilitar o entendimento, inventei o Índice de Massa Corporal (IMC) comparativo dos alimentos, que classifica os alimentos em superobesos, obesos e eutróficos, assim como o IMC normal classifica as pessoas. O IMC dos alimentos não é uma classificação científica, mas uma forma que criei para ajudar as pessoas a memorizar os alimentos que favorecem o emagrecimento. Considere que quanto maior a quantidade de alimentos superobesos você ingerir, mais superobeso você tende a ficar. Da mesma forma, alimentos eutróficos levam a um peso eutrófico, ou normal. Veja a tabela a seguir.

Para chegar a esta classificação, utilizei o teor de gordura, de proteína e de carboidrato dos alimentos, a quantidade de fibras, o volume e o tipo de gordura. Também considerei os alimentos mais consumidos por pessoas acima do peso e quanto elas costumam ingerir quando comem em excesso.

Índice de Massa Corporal (IMC) dos alimentos

Diagnóstico	Exemplos de alimentos com IMC semelhante
Superobeso	Óleos e gorduras (animais e vegetais), frituras, açúcares, doces, mel, melado de cana, refrigerantes
Obesidade grau III (mórbida)	Queijos (amarelos e brancos)
Obesidade grau II (severa)	Carnes e álcool
Obesidade grau I	Carnes magras, oleaginosas
Sobrepeso	Leite, ovo, peixe, cereais refinados, vegetais amiláceos (batatas)
Peso normal (eutrófico)	Cereais integrais, leguminosas, frutas
Peso baixo	Hortaliças (verduras e legumes)

Lembre-se de que você não deve levar em consideração apenas a classificação do alimento, mas também a quantidade que come dele. Se a base da sua dieta é constituída por alimentos que considerei eutróficos, a ingestão ocasional de uma pequena porção de um alimento superobeso não necessariamente o engordará. No entanto, se você consome regularmente uma quantidade considerável de um alimento superobeso, o consumo de uma pequena, ou até mesmo moderada, quantidade de alimentos eutróficos não vai fazer você emagrecer.

De forma simples e prática, se você fizer as trocas que recomendo, seu emagrecimento será mais fácil.

Troque alimentos refinados por alimentos integrais

Essas substituições são simples de se fazer, pois basta trocar um alimento refinado por sua versão integral (por exemplo, trocar o arroz branco pelo integral).

Comparação entre 300 kcal de alimentos refinados e suas versões integrais

300 kcal de alimento refinado	300 kcal de alimento integral
83,7 g de arroz branco cru (contém 1,34 g de fibra)	83,3 g de arroz integral cru (contém 4 g de fibra)
80,8 g de macarrão branco cru (contém 2,3 g de fibra)	93,3 g de macarrão integral cru (contém 4 g de fibra)
100 g de pão francês (contém 2,3 g de fibra)	118,6 g de pão de fôrma integral (contém 8,17 g de fibra)

Fique atento

Por lei, a ordem dos ingredientes no rótulo dos produtos é decrescente de acordo com a quantidade, ou seja, o primeiro ingrediente é o de maior quantidade e o último, o de menor. Com essa informação em mente, podemos detectar algumas armadilhas. Por exemplo, um pão pode ser anunciado como integral, mas o primeiro ingrediente do rótulo é a farinha branca. Você vai encontrar muitos exemplos como esse se começar a prestar atenção nos rótulos dos produtos.

Troque doces por frutas

Comparação entre 500 kcal de doces e frutas

500 kcal de doce	500 kcal de fruta
93 g de chocolate ao leite	509 g de banana-prata
124,3 g de brigadeiro	505 g de salada de frutas
260 g de sorvete	945 g de uva itália crua
126 g de torta de limão	1.322 g de poncã crua
274 g de pudim de leite	1.658 g de morango cru
172 g de doce de leite cremoso	986 g de manga tommy crua
276,2 g de pavê de chocolate	519 g de abacaxi com raspas de limão
152,4 g de leite condensado	1.102 g de mamão formosa

Troque frituras por alimentos crus ou cozidos

Comparação entre 250 kcal de alimentos fritos e crus ou cozidos

250 kcal de alimentos fritos	250 kcal de alimentos crus ou cozidos
100 g de banana à milanesa	200 g de banana-prata
164 g de couve-flor à milanesa	609 g de couve-flor cozida
120 g de quibe frito	310 g de tabule (receita 25)
97g de hambúrguer bovino frito	213 g de hambúrguer de lentilha (receita 36)
104 g de ovo frito ou 93,3 g de omelete com queijo	400 g de omelete de tofu (receita 55)
89,2 g de batata frita	294 g de batata cozida
70 g de aipim frito	208 g de aipim cozido

Troque carnes por leguminosas

A carne contém elevado teor de gordura, o que faz uma pequena quantidade ser bastante calórica. As leguminosas (feijão, grão-de-bico, lentilha etc.) são suas melhores substitutas. O Ministério da Saúde preconiza o consumo de no máximo 100 g de carne por dia, o que equivale a 190 kcal, dependendo do corte da carne. Veja abaixo algumas substituições que você pode fazer com essa quantidade.

Comparação entre 190 kcal de carnes e leguminosas

190 kcal de carnes	190 kcal de leguminosas
97,9 g de contrafilé sem gordura grelhado	215 g de ervilha em vagem
86,3 g de filé-mignon sem gordura grelhado	57,7 g de feijão-carioca cru
97,9 g de músculo bovino sem gordura cozido	56 g de feijão-fradinho cru
114,5 g de atum conservado em óleo	58,7 g de feijão-preto cru
113,7 g de coxa de frango sem pele cozida	56,4 g de feijão-rosinha cru
119,5 g de peito de frango sem pele cozido	53,5 g de grão-de-bico cru
47,2 g de costela de porco assada	56 g de lentilha crua
78 g de filé de salmão sem pele grelhado	58 g de feijão-jalo cru

Observe que, depois de cozidos, os feijões triplicam ou até quadriplicam de volume, dependendo da forma como são feitos.

Outro grupo de alimentos que merece nossa atenção são os frios. Eles são altamente nocivos à saúde e estão fortemente relacionados ao câncer de intestino grosso. Estudos apontam que para cada 25 g de frios ingeridos diariamente, o risco desse tipo de câncer aumenta 49%. Veja a seguir como você pode substituí-los por alimentos saudáveis.

Comparação entre 100 kcal de frios e alimentos substitutos

100 kcal de frios	100 kcal de substitutos
31 g de copa	105 g de homus sem tahine (receita 48)
37 g de mortadela	137 g de babaganuche sem tahine (receita 50)
78 g de presunto	215 g sardella (receita 52)
25 g de salame	20 g de salaminho macrobiótico (receita 53)

Muitas pessoas costumam ingerir cerca de 1.000 kcal só de carne por dia. Além de esse valor estar bem acima do recomendado pelo Ministério da Saúde, lembre-se de que se você retirar 500 kcal da sua dieta diária perderá de 2 a 4 kg em um mês. Assim, se abandonar a carne no jantar e reduzir a quantidade dela no almoço, já começará a emagrecer.

A tabela abaixo mostra algumas maneiras de substituir a carne em uma refeição. Repare que a quantidade de alimento consumida será maior, fazendo você se sentir mais saciado com menor ingestão calórica.

Comparação entre carnes e alimentos substitutos
e seus valores calóricos

Carne	Alimento substituto
250 g de contrafilé sem gordura grelhado (485 kcal)	560 g de feijão cozido (receita 32)
250 g filé de salmão sem pele grelhado (424 kcal)	1.100 g de tofu xadrez (receita 37)
250g de peito de frango sem gordura grelhado (398 kcal)	400 g de sopa de ervilha (receita 41)

Troque leite, queijos e ovos por alimentos ricos em cálcio

Comparação entre 300 kcal de queijos e alimentos substitutos ricos em cálcio

300 kcal de queijos	300 kcal de alimentos ricos em cálcio
92,3 g de queijo mozarela	468,7 g de tofu
105,2 g de queijo polenguinho	220 g de espetinho de tofu (receita 39)
116,7 g de requeijão	243 g de tofupiri (receita 54)
83,8 g de queijo parmesão	120 g de bacon de tofu (receita 40)
86,5 g de queijo prato	226 g de pesto (receita 51)
84,9 g de queijo minas padrão	297 g de bolinho de tofu (receita 38)

Comparação entre 120 kcal de leite e alimentos substitutos ricos em cálcio

Teor calórico em 120 kcal	Teor calórico em 120 kcal
190,4 ml de leite de vaca integral	250 ml de suco verde (receita 57)
333 ml de leite de vaca desnatado	258 ml de leite de soja (ou de aveia) fortificado com cálcio

Como você pode perceber, algumas trocas podem fazê-lo comer uma quantidade muito maior de alimentos, mas com muito menos ganho calórico. As fotos a seguir, que comparam versões mais e menos saudáveis de uma refeição similar, provam que isso é possível.

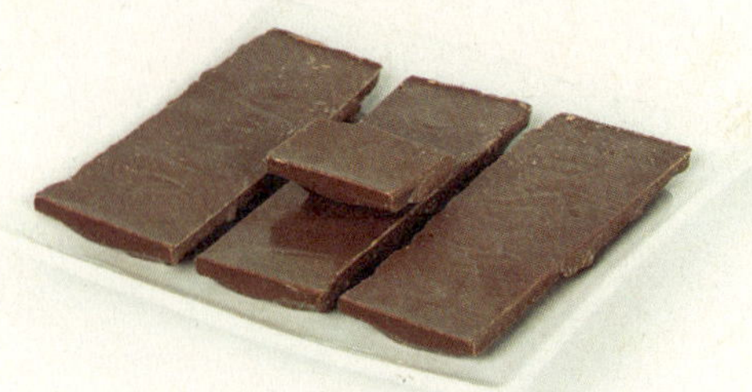

Chocolate ao leite, 93 g

Porção (500 kcal)

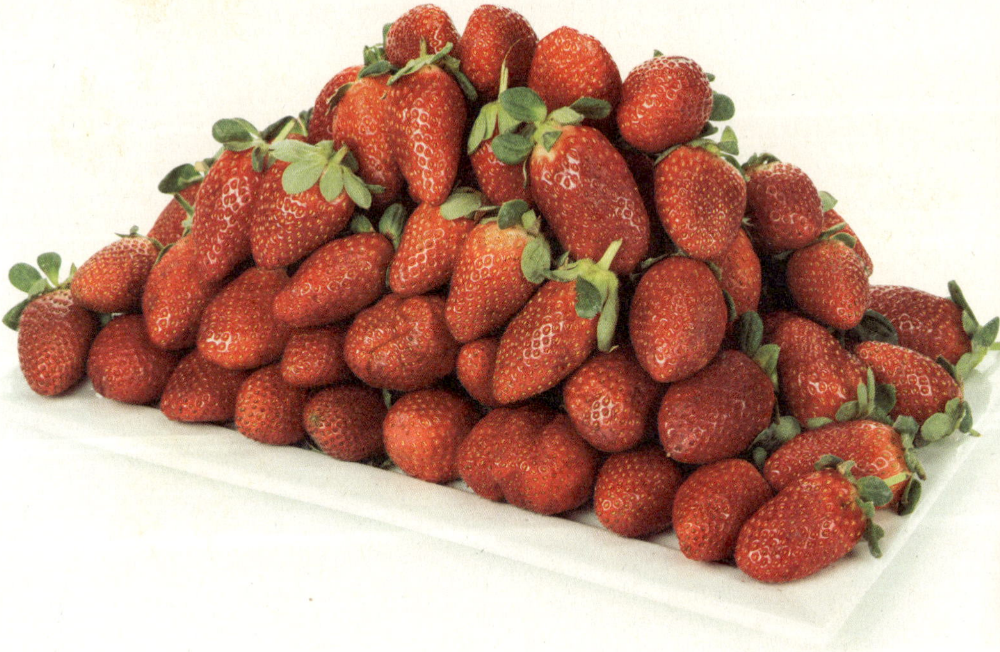

Morangos, 1.658 g, ou 98 unidades grandes

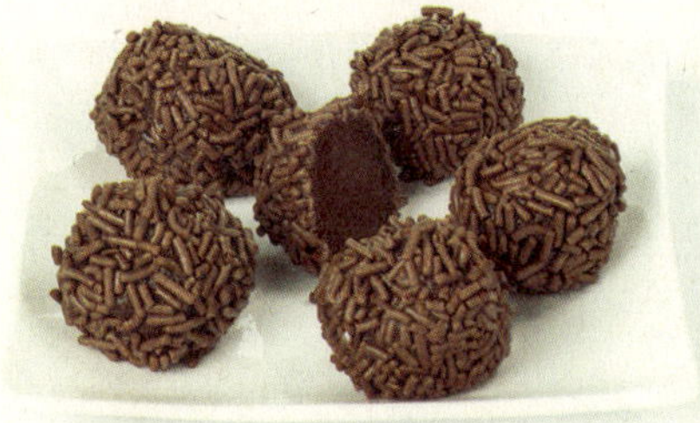

Brigadeiro, 124,3 g

Porção (500 kcal)

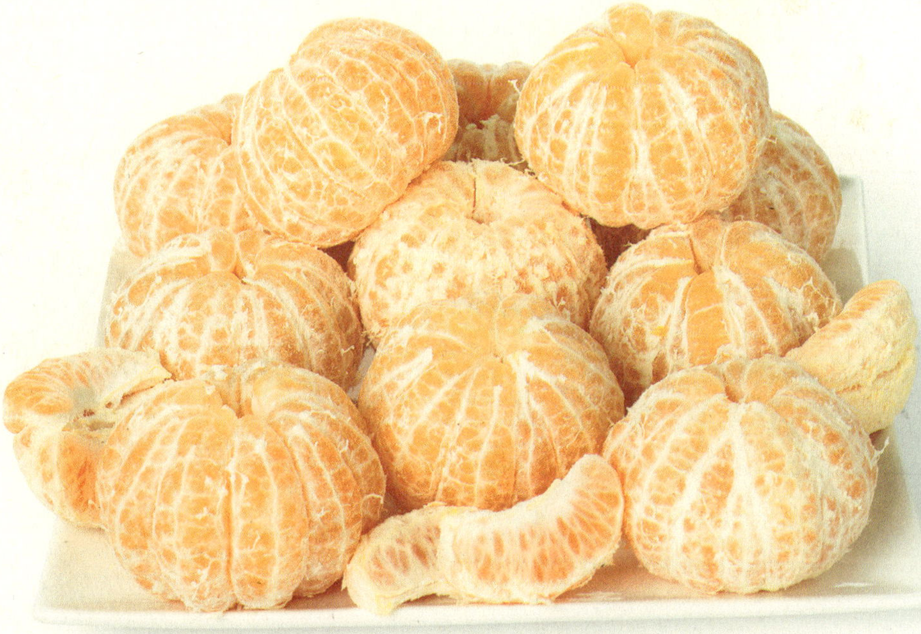

Mexerica, 1.322 g, ou 11,5 unidades

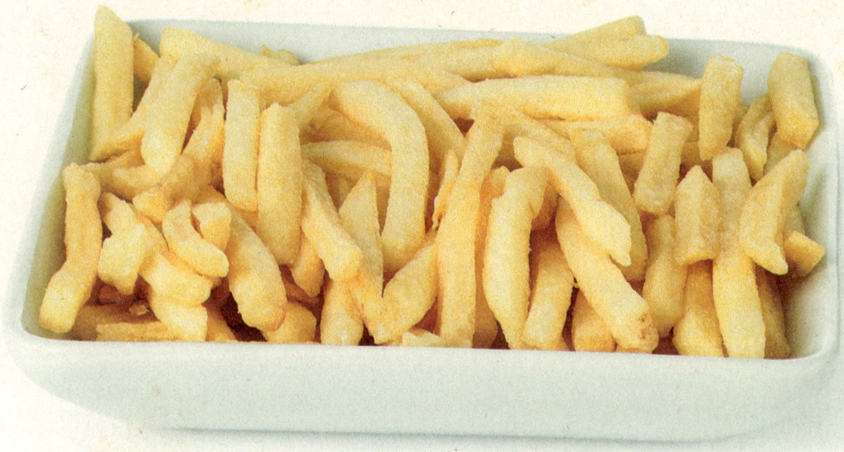

Batata inglesa frita, 178,5 g

Porção (500 kcal)

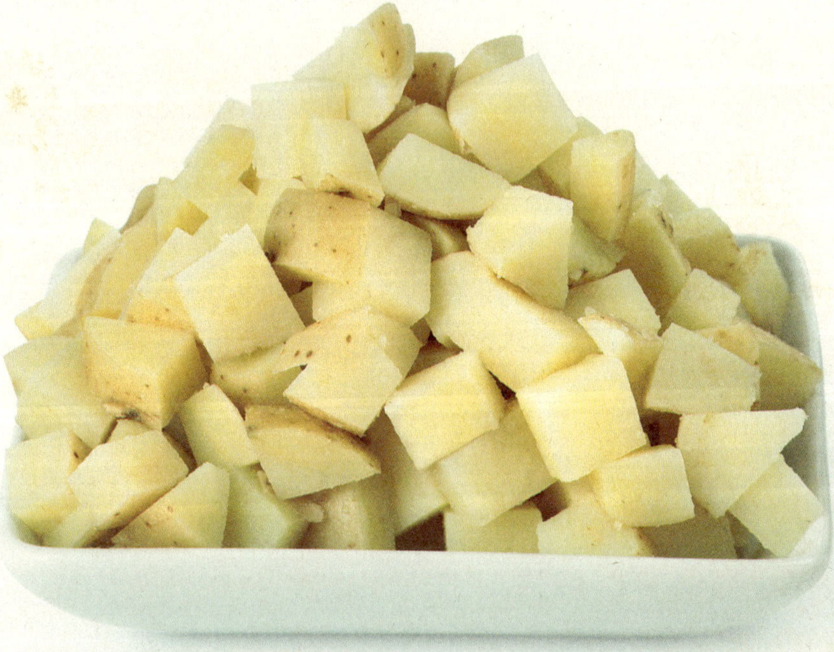

Batata cozida, 588 g

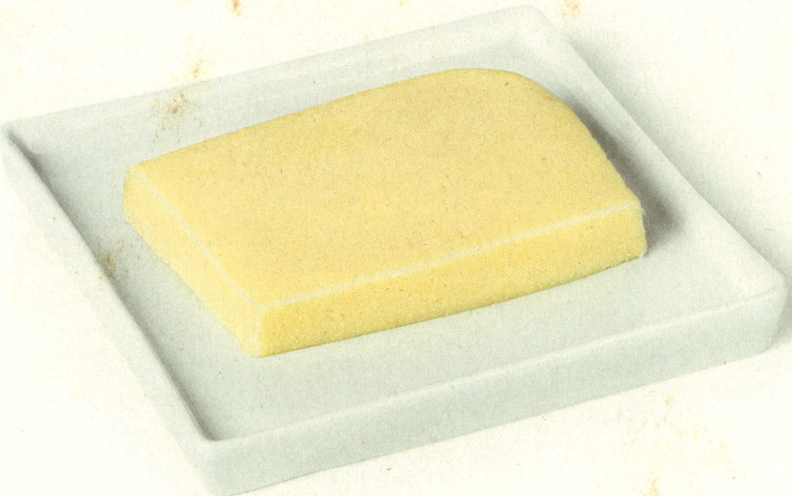

Queijo mozarela, 93,3 g

Porção (300 kcal)

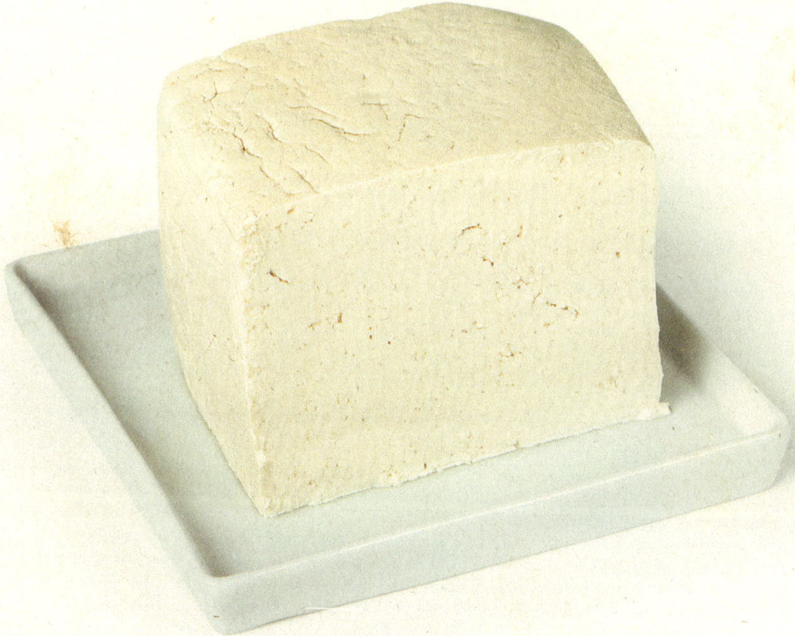

Tofu, 468,7 g

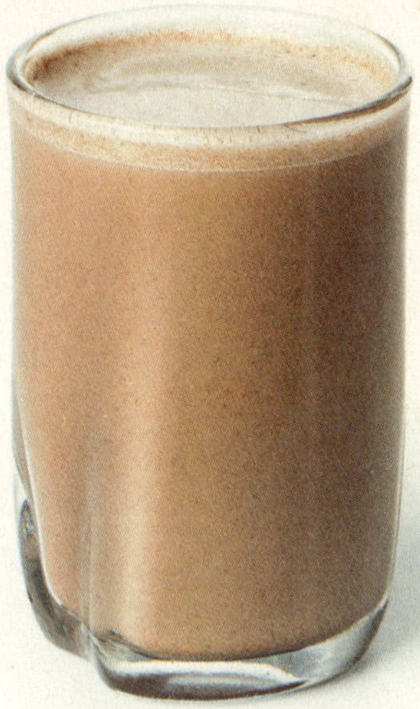

Leite com achocolatado, 200 ml

Porção (166 kcal)

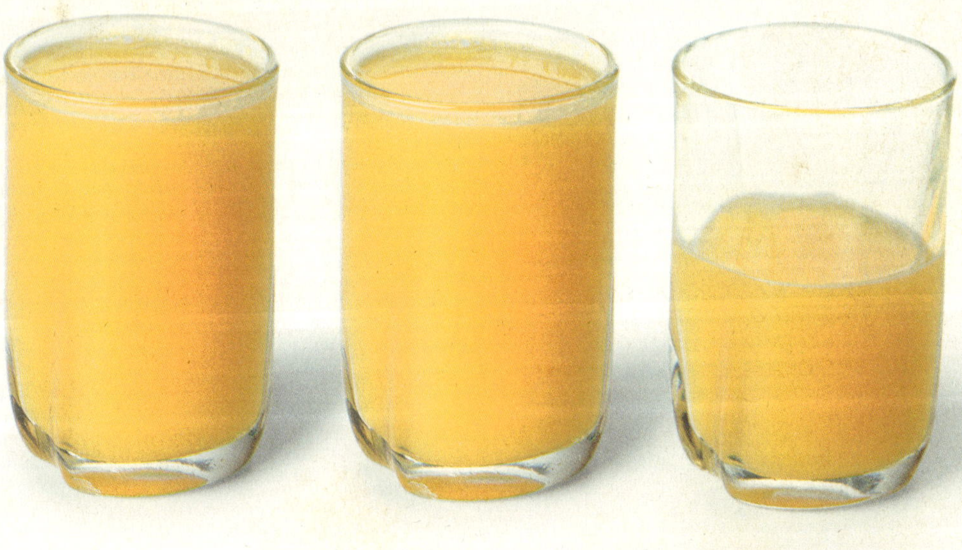

Suco de laranja, 503 ml

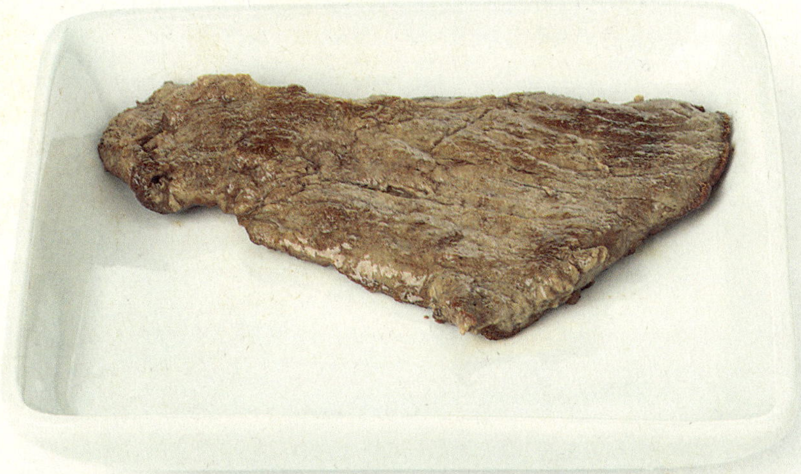

Filé-mignon sem gordura grelhado, 86,3 g

Porção (190 kcal)

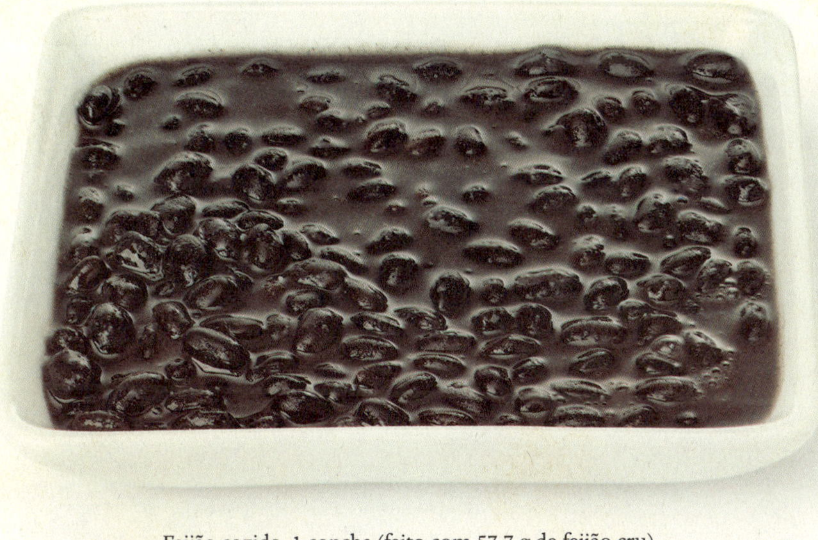

Feijão cozido, 1 concha (feito com 57,7 g de feijão cru)

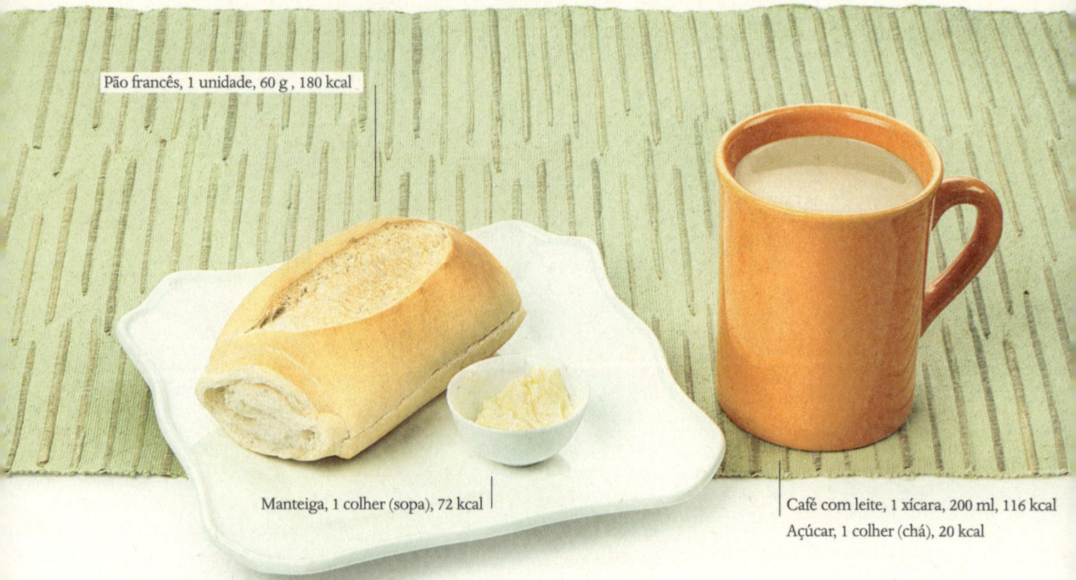
Pão francês, 1 unidade, 60 g , 180 kcal
Manteiga, 1 colher (sopa), 72 kcal
Café com leite, 1 xícara, 200 ml, 116 kcal
Açúcar, 1 colher (chá), 20 kcal

Café da manhã (388 kcal)

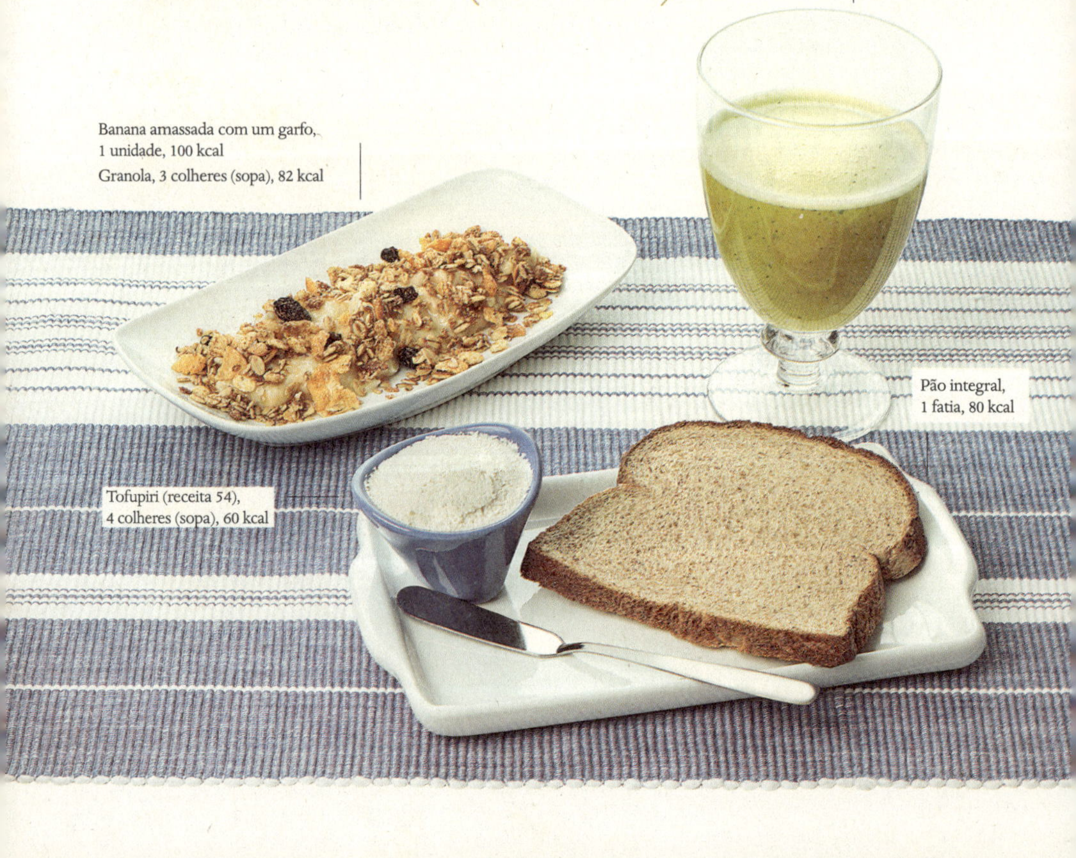
Suco de laranja
com hortelã, 200 ml, 66 kcal
Banana amassada com um garfo,
1 unidade, 100 kcal
Granola, 3 colheres (sopa), 82 kcal
Pão integral,
1 fatia, 80 kcal
Tofupiri (receita 54),
4 colheres (sopa), 60 kcal

Pão branco de hambúrguer, 1 unidade, 50 g, 141 kcal
Hambúrguer bovino, 160 g, 284 kcal
Mozarela, 2 fatias, 50 g, 165 kcal
Mostarda, 1 colher (sopa), 12 kcal
Maionese, 2 colheres (sopa), 94 kcal
Ketchup, 1 colher (sopa), 12 kcal

Refrigerante tipo cola, 1 lata, 350 ml, 149 kcal

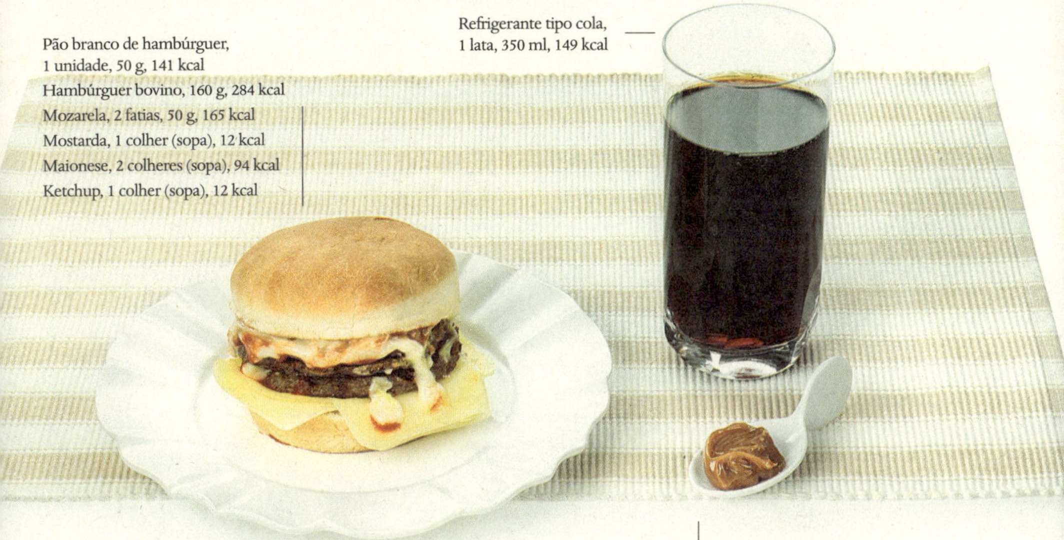

Doce de leite, 1 colher (sopa), 61 kcal

Lanche (918 kcal)

Pão integral, 6 fatias, 480 kcal
Tofu grelhado, 230 g, 147 kcal
Babaganuche sem tahine (receita 50), 4 colheres (sopa), 64 kcal
Abobrinha grelhada, 1 unidade, 200 g, 48 kcal
Tomate seco, azeitona e champignon, 20 g, 51,6 kcal
Alface, rúcula, tomate e cenoura, 100 g, 10 kcal

Suco verde, 200 ml, 66 kcal

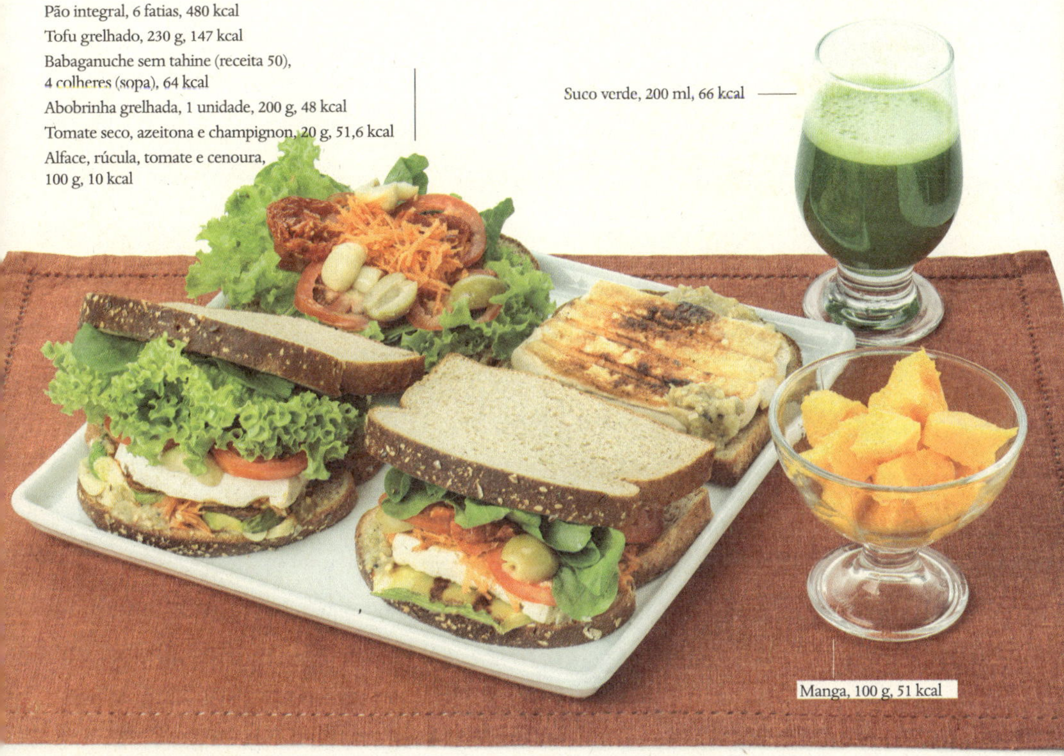

Manga, 100 g, 51 kcal

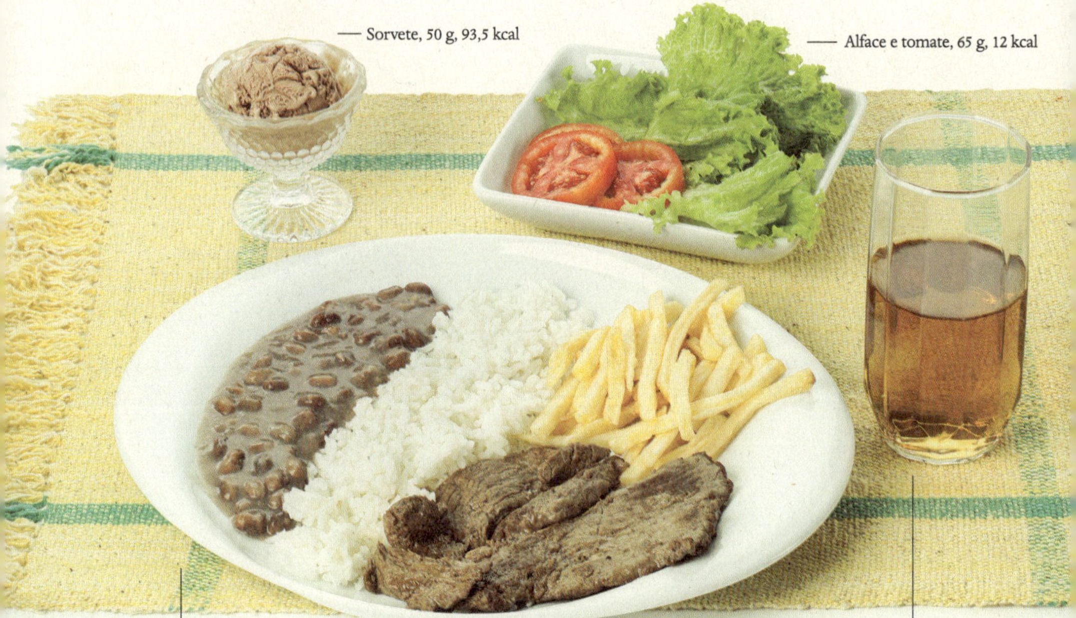

Sorvete, 50 g, 93,5 kcal

Alface e tomate, 65 g, 12 kcal

Arroz branco, 100 g, 128 kcal; Feijão, 100 g, 76 kcal; Bife, 150 g, 292 kcal; Batata frita, 50 g, 250 kcal

Refrigerante de guaraná, 200 ml, 80 kc

Prato típico brasileiro (932 kcal)

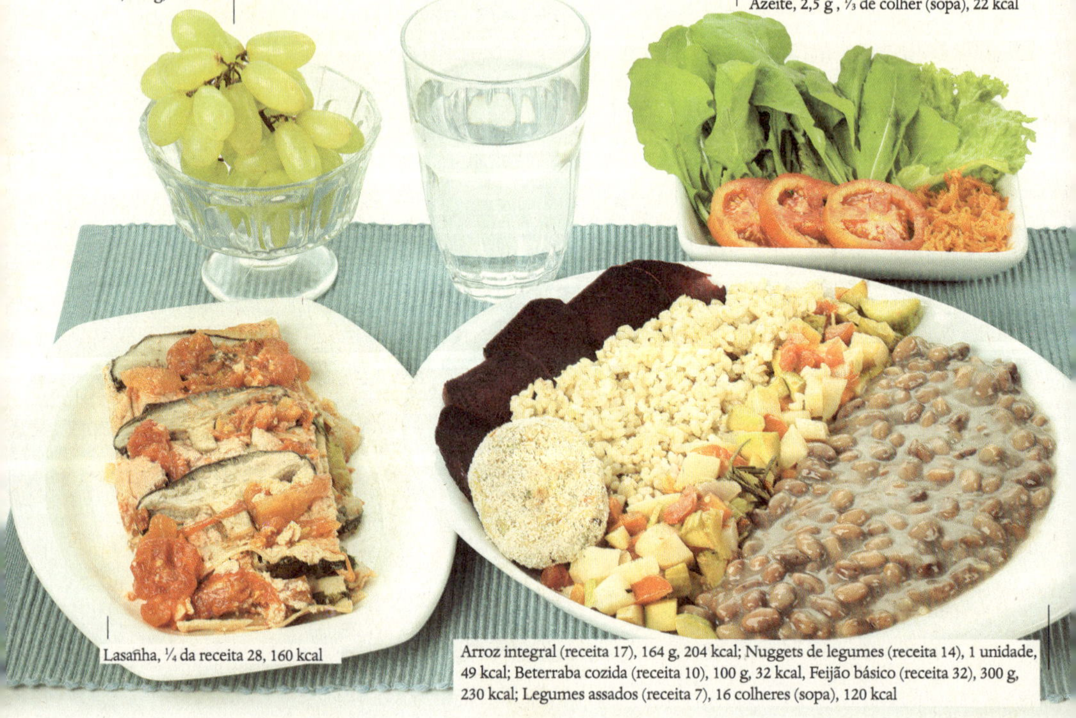

Uva, 189 g, 100 kcal

Alface, cenoura, rúcula e tomate, 75 g, 15 kcal
Azeite, 2,5 g , ⅓ de colher (sopa), 22 kcal

Lasanha, ¼ da receita 28, 160 kcal

Arroz integral (receita 17), 164 g, 204 kcal; Nuggets de legumes (receita 14), 1 unidade, 49 kcal; Beterraba cozida (receita 10), 100 g, 32 kcal, Feijão básico (receita 32), 300 g, 230 kcal; Legumes assados (receita 7), 16 colheres (sopa), 120 kcal

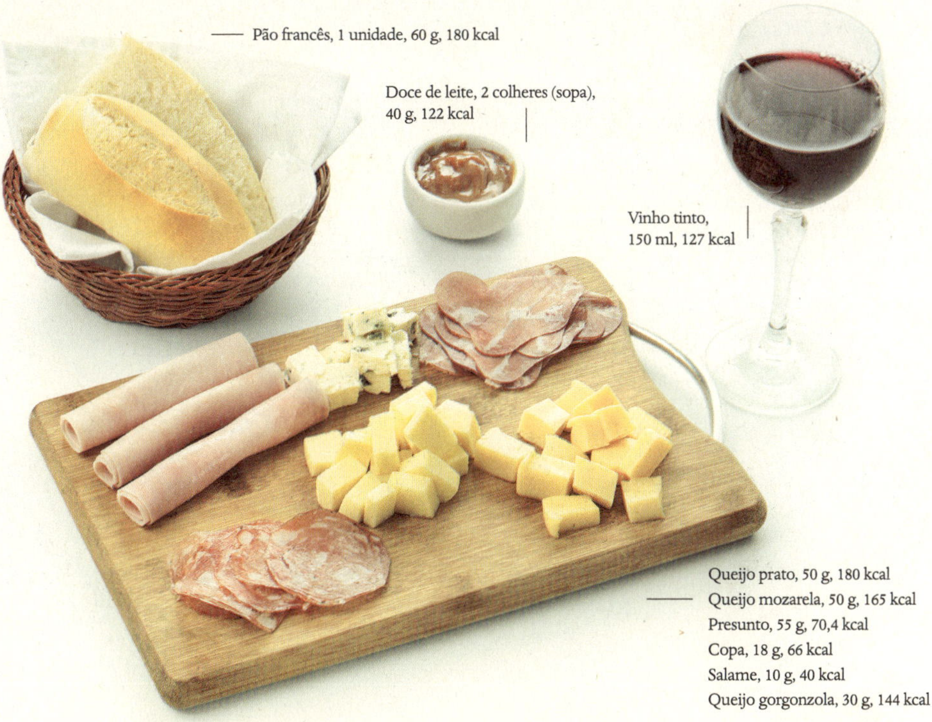

Pão francês, 1 unidade, 60 g, 180 kcal

Doce de leite, 2 colheres (sopa), 40 g, 122 kcal

Vinho tinto, 150 ml, 127 kcal

Queijo prato, 50 g, 180 kcal
Queijo mozarela, 50 g, 165 kcal
Presunto, 55 g, 70,4 kcal
Copa, 18 g, 66 kcal
Salame, 10 g, 40 kcal
Queijo gorgonzola, 30 g, 144 kcal

Tábua de frios (1.094 kcal)

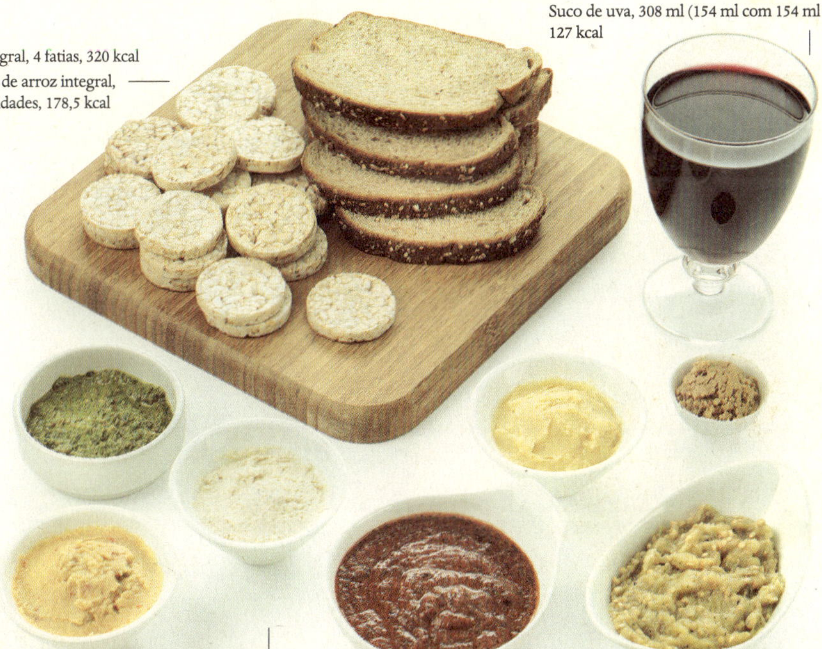

Suco de uva, 308 ml (154 ml com 154 ml de água), 127 kcal

Pão integral, 4 fatias, 320 kcal
Bolacha de arroz integral, 21 unidades, 178,5 kcal

Homus com tomate seco (receita 49), 4 colheres (sopa), 100 kcal; Pesto (receita 51), 2 colheres (sopa), 20 kcal; Tofupiri (receita 54), 3 colheres (sopa), 45 kcal; Sardella (receita 52), 11 colheres (sopa), 66 kcal; Homus sem tahine (receita 48), 5 colheres (sopa), 100 kcal; Babaganuche sem tahine (receita 50), 6 colheres (sopa), 76,8 kcal; Salaminho macrobiótico (receita 53), 2 colheres (sopa), 60 kcal

Torta de limão, 100 g, 150 kcal

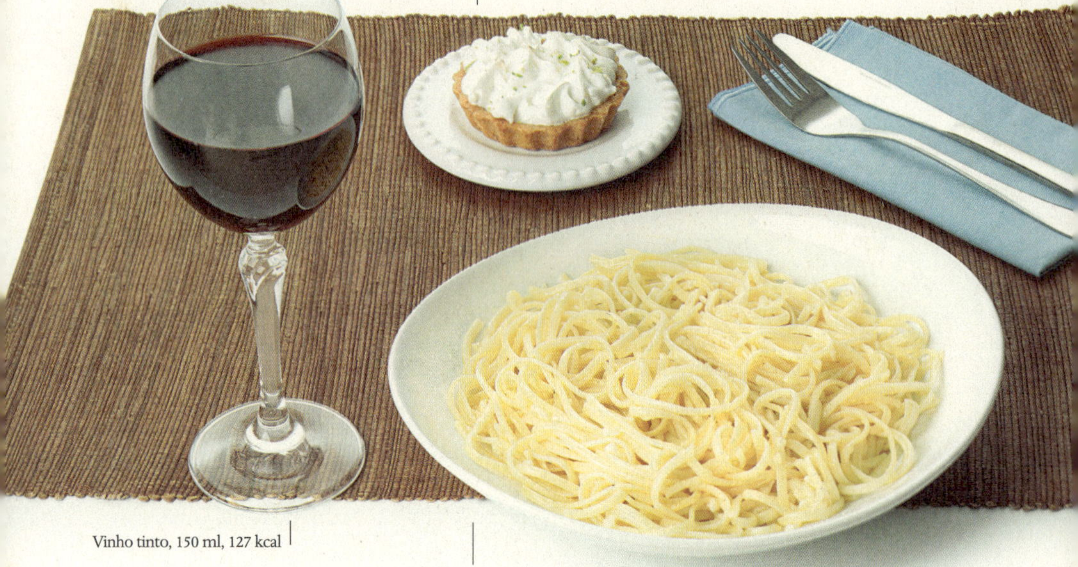

Vinho tinto, 150 ml, 127 kcal

Macarrão branco, 100 g, 371 kcal; Azeite, 3 colheres (sopa), 210 kcal; Alho, 3 unidades, 18 g, 20,34 kcal

Massa (878 kcal)

Suco de uva, 308 ml (154 ml com 154 ml de água), 127 kcal

Salada de frutas, 150 g, 150 kcal

Macarrão integral, 162 g, 472,7 kcal
Molho de tomate (receita 6), receita inteira, 129,4 kcal

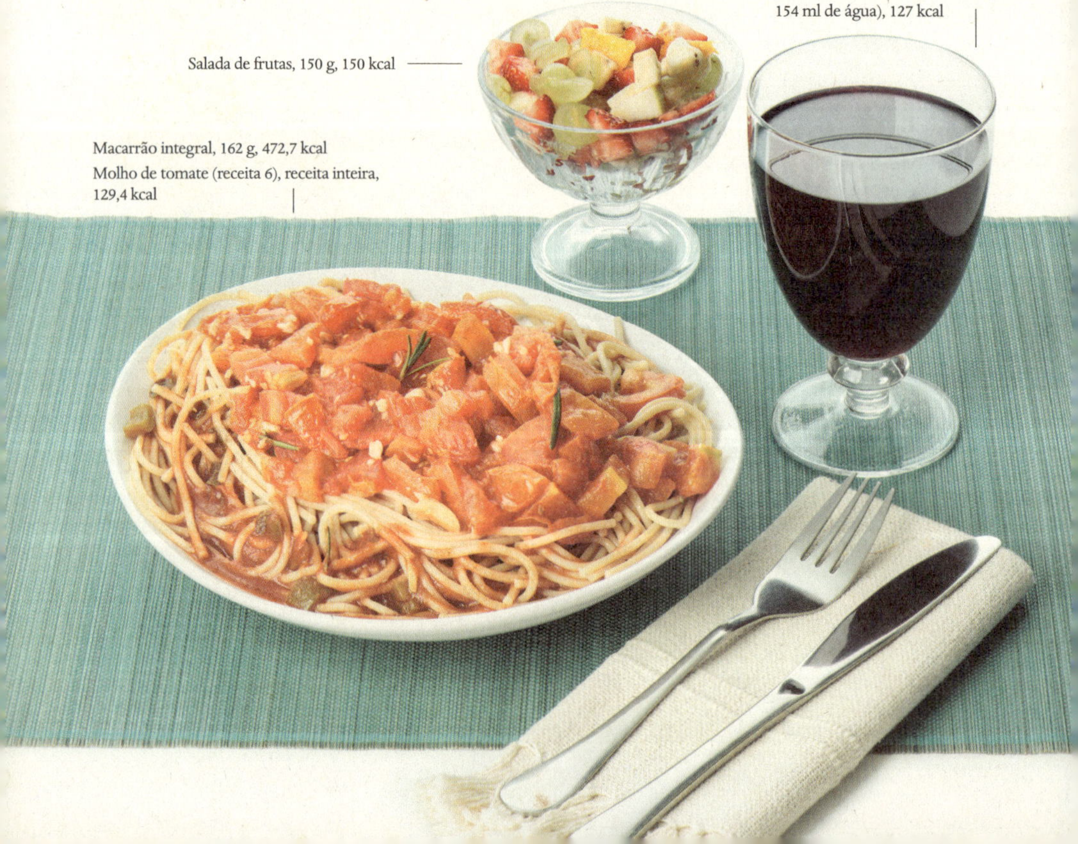

Pudim, 100 g, 103 kcal

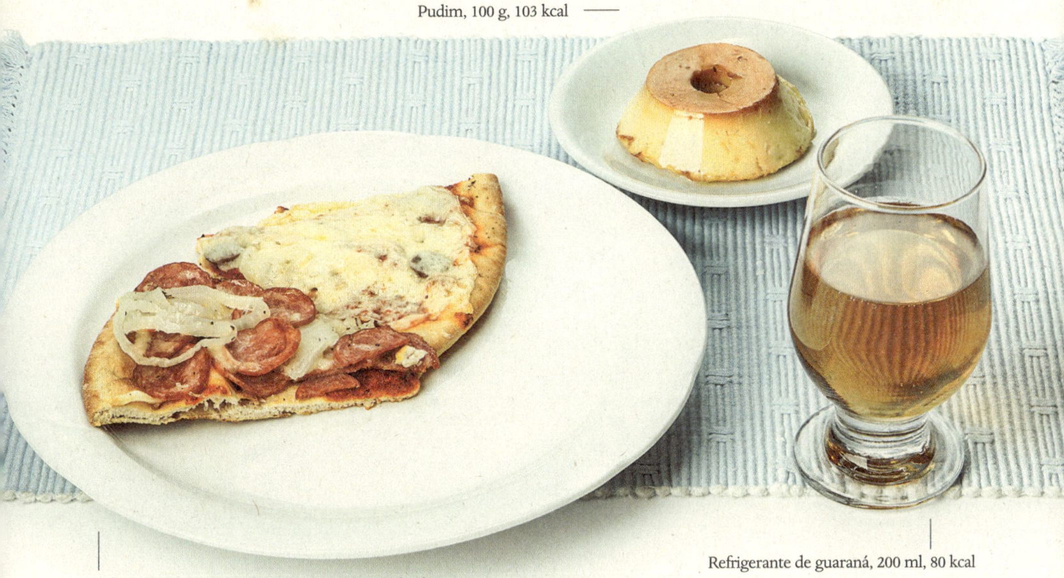

Pizza, 1 fatia de calabreza e 1 fatia de mozarela, 507 kcal

Refrigerante de guaraná, 200 ml, 80 kcal

Pizza (690 kcal)

Abacaxi, 1 fatia, 50 kcal

Pizza vegetariana (receita 29), 3½ pedaços, 524 kcal

Azeite, 5,5 g, ⅔ de 1 colher (sopa), 48 kcal

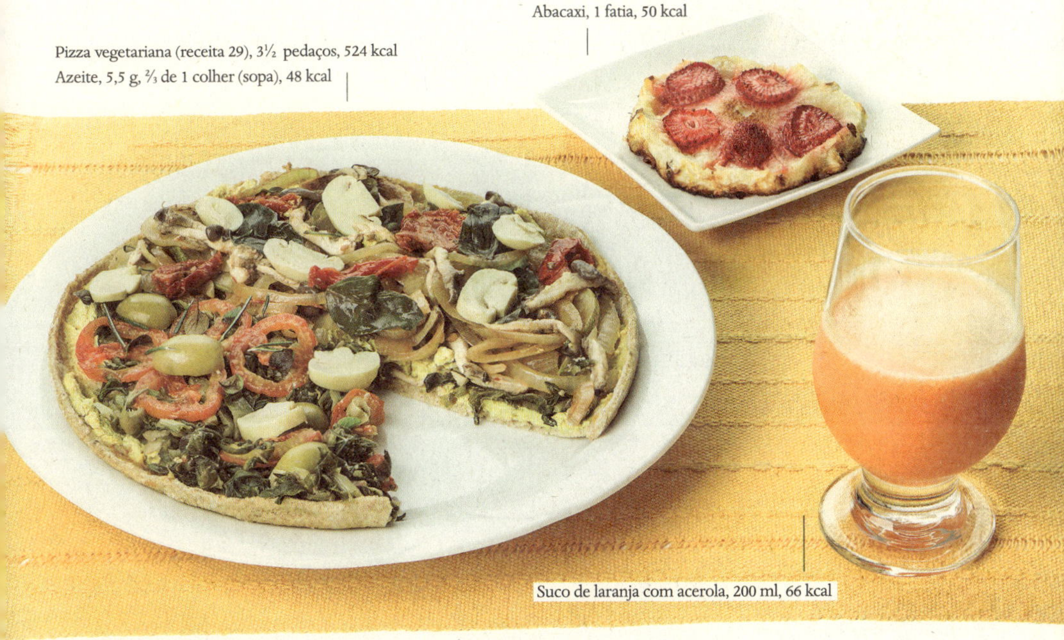

Suco de laranja com acerola, 200 ml, 66 kcal

Churrasc

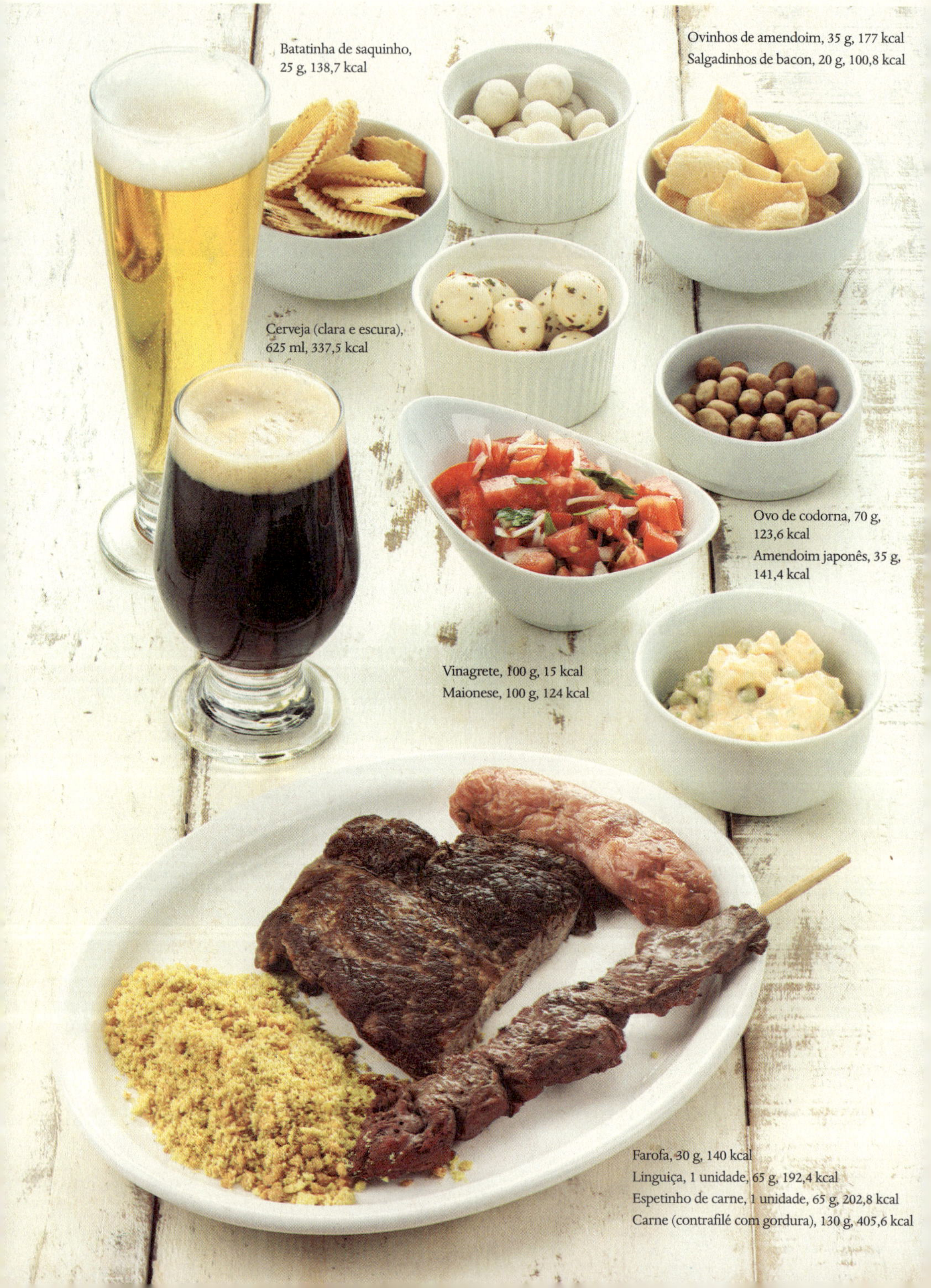

Batatinha de saquinho, 25 g, 138,7 kcal
Ovinhos de amendoim, 35 g, 177 kcal
Salgadinhos de bacon, 20 g, 100,8 kcal
Cerveja (clara e escura), 625 ml, 337,5 kcal
Ovo de codorna, 70 g, 123,6 kcal
Amendoim japonês, 35 g, 141,4 kcal
Vinagrete, 100 g, 15 kcal
Maionese, 100 g, 124 kcal
Farofa, 30 g, 140 kcal
Linguiça, 1 unidade, 65 g, 192,4 kcal
Espetinho de carne, 1 unidade, 65 g, 202,8 kcal
Carne (contrafilé com gordura), 130 g, 405,6 kcal

2.084 kcal)

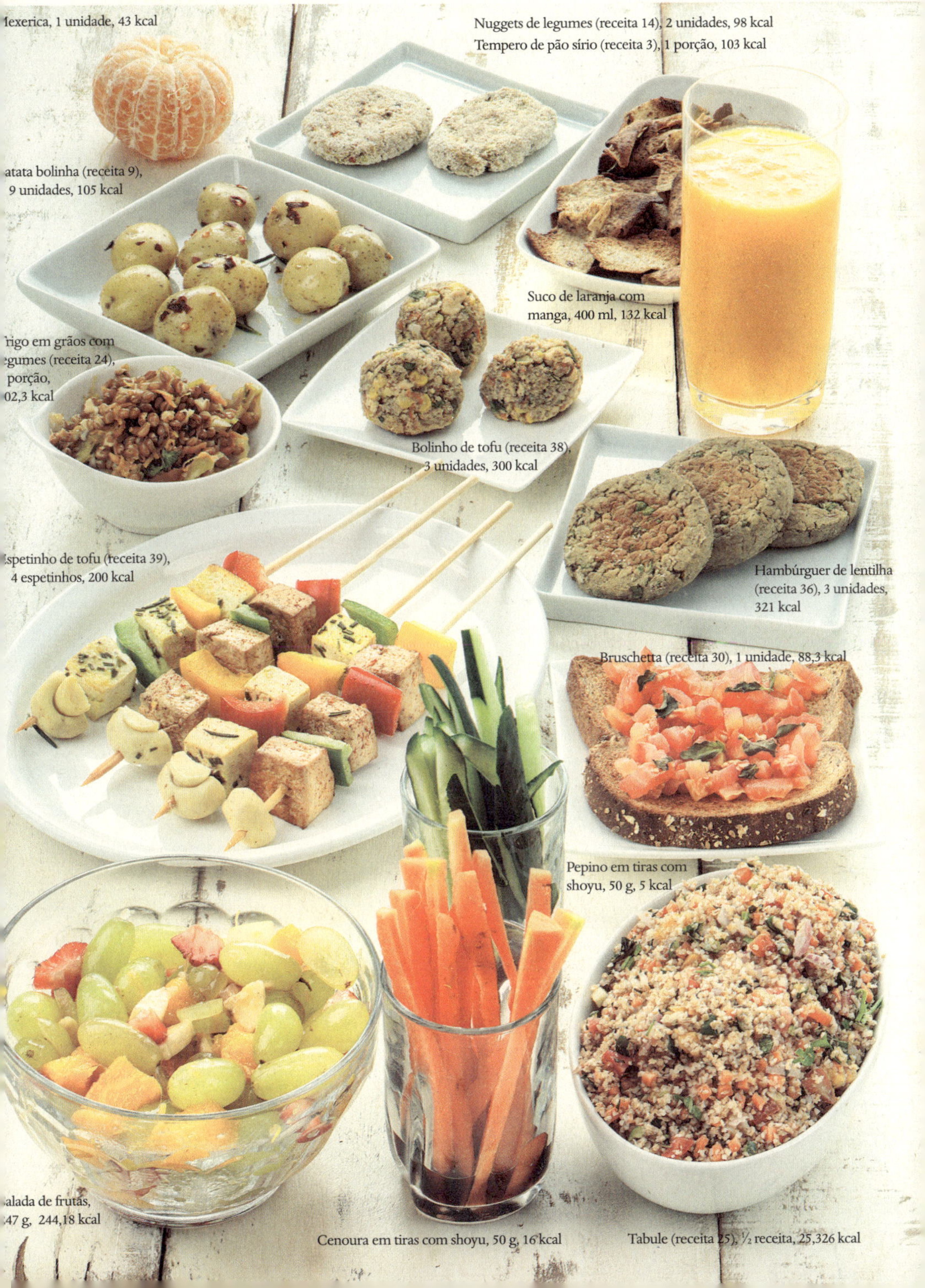
lexerica, 1 unidade, 43 kcal
Nuggets de legumes (receita 14), 2 unidades, 98 kcal
Tempero de pão sírio (receita 3), 1 porção, 103 kcal
atata bolinha (receita 9),
9 unidades, 105 kcal
Suco de laranja com
manga, 400 ml, 132 kcal
rigo em grãos com
egumes (receita 24),
porção,
02,3 kcal
Bolinho de tofu (receita 38),
3 unidades, 300 kcal
spetinho de tofu (receita 39),
4 espetinhos, 200 kcal
Hambúrguer de lentilha
(receita 36), 3 unidades,
321 kcal
Bruschetta (receita 30), 1 unidade, 88,3 kcal
Pepino em tiras com
shoyu, 50 g, 5 kcal
alada de frutas,
47 g, 244,18 kcal
Cenoura em tiras com shoyu, 50 g, 16 kcal
Tabule (receita 25), ½ receita, 25,326 kcal

O que comer

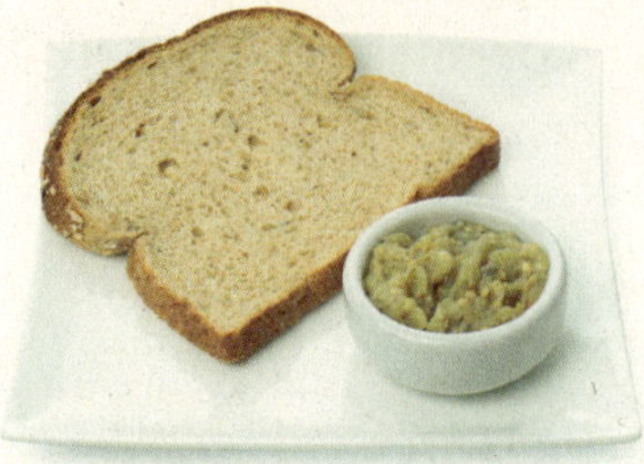

1 fatia de pão com 2 colheres (sopa) de babaganuche sem tahine (receita 50)

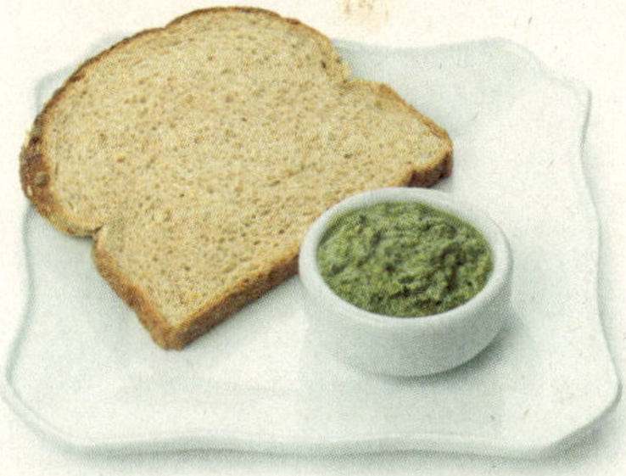

1 fatia de pão com 3 colheres (sopa) de pesto (receita 51)

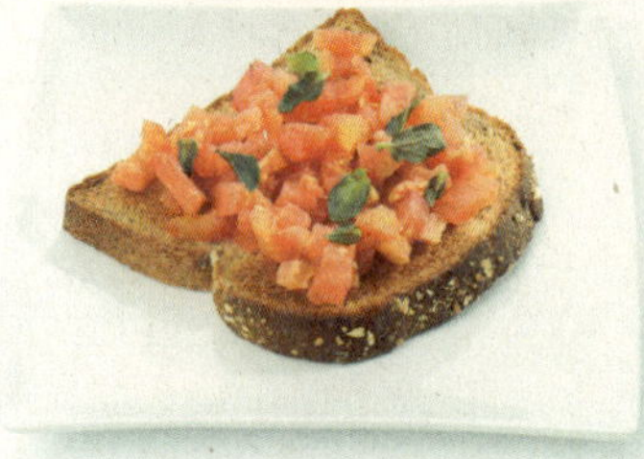

1 porção de bruschetta (receita 30)

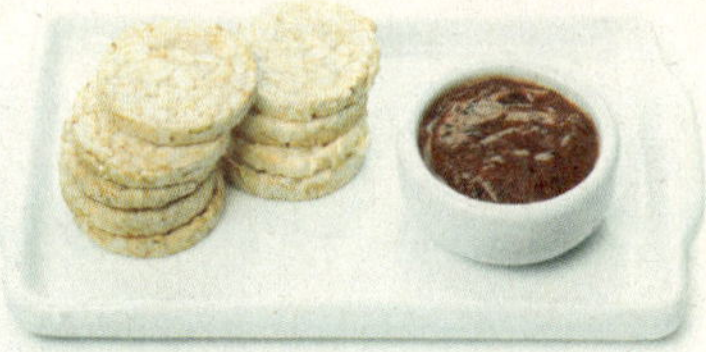

7 bolachas de arroz integral com 6 colheres (sopa) de sardella (receita 52)

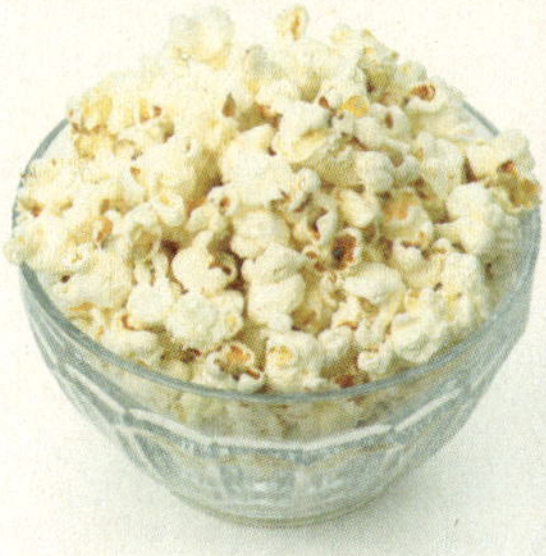

Pipoca estourada, 22,3 g

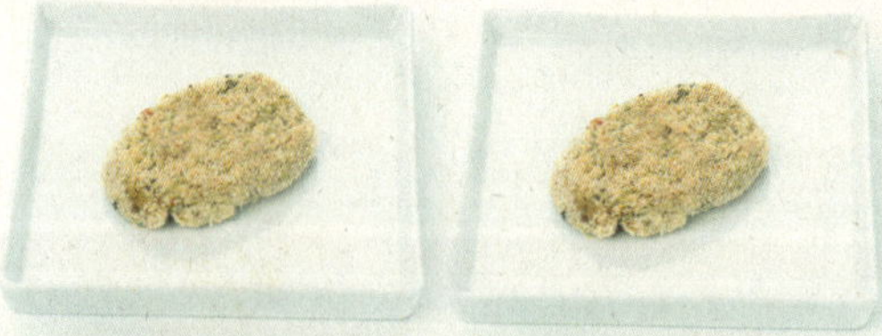

2 unidades de nuggets de legumes (receita 14)

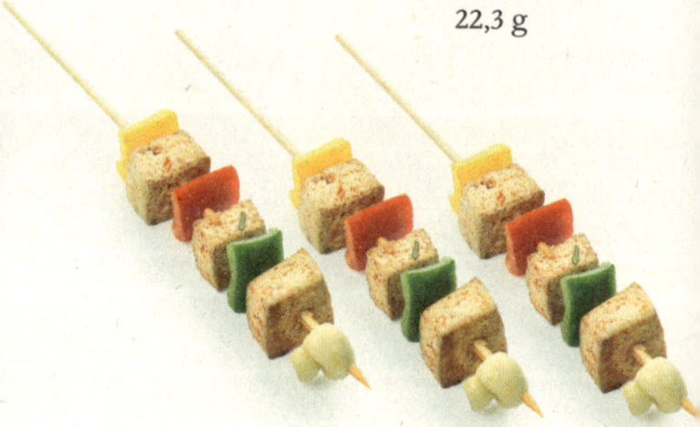

¼ de porção de espetinho de tofu (receita 38)

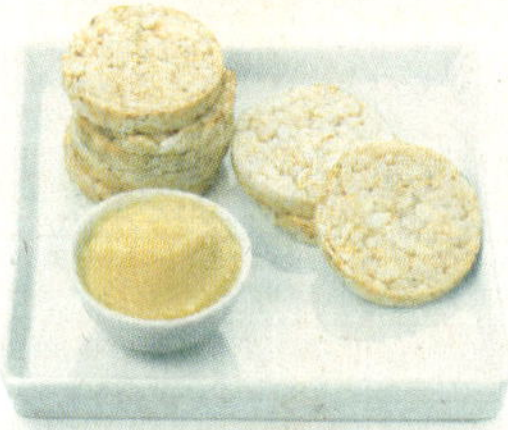

7 bolachas de arroz integral com 2 colheres (sopa) de homus sem tahine (receita 48)

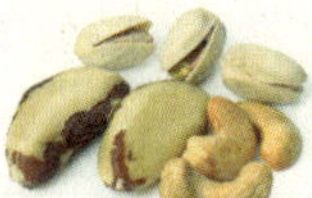

Oleaginosas, 16,6 g

Pão sueco, 25 g

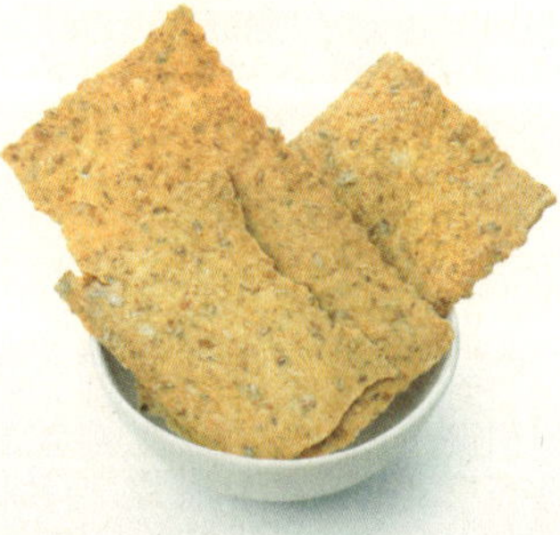

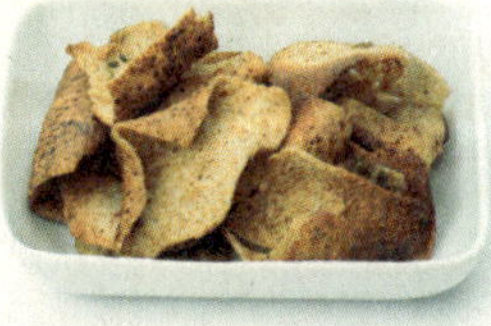

1 porção de tempero de pão sírio (receita 3)

12 unidades de biscoito de arroz integral ("salgado")

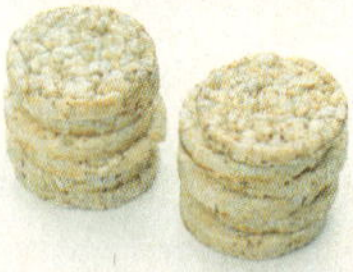

le duas em duas horas

(Cada lanche contém 100 kcal)

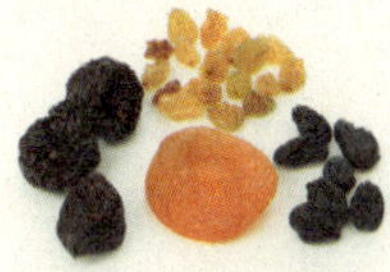

Frutas secas, 36,5 g

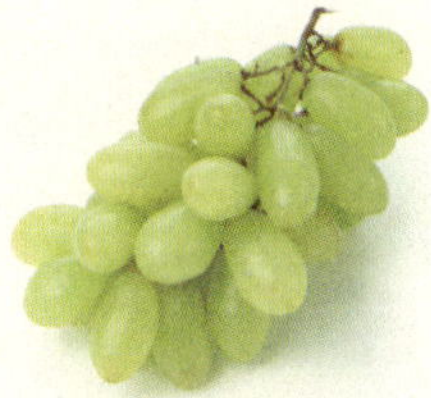

Frutas frescas, 189 g de uva

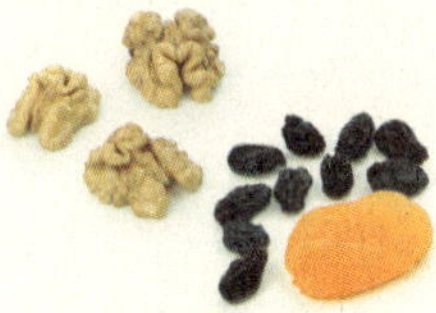

Oleaginosas, 10 g, com frutas secas, 15 g

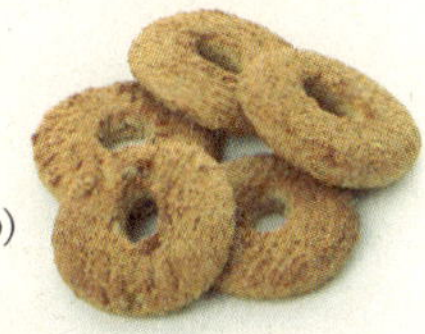

Bolacha integral (veja o rótulo)

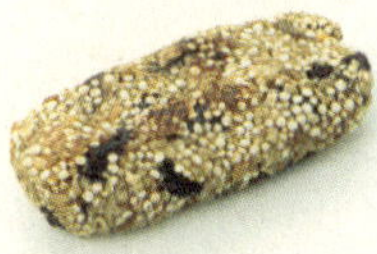

1 unidade de barra de cereal caseira ou integral (receita 71)

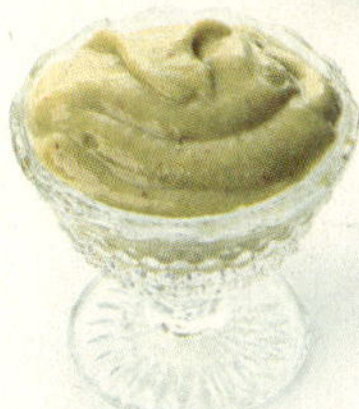

⅓ de porção de danoninho de morango (receita 67)

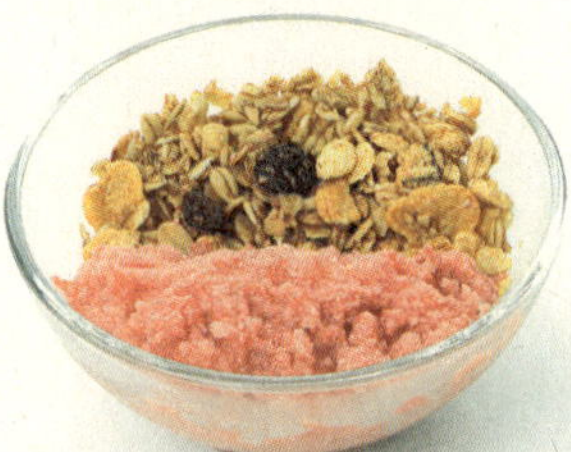

Granola, 20 g, com ½ polpa de frutas

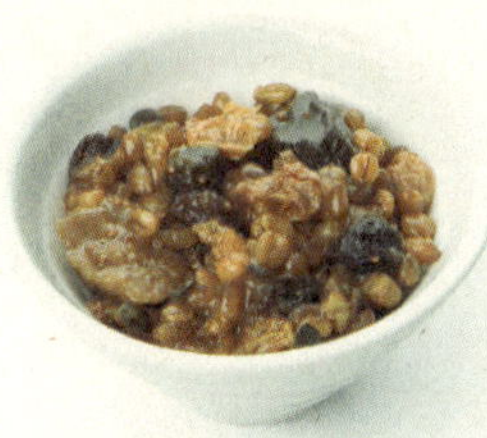

3 colheres (sopa) de doce de trigo em grãos com maracujá (receita 70)

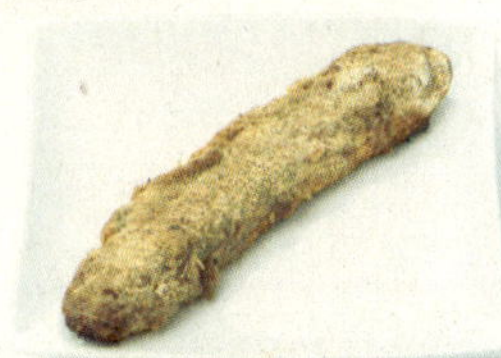

½ banana à "milanesa" (receita 61)

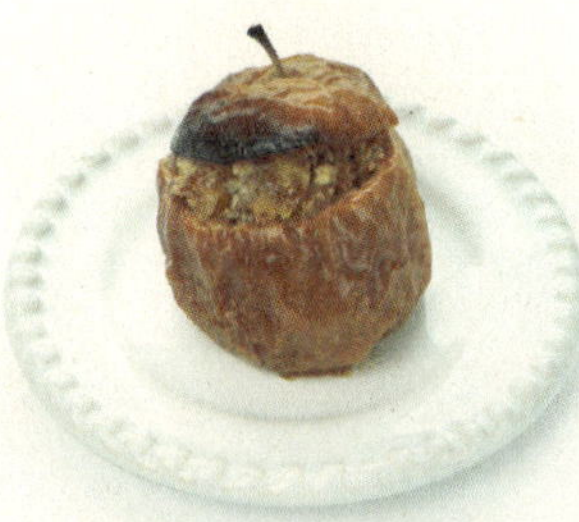

1 maçã recheada (receita 66)

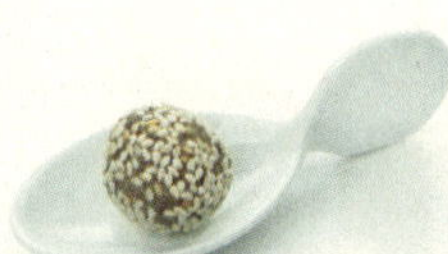

1 docinho indiano (receita 68)

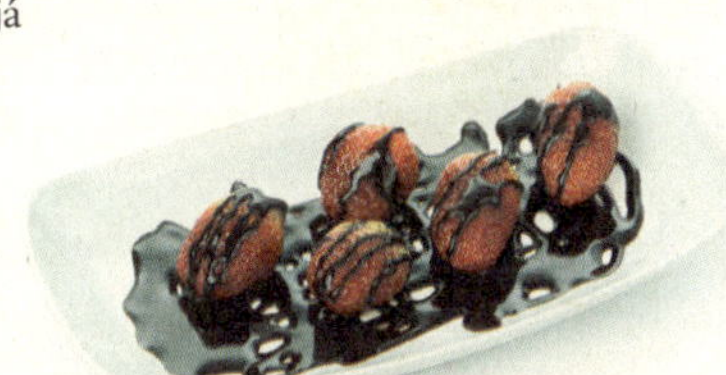

Meia porção de frutas com calda de cacau (receita 63) com morangos, 50 g

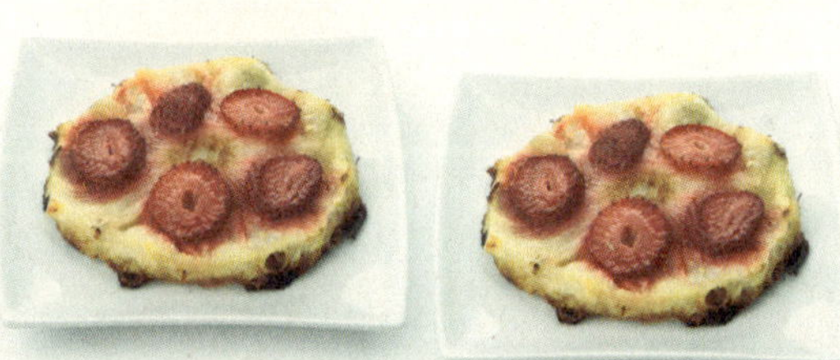

2 fatias de abacaxi com morangos e raspas de limão (receita 65)

1 banana cozida com canela

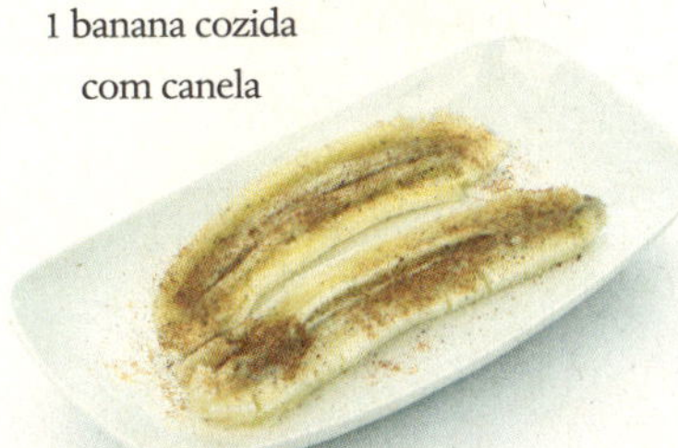

Bebidas alcoólicas

As bebidas também devem ser consideradas quando tratamos da alimentação, pois, como não há o trabalho da mastigação, as quilocalorias em estado líquido são muito mais fáceis de ser colocadas para dentro do corpo.

Você se lembra de que os carboidratos e as proteínas fornecem 4 kcal/g e as gorduras, 9 kcal/g? Já o álcool (etanol) fornece 7 kcal/g, ou seja, mais que os carboidratos e as proteínas e menos que as gorduras.

No Brasil, cada dose de bebida alcoólica representa 14 g de etanol. As cervejas costumam ter teor alcoólico entre 4 e 7%, e os vinhos, entre 10 e 13%. Já os destilados (cachaça, vodca e uísque) podem ter entre 30 e 50% de álcool em sua composição.

Beber uma taça de vinho ou uma latinha de cerveja nem sempre é problema. Mas muitas pessoas abusam do álcool e associam seu consumo a alimentos demasiadamente calóricos. Segundo o Guia Alimentar do Ministério da Saúde, 3 a 9% dos adultos que vivem nas grandes cidades são dependentes do álcool.

É muito fácil engordar tomando uma bebidinha. Os valores calóricos podem variar conforme a marca, mas, de forma geral, 100 ml de bebida alcoólica contém:

Quilocalorias em 100 ml de bebidas alcoólicas

Bebida	Quilocalorias por 100 ml
Licor	340
Vodca	240
Cachaça	216
Saquê	137
Caipirinha com açúcar	133
Caipirinha sem açúcar	106
Vinho	85
Champanhe	68
Chope	60
Cerveja	54
Uísque	48

Grande parte das pessoas obesas está com o fígado comprometido, e o álcool piora a saúde desse órgão. O risco de câncer também deve ser considerado, pois o fato de o álcool entrar em contato direto com a mucosa do aparelho digestivo (boca, faringe, laringe, esôfago e o próprio fígado, onde é metabolizado) pode favorecer a doença. Os aditivos utilizados no processamento e na fabricação das bebidas alcoólicas também são potencialmente cancerígenos.

O álcool é um grande vilão do controle do peso, mas se torna ainda pior quando acompanhado de alimentos demasiadamente calóricos.

Bebidas não alcoólicas

Com exceção da água, que não contém quilocalorias, as demais bebidas apresentam teor variável de quilocalorias. Na próxima página você encontrará uma tabela com os valores médios de quilocalorias por 100 ml de bebidas não alcoólicas.

Como adoçar as bebidas

O ideal é sentir o gosto natural dos alimentos e não adoçar nenhuma bebida. Observe que o teor de quilocalorias dos sucos de frutas não é tão elevado, mas a cada vez que você adicionar açúcar, ele ficará mais calórico. Em geral, 1 colher (sopa) cheia de açúcar branco (cerca de 24 g) contém 93 kcal. Já 1 colher (sopa) rasa (cerca de 15g) contém 58 kcal. Ou seja, toda vez que você coloca 2 colheres (sopa) cheias de açúcar branco no suco de laranja, por exemplo, adiciona cerca de 186 kcal.

O açúcar mascavo é mais saudável, pois contém diversos micronutrientes ausentes no refinado, mas é praticamente igual em termos de quilocalorias: 1 colher (sopa) cheia de açúcar mascavo contém 88 kcal, e 1 colher (sopa) rasa, 55 kcal. O mesmo problema ocorre com o mel e com o melado de cana: 1 colher (sopa) rasa de mel possui 46,4 kcal, e 1 colher (sopa) rasa de melado de cana, 44,5 kcal.

Uma boa solução para adoçar os sucos feitos de polpa é combiná-los com suco de laranja. Por exemplo, se você utilizar 1 polpa natural de abacaxi (30 kcal) e adicionar 1 colher (sopa) de açúcar e mais 100 ml de água, terá um copo de 200 ml de suco com 123 kcal. Mas se você utilizar 1 polpa de suco de abacaxi (30 kcal) com 100 ml de suco de laranja (33 kcal), terá 200 ml de suco com 63 kcal. Isso corresponde à metade das quilocalorias da preparação com açúcar. Há muitas polpas que ficam excelentes com essa combinação: manga, abacaxi, caju, carambola, goiaba, morango e cajá.

Quilocalorias em 100 ml de diversas bebidas não alcoólicas

Bebida	Quilocalorias por 100 ml
Água	0
Chá de erva-doce	1
Café (infusão 10%) sem açúcar	9
Água de coco (natural)	22
Bebida isotônica	26
Laranja-pera	33
Melancia	33
Refrigerante tipo cola	42,5
Leite de vaca desnatado	35
Tangerina	36
Laranja-lima	39
Refrigerante de guaraná	40
Limão (sem açúcar)	44
Suco de caju ou de maracujá concentrado	45
Leite de vaca semidesnatado	45
Sucos de caixinha	55
Suco de uva concentrado	58
Leite de vaca integral	59
Café com leite (com açúcar) – 80% leite, 20% café, 1 colher (chá) de açúcar	64
Caldo de cana	65
Suco de polpa (com açúcar), 2 colheres (sopa) de açúcar branco	95,5

Você ainda tem medo do suco de laranja?

Muitas pessoas têm verdadeiro pavor do suco de laranja por seu suposto teor calórico. Algumas tabelas mais antigas computavam 116 kcal para 200 ml do suco; porém, as mais modernas (como a Taco) indicam que em 200 ml há apenas 66 kcal. Então, não tenha medo da laranja.

Capítulo 12

CHEGA DE DÚVIDA: AS PERGUNTAS MAIS FREQUENTES

Posso comer carboidrato à noite?

Você pode e deve comer carboidrato à noite. Lembre-se do que conversamos sobre o funcionamento do metabolismo. Nosso corpo precisa de glicose o tempo inteiro! Se você comer um pouco de duas em duas horas, não vai acumular gordura por comer carboidrato. Além disso, o cérebro terá melhor produção de serotonina.

Como o hormônio do crescimento é produzido em maior quantidade à noite, enquanto dormimos, e ele utiliza bastante proteína, você pode fazer uma dieta com teor um pouco maior desse macronutriente à noite do que durante o dia – mas o carboidrato é fundamental. A qualidade do sono, inclusive, melhora se a dieta contiver carboidrato.

Assim, você pode optar por consumir mais feijões à noite. Além de ter uma boa quantidade de proteínas, eles possuem excelente teor de carboidratos.

Qual a diferença entre diet e light?

Um alimento diet é formulado para pessoas que apresentam necessidades nutricionais específicas, como um diabético, por exemplo. Uma geleia adequada para um diabético será uma geleia diet, pois não contém açúcar. Um chocolate para diabéticos também será um chocolate diet, mas veja bem: ele pode não conter açúcar, mas pode ter mais gordura. Assim, nem sempre um alimento diet é menos calórico. Ele simplesmente atende a um público com necessidades específicas.

Já o alimento light é diferente. Ele é elaborado para grupos populacionais saudáveis, com a condição de serem produtos com redução de, no mínimo, 25% das quilocalorias do produto original. Ou seja, um alimento light é menos calórico que o alimento original, convencional, pois terá redução da quantidade de macronutrientes (carboidrato, proteína ou gordura). Outras reduções também podem ser feitas. O sal, por exemplo, pode ser light quando seu teor de sódio é reduzido. Para ser considerada de "baixa quilocaloria", uma bebida não deve ter mais que 20 kcal por 100 ml do produto.

Mas antes de sair comprando todas as alternativas light, preste muita atenção, pois você pode acabar consumindo um produto light mais calórico que um convencional. Um produto é light porque tem menos quilocalorias "que o original da mesma empresa". Por exemplo: a empresa A comercializa uma barra de cereal convencional com 200 kcal e uma barra light com 140 kcal. A empresa B tem uma barra convencional de 100 kcal e uma barra light de 70 kcal.

Observe que a barra de cereal light da empresa A é mais calórica que a convencional da empresa B. Em outras palavras, se você comprar um alimento light, pode estar levando para casa um alimento mais calórico que outro convencional de outra marca. Por isso, o light não será necessariamente menos calórico; é preciso comparar os produtos antes de levá-los para casa.

Quem precisa utilizar produtos light?

Há pouquíssimas indicações para o uso de produtos light, e eu os aconselho para as pessoas que "não conseguem viver sem" um produto específico que não deveriam comer em grande quantidade. No entanto, a longo prazo, uma boa terapia e uma boa reeducação alimentar podem resolver esse problema.

Na verdade, há uma maneira bem simples de transformar os alimentos convencionais em light. Se você come 10 colheres (sopa) de arroz por dia e passa a comer 7, há uma redução de 30% das quilocalorias ingeridas. Se come 5 fatias de pão por dia e passa a comer 3 fatias e meia, reduz 30% das quilocalorias oriundas do consumo de pão. Se você reduzir a ingestão calórica de qualquer alimento em 25%, esse produto estará sendo consumido de maneira light. Não é necessário comprar o produto indicado como light. Em geral, esses produtos "transformados" costumam ser mais ricos em outras substâncias químicas, como conservantes, edulcorantes, estabilizantes etc.

De forma geral, os alimentos light são desnecessários para quem quer emagrecer. Reduzir a quantidade e/ou escolher melhor a qualidade do que se consome é a melhor forma de reduzir as quilocalorias ingeridas. Desde já, comece reduzindo em 25% a quantidade de alimentos que consome (exceto verduras e legumes). Isso já traz um emagrecimento considerável sem que você passe fome ou tenha que recorrer a "produtos especiais". Para facilitar a diminuição da ingestão de alimentos, é importantíssimo comer de duas em duas horas.

Posso usar adoçantes?

Você não deve usar nenhum adoçante. O ideal é que seus hábitos e paladar se modifiquem a ponto de você não precisar adoçar mais nada, satisfazendo-se com o sabor natural dos alimentos. Mas nem sempre é fácil abandonar esse hábito, especialmente para quem está acostumado a sabores excessivamente doces.

Como já conversamos, grande parte dos alimentos light, modificados para atrair o consumidor com excesso de peso, recebe os chamados edulcorantes, que conferem sabor doce aos alimentos. Existem muitos tipos de edulcorantes. Alguns não possuem quilocalorias e outros têm muito poucas. Alguns são naturais e outros artificiais, estáveis ou não ao aquecimento e podem ou não deixar sabor residual na boca. Por isso, se você os utiliza, é importante saber que tipo de edulcorante está usando.

O principal ponto é a questão da segurança, pois há estudos que os associam com alguns tipos de câncer, alterações cognitivas etc. Os pareceres encontrados na literatura científica são muito controversos, e alguns órgãos regulamentadores estabelecem a quantidade que você poderia utilizar sem riscos à sua saúde. Mas lembre-se: se há um limite, é porque o produto não é inócuo.

Minha sugestão é que você pare de utilizar adoçantes e aprenda a apreciar o sabor natural dos alimentos. Conforme você modifica seus hábitos alimentares e reduz a glicemia e a inflamação corporal, o paladar fica mais aguçado e os adoçantes perdem o sentido. Se você não conseguir abandonar o uso dessas substâncias, procure os naturais, preferencialmente a estévia, que não tem quilocalorias. O problema dela é o sabor residual, que pode incomodar seu paladar. Em último caso, se não se adaptar aos adoçantes naturais, você pode utilizar a sucralose, que adoça até 800 vezes mais que o açúcar e é o menos tóxico dos adoçantes artificiais.

Para pessoas obesas, utilizar adoçantes em algumas situações pode ser menos nocivo do que comer algo demasiadamente calórico. O maior problema é o abuso na quantidade. Isso é perigoso, pois você pode deturpar o paladar, acostumando-o a uma doçura maior do que a encontrada naturalmente nos alimentos. Essa é uma das maiores ciladas para quem quer mudar os hábitos, pois nada saudável lhe parecerá gostoso. Assim, se na sua condição física, o uso de adoçantes for realmente inevitável, a quantidade a ser utilizada deve ser a menor possível.

Para fazer o cálculo da quantidade máxima de adoçante que pode utilizar por dia, sugiro sempre utilizar um peso corporal de 70 kg. Isso porque, mesmo que você pese 120 kg, grande parte do peso é constituído por tecido adiposo, que não entra no cálculo.

Veja a seguir algumas características dos adoçantes. Todas as informações foram retiradas de dados do Inmetro.

Características do[s]

Edulcorante	Tipo	Característica
Acessulfame K	Artificial, derivado do ácido acético	Muito utilizado em bebidas, chocolates, geleias, produtos lácteos, gomas de mascar e panificação. É estável em altas temperaturas.
Aspartame	Artificial, combinação do aminoácido fenilalanina com o ácido aspártico	Não pode ir ao fogo, pois perde o poder adoçante em altas temperaturas. Boa dissolução em líquidos quentes.
Ciclamato	Artificial, derivado do petróleo	Pode ir ao fogo, pois preserva o poder adoçante em altas temperaturas.
Sacarina	Artificial, derivada do petróleo	Pode ir ao fogo, pois preserva o poder adoçante em altas temperaturas.
Estévia	Natural, extraída da planta *Stevia rebaudiana*	Pode ir ao fogo, pois preserva o poder adoçante em altas temperaturas. Realça o sabor dos alimentos.
Frutose	Natural das frutas e do mel	Não deve ir ao fogo, pois derrete em altas temperaturas. Carameliza com outros adoçantes e pode dar corpo à receita.
Lactose	Natural, extraída do leite	Utilizada para reduzir o efeito de outros adoçantes. Não adoça em altas temperaturas.
Manitol	Natural, encontrado em frutas e algas marinhas	Utilizado somente em produtos industrializados, como bebidas, biscoitos, balas e chocolates, geralmente em associação com o sorbitol. É estável em altas temperaturas.
Sorbitol	Natural, extraído de frutas	Misturado a outros adoçantes, dá brilho e viscosidade a certas receitas. Perde o poder adoçante em altas temperaturas.
Xilitol	Natural, extraído da xilose	Utilizado por indústrias na fabricação de produtos dietéticos e de goma de mascar.
Sucralose	Artificial, feita em laboratório a partir da modificação da molécula do açúcar da cana	Pode ir ao fogo, pois preserva o poder adoçante em altas temperaturas.
Maltodextrina	Natural, extraída do milho	Misturada a outros adoçantes, dá brilho e viscosidade a certas receitas. Perde o poder adoçante em altas temperaturas.

principais adoçantes

Indicações e contraindicações	Sabor	Ingestão máxima diária por peso corporal
Permitido para diabéticos. Não favorece a formação de cáries. Contraindicado para pessoas com problemas renais, que necessitam limitar a ingestão de potássio.	Sem sabor residual	9 a 15 mg/kg
Permitido para diabéticos. Contraindicado para pessoas portadoras de fenilcetonúria (doença genética), gestantes e lactantes.	Parecido com o açúcar	40 mg/kg
Contraindicado para hipertensos.	Possui sabor residual agridoce	11 mg/kg
Contraindicada para hipertensos.	Possui sabor residual doce metálico	5 mg/kg
Totalmente atóxica e segura para o organismo.	Possui sabor semelhante ao do alcaçuz	5,5 mg/kg
Contraindicada para quem está com excesso de triglicérides. Favorece a formação de cáries.	Um pouco mais doce que o açúcar	Não estabelecida
Contraindicada para pessoas com alergia ao leite e seus derivados. Pode ter efeito laxativo.	Um pouco mais doce que o açúcar	Não estabelecida
Não favorece a formação de cáries. Pode ter efeito laxativo se consumido em excesso.	Levemente refrescante	50 a 150 mg/kg
Permitido para diabéticos. Não favorece a formação de cáries. Sabe-se que doses acima de 70 g/dia têm efeito diurético e laxativo.	Levemente refrescante, um pouco mais doce que o açúcar	Não estabelecida
Não favorece a formação de cáries.	Um pouco mais doce que o açúcar	Não estabelecida
Permitida para diabéticos. Mostrou-se inofensiva à reprodução e ao crescimento infantil.	Parecido com o açúcar, não deixa gosto residual	15 mg/kg
Contraindicada para diabéticos por conter glicose, dextrose e diversos açúcares.	Um pouco mais doce que o açúcar	Não estabelecida

Afinal, a proteína emagrece?

Conversando com meus pacientes, percebo que existe um falso conceito disseminado: a impressão de que o carboidrato engorda e a proteína emagrece. Isso é um grande mito, já que a proteína tem o mesmo valor energético do carboidrato. Cada um fornece 4 kcal/g.

É fato que o consumo de carne (fonte de proteína e gordura, mas carente de carboidrato) traz saciedade maior que o consumo de arroz branco ou de macarrão puro, que têm maior percentual de carboidrato. Mas a gordura da carne aumenta substancialmente seu valor calórico. Se você utilizar alimentos integrais, vai obter a mesma saciedade com efeitos muito mais positivos, pois graças ao elevado teor de fibra desses alimentos, a saciedade começa com a chegada do alimento ao estômago e vai se intensificando conforme a fibra passa pelo intestino.

Veja bem: não confunda as fibras musculares das carnes com as fibras vegetais; são elementos completamente diferentes. Assim, se pensarmos nos hormônios ligados à saciedade, a carne atua especialmente na colecistoquimina (CCK); as fibras, em vários outros.

Outro ponto importante nas dietas hiperproteicas é que, devido ao elevado teor de proteína e gordura da carne e à ausência de carboidrato (glicose), a insulina fica baixa no sangue e a gordura sai constantemente dos estoques. Isso quer dizer que a gordura ingerida não é acumulada como gordura, mas sim queimada, fornecendo energia e corpos cetônicos (que reduzem a sensação de fome). E, como precisamos de glicose, a proteína ingerida (em excesso) é transformada em glicose. Esse é o princípio da dieta Atkins, à base de carnes e gordura. O problema dessa dieta é que ela é altamente inflamatória, traz significativa irritação emocional e não permite a prática de atividade física – pela mínima quantidade de glicose e glicogênio muscular, a atividade física fica muito difícil, senão impossível, de se realizar. A liberação constante de corpos cetônicos reduz a fome, mas também dá mau hálito.

Além disso, a necessidade de água nessa dieta aumenta bastante, o que provoca um aumento do trabalho hepático e renal para continuamente remover o nitrogênio que sobra das proteína que está sendo transformada em carboidrato e gordura. Como essa dieta é acidificante, o corpo usa o cálcio para manter o pH do sangue sempre controlado, o que a torna também uma dieta descalcificante. E, ainda por cima, se a pessoa não seguir a dieta com muita rigidez, o consumo de um único brigadeiro, por exemplo, inverte todo o processo! Veja bem: a dieta não tem carboidrato, portanto, com a insulina baixa, a pessoa utiliza gordura para produzir energia e a proteína para produzir a glicose que alimenta o cérebro. A dieta é monótona, e a pessoa não aguenta segui-la por muito tempo. Mas se comer apenas um docinho, a insulina sobe e automaticamente a gordura que ela está comendo em grande quantidade deixa de ser queimada para ser guardada. A dieta com elevado teor de produtos de origem animal implica ainda no aumento de doenças cardiovasculares, diabetes e câncer.

Quem defende a dieta hiperproteica argumenta que, como gastamos mais energia para que a proteína se transforme em glicose, isso nos faz emagrecer. No entanto, quando falamos que o valor energético da glicose é igual ao da proteína, ou seja, 4 kcal/g, já consideramos a maior necessidade de energia para que a proteína se transforme em glicose. Vale a pena saber que a proteína bruta (antes de ser digerida) gera 5,65 kcal/g, mas, pelos processos digestivos, gastamos energia na sua digestão. Com isso, ao final de tudo, ela terá 4 kcal/g para utilizarmos como combustível, teor idêntico ao do carboidrato.

Na dieta hiperproteica, a menor carga de glicose tende a reduzir a insulina, mas isso é como varrer a sujeira para baixo do tapete, pois o problema continua ali. A gordura saturada dessa dieta mantém o corpo inflamado e a membrana das células com dificuldade em aceitar a insulina (para abrir a boca das células). Com isso, a glicemia só abaixa porque a pessoa não ingere glicose; mas, se ela comer um pouco a mais desse nutriente, a glicose e a insulina vão às alturas.

Uma dieta que não pode ser seguida a vida toda não é uma dieta adequada para quem quer manter o peso ideal e ter saúde. Como trabalho com pacientes que na maioria dos casos estão dispostos a melhorar a qualidade dos seus hábitos, não utilizo dietas hiperproteicas e tenho resultados infinitamente melhores.

Se a sua dieta estiver balanceada e você aplicar o *checklist* dos hábitos que descrevi no capítulo 6 (página 96), o resultado será infinitamente melhor que a dieta hiperproteica.

Posso usar medicamentos e fitoterápicos para emagrecer?

A princípio, o uso de drogas para controlar a obesidade poderia ser indicado quando o IMC está acima de 30 kg/m^2 ou entre 25 e 30 kg/m^2 na presença de comorbidades, mas muitas pessoas já começam a utilizar esse recurso diante de qualquer pneuzinho extra.

Os medicamentos tentam fazer o que as pessoas não estão dispostas ou não estão conseguindo fazer sozinhas. Normalmente, eles são usados porque a pessoa não está conseguindo ou não quer mudar um hábito, dissolver um sentimento, encarar uma emoção. O desenrolar da história é óbvio: se você usa um recurso externo para tentar mascarar um problema interno, sempre dependerá do recurso externo. É por isso que ouvimos muitos profissionais de saúde dizendo que todo medicamento para obesidade deve ser utilizado a vida inteira. Se as questões pessoais mais profundas que levam à obesidade não forem resolvidas, o medicamento terá que ser mesmo usado a vida inteira.

Além dos medicamentos, ervas que tenham efeitos na redução da obesidade também são cada vez mais procuradas, e vários produtos novos surgem com esse propósito. É fundamental que você saiba que cada composto tem uma ação predominante. Se o seu problema for a ansiedade, não adianta utilizar uma droga ou erva que acelere o metabolismo. Sem o diagnóstico médico adequado, qualquer prescrição é potencialmente nociva.

A seguir vou descrever o funcionamento dos principais medicamentos e fitoterápicos utilizados no processo de emagrecimento para desmistificar sua eficácia e explicar quais hábitos você deve mudar caso não deseje utilizá-los (ou caso deseje parar de utilizá-los).

O primeiro ponto a saber é que essas substâncias não resolvem o problema da obesidade, pois a perda de peso que podem proporcionar é pequena. As drogas autorizadas para uso prolongado podem somente auxiliar na redução de 5 a 10% do peso corporal. Se a pessoa não se ajudar com uma boa alimentação, não adianta quase nada. Naturalmente, se uma pessoa não consegue emagrecer e com medicamento perde 10% do seu peso, é claro que ela fica feliz. Mas, por exemplo, uma pessoa de 1,65 m com 100 kg que perde 10% do peso e passa a ter 90 kg ainda precisa emagrecer. Os medicamentos, isolados, não vão ajudar nessa "segunda etapa".

Resultado de estudos com fitoterápicos e medicamentos

Substância	Resultado clínico
Citrusaurantium	Estudos mostram perda de peso média de 1,4 kg.
Ácido linoleico conjugado (CLA)	Após um ano de uso, a perda média de peso em indivíduos com sobrepeso foi de 1,8 kg.
Quitosana	Em um estudo com obesos de 50 anos de idade, seu uso por seis meses proporcionou a perda de apenas 560 g.
Chá verde (*Camelliasinensis*)	As pesquisas são controversas. Algumas não apontam emagrecimento, outras chegam a 4,5% de perda de peso corporal.
Chá preto	Doses elevadas combinadas a outros elementos, como o guaraná e o gengibre, podem aumentar a queima de quilocalorias em até 77 kcal por dia.
Bupropiona	Usada isoladamente, reduz 3,7% do peso.
Naltrexona	Não causa, com uso isolado, perda de peso significativa.
Bupropiona + naltrexona	Em um estudo com duração de quinze meses, levou à redução de até 5,2% a mais do peso corporal do que a do grupo placebo.
Zonisamida	Após dezesseis semanas de uso associado com dieta de restrição de 500 kcal por dia, levou a uma perda de peso 6% maior do que a do grupo placebo. Dos pacientes do estudo, 37 foram acompanhados por mais dezesseis semanas e atingiram 9,4% de perda de peso.
Sertralina e fluoxetina	Causou redução de 450 a 910 g de peso após período de oito a dezesseis semanas. O problema da fluoxetina é a recuperação do peso, normalmente após seis meses de tratamento.
Orlistat	Ao final de 26 meses, os estudos mostraram uma redução de 7,6 a 10,2% do peso inicial (de 6,7 kg a 13,1 kg).
Lorcaserina	Após 52 semanas, levou a uma perda de peso 3,6% maior do que a do grupo placebo.
Fenteramina + topiramato	Perda de peso de até 9,4% a mais do que a do grupo placebo.

Observe que interessante o efeito do chá preto: ele queima 77 kcal por dia se tomado em grande quantidade. Esse gasto é tão pequeno que, caso a pessoa coma uma barra de cereais a mais, ela ganhará mais quilocalorias do que o chá preto ajudou a queimar. Nem os medicamentos fazem milagres.

O grupo placebo

Para testar o resultado de uma droga – sem levar em consideração o efeito emocional e autoestimulatório que a cápsula pode proporcionar –, muitos estudos dividem os voluntários em dois grupos, sendo que um deles toma o medicamento a ser testado e o outro toma uma cápsula de farinha, que chamamos placebo. Nenhum participante sabe em qual grupo está. Após um período, os resultados são avaliados e depois correlacionados com o uso do placebo ou do medicamento.

Um ponto de atenção no que diz respeito ao uso de fitoterápicos é que a maior parte dos testes são feitos com ratos, não com seres humanos. Além disso, grande parte dos estudos não faz um diagnóstico prévio para saber qual parte do organismo necessita de ajuda. Eles simplesmente reúnem um grupo de pessoas obesas para usar um determinado fitoterápico. Isso é uma grande falha, porque a pessoa pode acabar usando um medicamento para um problema que não tem.

Por isso é necessário um diagnóstico médico cuidadoso, que aumenta a chance de eficácia de qualquer substância. Os medicamentos que atuam na produção de serotonina mostram isso claramente. Quando utilizados em pessoas com depressão e compulsão alimentar, a perda de peso é duas vezes maior do que nas pessoas que utilizam o medicamento mas não apresentam esses problemas.

Lembre-se: uma pessoa pode estar acima do peso por diversos motivos: exagerar nos doces, frituras, comer tudo em excesso, ter compulsão alimentar etc. Cada uma dessas condições exige um tratamento diferente. Se for necessário o uso de algum medicamento ou fitoterápico, a escolha será avaliada de acordo com as condições que a pessoa apresenta. Outro ponto a ser considerado é que qualquer tratamento com medicamentos ou fitoterápicos é associado a uma dieta com redução de 500 a 1.000 kcal por dia.

Independentemente da utilização de qualquer substância, o caminho mais sensato e eficiente para o emagrecimento é avaliar as emoções e modificar os hábitos. Não estou dizendo que seja fácil, mas o que realmente faz diferença é comer melhor, com menos quilocalorias, e se exercitar mais. E ainda sou enfático em afirmar que a alimentação é mais eficiente que o exercício O resto é uma muleta para a pessoa que quer emagrecer tentar chegar um pouco além com menos esforço.

Como agem os fitoterápicos e os medicamentos para obesidade?

Há diversos mecanismos possíveis, sendo que alguns compostos atuam em mais de um local do corpo. Seria impossível citar tudo o que existe, mas as principais formas de ação das substâncias presentes no mercado são:

Aumentando a saciedade e ocupando mais o estômago ou reduzindo seu esvaziamento.

Alguns produtos têm como objetivo preencher parte do estômago com alguma coisa que não possui quilocalorias, apenas para que ele consiga receber menos alimento. Como sabemos, nosso estômago tem capacidade de reter cerca de 1.500 ml quando completamente cheio.

Os elementos que se prestam a esse propósito são os mais ricos em fibras solúveis, pois elas têm a capacidade de agregar água à sua estrutura, aumentando de tamanho e ocupando mais espaço. Esse é um truque para enganar o cérebro e fazê-lo acreditar que o estômago já está cheio, pois ficará distendido mais precocemente. Além disso, as fibras fazem com que o estômago demore mais tempo para enviar seu conteúdo para o intestino. Alguns produtos utilizados para esse fim são: chia, glocomana, goma guar, módulos de fibras solúveis, pyllium, slendestra, colágeno e Pholia Negra. Para alcançar o mesmo resultado sem usar medicamentos, basta comer mais saladas, mais fibras ou alimentos de maior volume com menos quilocalorias.

Dificultando a absorção dos nutrientes ingeridos

Há mais de cinquenta substâncias conhecidas com esse propósito, como a quitosana. O princípio desses compostos é fazer o corpo absorver menos os nutrientes. O principal alvo desse tipo de substância são as gorduras, seguidas pelos carboidratos. Assim, esses compostos apresentam substâncias que inativam parcialmente as enzimas digestivas que digerem gordura e carboidrato, dificultando sua absorção. *Aframomummeleguetta* e *Spilanthesacmella*, cassiolamina, cetilistate, *Glycyrrhizauralensis*, orlistat e quitosana são alguns exemplos de substâncias que inibem a absorção de gorduras. Já acarbose, faseolamina, *Hibiscussabdariffa, Lagerstroemiaspeciosa, Morus alba* e *Triticumaestivum* são substâncias que inibem a absorção de carboidratos.

É importante que você saiba que esse método vai afetar o intestino, pois as bactérias fermentam carboidratos e gorduras não digeridas. No caso dos carboidratos, a formação de gases aumenta bastante, podendo também causar diarreia. Já a fermentação bacteriana da gordura gera gases e diarreia de odor pronunciado.

A opção para não utilizar substâncias como essas é comer menos carboidratos e gorduras. Se você reduzir seu consumo em 20%, já obterá efeito superior ao desses compostos.

Aumentando o gasto de energia

Substâncias termogênicas, como o ácido linoleico conjugado (CLA), a cafeína, o chá verde, a erva-doce, a erva-mate, o guaraná e a laranja-amarga. O objetivo é otimizar o gasto energético, fazendo o corpo gastar mais quilocalorias. No entanto, nada é tão eficaz quanto reduzir a ingestão calórica e praticar atividade física!

Inibindo a vontade de comer

Como conversamos anteriormente, diversos estímulos do corpo sinalizam ao cérebro que estamos saciados. A intenção destes medicamentos é atuar diretamente no cérebro.

São eles: acetazolamida, anfetaminas (a comercialização no Brasil é proibida), *Capsicumannuum*, erva-de-são-joão, Mazindol e Pholia Negra.

O método para conseguir o mesmo resultado sem ter que usar esses componentes é trabalhar com todos os elementos que sinalizam a fome, como mostro no *checklist* do capítulo 6 (página 96), e detectar quanto as dificuldades para enfrentar os problemas da vida estão contribuindo para alterar os neurotransmissores.

Atuando no metabolismo da glicose e da insulina

Substâncias como cromo, vanádio, ginseg siberiano, liraglutide, metformina, pramlintide e vidagliptina tornam as células mais suscetíveis à ação da insulina ou prolongam o tempo de ação desse hormônio. Emagrecer, comer de duas em duas horas e praticar atividade física aeróbica dá de dez a zero na grande maioria desses medicamentos. No consultório, vemos claramente a diferença: quem não muda a dieta e usa esses compostos tem resultado discreto. Quem não usa esses compostos e muda os hábitos tem resultados infinitamente melhores.

Aumentando a eliminação de água

Substâncias como cáscara sagrada (*Rhamnuspurshiana*), dente-de-leão (*Taraxacum officinale*), furosemida e hidroclorotiazida aumentam a eliminação de água. Em geral, o excesso de água acumulada é efeito de desequilíbrios hormonais (insulina, adrenalina, cortisol) e de condições secundárias ao excesso de peso, e precisam de avaliação específica. Quando ajustadas essas condições, o inchaço cede.

Substâncias diuréticas não são boas opções porque o emagrecimento adequado se faz por eliminação de gordura, e não de água. Eliminar água do organismo de forma excessiva é nocivo.

A cirurgia bariátrica é uma boa opção para quem quer emagrecer?

Cada caso é um caso, e não posso dizer que sou contra a cirurgia, pois, quando a pessoa está com a vida em risco e não consegue emagrecer, a cirurgia é uma forma de minimizar os efeitos nocivos da hiperalimentação. Com a cirurgia, muitas pessoas chegam a perder 40% do peso.

Se você conversar com cirurgiões especializados, ouvirá que esse não é um procedimento milagroso. Uma pessoa que fez uma cirurgia para obesidade pode engordar tudo que emagreceu se não se cuidar após o procedimento; portanto, os cuidados alimentares devem continuar depois da intervenção, e, em muitos tipos de cirurgia, a suplementação de nutrientes será fundamental para contrabalancear os possíveis efeitos da dificuldade de absorção.

Há diversas contraindicações para fazer a cirurgia, sendo o maior impeditivo as próprias doenças já apresentadas pelo obeso. Em algumas condições, os médicos têm receio de submeter um obeso à cirurgia, com medo de que ele não aguente o procedimento, desenvolva um quadro de trombose, apresente dificuldade de retirar a ventilação mecânica, entre outras possibilidades. Sempre há uma avaliação pré-operatória realizada por uma equipe multidisciplinar para avaliar todos os aspectos que possam contraindicar a cirurgia. Para quem vai fazer a cirurgia, a redução de peso prévia ajuda, e muito, a diminuir os riscos de complicações cirúrgicas.

A lipoaspiração funciona?

Inicialmente, vale lembrar que a lipoaspiração é um procedimento cirúrgico e, como todo procedimento desse tipo, traz riscos. A retirada de mais de 7% do peso corporal de uma só vez pode ser muito perigosa.

Lipoaspiração e lipoescultura são procedimentos diferentes. Na primeira, ocorre a retirada de gordura. Na lipoescultura, a gordura também é retirada, mas é reimplantada em locais do corpo que o paciente deseja aumentar. Não se trata de um procedimento para emagrecer, e sim para trazer conforto estético. Para fazer uma lipoaspiração, é preciso estar com o peso próximo ao ideal, pois seu principal objetivo é modelar o corpo quando a pessoa já emagreceu o que deveria, mas ainda possui um pouco de gordura localizada que não consegue eliminar por meio de dieta e exercícios. Quem está muito acima do peso e tem pele muito flácida não obtém muitos benefícios com o procedimento.

A questão fundamental é que essa cirurgia não remove a gordura visceral, apenas a gordura subcutânea, abaixo da pele. A gordura visceral fica depois de uma camada de músculos localizada abaixo da gordura subcutânea. Não há como ultrapassar a musculatura e acessar a gordura visceral sem causar sérios problemas. É por isso que a lipoaspiração não elimina a gordura visceral e, consequentemente, não resolve os problemas ocasionados por ela. Se você ainda está passando pelo processo de emagrecimento, esqueça a ideia de fazer lipoaspiração. Espere atingir seu peso adequado e, se sobrar alguma gordurinha que incomode muito, aí sim procure um cirurgião plástico.

Como evitar a flacidez depois de emagrecer?

Quando uma pessoa engorda, a pele vai se esticando para acomodar a gordura. Dependendo da idade, das condições hormonais, do histórico de atividade física etc., talvez seja necessário recorrer a um cirurgião plástico para eliminar o excesso de pele ocasionado pelo emagrecimento. Tenho pacientes que emagreceram 30 kg sem flacidez, enquanto outros perderam 10 kg e já reclamam do problema.

A atividade física muscular pode ajudar, pois, quando os músculos aumentam, tendem a esticar um pouco a pele. No entanto, dependendo do grau de flacidez, apenas um cirurgião plástico poderá resolver seu problema. Ao contrário do que muitos dizem, não adianta tomar colágeno para evitar a flacidez. O colágeno é uma proteína formada pelos aminoácidos prolina, lisina e glicina, e precisa de outros nutrientes, como a vitamina C e o zinco, para ser sintetizado. Essa proteína é utilizada para unir e fortalecer diversos tecidos, atuando nos ossos, articulações e, é claro, na pele.

Nenhuma proteína que comemos, e isso inclui o colágeno, pode ser absorvida de maneira intacta pelo organismo – isso provocaria reações de defesa, ou seja, alergia. Por isso, quando ingerido, o colágeno tem que ser quebrado em partículas menores (os aminoácidos). Depois que absorvemos os aminoácidos, nosso organismo "monta" as proteínas de que precisa, do jeito que precisa naquele momento. Assim, os aminoácidos do colágeno podem ser utilizados para produzir algo completamente diferente. O colágeno "desmontado" no intestino não é novamente "montado" da mesma forma no sangue.

Para repor o colágeno de maneira satisfatória, basta comer proteínas e carboidratos, além das vitaminas e minerais, oriundos de uma alimentação saudável. A lisina é um aminoácido essencial, e por isso deve ser obtida por meio da alimentação, principalmente por meio dos feijões. Já os aminoácidos prolina e glicina podem ser formados pelo nosso organismo por meio do metabolismo de proteínas ou carboidratos. Isso desmente a teoria de que, como o colágeno é uma proteína de origem animal, os vegetarianos podem sofrer de carência dessa substância. Na verdade, basta ter uma alimentação minimamente balanceada para obter as matérias-primas necessárias à produção de colágeno.

Alguns fabricantes de colágeno oferecem seu produto pré-digerido, ou seja, a proteína do colágeno já disponível na forma de aminoácidos, chamado de proteína hidrolisada. Eles alegam que assim se otimiza a oferta desses aminoácidos para a formação do colágeno. A ideia parece atraente, mas se você não tem problemas na produção de enzimas digestivas e não tem alergias, não há vantagem alguma em ingerir uma proteína pré-digerida.

Outro argumento utilizado para estimular a ingestão de colágeno é o seu efeito higroscópico, ou seja, sua enorme capacidade de absorver água, ficando mais volumoso no estômago e ocupando mais espaço. Observe a gelatina, que nada mais é do que colágeno em pó. Uma pequena quantidade se transforma em algo bem mais volumoso depois que se adiciona água (o fato de a água ser quente acelera o processo). Por causa dessa característica, muitas pessoas utilizam colágeno em dietas de emagrecimento. Mas se a ideia é encher o estômago, é muito mais interessante utilizar fibras. Como qualquer proteína, cada 1 g de colágeno terá 4 kcal, enquanto a fibra não tem tantas calorias.

Preciso retirar o glúten da dieta para emagrecer?

Não vamos discutir se o glúten é bom ou ruim para a saúde, pois isso demandaria dezenas de páginas e o nosso foco aqui é a questão do peso.

Se você tem dificuldade de emagrecer por ser viciado em açúcar, nada mudará na sua vida se apenas eliminar os produtos com glúten. Caso sua dificuldade de emagrecer seja por consumo excessivo de pães, massas e biscoitos, a retirada dos produtos com glúten vai ajudar muito. Mas note que, na maioria dos casos, o problema não é o glúten em si, mas o consumo excessivo de alimentos que contêm essa proteína, como pães, pizzas, massas, doces...

Se uma pessoa é celíaca, deve abolir definitivamente o glúten da dieta, mas isso não é uma regra para todos. Há celíacos que são obesos porque trocam o glúten por outros elementos tão ou até mais calóricos do que o trigo, o centeio e a cevada. Portanto, não é retirar o glúten da dieta que emagrece, e sim como você ajusta sua dieta e seus hábitos como um todo.

Capítulo 13

COLOCANDO O CORPO EM MOVIMENTO

O corpo humano é constantemente submetido a agressões, como o estresse, a falta de horas adequadas de sono, a privação ou o excesso de alimentos, entre outras. Mas nada é tão agressivo ao organismo quanto a atividade física intensa. Quando uma pessoa está com febre alta, próxima do limite compatível com a vida, seu metabolismo corporal aumenta até 100% acima do normal. Em uma maratona, o metabolismo de um atleta pode aumentar até 2.000%.

Como mencionei no capítulo sobre inflamação, a atividade física é uma agressão programada. Ao término do treino, você deixa de agredir o corpo, dando a ele um tempo para se recuperar. Mas como o organismo é inteligente e precavido, enquanto ele se recupera, já se prepara para uma próxima agressão, reforçando toda a estrutura necessária para o exercício, como músculos, ligamentos etc. É por isso que, gradativamente, você vai ganhando condicionamento físico e aguenta melhor os próximos treinos.

É muito importante entender que o organismo responde ao estímulo cadenciado. Para que o corpo de um atleta chegue ao grau de tolerância para suportar o aumento do metabolismo provocado por uma maratona, ele tem que passar por um treinamento gradativo. No processo de recuperação de um treino, seu corpo se prepara para o próximo, ficando mais forte, mas se ele demora a acontecer, a tendência é o organismo voltar à estaca zero. Quando você treina três vezes por semana ou mais, o progresso é visível.

Sete princípios para um bom treinamento

Iniciar a prática de atividades físicas pode ser um problema para muitas pessoas obesas, não só pelas possíveis limitações decorrentes do peso, mas também pelo histórico atlético da pessoa.

Para alguém que nunca praticou nada tudo será novidade, e algumas reações do organismo podem ser mal interpretadas. Um exemplo é a dor que pode (e deve) ocorrer no dia seguinte. Percebo que quando pessoas sem histórico de prática de exercícios e sedentários começam a praticar uma atividade direcionada, ficam muito preocupados com a dor nos músculos trabalhados. Outros ficam com medo de fazer mais força, se assustam ao notar o coração um pouco mais acelerado ou se incomodam pelo fato de suarem.

Se você sempre foi sedentário, é importante entender que, durante o exercício, você vai precisar colocar mais carga nos músculos, seu coração vai acelerar e você vai suar. No dia seguinte, os músculos envolvidos no treinamento estarão mais sensíveis. Com um treino adequado e boa orientação, você facilmente vai diferenciar a dor natural durante e após o treino da dor causada por problemas ósseos, articulares etc. Por conta disso, quem nunca praticou nenhum exercício deve ter um acompanhamento bem direcionado, para aprender a conhecer as reações do próprio corpo.

Quem praticava atividade física mas parou, engordou e anos depois resolveu voltar a se exercitar, deve estar ciente de que não será possível começar com o mesmo ritmo. Muitas pessoas tentam fazer isso, atitude que pode sobrecarregar o organismo acima do peso.

Estando você sedentário ou não, vale a pena seguir alguns princípios para que seu organismo tenha uma evolução adequada.

Princípio da precaução

Fazer o teste ergométrico de esforço é sempre bom, pois você estará sendo monitorado enquanto faz esforço, o que ajuda a detectar arritmias, áreas cardíacas mal oxigenadas, alterações que podem culminar em um infarto. Converse sempre com seu médico antes de iniciar ou intensificar o treino.

Princípio da individualidade

Como cada organismo possui uma condição específica, escolha cuidadosamente o tipo de treino que vai realizar, principalmente se estiver acima do peso. Se você tem resistência à insulina, por exemplo, o treino deve ser bem mais aeróbico do que anaeróbico.

Princípio da especificidade

Cada exercício promove reações fisiológicas diferentes. Assim, dependendo do tipo de treino, o efeito no organismo será diferente. O treino para emagrecer é diferente do treino para ganhar massa muscular. Procure um profissional que elabore um programa adequado, que o ajude a chegar ao seu objetivo.

Princípio da sobrecarga

Para haver efeito, o treino deve seguir uma escala crescente de intensidade, ou seja, sempre ser realizado com uma sobrecarga maior do que a de costume. Isso deve ser controlado pela intensidade, duração e frequência do treino. Lembre-se de que atividade física é uma agressão programada. E o corpo agredido vai se preparar, melhorando suas condições para o próximo treino.

Princípio da reversibilidade

O efeito do treino não é eterno. Se você volta à vida sedentária, o corpo retorna ao estado metabólico anterior – e isso acontece muito rapidamente. Por isso, treine pelo menos três vezes por semana e, sempre que possível, em dias alternados. Estimule o corpo e depois dê tempo para ele se regenerar e se programar para o próximo treino. Com isso você evita lesões e tem uma evolução melhor. Se seu treinamento é diário, é mais importante ainda a programação para não lesionar o corpo.

Princípio dos pilares

A boa evolução no treino depende de três pilares: o próprio treinamento, a alimentação e o descanso. Se qualquer um desses pontos de sustentação não estiver adequado, o resultado final será pior. E, como você já deve estar percebendo, ajustar os três pilares significa ajustar a vida como um todo.

Princípio da percepção

É importante aprender a conhecer seu organismo e utilizá-lo com atenção. Há pessoas que não têm a menor noção sobre as reações do organismo diante do estresse físico, emocional e intelectual e vivem no limite.

Muitos se exercitam como válvula de escape para as emoções, e várias vezes extrapolam os limites do corpo e acabam se machucando. Não há problema em se exercitar para espantar os problemas, mas isso deve ser feito sempre respeitando os limites do corpo. Uma boa ferramenta para auxiliar na percepção do esforço é a Escala de Borg, que considera dados como frequência cardíaca, lactato sanguíneo, ventilação pulmonar e VO_2 máximo (que explicarei mais à frente) durante o exercício para ajudar a identificar o efeito da atividade física no corpo.

Se você decidir começar a praticar exercícios e não tem nenhuma avaliação médica, não ultrapasse o nível 11.

Escala de Borg de percepção do esforço

Nível	Percepção
6	
7	Muito fácil
8	
9	Fácil
10	
11	Relativamente fácil
12	
13	Ligeiramente cansativo
14	
15	Cansativo
16	
17	Muito cansativo
18	
19	Exaustivo
20	

Se você já passou por uma avaliação médica e está apto a treinar, de forma geral, deve se manter entre o nível 12 e 13 para obter ótimos resultados, melhorando a resistência à insulina e obtendo o emagrecimento. Para conseguir ir além desses níveis, é fundamental fazer um planejamento junto com o médico e o treinador. Não é fazendo mais esforço que você vai emagrecer mais. Para emagrecer com inteligência é preciso conquistar o equilíbrio entre alimentação, treinamento físico e vida emocional. E isso não tem relação com "passar fome", "suar muito no treino" e "esconder os problemas embaixo do tapete".

Quando a atividade física é contraindicada?

Acredito que ninguém, atualmente, tenha dúvida de que a atividade física é saudável e importante, mas em alguns casos ela deve ser realizada com atenção ou até ser evitada. A seguir citarei as situações mais comuns que merecem atenção, mas há outros fatores que podem comprometer o treino. É sempre indicado passar por uma avaliação médica antes de começar a realizar atividades físicas, mas esse cuidado se torna ainda mais importante se você já tem um problema de saúde ou se estiver com excesso de peso.

Inflamação

Em casos de obesidade, a indicação de qualquer exercício deve ser avaliada com muito cuidado. Um dos motivos é que geralmente a obesidade é acompanhada pela inflamação, e nessa condição a atividade física será um segundo fator de agressão ao organismo. Quem está inflamado já tem dificuldade de se manter são mesmo em repouso, e a atividade física deve ser leve ou, dependendo do grau da inflamação, evitada. Por esse motivo, é muito importante saber como anda o funcionamento do seu organismo para você não piorar sua condição ainda mais. Há muitos exames que apontam o grau de inflamação e ajudam na criação de um treinamento físico adequado. Portanto, antes de iniciar qualquer esporte ou atividade física, faça uma avaliação com seu médico, pois ele poderá cuidar do seu caso de maneira precisa.

Anemia

Em caso de anemia, quando há redução da hemoglobina (visível em hemograma), o transporte de oxigênio fica comprometido e a produção de energia a partir do oxigênio diminui. Esse processo gera fadiga e aumento da produção de ácido lático, o que causa ainda mais lesão aos músculos e dificuldade de mantê-los em atividade, mesmo que por pouco tempo. Com exceção de algumas anemias genéticas (casos em que o organismo compensa a redução de hemoglobina com o aumento dos eritrócitos, células que transportam a hemoglobina e, portanto, o oxigênio), na presença dessa condição, a atividade física não deve ser realizada.

Resistência à insulina

Para quem tem resistência à insulina, é importante que a atividade física seja bem planejada, pois o exercício intenso pode piorar essa condição. Por outro lado, a atividade física bem programada tem o benefício de reduzir a resistência à insulina ou até mesmo aumentar a sensibilidade a ela.

Após um treino aeróbico adequado, a sensibilidade à insulina se mantém melhor por um período que vai de doze a 48 horas. Isso significa que o exercício deve ser regular e, de preferência, ser feito pelo menos três vezes por semana em dias alternados. Estudos demonstram que a sensibilidade à insulina melhora 22% após a primeira sessão de exercícios e 42% após seis semanas de treinamento.

Os medicamentos para reduzir essa resistência têm efeito discreto no emagrecimento. Reduzir a insulina pela prática do exercício pode ser até mais vantajoso do que a queima de gordura propriamente dita durante o treino, pois, se a insulina ficar mais baixa ao longo do dia todo, você terá menos fome e seu corpo disponibilizará mais gordura para ser queimada. Tanto o treino aeróbico como o anaeróbico podem melhorar essa condição, mas a melhor indicação costuma ser o aeróbico, especialmente quando há risco de trombose e um estado inflamatório elevado. Como veremos adiante, a atividade física aeróbica é uma excelente forma de reduzir a resistência à insulina.

Na necessidade de fortalecimento de articulações específicas ou tonificação muscular, o treino anaeróbico ganha muita importância. Não havendo contraindicação ou limitação, a associação de atividades aeróbicas e anaeróbicas é excelente por promover um condicionamento mais completo.

Doenças cardiovasculares

Muitas pessoas com doenças cardiovasculares, mesmo as que já tiveram infarto, são aconselhadas a fazer exercício, às vezes até intenso. O importante é fazer o acompanhamento com um médico para saber como está sua condição clínica, para que o treinamento seja feito no momento certo e de maneira correta.

Como quadros prolongados de obesidade levam ao aumento da inflamação e da agressão ao colesterol circulante no sangue, há maior risco de formação de placas de gordura e obstrução dos vasos sanguíneos, o que pode ocasionar infarto. Mais uma vez, é importante passar por uma avaliação cardiológica antes de iniciar a prática de exercícios.

Problemas articulares

Quadros como esse também merecem muita atenção. Diversas articulações podem ser sobrecarregadas pelo excesso de peso, com destaque para joelhos, tornozelos, quadril e coluna vertebral. Uma lesão articular não impede a realização de todas as atividades físicas, pois você pode exercitar outras partes do corpo, mas é importante obter orientação de um médico, fisioterapeuta ou preparador físico para adaptar o treino à sua restrição, sem sobrecarregar a articulação comprometida.

Fique atento à temperatura do ambiente

Nosso corpo precisa se manter em temperatura adequada para que as reações químicas ocorram adequadamente. Quando está calor, por exemplo, suamos para reduzir a temperatura corporal. Durante o treino nossa temperatura aumenta e precisamos dissipar esse calor. Por isso é importante ter consciência da temperatura do ambiente. A tabela a seguir mostra como devemos proceder em cada temperatura:

A atividade física adequada em cada temperatura

Temperatura	Comportamento adequado	Observações
Abaixo de 24 °C	A atividade física pode ser feita normalmente	A atividade física está liberada, pois o controle da temperatura corporal é mais fácil.
Entre 24 e 25,9 °C	A atividade física deve ser feita com atenção	É necessário ingerir líquidos rigorosamente a cada 15 minutos e realizar intervalos à sombra caso a atividade seja feita ao ar livre.
Entre 26 e 29 °C	Não atletas devem suspender a atividade física	Apenas atletas muito condicionados podem treinar, mas tomando todos os cuidados necessários.
Acima de 29 °C	Atletas e não atletas devem suspender a atividade física	Nem mesmo atletas devem realizar atividade física nessas condições.

Alimentação correta *vs.* exercício: o que emagrece mais?

Muitas pessoas querem fazer exercício para poder comer mais. Repare que é possível encontrar pessoas que treinam bastante e regularmente há anos e mesmo assim ainda estão acima do peso. Mas você não encontrará uma pessoa que passe por privação de alimentos (como ocorre com prisioneiros de guerra, refugiados ou pessoas em situação de extrema pobreza) que esteja acima do peso, mesmo que seja sedentária.

Esse exemplo mostra que a alimentação tem efeito maior no emagrecimento do que o exercício. É claro que a atividade física tende a facilitar a perda de peso, mas sem ela seu peso também deve ser adequado. Se você ainda não conseguiu se programar para fazer exercícios, comece ajustando a alimentação, que é capaz de trazer os resultados mais transformadores.

Agora, vamos falar sobre o efeito direto do exercício físico na queima de calorias. Quem nunca ouviu alguém dizer que começou a engordar depois de parar de fazer exercício? Suponhamos que você ganhe muito dinheiro, gaste muito e não passe necessidade alguma. Mas, em determinado momento, seu salário cai pela metade. É claro que quando você passa a ganhar menos também se preocupa em gastar menos, para não ter problemas. Mas, de forma geral, as pessoas não costumam lidar assim com seus ganhos e gastos calóricos. Enfim, se você gastava muitas calorias e passou a se exercitar menos ou ficou sedentário, também é hora de colocar menos calorias para dentro do corpo. A tabela a seguir mostra o gasto energético durante diferentes tipos de exercício.

Gasto de energia proporcionado pela prática de 1 hora de várias modalidades

Tipo de exercício (1 hora de treino)	Gasto de energia (indivíduo com 68 kg)	Gasto de energia (indivíduo com 90 kg)
Caminhar a 3,2 km/h	240 kcal	312 kcal
Caminhar a 4,8 km/h	320 kcal	416 kcal
Caminhar a 7,2 km/h	440 kcal	572 kcal
Correr a 11 km/h	920 kcal	1230 kcal
Correr a 16 km/h	1.280 kcal	1.660 kcal
Fazer uma aula de natação	275 kcal	385 kcal
Pedalar a 10 km/h	240 kcal	312 kcal

Uma pessoa muito obesa, sem condicionamento físico algum, costuma ter dificuldade para caminhar, mesmo que só por 20 minutos, a 3,2 km/h. Para uma pessoa de 90 kg, esse exercício ocasionaria um gasto de cerca de 104 kcal, conforme mostra a tabela anterior. Com um treinamento mais regular, essa pessoa vai conseguir chegar a 4,8 km/h, o que lhe proporcionaria um gasto calórico de 416 kcal/h. A caminhada a 7,2 km/h é bastante rápida, considerada até uma corrida leve, e é um marco que demora mais para ser alcançado.

Agora, vamos ser bem realistas: em 100 g de chocolate ao leite há 540 kcal. Para queimar essa quantidade de calorias, é necessário fazer uma das atividades físicas descriminadas na tabela a seguir:

Tempo de atividade física necessário
para queimar 540 kcal

Tipo de exercício	Indivíduo com 68 kg	Indivíduo com 90 kg
Caminhar a 3,2 km/h	135 min (2h15min)	104 min (1h44min)
Caminhar a 4,8 km/h	101 min (1h41min)	78 min (1h18min)
Caminhar a 7,2 km/h	74 min (1h14min)	57 min
Correr a 11 km/h	35 min	26 min
Correr a 16 km/h	25 min	20 min
Fazer uma aula de natação	118 min (1h58min)	84 min (1h24min)
Pedalar a 10 km/h	135 min (2h15min)	104 min (1h44min)

Acredito que essa tabela prova que é muito mais fácil ingerir quilocalorias do que queimá-las. Por isso, se você não associar a alimentação ao seu treinamento, não terá o resultado almejado.

Vamos além. Você tem 1 kg de gordura abdominal para queimar. Como o tecido adiposo é formado por 85% de gordura e 15% de água, em 1 kg há efetivamente 850 g de gordura. Como 1 g de gordura tem 9 kcal, isso corresponde a 7.650 kcal. Isso mesmo: para queimar 1 kg de tecido adiposo você precisa queimar 7.650 kcal. Agora vamos ver o tempo de atividade física que é preciso para conseguir isso:

Tempo de atividade física necessário
para queimar 7.650 kcal

Tipo de exercício	Indivíduo com 68 kg	Indivíduo com 90 kg
Caminhar a 3,2 km/h	1.913 min (32 h)	1.470 min (25 h)
Caminhar a 4,8 km/h	1.434 min (24 h)	1.103 min (18 h)
Caminhar a 7,2 km/h	1.043 min (17 h)	802 min (13 h)
Correr a 11 km/h	499 min (8 h)	373 min (6 h)
Correr a 16 km/h	359 min (6 h)	277 min (5 h)
Fazer uma aula de natação	1.669 min (28 h)	1.192 min (20 h)
Pedalar a 10 km/h	1.913 min (32 h)	1.471 min (25 h)

Analisando de outra forma, se você pesa 90 kg e resolve andar a 4,8 km/h, para queimar 1 kg de gordura deverá caminhar 86 km!

Quilometragem percorrida para queimar 1 kg de gordura

Tipo de exercício	Indivíduo com 68 kg	Indivíduo com 90 kg
Caminhada a 3,2 km/h	102 km	80 km
Caminhada a 4,8 km/h	115 km	86 km
Caminhada a 7,2 km/h	122 km	94 km
Corrida a 11 km/h	88 km	66 km
Corrida a 16 km/h	96 km	80 km
Pedalar a 10 km/h	320 km	250 km

Observe que esse cálculo é para a perda de apenas 1 kg de gordura. Quem está acima do peso pode ter mais de 30 kg de gordura para eliminar.

Para acumular 7.650 kcal (1 kg de tecido adiposo), basta consumir 1.417 g de chocolate ao leite. Consumindo 202 g por dia, em uma semana já alcançamos essa quantidade, que significa 1 kg a mais na balança. (Se desejar fazer essa conta com outros alimentos, confira a tabela de teor calórico do anexo A (página 392). Assim, não seja ingênuo. Exercício é ótimo, mas não garante o emagrecimento se sua alimentação não for adequada.

O quadro a seguir ajudar a resumir o método mais eficaz de manutenção do peso corporal. É claro que comer mal e fazer exercícios já traz efeitos benéficos ao organismo por causa do treino, mas, quando falamos de emagrecimento, nada melhor do que aliar a prática física a uma alimentação balanceada.

Manutenção do peso corporal aliando alimentação ao exercício físico

Alimentação	Exercício físico	Efeito no peso corporal
Comer errado	Não praticar	Nada efetivo
Comer errado	Praticar	Pouco efetivo
Comer corretamente	Não praticar	Efetivo
Comer corretamente	Praticar	Muito efetivo

Uma questão sempre colocada é o fato de que, como o treino aumenta a massa muscular, gasta-se mais calorias ao longo do dia. Isso é fato: os músculos são tecidos que precisam de mais energia, e, assim, quem treina tende a gastar mais calorias mesmo em repouso por ter mais músculos.

Mas não se engane: o gasto calórico do músculo em atividade não é tão grande; em repouso, é menor ainda. Além disso, havendo resistência à insulina, a gordura não sai do estoque e não é queimada adequadamente.

O exercício melhora a sensibilidade à insulina desde que sua prática seja constante. A recomendação atual é que devemos fazer exercícios de intensidade leve a moderada com duração de 150 minutos semanais, o que equivale a meia hora por dia, cinco vezes por semana. Isso tem efeitos positivos sobre a prevenção de doenças crônicas, como diabetes e problemas cardiovasculares. Mas esse tempo de treino não é efetivo para a perda de peso. Se o objetivo for esse, o treino deve começar com 150 minutos por semana em intensidade moderada e ir aumentando gradativamente, até atingir de 200 a 300 minutos por semana, o que equivale a uma prática de uma hora, cinco vezes por semana.

Vale lembrar que a obesidade nem sempre permite que o treino seja feito nessa intensidade, pois, havendo inflamação corporal, essa quantidade de treino pode ser nociva (ou mesmo porque o obeso não tem resistência física ou apresenta problemas articulares ou de outra ordem). Assim, sempre que liberado pelo médico, o treino deve objetivar os 150 minutos semanais. Se ainda assim for difícil, inicie com meia hora, três vezes por semana, lembrando de sempre fazer uma refeição principal ao término de cada treino (explicarei a razão mais à frente).

Treino aeróbico *vs.* treino anaeróbico

É comum ouvirmos falar que exercícios aeróbicos são caminhada, corrida, natação e ciclismo, e que musculação é anaeróbico. Na verdade, essa divisão não é feita pelo tipo de exercício, mas sim pela forma que o exercício é feito: a corrida pode ser transformada em exercício anaeróbico, e a musculação, em aeróbico. A classificação difundida entre exercícios aeróbicos e anaeróbicos é baseada na maneira como a maioria das pessoas realiza essas atividades.

Na hora de fazer exercícios, conhecer bem esse conceito é muito importante. Imagine que há uma lesão nas pernas. Nessa condição, você pode se exercitar aerobicamente apenas com os membros superiores, mesmo que seja por meio da musculação. No caso da obesidade, também é muito importante não transformar seu exercício aeróbico em anaeróbico sem perceber ou devido a orientações inadequadas. Vamos entender melhor como isso funciona, mas, para isso, você precisa compreender as três maneiras como o músculo pode produzir energia.

Como o músculo produz energia?

Sabemos que a ATP (trifosfato de adenosina) é a nossa energia, nossa pilha. Nosso corpo precisa de carboidrato ou de gordura para produzi-la, e o oxigênio é muito importante para recarregar essa pilha. Toda vez que nos movimentamos ou contraímos os músculos, descarregamos ATP. Como uma pilha, ela precisa ser recarregada. E há formas diferentes de fazer isso: duas formas emergenciais (mais rápidas e que não utilizam oxigênio, realizadas nos casos em que a contração muscular é muito intensa) e uma mais eficaz (que é mais lenta, mas utiliza oxigênio e aproveita a gordura como combustível).

Recarga rápida

É feita por meio de um sistema chamado creatina-fosfato. A creatina é um composto muscular que guarda um fósforo "na manga". Toda vez que descarregamos a ATP, ela perde fósforo. Recarregar a ATP consiste em devolver-lhe o fósforo, que é o elemento do qual extraímos energia para recarregar nossa pilha. Assim, esse sistema de recarga é muito interessante para quem pratica atividades físicas que necessitam de explosão muscular, como o levantamento de peso e a corrida de 100 metros rasos, pois, quando nossa pilha começa a descarregar (a perder fósforo), a creatina a recarrega imediatamente, cedendo-lhe fósforo.

A quantidade de ATP que um atleta treinado tem nos músculos seria suficiente apenas para sustentá-los em potência máxima por cerca de três segundos, tempo em que nem metade de uma corrida de 100 metros rasos é percorrida. Nessa situação, a creatina fornece fósforo para recarregar a ATP de forma a sustentar o padrão de esforço máximo por até dez segundos.

Observe que não há um emagrecimento satisfatório com a prática de atividades de explosão muscular, pois o mecanismo creatina-fosfato não queima gordura para gerar energia. Para emagrecer, seu treinamento terá que ser outro. Por outro lado, se a atividade física não exigir performance de explosão, o corpo não precisa utilizar a creatina.

Recarga de tempo moderado

Quando a atividade física demanda energia por mais tempo, o organismo recorre ao carboidrato acumulado nos músculos na forma de glicogênio. A cadeia de glicogênio é quebrada, retornando ao estado de glicose, e utilizada para formar energia. Mas se a intensidade do exercício for alta, o organismo precisará produzir muita energia em pouco tempo.

Em casos como esse, de esforço intenso, não há oxigênio suficiente para produzir energia por muito tempo. Assim, o corpo recorre à via de produção de energia sem o oxigênio, que produz ácido lático. Esse sistema é emergencial (o corpo está pedindo velocidade na produção), e fabricar energia por meio da formação de ácido lático é 2,5 vezes mais rápido do que utilizar oxigênio (dentro da mitocôndria).

Esse sistema pode fornecer energia para a contração muscular intensa (não extenuante) por cerca de um minuto e meio. Como há formação de ácido lático, sente-se queimação nos músculos durante o exercício. Esse ácido lático é jogado na corrente sanguínea, provocando acidificação do sangue e ocasionando náuseas, e posteriormente será recolhido pelo fígado, que o transformará novamente em glicose. Vale lembrar que se há resistência à insulina com gordura já acumulada no fígado, a transformação do ácido lático em glicose será mais lenta e, havendo maior teor de ácido lático circulante, a tolerância ao exercício diminuirá (além das náuseas, a acidificação do sangue também provoca dificuldade de contração dos músculos diante das ordens enviadas pelo cérebro).

Preste atenção: se a atividade física estiver lhe causando queimação e náuseas, você está nessa faixa de treino, que pode ser realizada com a supervisão de um profissional em condições como a hipertrofia muscular e para fins de fortalecimento específico, não com o objetivo de emagrecer. Esse tipo de produção de energia não é o adequado para a queima de gordura, pois você estará queimando glicogênio muscular, ou seja, carboidrato.

Recarga lenta

Quando o músculo não precisa produzir energia tão rapidamente, ele consegue remover a gordura dos estoques e queimá-la (utilizá-la como substrato para a produção energética). Só queimamos gordura por essa via metabólica, que utiliza o oxigênio para produzir energia, ou seja, é uma atividade física aeróbica. Observe que na recarga rápida e na moderada o oxigênio não é utilizado, por isso chamamos os exercícios de anaeróbicos, ou seja, sem oxigênio.

Os exercícios aeróbicos podem ser realizados por tempo indeterminado, enquanto houver combustível (carboidrato, gordura e até proteína) para ser queimado. Isso porque a via com oxigênio é muito mais eficaz para gerar energia, pois é realizada dentro da mitocôndria e gera 38 unidades de ATP com 1 g de glicose. Lembre-se de que, sem oxigênio, 1 g de glicose consegue formar apenas 2 unidades de ATP.

Os três tipos de recarga de energia e suas características

Tipo de recarga	Substância utilizada	Tempo de atividade permitida	É útil para mim?
Rápida	Creatina	10 segundos	Não é de grande valia para quem quer emagrecer. Alguns treinos de fortalecimento podem ser feitos nessa intensidade.
Moderada	Carboidrato (glicogênio)	1,3 a 1,6 minuto	Você poderá utilizá-la em treinos de fortalecimento muscular.
Lenta	Gordura	Ilimitado (enquanto houver gordura para ser queimada)	Você deve utilizá-la para queimar gordura. Seu treino deve ser feito, majoritariamente, com esse tipo de recarga.

A tabela acima resume os três tipos de recarga de energia do corpo e suas características. Como vimos, para emagrecer a regra é fazer algo de intensidade leve a moderada por muito tempo, pois isso leva à queima de gordura. Só conseguimos fazer um exercício intenso ou extenuante por pouco tempo, e para isso utilizamos creatina (método 1) e glicogênio (carboidrato) do interior do músculo (método 2). Nessa condição, não emagrecemos. Lembre-se da comparação do corredor de 100 metros rasos com o maratonista. Os 100 metros rasos são corridos com explosão, ou seja, em "tiros" curtos. O atleta fica forte, ganha massa muscular. O maratonista faz um treino de intensidade leve a moderada por longos períodos. Ele fica magro, perde gordura.

Uma vez um paciente me disse que para emagrecer é preciso ter mais tempo livre. Isso realmente tem sentido. Não adianta encharcar a camisa! Treino aeróbico, de forma geral, é de intensidade leve a moderada por um longo período. Quando a intensidade do exercício aumenta, usamos menos gordura como combustível muscular, pois o músculo passa a recorrer ao que é mais fácil e eficiente na produção de energia: o carboidrato (glicogênio).

Fique atento, no entanto, para o fato de que o treino aeróbico deve ser predominantemente para o emagrecimento, mas não necessariamente exclusivo. Havendo a necessidade de fortalecer locais específicos (joelhos, coluna vertebral etc.), os exercícios anaeróbicos podem ser feitos com objetivos específicos. Pessoas obesas têm mais músculos que pessoas com peso adequado, e, nesse caso, o objetivo do exercício anaeróbico é fortalecer o organismo.

Como saber se estou fazendo um treino aeróbico ou anaeróbico?

Como vimos, a mesma atividade pode ser classificada como aeróbica ou anaeróbica, dependendo da maneira como for realizada, e, consequentemente, necessitar de uma determinada forma de produção de energia.

De modo geral, há dois pontos na produção de energia que diferenciam o treino aeróbico do anaeróbico: o limiar 1 e o limiar 2. O limiar 1 (L1) é o ponto em que a intensidade do treino leva ao aumento significativo de lactato, mas ainda há um equilíbrio entre sua produção e sua remoção do músculo. Esse é o limite entre o treino aeróbico e o anaeróbico, mas ainda com predominância do aeróbico. O limiar 2 (L2) representa o ponto em que o organismo não consegue mais produzir energia apenas pela via aeróbica, tendo que recorrer ao lactato. A via de produção de energia se torna anaeróbica. Nesse momento, a remoção do lactato do músculo fica difícil: ele se acumula e há dificuldade em manter o músculo em atividade por muito tempo. Assim, treinar abaixo do L1 é um treino regenerativo; treinar entre o L1 e o L2 é um treino aeróbico; e treinar acima do L2 é um treino intenso, anaeróbico. A forma mais simples de perceber em que faixa se encaixa seu treino é pela frequência cardíaca, ou seja, o número de vezes que seu coração bate por minuto.

Na produção de energia (ATP) pelas células, o organismo sempre vai tentar utilizar oxigênio, pois a produção será muito mais eficiente. O comando para a produção de energia é dado pelo cérebro, que manda o corpo fazer os movimentos num determinado ritmo. Assim, quanto maior e mais intensa é a movimentação muscular, maior é a necessidade de produzir energia, e, portanto, maior será a necessidade do músculo de receber oxigênio. Guarde essa regra.

Quem transporta o oxigênio é uma célula do organismo, o eritrócito, ou glóbulo vermelho. Dentro dessa célula está a hemoglobina, que segura o oxigênio. Vale lembrar que a produção de hemoglobina depende dos níveis de ferro, vitamina B12 e ácido fólico. É o coração que faz o oxigênio que está nos glóbulos vermelhos chegar aos músculos, pois ele "empurra" o sangue. Quanto maior a necessidade de oxigênio, mais rápido o coração vai bater para acelerar a chegada da célula vermelha aos pulmões, pegar o oxigênio e levá-lo aos músculos para ser utilizado na produção de energia.

Baseado nessa lei fisiológica, agora você já sabe que quando a frequência cardíaca está muito elevada (durante a atividade física), é porque a necessidade de oxigênio está muito alta, ou seja, seu organismo está tentando ao máximo levar mais oxigênio para produzir energia. E, nessa condição, o músculo já começa a priorizar o uso do glicogênio, e, dependendo da intensidade, até da creatina.

Calculando a frequência cardíaca para o treinamento

Para garantir que o músculo mantenha a queima de gordura usando o sistema de recarga lenta de ATP, a frequência cardíaca não deve ultrapassar 70% da frequência cardíaca máxima para a sua idade.

Ao aumentar a intensidade do exercício para levar mais oxigênio aos músculos, o coração bate mais rápido, mas há um limite: é o que chamamos de frequência cardíaca máxima, a maior frequência que o coração pode atingir por minuto. Quando você chega nessa frequência, se fizer mais esforço, o coração não consegue bater mais rápido a ponto de melhorar a sua performance. Por isso é importante respeitar essa frequência, que muda com a idade. Para determiná-la, basta subtrair sua idade de 220. Por exemplo, se você tem 40 anos, sua frequência cardíaca máxima é 180.

Uma vez que a frequência cardíaca máxima é determinada, basta multiplicar o valor encontrado por 0,65 para encontrar a frequência cardíaca ideal para o treino aeróbico. Neste exemplo, essa frequência seria em torno de 117 bpm (batimentos por minuto). Com esse dado em mãos, você pode se preocupar em manter a taxa de batimentos entre 115 e 125 bpm durante o treino, já que esses valores correspondem a cerca de 65-70% da frequência cardíaca máxima. É por causa disso que muitas pessoas utilizam o polar, ou frequencímetro, pois esse aparelho facilita muito o controle da frequência cardíaca durante o treino.

Teste ergoespirométrico

Se você estiver fazendo um treinamento mais personalizado, é possível que seu médico ou treinador solicitem um teste ergoespirométrico. Trata-se de um teste de esforço em que é medida a troca de gases respiratórios feita pelo seu organismo, e isso pode ajudar a determinar a intensidade ideal para o seu treino.

Funciona assim: enquanto a pessoa corre em uma esteira, vários eletrodos monitoram sua frequência cardíaca e uma máscara coleta o ar expirado. Pelo resultado do teste é possível determinar com muita precisão o volume máximo de oxigênio (VO_2 máximo, medido em ml/kg/min) e o limite entre o treino aeróbico e anaeróbico (L1 e L2), correlacionados com a frequência cardíaca.

Uma pessoa pode usar 3,5 ml/kg/min de oxigênio em repouso, 70 ml/kg/min durante um exercício intenso, ou 80 ml/kg/min em competições esportivas profissionais.

Quem tem mais músculo tem VO_2 máximo maior do que quem tem mais gordura. Quanto mais treinado for o atleta, maior será o VO_2 máximo dele, pois isso indica a eficiência do organismo em produzir energia durante o treino. Uma pessoa acima do peso precisa fazer um treino aeróbico mais leve que uma pessoa mais musculosa.

O VO_2 máximo das mulheres tende a ser 15% menor que o dos homens, mas o treino adequado pode aumentá-lo em 30%.

Outro fator importante a saber é que, quanto mais se treina, maior é a quantidade de mitocôndrias, estruturas que usam o oxigênio para produzir energia. Isso significa que ficamos cada vez mais eficientes em produzir energia com o mesmo esforço utilizando oxigênio. Assim, se você caminhava a 5 km/h para manter a frequência cardíaca em torno de 70% da sua frequência máxima, após algumas semanas, pode ser que essa mesma velocidade esteja atingindo apenas 60% dela. Portanto, de tempo em tempos, é necessário ajustar a velocidade para atingir novamente os 70% da frequência cardíaca máxima a maior parte do tempo.

A velocidade do treino não precisa ser constante. O importante é que na maioria do tempo a frequência cardíaca permaneça entre 65 e 70% da máxima. Treinos em que a pessoa fica, por exemplo, quatro minutos nessa faixa e depois um minuto numa intensidade maior são muito eficientes – até mais eficientes do que os que mantêm uma velocidade constante.

Como nutrir os músculos?

O músculo não se alimenta de proteína. A proteína serve para o reparo e a construção muscular, não de combustível para o músculo. Para produzir energia, o músculo utiliza carboidrato ou gordura. No entanto, sua eficiência é muito maior quando utiliza o carboidrato. Se a ingestão de carboidrato for inadequada, o músculo não rende durante o treino.

Quanto mais o músculo for requisitado, ou seja, treinado, mais ele vai guardar carboidrato em forma de glicogênio. Para cada 1 g de glicogênio guardado é preciso 4 g de água. Por isso, uma pessoa que começou a fazer atividade física há poucas semanas já consegue perceber seus músculos maiores antes mesmo de as fibras musculares começarem realmente a crescer (ficar hipertrofiadas). É o glicogênio guardado com água.

O carboidrato é essencial para a atividade física. Quanto maior a intensidade do exercício, maior será sua participação na produção de energia. Por isso um atleta não consegue se manter em atividade física intensa prolongada sem um bom estoque de carboidrato (glicogênio) muscular. Esse nutriente deve compor de 60 a 70% das calorias da dieta dos esportistas. Quando falta carboidrato no organismo, seja durante o exercício ou no dia a dia, o organismo destrói a massa muscular para formar glicose. Isso já demonstra que a glicose tem prioridade sobre a proteína. E, como conversamos no início deste livro, não pode faltar glicose, pois o cérebro se alimenta dela. Se você comer pouco carboidrato, o músculo vai ser destruído pelo corpo para servir glicose ao cérebro.

A resistência muscular tem relação direta com a quantidade de carboidrato existente dentro do músculo na forma de glicogênio. Numa corrida longa, os atletas que têm boa ingestão de carboidrato chegam à exaustão em 240 minutos, enquanto a exaustão ocorre em 120 minutos se eles tiverem uma dieta mista (com menor teor de carboidrato), e em 85 minutos se eles tiverem uma dieta rica em gordura. Isso é explicado pela quantidade de glicogênio muscular que esses indivíduos acumulam. Se a dieta for baseada em carboidrato, cada quilograma de músculo acumula 40 g de glicose; na dieta mista, 20 g; na dieta rica em gordura, apenas 6 g.

Após um treinamento exaustivo, em que a pessoa exauriu seu glicogênio muscular, a recuperação desse estoque é feita em cerca de dois dias se a dieta for rica em carboidratos, mas pode demorar mais de dez dias se for rica em proteína e gordura, com pouco carboidrato.

Nos exercícios de longa duração, para que o carboidrato não fique em defasagem, um atleta vai precisar de 30 a 60 g de carboidrato por hora para se manter bem. Se você não for um atleta profissional, não precisará repor nada de carboidrato durante o treino. Para a atividade física habitual, com cerca de uma hora de duração, recomendada para quem está em condição de obesidade, não é necessária a reposição de carboidrato. Mesmo se você começar a ultrapassar uma hora de treino, a necessidade real de reposição deve ser avaliada.

Já sabemos que a resistência à insulina é uma condição comum em quem está acima do peso. Por causa dela o pâncreas trabalha mais, e as células não conseguem utilizar a glicose, produzindo menos energia e trazendo maior sensação de fome e fadiga, além de diversos outros problemas. Também sabemos que, quando a insulina está elevada, o corpo não utiliza a gordura como combustível.

A atividade física aeróbica pode modificar essa condição, pois faz a célula muscular se abrir para a glicose sem precisar de insulina. Isso vai ocorrer após meia hora de atividade física aeróbica constante. É como se o músculo percebesse a necessidade de produzir mais energia, e, como ele usa a glicose para isso, abre as portas para que ela passe do sangue às células sem a necessidade da insulina.

O que comer antes, durante e depois do treino?

Antes do treino

Você deve comer um lanche de meia hora a, no máximo, três horas antes do treino. A quantidade de comida vai depender de como você se sentir. Se comer muito logo antes do treino, vai se sentir pesado. Se comer pouco, vai ficar fraco e com fome. Não sou eu ou qualquer outro médico ou nutricionista quem pode precisar a quantidade certa de comida a ser ingerida. Não tenha medo de testar; aprenda a conhecer seu corpo. Algumas pessoas preferem comer uma fatia de pão com homus e uma fruta duas horas antes de treinar, outras preferem amassar uma banana com aveia uma hora antes, outras preferem comer uma maçã meia hora antes. A regra é: quanto mais próximo do treino, menor deve ser a quantidade ingerida.

Você já aprendeu que precisa se alimentar de duas em duas horas. Portanto, repare que a última refeição antes do treino não deve ter sido feita mais de três horas antes de começar a se exercitar. Se estiver sem comer há mais de três horas, você vai perder massa muscular durante o treino.

Atente para o fato de que essa refeição deve ser composta por um carboidrato com fibras: pode ser fruta, aveia, pão integral ou qualquer outro, desde que não seja rico em gordura nem proteína. As oleaginosas (castanhas, nozes), muito consumidas por algumas pessoas, não são tão adequadas por serem gordurosas e possuírem baixo teor de carboidrato. Esses são os mesmo motivos que tornam os produtos de origem animal (carne, ovos e laticínios) contraindicados para esse momento.

Durante o treino

Se seu treino tiver até uma hora e meia de duração e você tiver se alimentado de maneira satisfatória antes do treino, não é necessário comer nada. Beba apenas água para repor o que perder, sem consumir sucos ou repositores hidroeletrolíticos, que são recomendados apenas para atletas que treinam intensamente por horas seguidas e perdem muita água.

Cuidados com a hidratação

Uma das funções da água é manter a temperatura corporal adequada por meio do suor, pois uma temperatura elevada estressa o organismo e prejudica todas as adaptações de que ele precisa fazer para manter o exercício de forma saudável e adequada.

A perda de apenas 2% de peso corporal devido à desidratação (o que corresponde a 1,6 kg para uma pessoa com 80 kg) já traz impactos importantes, como o aumento de 0,4 °C após perda de 1 a 2% da água corporal. Se a perda chegar a 3%, haverá uma redução importante no desempenho físico. Com 4 a 6% ocorre fadiga térmica e, a partir de 6%, pode haver choque térmico, coma e morte.

Para o obeso, a falta de água pode ser um fator de risco para trombose, pois há aumento da viscosidade do sangue aliada ao grande número de plaquetas e fibrinogênio. Isso será pior se o exercício for anaeróbico.

Na desidratação de leve a moderada a pessoa tem falta de apetite, fadiga, intolerância ao calor e tontura. A pele fica avermelhada, e a urina, mais escura. Quando a desidratação é grave, ocorre dificuldade para engolir e perda de equilíbrio. A pele fica seca, murcha e dormente. A visão torna-se embaçada, os olhos ficam fundos e pode haver delírio e espasmos musculares.

Veja a seguir algumas dicas para se precaver e garantir boa hidratação antes, durante e após o treino:

- Antes do treino, verifique se sua urina está bem clara. Se estiver amarela tendendo a ficar escura, é porque está faltando água no seu organismo. Também avalie a cor da urina após o treino.

- Pese-se antes e depois do treino. Não leve em conta a perda de gordura durante o treino, pois ela é pequena. Sair do treino praticamente com o mesmo peso que começou é uma indicação de que a água foi bem reposta.
- A ingestão de líquidos deve ser feita já nos primeiros quinze minutos após o início do treino, e deve ser mantida em intervalos de quinze a vinte minutos. Recomenda-se de 500 a 2.000 ml por hora, dependendo da sudorese e da temperatura ambiente.
- Hidrate-se apenas com água, e não com repositores hidroeletrolíticos, pois eles contêm sódio. Quando há resistência à insulina, o rim tem dificuldade de eliminar o sódio, que fica acumulado no organismo e dificulta a excreção de água, aumentando a pressão arterial.

Após o treino

A queima de gordura leva à maior circulação de corpos cetônicos. Ou seja, ao terminar um treino aeróbico, a pessoa não tem fome. No entanto, é importante fazer uma refeição principal até uma hora após o treino, com carboidratos, proteínas, lipídios, vitaminas e minerais em quantidade satisfatória. Se desejar, você pode até aumentar a proporção de cereais. Veja no capítulo 9 (página 135) quais são suas opções de cereais. As leguminosas (como o feijão) também são excelentes opções pelo alto teor de carboidrato e de proteína (veja a receita 32, na página 342).

Esse é o momento do dia em que o carboidrato é mais bem-vindo, mais aceito pelo organismo com menos esforço para metabolizá-lo, porque após a atividade aeróbica, as células musculares ficam cerca de quatro horas de "boca aberta", só esperando a glicose entrar. Isso significa que o melhor momento para fazer a refeição do dia que contém mais carboidrato é até uma hora após o treino.

Mas se as células musculares ficam "abertas" por cerca de quatro horas, porque devemos comer até uma hora depois? É porque a digestão tem seu tempo, e algumas horas se passam até o estômago processar o alimento, passá-lo para o intestino e distribuí-lo para todo o corpo. Por isso, programe-se para terminar seu treino antes do café da manhã ou de outra refeição principal, e alimente-se com uma proporção maior de carboidrato até uma hora depois. Nunca fique sem comer após fazer um exercício físico. Se você treina logo ao acordar, coma um pouco ou beba uma vitamina antes do exercício e reserve a maior ingestão de calorias do café da manhã para depois do treino.

Aproveite esse intervalo como uma oportunidade. Afinal, o carboidrato que você come logo após o exercício é metabolizado com mais eficiência, não necessita de insulina, vai direto para dentro do músculo (e não para os pneuzinhos) e sacia mais (pois o músculo fica cheio de glicogênio, o que elimina a sensação de fome). E, como a insulina está baixa, a gordura continua saindo dos estoques.

Mas atenção: o carboidrato não pode ser doce e nem farinha branca. Fontes mais ricas de carboidrato para quem quer emagrecer são cereais integrais, leguminosas e frutas. Se você não consegue ficar sem doce, esse é o momento "menos pior" para utilizá-lo, só não vale abusar e repor o que perdeu durante o treino.

Suplementos alimentares e hormônios extras são necessários?

Quem treina em academia tem a impressão de que sem suplementos ninguém consegue levantar nem um peso de 1 kg. O consumo desses produtos parece regra para muitas pessoas. Veja bem, se você está acima do peso, precisa se livrar do excesso, e não se encher de suplementos, que vão inclusive atrapalhar sua meta de atingir o peso desejado.

Uma vez, na academia, eu ouvi uma senhora perguntar ao seu instrutor como era o treino de uma pessoa para ficar "daquele jeito", enquanto apontava para um jovem que se parecia com o Incrível Hulk. O instrutor respondeu que, para ficar daquele jeito, era preciso usar alguns suplementos fortes. Veja bem, querido leitor, esses "suplementos fortes" na realidade são hormônios: testosterona e/ou hormônio do crescimento. Mas eles só devem ser usados sob prescrição médica, após cuidadosa avaliação, e quando houver necessidade, pois, quando mal utilizados, são perigosos, podendo inclusive levar ao desenvolvimento de diversos tipos de câncer e atrofia de testículo. Usar hormônios para fins estéticos e para perder peso pode ser muito perigoso.

Quem tem resistência à insulina e está acumulando gordura no fígado terá problemas com o hormônio do crescimento (já que é o fígado que o torna ativo) e com a testosterona, por exemplo. Assim, se você quer aumentar a atividade desses hormônios e, portanto, obter um efeito anabolizante natural, deverá emagrecer para reduzir a resistência à insulina.

Vamos agora falar sobre opções não hormonais que muitas pessoas utilizam.

Proteína

Esse macronutriente é facilmente obtido na dieta padrão, inclusive na vegetariana estrita, que não contém nenhum derivado animal.

Há exames de sangue específicos que mostram a real necessidade de aumentar o consumo de proteína, e são raras as situações em que é preciso suplementá-la. Havendo necessidade de otimizar sua ingestão, isso pode ser feito facilmente através da dieta, mas a maioria da população já ingere proteína em excesso, como já vimos ao longo deste livro.

Para a maioria das pessoas que treinam, a suplementação de proteína é um mero suporte psicológico, sem benefício real ao treinamento. Lembre-se de que a proteína tem tantas calorias quanto o carboidrato. Caso a proteína já esteja em excesso no organismo, a suplementação vai ser transformada em carboidrato e gordura. Se você está acima do peso, quer dizer que está com excesso de calorias, o que torna inadequada a ideia de fazer suplementação de carboidrato e proteína. Seguindo uma dieta com arroz integral, leguminosas e os demais grupos alimentares que compõem uma refeição saudável, o carboidrato e a proteína que você ingerir após o treino já serão suficientes para a reposição.

As pessoas pensam que é preciso repor proteínas após o treino. É fato que a ingestão adequada de proteínas após um treino de hipertrofia pode favorecer o aumento da massa muscular, mas a proteína será utilizada somente para fazer o reparo dos músculos lesionados no treino; ela nunca é o principal elemento a ser reposto, nem mesmo para um fisiculturista profissional.

Para o atleta que trabalha com hipertrofia, a proporção recomendada de proteínas e carboidratos depois do treino é 10 g de proteína para cada 20 g de carboidrato. Observe que a dosagem de carboidrato sempre é mais alta que a de proteína. Um atleta profissional que queira trabalhar atividades de resistência precisará de 1,2 a 1,6 g de proteína por quilo de peso. Já um atleta que prioriza o ganho de massa muscular vai precisar de até 1,7 g/kg ao dia. A dieta habitual do brasileiro já contém 1,3 g/kg de proteína ao dia, quase o dobro do que é preconizado (0,75 g/kg ao dia) para o indivíduo sedentário.

Imagine que uma pessoa de 70 kg que ingere diariamente 2.000 kcal e 70 g de proteína estará ingerindo 1 g de proteína por quilograma de peso ao dia (g/kg/dia). Se esse indivíduo começar a treinar e a ingerir 3.000 kcal sem alterar sua dieta, automaticamente passará a ter uma dieta com 105 g de proteína, o que equivale a 1,5 g/kg por dia. Mesmo que ele tenha ganhado massa muscular e passado a pesar, por exemplo, 75 kg, a proteína fica em 1,4 g/kg/dia. Ou seja, não há necessidade de suplementação se a dieta estiver adequada.

Resista às pessoas que querem enchê-lo de suplementos. Não jogue seu dinheiro nem sua saúde no lixo. São poucos os casos em que a suplementação proteica é realmente necessária.

Aminoácidos

As proteínas são formadas por cadeias de aminoácidos. Como cada aminoácido tem características diferentes, a ideia aqui é potencializar seu efeito utilizando um ou mais deles com fins diferentes. Há muita controvérsia na literatura científica sobre seu uso e seus efeitos positivos no exercício. Na maioria dos estudos, os benefícios não são sustentados.

Os aminoácidos de cadeia ramificada (valina, leucina e isoleucina), comumente chamados BCAA, são muito utilizados por praticantes de exercícios, mas mesmo eles têm resultados questionáveis. Alguns alegam que a atividade imunológica poderia ser otimizada pelo seu uso, mas não há comprovação absoluta. Além disso, eles poderiam auxiliar na produção de energia do músculo, pois as reações químicas dentro das mitocôndrias podem utilizar esses aminoácidos.

Além da questão imunológica, alguns profissionais utilizam os BCAA por eles auxiliarem outro aminoácido, o triptofano, a ser captado pelo cérebro, aumentando a quantidade de serotonina, o que aumentaria a sensação de tolerância ao exercício físico prolongado. Esse efeito de melhora de tolerância ao exercício é de difícil comprovação. E caso isso ocorra, é um fator nada interessante, pois se você perde a percepção da tolerância do seu organismo ao esforço, vai além do que deveria.

A glutamina também tem sido utilizada para tentar otimizar a resposta imunológica e fornecer esse aminoácido para células de rápida duplicação, como as do intestino e as do sistema imunológico. Grande parte da glutamina ingerida é utilizada pelo intestino, e pouco sobra para as células imunológicas. Seu uso rotineiro não encontra justificativa científica, assim como sua capacidade de melhorar a resposta imunológica ou de regenerar tecidos.

A ornitina e a arginina são aminoácidos precursores do hormônio do crescimento, mas, quando utilizadas por via oral, têm efeito praticamente insignificante sobre esse hormônio. A arginina, assim como o ferro, é utilizada pelas células de defesa para matar as bactérias. No que se refere à redução da fadiga, seu uso parece ter mais efeito nos exercícios aeróbicos do que nos anaeróbicos. Mesmo assim, não já justificativa para a suplementação regular sem prévia avaliação médica.

Sendo assim, podemos dizer que não deve haver suplementação rotineira desses aminoácidos, mas eles podem ser indicados em situações específicas, com avaliação médica.

Em situação de obesidade, o uso de qualquer "auxiliador" externo pode ser nocivo, principalmente se levar o organismo a não perceber a sensação de fadiga, pois os danos e lesões serão potencializados.

Testosterona e estrogênios

Você já se perguntou por que a maioria dos esportes separa os atletas nas modalidades masculina e feminina? Isso acontece porque há fatores genéticos e hormonais que contribuem para um desequilíbrio nas competições esportivas. De forma geral, homens são fisicamente mais fortes que mulheres, mas isso não significa que o músculo da mulher é mais fraco: cada centímetro quadrado de músculo (masculino ou feminino) pode alcançar a mesma força máxima, variando de 2 a 4 kg/cm^2. Assim, o homem costuma ser mais forte que a mulher pelo fato de normalmente possuir uma quantidade maior de massa muscular, e não por diferença na qualidade dos músculos. Um homem sedentário será mais fraco do que uma mulher condicionada (uma fisioculturista, por exemplo).

Quem provoca o maior acúmulo de massa muscular nos homens é a testosterona (hormônio masculino), que tem efeito direto sobre o depósito de proteína nos músculos. Um homem que pratica pouca atividade física, mas que possui níveis adequados de testosterona, terá músculos com crescimento 40% maior que o encontrado em mulheres.

Já os estrogênios (hormônios femininos) aumentam a deposição de gordura, especialmente no tecido subcutâneo, seios e quadris. Por esse motivo, as mulheres apresentam mais gordura que os homens – e as competições esportivas são divididas de acordo com o sexo dos competidores. Considere um homem e uma mulher igualmente treinados. Tendo menos massa muscular e mais gordura, a mulher será mais lenta numa corrida, mas levará vantagem numa prova de natação de longa distância, pois a gordura auxilia na flutuação, no isolamento térmico (contra o frio da água) e no fornecimento de energia por mais tempo.

Então, é uma boa ideia utilizar a testosterona para ganhar massa muscular? Nas academias, isso é feito por muitas pessoas que querem ficar bombadas. A testosterona, no entanto, pode ser transformada em estrogênio (estradiol). Quanto mais gordura a pessoa tiver no organismo, maior será essa conversão, pois ela é feita por uma enzima chamada aromatase, presente no tecido adiposo. Quando elevado, o estradiol aumenta o risco de alguns tipos de câncer. Ao prescrever testosterona, um médico precisa avaliar esse tipo de conversão, caso contrário, a pessoa pode se prejudicar. Da mesma forma, a testosterona pode ser convertida em uma forma mais ativa, a dihidrotestosterona (DHT), que pode ser muito nociva para a próstata, além de levar à queda de cabelos. A enzima que faz essa conversão se chama 5-alfaredutase e também está presente no tecido adiposo.

A melhor maneira de aumentar a testosterona de forma saudável consiste no emagrecimento aliado à prática de exercícios físicos, pois o próprio treino estimula sua elevação. Além disso, com a queima da gordura corporal, as enzimas que transformam a testosterona em DHT e estrogênios se reduzem.

Hormônio do crescimento (GH)

Outro hormônio que tem grande influência na massa muscular é o do crescimento (GH). Para mantê-lo em níveis adequados, é fundamental manter um sono tranquilo e não dormir de barriga cheia. Leia mais sobre isso no capítulo 6 (página 89).

Sugiro que você não busque soluções hormonais milagrosas para o emagrecimento. Para usar hormônios é preciso acompanhamento médico constante. Para os obesos, o uso de hormônios pode significar maior risco de desenvolver alguns tipos de câncer.

Vale lembrar também que o hormônio de crescimento pode propiciar crescimento muscular, mas os ligamentos não recebem esse reforço, o que aumenta o risco de lesões e distensões. Além disso, a resistência à insulina, situação comum em quem está muito acima do peso, leva ao aumento de gordura no fígado, o que dificulta a conversão adequada do hormônio do crescimento para sua forma ativa.

Creatina

Conforme conversamos anteriormente, a creatina tem seu efeito nas atividades de explosão muscular. Os atletas que fazem esse tipo de atividade física podem se beneficiar com seu consumo, em termos de aumento de massa muscular ou de desempenho. No entanto, ela é recomendada para atletas, e não para quem simplesmente faz treinos regulares.

Vegetarianos e pessoas da terceira idade têm menores teores de creatina intramuscular, o que não traz nenhuma consequência para o treino. Porém, sua suplementação é mais interessante para os atletas vegetarianos do que para os não vegetarianos, já que ela também está presente nas carnes. Quem está acima do peso precisa prioritariamente de atividade aeróbica, então esqueça a creatina, sendo vegetariano ou não.

Carnitina

Houve uma época em que ela foi uma febre nas academias. A carnitina é necessária porque permite que a gordura do corpo entre na mitocôndria. Assim, se há pouca carnitina, não conseguimos queimar a gordura. O mercado resolveu ganhar com isso, dizendo que é possível uma pessoa queimar gordura se tiver níveis maiores de carnitina.

Veja bem, o mais difícil não é colocar a gordura dentro da fábrica de energia, mas sim retirá-la do seu estoque (os pneuzinhos). De que adianta estar cheio de carnitina e não ter nenhuma gordura chegando para ser colocada na mitocôndria? É por isso que não adianta tomar carnitina para emagrecer. Primeiro é preciso deixar o corpo liberar a gordura acumulada, e isso se faz comendo menos e se exercitando mais. Nosso corpo já produz carnitina naturalmente. Empenhe-se para deixar a gordura sair do estoque, pois não haverá problema em queimá-la com a carnitina que você já produz naturalmente.

O ganho de massa muscular impede o emagrecimento?

É frequente as pessoas em processo de emagrecimento dizerem que seu peso estagnou porque começaram a ganhar mais músculos com o exercício físico. De fato, o músculo é mais pesado que a gordura, mas isso não deve impedir o emagrecimento de quem está obeso, pois a pessoa deve continuar perdendo mais gordura do que ganha massa muscular. Na verdade, um obeso já tem mais massa muscular (em quilogramas) do que uma pessoa com peso normal. Isso acontece porque um obeso carrega mais peso o dia todo. De forma geral, uma pessoa de 100 kg tem mais gordura e músculos que uma pessoa de 70 kg.

No processo de emagrecimento, tanto a gordura quanto a massa muscular devem ser reduzidas, mas gordura em maior quantidade. Não é normal parar de emagrecer porque se está ganhando massa magra. Veja na tabela abaixo as diferentes condições de três mulheres de 1,65 m:

Tabela de comparação entre três mulheres

Mulheres (1,65 m de altura)	Peso (kg)	IMC (kg/m²)	Prática esportiva	Condição	Gordura corporal	Massa magra (kg)
Ana	87 kg	32 kg/m²	Sedentária	Obesa	34,8 kg (40% do peso)	52,2 kg (60% do peso)
Maria	65,3 kg	24 kg/m²	Sedentária	Eutrófica	18,3 kg (28% do peso)	47 kg (72% do peso)
Regina	65,3 kg	24 kg/m²	Atleta	Eutrófica	9,8 kg (15% do peso)	55,5 kg (85% do peso)

Observe que a Ana, que é obesa, tem mais massa magra que Maria, que é eutrófica e sedentária, mas também tem mais gordura que ela. Assim, se essa mulher obesa emagrecer, é esperado que perca também massa muscular. Para atingir a composição física da eutrófica sedentária, ela terá que perder 5,2 kg de massa magra e 16,5 kg de gordura. Se Ana se tornar atleta, atingindo 65,3 kg e reduzindo a porcentagem de gordura corporal de 40% para 15%, ela terá um aumento de massa magra (que passará de 52,2 kg para 55,5 kg) e terá que perder 25 kg de gordura (já que tinha 34,8 kg de gordura e passou a ter 9,8 kg). Assim, nada justifica que uma pessoa obesa pare de perder peso por ter iniciado a musculação, pois mesmo ganhando massa muscular, ela ainda terá muita gordura para eliminar.

Recapitulando...

A atividade física é importante, mas, antes de praticá-la, uma pessoa com obesidade precisa consultar um médico para avaliar sua condição metabólica. Havendo inflamação, problemas articulares e cardiovasculares, o treino mal direcionado pode ser pior do que o sedentarismo. Os maiores benefícios do exercício para quem sofre com a obesidade são:

- *Redução da resistência à insulina ou aumento da sensibilidade a ela.* Isso ajuda a gordura a sair do estoque mais facilmente, e como a glicose é colocada dentro da célula com mais facilidade, ocorre redução da fome. Quando a insulina deixa de ser problema durante o dia, a pessoa queima a gordura em repouso, por ter mais massa muscular. Enquanto há resistência à insulina, essa queima é dificultada.
- *Liberação da adrenalina durante o treino.* A adrenalina é um hormônio, naturalmente elevado durante o treino, que ajuda a retirar a gordura dos estoques para ser queimada. Vale lembrar que, para a gordura sair do estoque, é necessário baixo nível de insulina e alto nível de adrenalina. Mas não vale ficar com a adrenalina alta o dia todo por estresse, pois isso aumenta a gordura no sangue e não se relaciona à sua maior queima se você não estiver se exercitando. E isso resulta em maior risco de doenças cardiovasculares, além do aumento da pressão arterial provocado pela adrenalina. A gordura tem que sair do estoque quando há possibilidade de queimá-la.

- *Liberação de endorfinas*. Provoca maior sensação de bem-estar e reduz a ansiedade, ajudando a minimizar o efeito da compulsão alimentar. E esse é um dos efeitos fantásticos do exercício, ou seja, colocar as bruxas para fora. Com a redução da ansiedade, come-se menos.
- *Aumento do gasto metabólico em repouso*, ou seja, mesmo em repouso, o corpo queima mais calorias. Lembre-se de que isso será mais intensificado quando a insulina baixar.

De forma geral, as práticas aeróbicas devem ser priorizadas, principalmente se houver inflamação corporal e risco de trombose. É fundamental que você observe a temperatura do local em que vai treinar, se alimente bem (mas não em excesso) antes e depois do treino, de preferência com comida (e não com suplementação), e se hidrate apenas com água durante o exercício. Lembre-se de que o excesso de proteína vira carboidrato e gordura, e não aumenta a massa muscular!

Também tenha em mente que é mais fácil ingerir calorias do que queimá-las. Assim, associe o treinamento a uma alimentação balanceada e ao controle das emoções negativas.

Sauna emagrece?

Em primeiro lugar, sauna não é atividade física. Se você suar bastante na sauna, vai perder líquido. E, se subir na balança a seguir, vai estar mais leve, pois estará menos hidratado ou até mesmo desidratado. Mas é só.

Não é porque a temperatura está mais elevada que você emagrece. Se fosse assim, na linha do equador não existiriam obesos e em todo o mundo as pessoas terminariam o verão mais magras.

Se a temperatura sobe, você sua. Se você se exercita, queima calorias. Se come de forma mais saudável, ingere menos calorias. Se ingere menos e/ou queima mais calorias, emagrece!

Sauna não emagrece, não reduz a gordura corporal. A menos que você a utilize para relaxar, e, mais relaxado, desconte menos suas emoções na comida.

PONTOS IMPORTANTES PARA LEMBRAR

TEMPERATURA	< 24 °C	24 a 25,9 °C	26 a 29 °C
SINAL	Verde	Amarelo	Vermelho

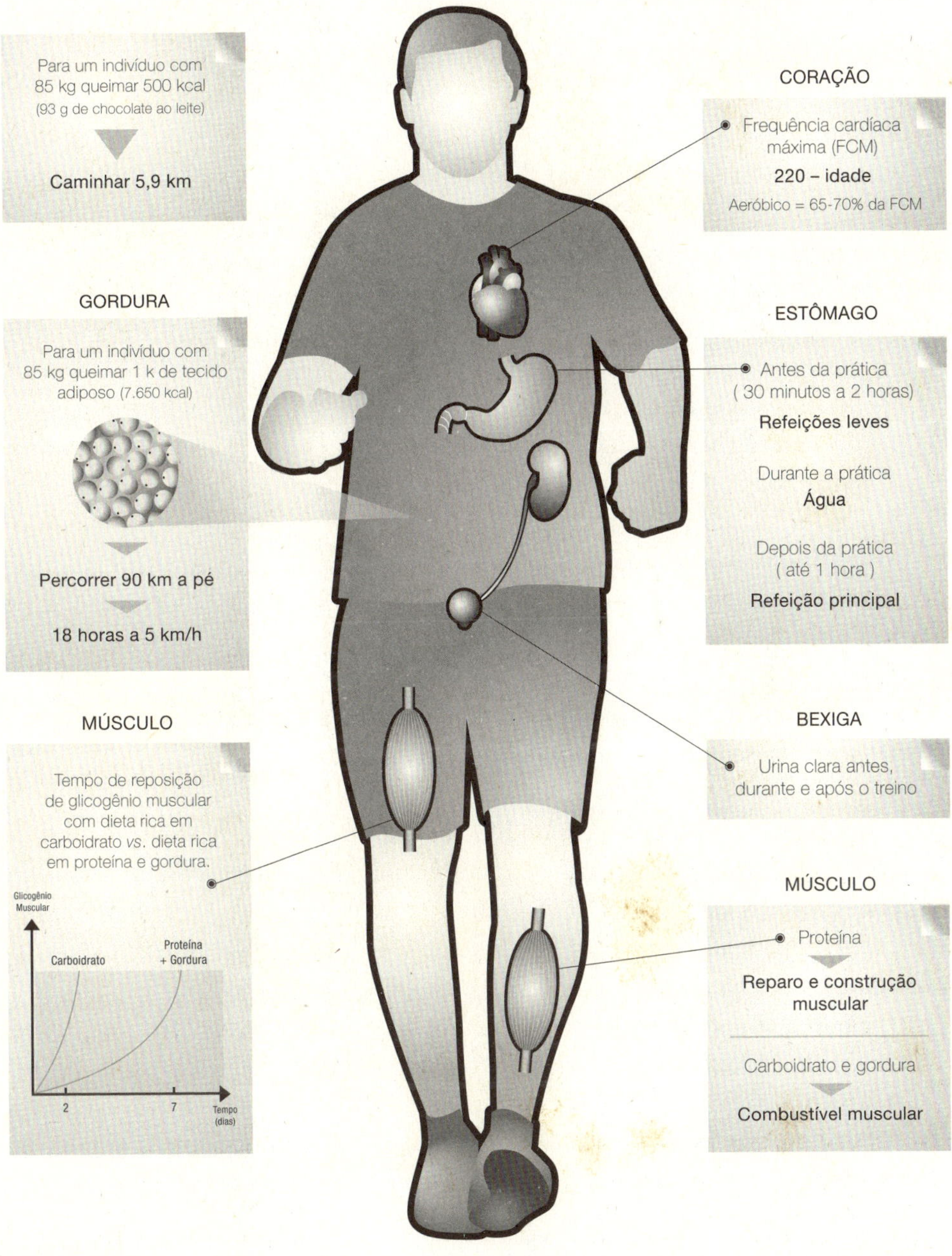

Capítulo 14

APRENDA A ESCUTAR O SEU CORPO

Emagrece, engorda, emagrece, engorda... Quando isso acontece com uma pessoa, quer dizer que o ritmo de vida e seu estado emocional oscilam. Ela come mais quando está com algum problema, e come menos quando o problema diminui. O efeito sanfona também ocorre com pessoas que resolvem emagrecer tomando medicamentos e depois param de utilizá-lo.

Esse é um acontecimento que tem grave efeito na saúde. Veja só: quando uma pessoa está em processo de emagrecimento, a gordura começa a abandonar o tecido adiposo e, pelo sangue, é levada ao fígado e aos músculos para ser utilizada como combustível, pois a gordura não é eliminada pela urina e nem pelo suor. Observe que há uma quantidade enorme de gordura circulando, durante meses, dentro dos vasos sanguíneos, indo do tecido adiposo para o fígado e para os músculos. Lembre-se de que geralmente o obeso está inflamado, e a oxidação agride a gordura circulante, favorecendo o acúmulo de placas de gordura nos vasos sanguíneos.

Pois bem, a gordura vai saindo do tecido adiposo e sendo transformada em energia; e a pessoa vai emagrecendo. Foram meses com elevada quantidade de gordura passeando pelo sangue, pois, afinal, a pessoa estava removendo a gordura dos estoques. Quando o peso se estabiliza, a quantidade de gordura circulante no sangue diminui. Mas se a pessoa começar a engordar novamente, o excesso de carboidrato e proteína virará gordura, que, somada à gordura ingerida, começará a ser transportada para o tecido adiposo. Imagine esse monte de gordura passeando novamente dentro dos vasos sanguíneos por meses enquanto a pessoa engorda, aumentando o risco de deposição nos vasos. Além disso, o fígado sofre muito, pois tem que trabalhar dobrado. Ele já está engordurado (esteatose hepática) e vai recebendo cada vez mais gordura. Ocorrem muitas alterações no fígado quando ganhamos e perdemos peso.

Se você sofre com o efeito sanfona, não se acomode. Identifique os padrões de comportamento que o levam a isso e tome uma atitude definitiva. Sua saúde cardiovascular agradece. Seu corpo é sua ferramenta para realizar tudo o que você deseja enquanto estiver vivo. Mas, infelizmente, muitas pessoas não aprendem ou nunca tiveram interesse em saber como o corpo funciona e o que podem fazer para otimizar seu funcionamento. Quanto mais conhecimento e percepção você tiver sobre seu organismo, melhor será sua forma de lidar com ele e com suas emoções. No contexto da obesidade, é fundamental que você compreenda algumas de suas manifestações.

A fome é uma resposta fisiológica do organismo, que necessita de energia para se manter vivo e em bom funcionamento. A fome se manifesta quando o corpo está entrando na "reserva": os nutrientes, especialmente a glicose, estão escassos, e o cérebro avisa ao organismo que ele deve buscar comida. O problema é que, como quando a alma tem fome o corpo come, muitas pessoas facilmente confundem a fome, a necessidade do corpo, com a vontade de comer. Alimentar a alma não significa dar a ela "comida", mas nutri-la de cuidados emocionais.

Você também não deve confundir a fome com o apetite, pois este está relacionado aos sentidos, decorrentes de lembranças de sensações já experimentadas.

Para muitas pessoas, não sentir o estômago cheio, pesado, após as refeições traz a ideia de que não estão satisfeitas. Isso é uma percepção errada do funcionamento do corpo humano, pois a saciedade é o resultado da chegada de nutrientes ao organismo, possibilitando que ele funcione com plenitude até a próxima refeição. Se você termina as refeições com o estômago "reclamando", é porque comeu mais do que deveria. Estômago distendido não é sinal de saciedade, mas sim de excesso de alimento. Comendo um pouco a cada duas horas, você ficará saciado até a próxima refeição chegar ao seu estômago. Não confunda saciedade com satisfação, pois a última nada mais é do que o prazer de ter conseguido o que desejava. Uma refeição simples, saborosa e visualmente agradável pode trazer muita satisfação. Lembre-se de que o objetivo é melhorar a qualidade de vida, a sensação de bem-estar o dia todo e, claro, emagrecer. Alimentar a alma desnutrida não significa dar a ela comida física, mas comida emocional.

O limiar da saciedade

Uma das atitudes mais importantes para emagrecer é permanecer próximo à linha que chamo de "limiar da saciedade". Acima dela não há fome. Abaixo dela, há. Você deve sempre permanecer um pouco acima desse limiar, ou seja, nunca passar fome. Mas veja bem, é logo acima, e não bem acima. Você deve aprender a reconhecer esse limiar, pois, se comer demais, vai engordar. Não passar fome significa estar constantemente alimentado, ficando sempre do lado da saciedade. Com isso, você estará oferecendo ao organismo apenas o que ele precisa, e seu peso será regulado.

Para que essa percepção seja adequada, seu sono e todos os aspectos da sua vida devem estar equilibrados. Quando estamos nervosos, trabalhando em excesso e tristes, a percepção desse limiar é dificultada. Apesar disso, se você já aprendeu a reconhecer esse limiar nos momentos em que a vida está mais tranquila, ficará mais fácil mantê-lo em momentos de desordem.

Para ajudar nessa tarefa, você pode se organizar para avaliar seu peso e treinar o limiar de saciedade (a curto prazo). Para isso, providencie uma balança e uma tabela para mensuração semanal do seu peso. Para se pesar, escolha sempre o mesmo dia da semana, suba na balança ao acordar, completamente sem roupa, com estômago, bexiga e intestino vazios. Com a meta de emagrecer de 2-4 kg por mês, por exemplo, sua perda de peso deve ser de 500 g a 1.000 g por semana. Se isso não acontecer, é porque você não está seguindo adequadamente a regra do limiar da saciedade.

Exemplo de tabela de percepção do limiar de saciedade

Data	Peso
Sexta-feira, dia 7	85,7 kg
Sexta-feira, dia 14	85,2 kg (emagrecimento de 500 g)
Sexta-feira, dia 21	85,0 kg (Emagrecimento de 200 g)
Sexta-feira, dia 28	84,4 kg (emagrecimento de 600 g)

Perceba que, na terceira semana do exemplo, houve um emagrecimento de apenas 200 g. Não é preciso emagrecer 800 g para compensar os 300g que faltaram. Use esse dado apenas como referência de que o esforço feito nessa semana não foi o suficiente para cumprir a meta.

Faça apenas um prato

É importante que você olhe para o prato e já saiba, mentalmente, a quantidade que o saciará. Isso significa não beliscar e não ficar colocando comida no prato a prestação. Colocando a toda hora um pouco de comida no prato, no final da refeição você perde a noção de quanto comeu. Assim, sirva-se e perceba sua sensação de saciedade ao final. Se você colocou comida demais no prato, não coma tudo e, da próxima vez, sirva-se de menos. Se achou que colocou pouco, da próxima vez sirva-se de uma quantidade um pouco maior.

Como as saladas são pouco calóricas, desde que você não coloque muito molho, azeite ou queijo, elas podem ser caprichadas e servidas em um prato grande separado. Assim que terminar a refeição, tire a comida da mesa para evitar ficar beliscando.

Se você é ansioso e não mastiga com calma, tente usar o talher de sobremesa. Dá mais trabalho e pode ajudá-lo a não comer em excesso.

Nas primeiras semanas, pese-se na sexta e na segunda-feira de manhã. Talvez você se surpreenda com o ganho de peso do sábado e domingo. Há pessoas que engordam 2 kg no final de semana e emagrecem 2 kg durante os outros cinco dias da semana. Nesse caso, sem ajustar os ganhos do final de semana, não haverá um emagrecimento sustentável.

Tudo muda no seu corpo

Muitas pessoas acima do peso se sentem impotentes no processo de emagrecimento por não gostarem de alimentos naturais e integrais, e também por viverem emocionalmente instáveis. O estado inflamatório que a obesidade cria intensifica essas situações, pois, quanto mais inflamado o organismo está, maior a vontade de comer alimentos cheios de açúcar, gorduras, conservantes etc. Com o emagrecimento, o paladar se modifica e a voracidade diminui. Emagrecendo, a pessoa costuma se sentir motivada, e seu estado emocional melhora parcialmente. Chamo isso de "sair do ciclo vicioso e entrar no ciclo virtuoso".

Disciplina é liberdade. Com disciplina você sedimenta os hábitos. E depois que um hábito está sedimentado, ele se torna parte de você. Fica espontâneo, sem esforço algum e sem sofrimento.

Só conhecimento não emagrece

A busca por explicações sobre os mecanismos da obesidade, o funcionamento dos hormônios e novidades em medicamentos e formas de combater a obesidade deixam as pessoas empolgadas. Movidos pela ideia de conhecer mais sobre os motivos que levam à obesidade e todas as possíveis terapias contra ela, muitos profissionais e leigos mergulham nas pesquisas.

A filosofia oriental me trouxe uma visão interessante sobre tudo isso, pois entendi que é muito mais importante acumular sabedoria do que conhecimento. E conhecimento só se torna sabedoria quando é muito bem aplicado.

No Ocidente, para se aprofundar em uma linha filosófica específica, uma pessoa estuda num centro de aprendizado reconhecido, cumpre os créditos solicitados pela instituição, apresenta seu trabalho, defende sua tese e vira "mestre" por dominar muito bem um assunto específico em alguns poucos anos. Nesse contexto, não importa se a pessoa aplica ou não aquele conhecimento no seu dia a dia. O que importa é que conheça a teoria do assunto que escolheu.

Já no Oriente antigo (a modernidade tem mudado isso), um mestre era alguém que, ao perceber como o método escolhido funcionava, dedicava sua forma de ser e de viver a ele. Era alguém com um amplo domínio do assunto ao qual decidiu se dedicar por viver aquilo 24 horas por dia, todos os dias da sua vida, alterando suas condutas de acordo com suas novas descobertas e percepções. Ele era aquilo que vivia.

Perceba que é diferente saber algo e vivenciar algo. No primeiro caso, apenas se conhece, e nem sempre o conhecimento é transformado em sabedoria. Já no segundo caso, adquire-se sabedoria, pois algo é vivenciado em sua plenitude diariamente.

Assisti a muitas aulas com grandes especialistas, médicos e nutricionistas, que dominavam tudo sobre a obesidade, desde seus mecanismos até as últimas atualidades no tratamento. Eram excelentes profissionais, conheciam a fundo os estudos, e curiosamente grande parte deles estava acima do peso.

Em termos de satisfação pessoal, a meu ver, não adianta apenas saber, é preciso aplicar. Desperdiçamos o conhecimento adquirido ao longo de anos de pesquisa por não aplicar o que conhecemos. Quando sabemos e não aplicamos o que sabemos, vivemos com a mente em dicotomia, dividida. Aprisionada pelo prazer do conhecimento, a mente se perde no movimento de transformação interna. O conflito interno, a meu ver, é óbvio ou mascarado, pois saber todas as consequências da sua condição orgânica e mesmo assim sentir-se incapaz de modificá-las é a impotência em sua forma mais pura. Nesse caso, não é o conhecimento que resolve o problema, mas a forma de se posicionar, emocional ou filosoficamente, diante do problema.

Certa vez fui a um congresso cujo tema principal era a alimentação saudável. Em todas as aulas foi destacado o perigo de consumir produtos industrializados, refinados, laticínios, carnes embutidas, açúcar branco e frituras, que deixam nosso organismo desprotegido, e a importância das frutas, verduras e cereais integrais, que nos protegem. Mas adivinha o que havia em todas as refeições do congresso? Coxinha, bolinha de queijo, pão branco, refrigerante, doces etc. Isso acaba sendo visto como normal para a maioria das pessoas. Muitos profissionais orientam, mas não aplicam as orientações na própria vida – e isso parece absolutamente normal.

Vejo isso como um desperdício do conhecimento acumulado ao longo de séculos de ciência. Queremos conhecimentos cada vez mais avançados, mas não conseguimos fazer o básico. Fechamos os olhos de nossa consciência e nos contentamos com pequenas atitudes sem efeitos notáveis e belos discursos da boca para fora. Um bom alimento para o ego, mas que desnutre a alma.

Grande parte das pessoas vive a agonia de desejar algo e não conseguir ter atitudes que as levem a conseguir o que desejam. Não caia nessa. São atitudes simples e práticas no dia a dia que fazem a diferença no processo de emagrecimento. Mudar de verdade significa identificar as necessidades de mudança sem dó de si mesmo, fazer o que tem de ser feito sem corpo mole e não deixar que outras pessoas e, principalmente, que você mesmo seja um sabotador do processo. Mudar de verdade exige coragem e posicionamentos firmes diante dos obstáculos. Mudar de verdade significa, muitas vezes, ter que se afastar de um círculo de amizades que não contribuem para sua felicidade, trocar os locais em que se alimenta, adaptar-se a situações incômodas e, acima de tudo, ter a força interna de permanecer firme até que tudo entre em nova harmonia. Muitas vezes você terá que apenas seguir em frente, sem olhar para os lados, com as ferramentas que você agora conhece, em direção ao seu objetivo. Uma nova ordem interna e externa se estabelece, mas é preciso aguentar firme durante a readaptação.

Com determinação, paciência e um bom planejamento, é possível incorporar novos hábitos em um período mínimo de três meses. Ter um hábito é como viver no piloto automático. Se o hábito é bom, sem esforço você vive bem. Se o hábito é ruim, sem esforço você vive mal. Uma vez um paciente fez uma sábia observação ao dizer que descobriu que a gente gosta de comer aquilo que a gente come.

O conhecimento adquirido neste livro pode ser decisivo para você incorporar novos hábitos e emagrecer de forma definitiva, mas não se iluda. Ele não servirá para nada caso não seja aplicado no dia a dia.

Capítulo 15

PLANO ALIMENTAR

Chegou a hora de colocar em prática tudo o que você aprendeu sobre nutrição ao longo deste livro.

Como você já sabe, não é necessário contar calorias para emagrecer; basta manter-se no limiar da saciedade, e para isso é preciso comer de duas em duas horas (no máximo a cada três horas). Mas, ao elaborar este livro, meu objetivo foi atender às necessidades de todas as pessoas, inclusive daquelas que optam por contar calorias. Sendo assim, criei um cardápio com essa característica.

Cardápio prático e realista

Elaborei um plano alimentar para quatro semanas. Tentei ser o mais realista possível, levando em consideração que poucas pessoas têm tempo e disposição para ficar muito tempo cozinhando. No entanto, ir para a cozinha algumas vezes por semana e ao supermercado uma vez na semana será inevitável.

Para ajudá-lo a se organizar, já preparei a sua lista de compras mensal e semanal, arranjada por categoria de alimentos (veja página 281). Todos os ingredientes ali dispostos compõem a despensa necessária para preparar as 74 receitas deste plano alimentar. Algumas receitas foram pensadas para serem feitas apenas uma vez durante a duração do plano alimentar; outras, mais utilizadas, terão que ser preparadas mais de uma vez na mesma semana. Sugiro que, ao início de cada semana, você olhe todo o cardápio semanal com atenção, para saber quais receitas terá que preparar nesse período.

As receitas são numeradas, e esse número aparece nos cardápios diários ao lado do nome do prato, para que você não tenha nenhuma dificuldade de localizá-las. Por exemplo, no primeiro dia de dieta do plano alimentar feminino (veja página 238), sugiro o Suco completo no café da manhã. Essa é a receita 56, que poderá ser encontrada na página 373.

Esse plano alimentar não substitui uma orientação personalizada, elaborada por um profissional de saúde capacitado, mas oferece condições plenas para o início do seu emagrecimento.

A princípio, a orientação nutricional apresentada aqui é bastante adequada para pacientes com diabetes e doenças cardiovasculares, mas em algumas etapas do tratamento alguns ajustes podem ser necessários. Por isso, consulte seu profissional de saúde caso sua dieta tenha alguma particularidade. Apresentarei duas possibilidades de cardápio: para uma mulher sozinha e para um homem sozinho. Se desejar, multiplique a quantidade pelo número de moradores da casa.

Poucos conseguem mudar a alimentação da noite para o dia. Assim, se for mais fácil para você, comece seguindo o cardápio de uma única refeição, e associe mais refeições conforme seu ritmo de vida permitir.

Aprenda a modificar seu plano alimentar

Na organização deste plano alimentar, levei em consideração a rotina da maior parte dos meus pacientes: pessoas que trabalham em horário comercial, arrumam tempo para fazer exercício físico antes de ir para casa e jantam em torno das 20 ou 21 horas. Para casos assim, deixo as possibilidades mais adequadas nas tabelas a seguir. Se você não se encaixa nesses horários, não tem problema; faça as refeições de acordo com sua rotina (e a divisão calórica sugerida também).

O plano alimentar feminino tem aproximadamente 1.500 kcal/dia, que é a quantidade necessária para mulheres cujo peso ideal é 50 kg. O plano alimentar masculino tem 2.100 kcal/dia, que é a quantidade necessária para homens cujo peso ideal é 70 kg. É claro que, dependendo da sua constituição física, sua necessidade calórica diária pode ser bem diferente (veja página 36), mas o simples fato de comer menos vai fazer você emagrecer. Uma pessoa que come diariamente 4.000 kcal e passa a comer 3.000 kcal emagrece! Assim, mais importante do que seguir um protocolo, é saber no que você exagera atualmente e passar a fazer uma dieta com boa distribuição dos alimentos ao longo do dia, com menor teor de calorias.

Se não conseguir comer de duas em duas horas, coma de três em três. Para isso, faça apenas metade de uma das opções de lanche (½ receita) e deixe para comer a outra metade nos próximos dois lanches.

A seguir, alguns exemplos de distribuição das quilocalorias ao longo do dia:

Rotina com "manhã longa", com dois lanches pela manhã

Hora	Refeição	Cardápio feminino (1.500 kcal)	Cardápio masculino (2.100 kcal)
7h	DESJEJUM	300 kcal	400 kcal
9h30	Lanche 1	100 kcal	150 kcal
11h30	Lanche 2	100 kcal	150 kcal
13h30	ALMOÇO	400 kcal	550 kcal
16h	Lanche 3	100 kcal	150 kcal
18h	Lanche 4	100 kcal	150 kcal
20h	JANTAR	400 kcal	550 kcal

Rotina com "tarde longa", com três lanches à tarde

Hora	Refeição	Cardápio de 1.500 kcal	Cardápio de 2.100 kcal
7h30	DESJEJUM	300 kcal	400 kcal
10h	Lanche 1	100 kcal	150 kcal
12h	ALMOÇO	400 kcal	550 kcal
14h	Lanche 2	100 kcal	150 kcal
16h	Lanche 3	100 kcal	150 kcal
18h	Lanche 4	100 kcal	150 kcal
20h	JANTAR	400 kcal	550 kcal

As quilocalorias do jantar são as mesmas do almoço, mas como até a hora de dormir há um intervalo de três horas, isso não será problema, pois seu estômago não estará mais cheio e você também não irá dormir com fome. Se você janta um pouco mais tarde, pode reforçar o lanche 4 (com 200 kcal para as mulheres e 250 kcal para os homens) e diminuir as calorias do jantar (com 300 kcal para as mulheres e 450 kcal para os homens), por exemplo.

Essa distribuição de quilocalorias é a mais comum, mas você não precisa se limitar a ela. Se desejar, distribua as calorias de forma até mais homogênea, como nos exemplos a seguir:

Rotina com "menos tempo para comer"

Hora	Refeição	Cardápio de 1.500 kcal	Cardápio de 2.100 kcal
7h	DESJEJUM	400 kcal	550 kcal
9h	Lanche 1	100 kcal	150 kcal
12h	ALMOÇO	400 kcal	550 kcal
15h	Lanche 2	100 kcal	150 kcal
18h	Lanche 3	100 kcal	150 kcal
21h	JANTAR	400 kcal	550 kcal

Rotina com "manhã longa", com dois lanches pela manhã

Hora	Refeição	Cardápio de 1.500 kcal	Cardápio de 2.100 kcal
7h	DESJEJUM	300 kcal	400 kcal
9h30	Lanche 1	150 kcal	200 kcal
11h30	Lanche 2	150 kcal	200 kcal
13h30	ALMOÇO	300 kcal	450 kcal
16h	Lanche 3	150 kcal	200 kcal
18h	Lanche 4	150 kcal	200 kcal
20h	JANTAR	300 kcal	450 kcal

Rotina com "tarde longa", com três lanches à tarde

Hora	Refeição	Cardápio de 1.500 kcal	Cardápio de 2.100 kcal
7h30	DESJEJUM	300 kcal	400 kcal
10h	Lanche 1	150 kcal	200 kcal
12h	ALMOÇO	300 kcal	450 kcal
14h	Lanche 2	150 kcal	200 kcal
16h	Lanche 3	150 kcal	200 kcal
18h	Lanche 4	150 kcal	200 kcal
20h	JANTAR	300 kcal	450 kcal

Rotina com "menos tempo para comer"

Hora	Refeição	Cardápio de 1.500 kcal	Cardápio de 2.100 kcal
7h	DESJEJUM	300 kcal	450 kcal
9h	Lanche 1	200 kcal	250 kcal
12h	ALMOÇO	300 kcal	450 kcal
15h	Lanche 2	200 kcal	250 kcal
18h	Lanche 3	200 kcal	250 kcal
21h	JANTAR	300 kcal	450 kcal

Como você viu, há muitas possibilidades. Nas próximas páginas você encontrará cardápios organizados da seguinte maneira:

Plano alimentar feminino (1.500 kcal)

Refeição	Quilocalorias
Desjejum	300 kcal
Almoço e jantar	400 kcal por refeição
4 lanches	100 kcal por lanche

Plano alimentar masculino (2.100 kcal)

Refeição	Quilocalorias
Desjejum	400 kcal
Almoço e jantar	550 kcal por refeição
4 lanches	150 kcal por lanche

Se precisar, modifique-os segundo suas necessidades. E, lembre-se: se você não vai contar calorias, basta seguir o cardápio sem olhar para elas!

Além das receitas, alguns lanches do plano alimentar são compostos por ingredientes avulsos. Quando eu sugerir um lanche e você quiser trocá-lo por outro alimento, verifique a tabela do anexo A (veja página 392), que traz várias opções de substituição. Na lista de compras que aparece mais adiante (veja página 281), destaquei os ingredientes que serão consumidos como lanche por quem não quiser fazer nenhuma alteração no plano alimentar. Assim, se quiser substituir um lanche por outro, você saberá qual alimento pode deixar de comprar.

Planeje suas saídas

É fato: reuniões familiares, festas, reuniões e demais encontros são cercados por comida, na maior parte das vezes gordurosa e de má qualidade nutricional. É preciso muito jogo de cintura para circular nesses ambientes e manter a alimentação para emagrecer. O meio social não o poupará das tentações, então, se você tem uma vida social intensa, precisará planejar bem suas saídas para conquistar o resultado que deseja.

Sempre que possível, jante em casa antes de ir a festas, casamentos etc. Há algum tempo atendi uma paciente que emagreceu muito, de forma saudável. Ela me contou que, na casa dela, todo domingo era dia de churrasco, petiscos e bebida alcoólica. Mesmo com toda a pressão da família, que a induzia a participar da comilança, ela conseguiu mudar os hábitos. Sentava à mesa com todos, mas só comia os alimentos saudáveis que havia preparado, o que acabou também influenciando os demais membros da casa. "Quando o corpo encolhe, a mente expande", foram as palavras que ela me disse ao contar sua história, e que acho bem significativas para quem quer uma mudança definitiva.

Não se torne um escravo de todos os seus sentidos, pois essa condição pode te direcionar para o que é nocivo. Viver para comer não é a escolha mais sábia. Quem come para viver fica melhor, pois vive de escolhas, com liberdade. Planeje-se para conquistar seus objetivos, analise sua relação com a comida, bem como seus hábitos e suas emoções, e não hesite em procurar ajuda se precisar de auxílio psicológico.

Plano alimentar feminino

Nesse plano alimentar feminino, o valor diário médio calculado é de 1.512 kcal.

Considerei uma fatia de pão com 100 kcal. Portanto, verifique a embalagem do pão que for consumir para saber se cada fatia dele tem 70, 80 ou 100 kcal. Se necessário, faça os ajustes na porção para atingir as quilocalorias que sugeri.

Se você não consome glúten (presente em massas que levam trigo), procure opções que não o contenham. Se você come uma oleaginosa (nozes, castanhas) atrás da outra, não as consuma no fim de semana, para não cair na compulsão.

Como as quilocalorias das refeições e dos lanches sugeridos aqui são todas iguais (com raras exceções), se desejar, substitua um ou outro, desde que sejam caloricamente iguais.

Refeição	Kcal aproximada	Prato	Porção	Receita	Kcal
Plano alimentar feminino – 1ª semana – segunda-feira					
DESJEJUM	300	Suco completo	1 porção	56	307
Lanche 1	100	Pão integral ou pão sueco ou bolacha de arroz integral	½ fatia ou equivalente a 50 kcal	—	50
		Homus sem tahine	1 porção	48	50
ALMOÇO	400	Arroz integral	1 porção	17	222
		Tofu xadrez	1 porção	37	140
		Broto de feijão com cogumelos	1 porção	15	37
		Salada de folhas ao shoyu com gengibre	1 porção do molho	1	24
Lanche 2	100	Banana-prata	102 g (1 unidade)	—	100
Lanche 3	100	Castanha-do-pará	8 g	—	50
		Uva-passa	15 g	—	50
Lanche 4	100	Granola com polpa de goiaba	1 porção	60	109
JANTAR	400	Creme de aveia com legumes	1 porção	44	260
		Pão integral (torrado)	1 fatia	—	100
		Azeite	½ colher (sopa)	—	38
Plano alimentar feminino – 1ª semana – terça-feira					
DESJEJUM	300	Suco verde	1 porção	57	267
		Damasco	12 g	—	30

Refeição	Kcal aproximada	Prato	Porção	Receita	Kcal
Lanche 1	100	Pão integral ou pão sueco ou bolacha de arroz integral	½ fatia ou equivalente a 100 kcal	—	50
		Homus sem tahine	1 porção	48	50
ALMOÇO	400	Arroz integral	½ porção	17	111
		Feijão básico	1 porção	32	173
		Broto de feijão com cogumelos	1 porção	15	37
		Abobrinha ao forno	1 porção	11	55
		Salada de folhas ao shoyu com gengibre	1 porção do molho	1	24
Lanche 2	100	Uva itália	190 g	—	100
Lanche 3	100	Pão integral ou pão sueco ou bolacha de arroz integral	½ fatia ou equivalente a 50 kcal	—	50
		Homus sem tahine	1 porção	48	50
Lanche 4	100	Granola com polpa de goiaba	1 porção	60	109
JANTAR	400	Pão integral (torrado ou não)	2 fatias	—	200
		Omelete de tofu	1 porção	55	127
		Suco de laranja	215 ml	—	70
Plano alimentar feminino – 1ª semana – quarta-feira					
DESJEJUM	300	Suco de laranja	275 ml	—	90
		Pão integral	1 fatia	—	100
		Tofupiri	2 porções	54	111
Lanche 1	100	Pão integral ou pão sueco ou bolacha de arroz integral	½ fatia ou equivalente a 50 kcal	—	50
		Homus sem tahine	1 porção	48	50
ALMOÇO	400	Arroz integral	1 porção	17	222
		Tofu xadrez	1 porção	37	140
		Broto de feijão com cogumelos	1 porção	15	37

Refeição	Kcal aproximada	Prato	Porção	Receita	Kcal
Lanche 2	100	Banana-prata	102 g (1 unidade)	—	100
Lanche 3	100	Pão integral ou pão sueco ou bolacha de arroz integral	½ fatia ou equivalente a 50 kcal	—	50
		Homus sem tahine	1 porção	48	50
Lanche 4	100	Damasco	20 g	—	50
		Castanha-do-pará	8 g	—	50
JANTAR	400	Creme de aveia com legumes	1 porção	44	260
		Pão integral (torrado)	1 fatia	—	100
		Salada de folhas ao shoyu com gengibre	1 porção do molho	1	24
Plano alimentar feminino – 1ª semana – quinta-feira					
DESJEJUM	300	Suco completo	1 porção	56	307
Lanche 1	100	Pão integral ou pão sueco ou bolacha de arroz integral	½ fatia ou equivalente a 50 kcal	—	50
		Homus sem tahine	1 porção	48	50
ALMOÇO	400	Arroz integral	½ porção	17	111
		Feijão básico	1 porção	32	173
		Broto de feijão com cogumelos	2 porções	15	73
		Abobrinha ao forno	1 porção	11	55
Lanche 2	100	Uva itália	190 g	—	100
Lanche 3	100	Pão integral ou pão sueco ou bolacha de arroz integral	½ fatia ou equivalente a 50 kcal	—	50
		Tofupiri	1 porção	54	55
Lanche 4	100	Uva-passa	15 g	—	50
		Nozes	8 g	—	50

Refeição	Kcal aproximada	Prato	Porção	Receita	Kcal
JANTAR	400	Pão integral (torrado ou não)	2 fatias	—	200
		Omelete de tofu	1 porção	55	127
		Suco de laranja	150 ml	—	50
		Salada de folhas ao shoyu com gengibre	1 porção do molho	1	24
Plano alimentar feminino – 1ª semana – sexta-feira					
DESJEJUM	300	Leite de aveia com achocolatado	1 porção	59	174
		Pão integral ou pão sueco ou bolacha de arroz integral	½ fatia ou equivalente a 50 kcal	—	50
		Tofupiri	1 porção	54	55
Lanche 1	100	Banana-prata	102 g (1 unidade)	—	100
ALMOÇO	400	Paella	1 porção	19	248
		Hambúrguer de lentilha	1 porção	36	107
		Beterraba com coentro	1 porção	10	71
Lanche 2	100	Uva itália	190 g	—	100
Lanche 3	100	Pão integral ou pão sueco ou bolacha de arroz integral	½ fatia ou equivalente a 50 kcal	—	50
		Tofupiri	1 porção	54	55
Lanche 4	100	Damasco seco	42 g	—	100
JANTAR	400	Pão integral (torrado ou não)	2 fatias	—	200
		Babaganuche sem tahine	4 porções	50	51
		Suco de laranja	150 ml	—	50
		Salada de folhas com tempero de pão sírio	1 porção do tempero	3	103

Refeição	Kcal aproximada	Prato	Porção	Receita	Kcal
Plano alimentar feminino – 1ª semana – sábado					
DESJEJUM	300	Leite de aveia com achocolatado	1 porção	59	174
		Pão integral ou pão sueco ou bolacha de arroz integral	½ fatia ou equivalente a 50 kcal	—	50
		Tofupiri	1 porção	54	55
Lanche 1	100	Banana-prata	102 g (1 unidade)	—	100
ALMOÇO	400	Macarrão integral	100 g cru (ou 230 g cozido)	—	321
		Molho de tomate cremoso	1 porção	5	65
		Salada de folhas ao shoyu com gengibre	1 porção do molho	1	24
Lanche 2	100	Barrinha de cereais com frutas secas	1 porção	71	105
Lanche 3	100	Kiwi	196 g	—	100
Lanche 4	100	Hambúrguer de lentilha	1 porção	36	107
JANTAR	400	Paella	1 porção	19	248
		Hambúrguer de lentilha	1 porção	36	107
		Suco de laranja	140 ml	—	45
Plano alimentar feminino – 1ª semana – domingo					
DESJEJUM	300	Leite de aveia com achocolatado	1 porção	59	174
		Pão integral ou pão sueco ou bolacha de arroz integral	½ fatia ou equivalente a 50 kcal	—	50
		Tofupiri	1 porção	54	55
Lanche 1	100	Bruschetta	1 porção	30	88
ALMOÇO	400	Batata bolinha	1 porção	9	105
		Legumes assados	1 porção	7	59
		Espetinho de tofu	1 porção	39	274
Lanche 2	100	Pão de queijo de tofu	2 porções	31	101

Refeição	Kcal aproximada	Prato	Porção	Receita	Kcal
Lanche 3	100	Barrinha de cereais com frutas secas	1 porção	71	105
Lanche 4	100	Pipoca	25 g (já estourada)	—	100
JANTAR	400	Macarrão integral	100 g cru (230 g cozido)	—	321
		Molho de tomate cremoso	1 porção	5	65
		Salada de folhas ao shoyu com gengibre	1 porção do molho	1	24
Plano alimentar feminino – 2ª semana – segunda-feira					
DESJEJUM	300	Suco cremoso de morango	1 porção	58	227
		Abacaxi	70 g	—	70
Lanche 1	100	Bruschetta	1 porção	30	88
ALMOÇO	400	Paella	1 porção	19	248
		Hambúrguer de lentilha	1 porção	36	107
		Abacaxi com morangos e raspas de limão	1 porção	65	47
Lanche 2	100	Barrinha de cereais com frutas secas	1 porção	71	105
Lanche 3	100	Pão de queijo de tofu	2 porções	31	101
Lanche 4	100	Abacaxi com morangos e raspas de limão	1 porção	65	47
		Morangos	165 g	—	50
JANTAR	400	Sopa de ervilha	1 porção	41	330
		Legumes assados	1 porção	7	59
		Salada de folhas ao shoyu com gengibre	1 porção do molho	1	24

Refeição	Kcal aproximada	Prato	Porção	Receita	Kcal
Plano alimentar feminino – 2ª semana – terça-feira					
DESJEJUM	300	Pão integral ou pão sueco ou bolacha de arroz integral	1 fatia ou equivalente a 100 kcal	—	100
		Chutney de abacaxi com cacau	2 porções	62	93
		Suco de laranja	320 ml	—	107
Lanche 1	100	Salada de frutas	80 g	—	80
		Suco de uva integral	Equivalente a 20 kcal (ver rótulo)	—	20
ALMOÇO	400	Paella	1 porção	19	248
		Bolinho de tofu	1 porção	38	99
		Legumes assados	1 porção	7	59
Lanche 2	100	Abacaxi	100 g	—	100
Lanche 3	100	Pão integral ou pão sueco ou bolacha de arroz integral	Pouco mais de ½ fatia ou equivalente a 74 kcal	—	74
		Babaganuche sem tahine	2 porções	50	26
Lanche 4	100	Barrinha de cereais com frutas secas	1 porção	71	105
JANTAR	400	Salada de folhas com tempero de pão sírio	1 porção do tempero	3	103
		Pão integral ou pão sueco ou bolacha de arroz integral	1 fatia ou equivalente a 100 kcal	—	100
		Babaganuche sem tahine	4 porções	50	51
		Chutney de abacaxi com cacau	3 porções	62	140
Plano alimentar feminino – 2ª semana – quarta-feira					
DESJEJUM	300	Suco completo	1 porção	56	307
Lanche 1	100	Pão integral ou pão sueco ou bolacha de arroz integral	Pouco mais de ½ fatia ou equivalente a 74 kcal	—	74
		Babaganuche sem tahine	2 porções	50	26

Refeição	Kcal aproximada	Prato	Porção	Receita	Kcal
ALMOÇO	400	Arroz integral com açafrão	1 porção	18	188
		Feijão-branco	1 porção	33	195
		Salada de folhas ao shoyu com gengibre	1 porção do molho	1	24
Lanche 2	100	Barrinha de cereais com frutas secas	1 porção	71	105
Lanche 3	100	Pão integral ou pão sueco ou bolacha de arroz integral	Pouco mais de ½ fatia ou equivalente a 74 kcal	—	74
		Babaganuche sem tahine	2 porções	50	26
Lanche 4	100	Abacaxi	100 g	—	100
JANTAR	400	Sopa de inhame com agrião	1 porção	45	316
		Salada de folhas com tempero de pão sírio	1 porção	3	103
Plano alimentar feminino – 2ª semana – quinta-feira					
DESJEJUM	300	Suco completo	1 porção	56	307
Lanche 1	100	Barrinha de cereais com frutas secas	1 porção	71	105
ALMOÇO	400	Arroz integral com açafrão	1 porção	18	188
		Tutu de feijão-bolinha	1 porção	35	117
		Legumes com massala indiana	1 porção	8	58
		Salada de folhas com molho de linhaça	1 porção	2	47
Lanche 2	100	Morangos	332 g	—	100
Lanche 3	100	Pão de queijo de tofu	2 porções	31	101
Lanche 4	100	Salada de frutas	80 g	—	80
		Suco de uva integral	Equivalente a 20 kcal (ver rótulo)	—	20

Refeição	Kcal aproximada	Prato	Porção	Receita	Kcal
JANTAR	400	Sopa de ervilha	1 porção	41	330
		Legumes assados	1 porção	7	59
Plano alimentar feminino – 2ª semana – sexta-feira					
DESJEJUM	300	Suco de laranja	160 ml	—	52
		Pão integral ou pão sueco ou bolacha de arroz integral	½ fatia ou equivalente a 50 kcal	—	50
		Bolinho de tofu	2 porções	38	198
Lanche 1	100	Barrinha de cereais com frutas secas	1 porção	71	105
ALMOÇO	400	Arroz integral com açafrão	1 porção	18	188
		Feijão-branco	1 porção	33	195
		Salada de folhas ao shoyu com gengibre	1 porção do molho	1	24
Lanche 2	100	Barrinha de cereais com frutas secas	1 porção	71	105
Lanche 3	100	Bolinho de tofu	1 porção	38	99
Lanche 4	100	Banana desidratada	29 g	—	100
JANTAR	400	Sopa de inhame com agrião	1 porção	45	316
		Salada de folhas com tempero de pão sírio	1 porção	3	103
Plano alimentar feminino – 2ª semana – sábado					
DESJEJUM	300	Mingau de aveia com frutas	1 porção	69	225
		Banana-prata	75 g	—	75
Lanche 1	100	Pão integral ou pão sueco ou bolacha de arroz integral	Pouco mais de ½ fatia ou equivalente a 74 kcal	—	74
		Babaganuche sem tahine	2 porções	50	26

Refeição	Kcal aproximada	Prato	Porção	Receita	Kcal
ALMOÇO	400	Arroz integral com açafrão	1 porção	18	188
		Tutu de feijão-bolinha	1 porção	35	117
		Legumes com massala indiana	1 porção	8	58
		Salada de folhas com molho de linhaça	1 porção	2	47
Lanche 2	100	Salada de frutas	80 g	—	80
		Suco de uva integral	Equivalente a 20 kcal (ver rótulo)	—	20
Lanche 3	100	Pão de queijo de tofu	2 porções	31	101
Lanche 4	100	Maçã recheada	1 porção	66	95
JANTAR	400	Risoto de cevadinha com limão-siciliano	1 porção	22	198
		Banana à "milanesa"	1 porção	61	154
		Salada de folhas com molho de linhaça	1 porção	2	47
Plano alimentar feminino – 2ª semana – domingo					
DESJEJUM	300	Mingau de aveia com frutas	1 porção	69	225
		Pão integral ou pão sueco ou bolacha de arroz integral	Pouco menos de ½ fatia ou equivalente a 42 kcal	—	42
		Salaminho macrobiótico	1 porção	53	32
Lanche 1	100	Maçã recheada	1 porção	66	95
ALMOÇO	400	Lasanha	1 porção	28	322
		Brigadeiro de morango	1 porção	64	68
Lanche 2	100	Barrinha de cereais com frutas secas	1 porção	71	105
Lanche 3	100	Pão de queijo de tofu	2 porções	31	101

Refeição	Kcal aproximada	Prato	Porção	Receita	Kcal
Lanche 4	100	Pão integral ou pão sueco ou bolacha de arroz integral	½ fatia ou equivalente a 53 kcal	—	53
		Chutney de abacaxi com cacau	1 porção	62	47
JANTAR	400	Risoto de cevadinha com limão-siciliano	1 porção	22	198
		Banana à "milanesa"	1 porção	61	154
		Salada de folhas com molho de linhaça	1 porção	2	47
Plano alimentar feminino – 3ª semana – segunda-feira					
DESJEJUM	300	Mingau de aveia com frutas	1 porção	69	225
		Pão integral ou pão sueco ou bolacha de arroz integral	Pouco menos de ½ fatia ou equivalente a 42 kcal	—	42
		Salaminho macrobiótico	1 porção	53	32
Lanche 1	100	Maçã recheada	1 porção	66	95
ALMOÇO	400	Risoto de cevadinha com limão-siciliano	1 porção	22	198
		Tutu de feijão-bolinha	1 porção	35	117
		Nuggets de legumes	1 porção	14	49
		Salada de folhas com molho de linhaça	1 porção	2	47
Lanche 2	100	Ameixa fresca	190 g	—	100
Lanche 3	100	Nuggets de legumes	2 porções	14	98
Lanche 4	100	Castanha de caju	8 g	—	50
		Banana desidratada	15 g	—	50
JANTAR	400	Lasanha	1 porção	28	322
		Brigadeiro de morango	1 porção	64	68

Refeição	Kcal aproximada	Prato	Porção	Receita	Kcal
Plano alimentar feminino – 3ª semana – terça-feira					
DESJEJUM	300	Mingau de aveia com frutas	1 porção	69	225
		Pão integral ou pão sueco ou bolacha de arroz integral	Pouco menos de ½ fatia ou equivalente a 42 kcal	—	42
		Salaminho macrobiótico	1 porção	53	32
Lanche 1	100	Mamão formosa	221 g	—	100
ALMOÇO	400	Risoto colorido de quinoa	1 porção	21	178
		Tutu de feijão-bolinha	1 porção	35	117
		Nuggets de legumes	2 porções	14	98
		Salada de folhas ao shoyu com gengibre	1 porção do molho	1	24
Lanche 2	100	Barrinha de cereais com frutas secas	1 porção	71	105
Lanche 3	100	Pão integral ou pão sueco ou bolacha de arroz integral	Pouco menos de ½ fatia ou equivalente a 36 kcal	—	36
		Homus com tomate seco	1 porção	49	64
Lanche 4	100	Maçã recheada	1 porção	66	95
JANTAR	400	Risoto de cevadinha com limão-siciliano	1 porção	22	198
		Nuggets de legumes	3 porções	14	148
		Salada de folhas com molho de linhaça	1 porção	2	47
Plano alimentar feminino – 3ª semana – quarta-feira					
DESJEJUM	300	Suco completo	1 porção	56	307
Lanche 1	100	Pão integral ou pão sueco ou bolacha de arroz integral	Pouco menos de ½ fatia ou equivalente a 36 kcal	—	36
		Homus com tomate seco	1 porção	49	64

Refeição	Kcal aproximada	Prato	Porção	Receita	Kcal
ALMOÇO	400	Risoto colorido de quinoa	1 porção	21	178
		Feijão-carioca com legumes	1 porção	34	214
		Salada de folhas ao shoyu com gengibre	1 porção do molho	1	24
Lanche 2	100	Mamão formosa	221 g	—	100
Lanche 3	100	Pão integral ou pão sueco ou bolacha de arroz integral	Pouco menos de ½ fatia ou equivalente a 68 kcal	—	68
		Salaminho macrobiótico	1 porção	53	32
Lanche 4	100	Docinho indiano	1 porção	68	104
JANTAR	400	Risoto indiano	1 porção	20	264
		Tabule	1 porção	25	163
Plano alimentar feminino – 3ª semana – quinta-feira					
DESJEJUM	300	Granola com polpa de goiaba	2 porções	60	217
		Morangos	274 g	—	83
Lanche 1	100	Docinho indiano	1 porção	68	104
ALMOÇO	400	Trigo em grãos com legumes	1 porção	24	202
		Feijão-carioca com legumes	1 porção	34	214
Lanche 2	100	Ameixa fresca	190 g	—	100
Lanche 3	100	Pão integral ou pão sueco ou bolacha de arroz integral	Pouco menos de ½ fatia ou equivalente a 36 kcal	—	36
		Homus com tomate seco	1 porção	49	64
Lanche 4	100	Docinho indiano	1 porção	68	104

Refeição	Kcal aproximada	Prato	Porção	Receita	Kcal
JANTAR	400	Risoto colorido de quinoa	1 porção	21	178
		Salada de folhas com bacon de tofu	2 porções	40	61
		Tabule	1 porção	25	163
Plano alimentar feminino – 3ª semana – sexta-feira					
DESJEJUM	300	Granola com polpa de goiaba	2 porções	60	217
		Mamão formosa	183 g	—	83
Lanche 1	100	Pão integral ou pão sueco ou bolacha de arroz integral	Pouco menos de ½ fatia ou equivalente a 36 kcal	—	36
		Homus com tomate seco	1 porção	49	64
ALMOÇO	400	Risoto colorido de quinoa	1 porção	21	178
		Feijão básico	1 porção	32	173
		Salada de folhas ao shoyu com gengibre	1 porção do molho	1	24
		Homus com tomate seco	1 porção	49	64
Lanche 2	100	Docinho indiano	1 porção	68	104
Lanche 3	100	Pão integral ou pão sueco ou bolacha de arroz integral	Pouco menos de ½ fatia ou equivalente a 36 kcal	—	36
		Homus com tomate seco	1 porção	49	64
Lanche 4	100	Ameixa fresca	190 g	—	100
JANTAR	400	Risoto indiano	1 porção	20	264
		Sopa de batata com missô	1 porção	46	111
Plano alimentar feminino – 3ª semana – sábado					
DESJEJUM	300	Suco verde	1 porção	57	267
		Mamão	72 g	—	33
Lanche 1	100	Ameixa fresca	190 g	—	100

Refeição	Kcal aproximada	Prato	Porção	Receita	Kcal
ALMOÇO	400	Macarrão sobá frio	1 porção	26	256
		Doce de trigo em grãos com maracujá	1 porção	70	156
Lanche 2	100	Docinho indiano	1 porção	68	104
Lanche 3	100	Pão de queijo de tofu	1 porção	31	51
Lanche 4	100	Danoninho de morango	1 porção	67	156
JANTAR	400	Pão integral ou pão sueco ou bolacha de arroz integral	3 fatias ou equivalente a 81 kcal	—	300
		Pesto	5 porções	51	50
		Sardella	8 porções	52	50
Plano alimentar feminino – 3ª semana – domingo					
DESJEJUM	300	Suco verde	1 porção	57	267
		Mamão	72 g	—	33
Lanche 1	100	Pão integral ou pão sueco ou bolacha de arroz integral	¾ de fatia ou equivalente a 81 kcal	—	81
		Sardella	3 porções	52	19
ALMOÇO	400	Espetinho de tofu	1 porção	39	274
		Farofa	½ porção	27	104
		Salada de folhas ao shoyu com gengibre	1 porção do molho	1	24
Lanche 2	100	Danoninho de morango	1 porção	67	156
Lanche 3	100	Pão de queijo de tofu	1 porção	31	51
Lanche 4	100	Pão integral ou pão sueco ou bolacha de arroz integral	¾ de fatia ou equivalente a 81 kcal	—	81
		Sardella	3 porções	52	19

Refeição	Kcal aproximada	Prato	Porção	Receita	Kcal
JANTAR	400	Sopa leve japonesa	1 porção	47	151
		Pão integral ou pão sueco ou bolacha de arroz integral	¾ de fatia	—	81
		Sardella	3 porções	52	19
		Doce de trigo em grãos com maracujá	1 porção	70	156
Plano alimentar feminino – 4ª semana – segunda-feira					
DESJEJUM	300	Pão integral ou pão sueco ou bolacha de arroz integral	½ fatia ou equivalente a 50 kcal	—	50
		Salaminho macrobiótico	1 porção	53	32
		Doce de trigo em grãos com maracujá	1 porção	70	156
		Suco de laranja	190 ml	—	62
Lanche 1	100	Goiaba branca	193 g	—	100
ALMOÇO	400	Arroz integral	½ porção	17	111
		Farofa	½ porção	27	104
		Feijão básico	1 porção	32	173
		Salada de folhas ao shoyu com gengibre	1 porção do molho	1	24
Lanche 2	100	Uva itália	189 g	—	100
Lanche 3	100	Barrinha de cereais com morango e maracujá	1 porção	72	103
Lanche 4		Pão integral ou pão sueco ou bolacha de arroz integral	½ fatia ou equivalente a 50 kcal	—	50
		Molho de linhaça	1 porção do molho	2	47
JANTAR	400	Sopa de milho verde	1 porção	43	412

Refeição	Kcal aproximada	Prato	Porção	Receita	Kcal
Plano alimentar feminino – 4ª semana – terça-feira					
DESJEJUM	300	Pão integral ou pão sueco ou bolacha de arroz integral	½ fatia ou equivalente a 50 kcal	—	50
		Salaminho macrobiótico	1 porção	53	32
		Doce de trigo em grãos com maracujá	1 porção	70	156
		Suco de laranja	190 ml	—	62
Lanche 1	100	Goiaba branca	193 g	—	100
ALMOÇO	400	Arroz integral	½ porção	17	111
		Hambúrguer de lentilha	2 porções	36	214
		Salada de folhas com molho de linhaça	1 porção do molho	2	47
Lanche 2	100	Barrinha de cereais com morango e maracujá	1 porção	72	103
Lanche 3	100	Tempero de pão sírio	1 porção	3	103
Lanche 4	100	Uva itália	189 g	—	100
JANTAR	400	Sopa de milho verde	1 porção	43	412
Plano alimentar feminino – 4ª semana – quarta-feira					
DESJEJUM	300	Suco completo	1 porção	56	307
Lanche 1	100	Uva itália	189 g	—	100
ALMOÇO	400	Arroz integral	½ porção	17	111
		Feijão-carioca com legumes	1 porção	34	214
		Salada de folhas com molho de linhaça	1 porção do molho	2	47
Lanche 2	100	Barrinha de cereais com morango e maracujá	1 porção	72	103
Lanche 3	100	Tempero de pão sírio	1 porção	3	103

Refeição	Kcal aproximada	Prato	Porção	Receita	Kcal
Lanche 4	100	Goiaba branca	193 g	—	100
JANTAR	400	Salada completa	1 porção	4	343
		Gergelim tostado	10 g	—	58
Plano alimentar feminino – 4ª semana – quinta-feira					
DESJEJUM	300	Suco completo	1 porção	56	307
Lanche 1	100	Uva itália	189 g	—	100
ALMOÇO	400	Arroz integral	½ porção	17	111
		Creme de milho verde	1 porção	23	208
		Bacon de tofu	2	40	61
		Salada de folhas ao shoyu com gengibre	1 porção do molho	1	24
Lanche 2	100	Barrinha de cereais com morango e maracujá	1 porção	72	103
Lanche 3	100	Tempero de pão sírio	1 porção	3	103
Lanche 4	100	Goiaba branca	193 g	—	100
JANTAR	400	Caldo de feijão-preto	1 porção	42	317
		Pão integral ou pão sueco ou bolacha de arroz integral	Pouco mais de ½ fatia ou equivalente a 83 kcal	—	83
Plano alimentar feminino – 4ª semana – sexta-feira					
DESJEJUM	300	Suco cremoso de morango	1 porção	58	227
Lanche 1	100	Banana à "milanesa"	1 porção	61	154
ALMOÇO	400	Arroz integral	½ porção	17	111
		Creme de milho verde	1 porção	23	208
		Tofu xadrez	½ porção	37	70
		Salada de folhas ao shoyu com gengibre	1 porção do molho	1	24

Refeição	Kcal aproximada	Prato	Porção	Receita	Kcal
Lanche 2	100	Manga palmer	138 g	—	100
Lanche 3	100	Tempero de pão sírio	1 porção	3	103
Lanche 4	100	Pão integral ou pão sueco ou bolacha de arroz integral	½ fatia ou equivalente a 50 kcal	—	50
		Hambúrguer de lentilha	½ porção	36	54
JANTAR	400	Caldo de feijão-preto	1 porção	42	317
		Pão integral ou pão sueco ou bolacha de arroz integral	Pouco mais de ½ fatia ou equivalente a 83 kcal	—	83
Plano alimentar feminino – 4ª semana – sábado					
DESJEJUM	300	Suco cremoso de morango	1 porção	58	227
Lanche 1	100	Banana à "milanesa"	1 porção	61	154
ALMOÇO	400	Macarrão integral	50 g cru (ou 115 g cozido)	—	161
		Almôndegas de legumes	2 porções	13	123
		Molho de tomate	1 porção	6	64
		Alho-poró assado	1 porção	16	51
Lanche 2	100	Calda de cacau	½ porção	63	53
		Banana-prata	50 g	—	51
Lanche 3	100	Pão integral ou pão sueco ou bolacha de arroz integral	½ fatia ou equivalente a 50 kcal	—	50
		Hambúrguer de lentilha	½ porção	36	54
Lanche 4	100	Manga palmer	138 g	—	100
JANTAR	400	Pizza	1 porção	29	309
		Suco de uva integral	Equivalente a 91 kcal (veja o rótulo)	—	91

Refeição	Kcal aproximada	Prato	Porção	Receita	Kcal
Plano alimentar feminino – 4ª semana – domingo					
DESJEJUM	300	Banana à "milanesa"	1 porção	61	154
		Pão integral ou pão sueco ou bolacha de arroz integral	½ fatia ou equivalente a 50 kcal	—	50
		Salaminho macrobiótico	1 porção	53	32
		Suco de laranja	190 ml	—	62
Lanche 1	100	Pão integral ou pão sueco ou bolacha de arroz integral	½ fatia ou equivalente a 50 Kcal	—	50
		Hambúrguer de lentilha	½ porção	36	54
ALMOÇO	400	Macarrão integral	55 g cru (ou 127 g cozido)	—	177
		Almôndegas de legumes	2 porções	13	123
		Molho de tomate	1 porção	6	64
		Abobrinha no grill	2 porções	12	35
Lanche 2	100	Calda de cacau	½ porção	63	53
		Banana-prata	50 g	—	51
Lanche 3	100	Pão integral ou pão sueco ou bolacha de arroz integral	½ fatia ou equivalente a 50 kcal	—	50
		Hambúrguer de lentilha	½ porção	36	54
Lanche 4	100	Manga palmer	138 g	—	100
JANTAR	400	Pizza	1 porção	29	309
		Suco de uva integral	Equivalente a 91 kcal (veja o rótulo)	—	91

Plano alimentar masculino

Nesse plano alimentar masculino, o valor diário médio calculado é de 2.066 kcal.

Assim como no plano alimentar feminino, aqui também considerei uma fatia de pão com 100 kcal. Então, verifique a embalagem do pão que for consumir para saber se cada fatia dele tem 70, 80 ou 100 kcal. Se tiver menos que 100 kcal por fatia, faça os ajustes na porção para atingir as calorias que sugeri.

Se você não consome glúten (presente em massas que levam trigo), procure opções que não o contenham. Se você come uma oleaginosa (nozes, castanhas) atrás da outra, não as consuma no fim de semana, pois às vezes a tentação ganha de você. E coma-as moderadamente durante a semana, não levando o pacote junto de você.

Como o total de quilocalorias das refeições e dos lanches é sempre igual (com raras exceções), se desejar, substitua qualquer um deles, desde que sejam caloricamente iguais.

Refeição	Kcal aproximada	Prato	Porção	Receita	Kcal
Plano alimentar masculino – 1ª semana – segunda-feira					
DESJEJUM	400	Suco completo	1 porção	56	307
		Amêndoas	16 g	—	93
Lanche 1	150	Pão integral ou pão sueco ou bolacha de arroz integral	½ fatia ou equivalente a 50 kcal	—	50
		Homus sem tahine	2 porções	48	99
ALMOÇO	550	Arroz integral	1 porção	17	222
		Tofu xadrez	1 porção	37	140
		Broto de feijão com cogumelos	2 porções	15	73
		Salada de folhas ao shoyu com gengibre	2 porções do molho	1	48
		Uva itália	126 g	—	67
Lanche 2	150	Banana-prata	153 g (1½ unidade)	—	150
Lanche 3	150	Castanha-do-pará	16 g	—	100
		Uva-passa	15 g	—	50
Lanche 4	150	Granola com polpa de goiaba	1 porção	60	109
		Banana-prata	51g (1½ unidade)	—	50

Refeição	Kcal aproximada	Prato	Porção	Receita	Kcal
JANTAR	550	Creme de aveia com legumes	1 porção	44	260
		Pão integral (torrado)	2 fatias	—	200
		Azeite	1 colher (sopa)	—	75
		Plano alimentar masculino – 1ª semana – terça-feira			
DESJEJUM	400	Suco verde	1 porção	57	267
		Damasco	55 g	—	133
Lanche 1	150	Pão integral ou pão sueco ou bolacha de arroz integral	½ fatia ou equivalente a 50 kcal	—	50
		Homus sem tahine	2 porções	48	99
ALMOÇO	550	Arroz integral	1 porção	17	222
		Feijão básico	1 porção	32	173
		Broto de feijão com cogumelos	2 porções	15	73
		Abobrinha ao forno	1 porção	11	55
		Salada de folhas ao shoyu com gengibre	1 porção do molho	1	24
Lanche 2	150	Banana-prata	153 g (1½ unidade)	—	150
Lanche 3	150	Pão integral ou pão sueco ou bolacha de arroz integral	½ fatia	—	50
		Homus sem tahine	2 porções	48	99
Lanche 4	150	Granola com polpa de goiaba	1 porção	60	109
		Banana-prata	51g (1½ unidade)	—	50
JANTAR	550	Pão integral (torrado ou não)	3 fatias	—	300
		Omelete de tofu	1 porção	55	127
		Suco de laranja	350 ml	—	115
		Plano alimentar masculino – 1ª semana – quarta-feira			
DESJEJUM	400	Suco de laranja	275 ml	—	90
		Pão integral	2 fatias	—	200
		Tofupiri	2 porções	54	111

Refeição	Kcal aproximada	Prato	Porção	Receita	Kcal
Lanche 1	150	Pão integral ou pão sueco ou bolacha de arroz integral	½ fatia ou equivalente a 50 kcal	—	50
		Homus sem tahine	1 porção	48	50
ALMOÇO	550	Arroz integral	1½ porção	17	333
		Tofu xadrez	1 porção	37	140
		Broto de feijão com cogumelos	1 porção	15	37
		Salada de folhas ao shoyu com gengibre	1 porção do molho	1	24
Lanche 2	150	Banana-prata	152,7 g (1½ unidade)	—	150
Lanche 3	150	Pão integral ou pão sueco ou bolacha de arroz integral	½ fatia ou equivalente s 50 kcal	—	50
		Homus sem tahine	2 porções	48	99
Lanche 4	150	Damasco	20 g	—	50
		Castanha-do-pará	16 g	—	100
JANTAR	550	Creme de aveia com legumes	1 porção	44	260
		Pão integral (torrado)	2 fatias	—	200
		Salada de folhas ao shoyu com gengibre	1 porção do molho	1	24
Plano alimentar masculino – 1ª semana – quinta-feira					
DESJEJUM	400	Suco completo	1 porção	56	307
		Pão integral ou pão sueco ou bolacha de arroz integral	½ fatia ou equivalente a 50 kcal	—	50
		Homus sem tahine	1 porção	48	50
Lanche 1	150	Banana-passa	41 g	—	144
ALMOÇO	550	Arroz integral	1 porção	17	222
		Feijão básico	1 porção	32	173
		Broto de feijão com cogumelos	2 porções	15	73
		Abobrinha ao forno	1 porção	11	55
Lanche 2	150	Uva itália	283 g	—	150

Refeição	Kcal aproximada	Prato	Porção	Receita	Kcal
Lanche 3	150	Pão integral ou pão sueco ou bolacha de arroz integral	1 fatia ou equivalente a 100 kcal	—	100
		Tofupiri	1 porção	54	55
Lanche 4	150	Uva-passa	33 g	—	100
		Nozes	8 g	—	50
JANTAR	550	Pão integral (torrado ou não)	3 fatias	—	300
		Omelete de tofu	1 porção	55	127
		Suco de laranja	300 ml	—	98
		Salada de folhas ao shoyu com gengibre	1 porção do molho	1	24
Plano alimentar masculino – 1ª semana – sexta-feira					
DESJEJUM	400	Leite de aveia com achocolatado	1 porção	59	174
		Pão integral ou pão sueco ou bolacha de arroz integral	1 fatia ou equivalente a 100 kcal	—	100
		Tofupiri	2 porções	54	111
Lanche 1	150	Banana-prata	153 g (1½ unidade)	—	150
ALMOÇO	550	Paella	1 porção	19	248
		Hambúrguer de lentilha	2 porções	36	214
		Beterraba com coentro	1 porção	10	71
Lanche 2	150	Uva itália	190 g	—	100
		Banana-prata	50 g (½ unidade)		50
Lanche 3	150	Pão integral ou pão sueco ou bolacha de arroz integral	1 fatia ou equivalente a 100 kcal	—	100
		Tofupiri	1 porção	54	55
Lanche 4	150	Damasco seco	62 g	—	150

Refeição	Kcal aproximada	Prato	Porção	Receita	Kcal
JANTAR	550	Pão integral (torrado ou não)	3 fatias	—	300
		Babaganuche sem tahine	4 porções	50	51
		Suco de laranja	305 ml	—	100
		Salada de folhas com tempero de pão sírio	1 porção do tempero	3	103
Plano alimentar masculino – 1ª semana – sábado					
DESJEJUM	400	Leite de aveia com achocolatado	1 porção	59	174
		Pão integral ou pão sueco ou bolacha de arroz integral	1 fatia ou equivalente a 100 kcal	—	100
		Tofupiri	2 porções	54	111
Lanche 1	150	Banana-prata	153 g (1½ unidade)	—	150
ALMOÇO	550	Macarrão integral	144 g cru (329 g cozido)	—	461
		Molho de tomate cremoso	1 porção	5	65
		Salada de folhas ao shoyu com gengibre	1 porção do molho	1	24
Lanche 2	150	Barrinha de cereais com frutas secas	1 porção	71	105
		Banana-prata	50 g (½ unidade)		50
Lanche 3	150	Kiwi	293 g	—	150
Lanche 4	150	Hambúrguer de lentilha	1 porção	36	107
		Pão integral ou pão sueco ou bolacha de arroz integral	½ fatia ou equivalente a 50 kcal	—	50
JANTAR	550	Paella	1 porção	19	248
		Hambúrguer de lentilha	2 porções	36	214
		Suco de laranja	275 ml	—	88

Refeição	Kcal aproximada	Prato	Porção	Receita	Kcal
Plano alimentar masculino – 1ª semana – domingo					
DESJEJUM	400	Leite de aveia com achocolatado	1 porção	59	174
		Pão integral ou pão sueco ou bolacha de arroz integral	1 fatia ou equivalente a 100 kcal	—	100
		Tofupiri	2 porções	54	111
Lanche 1	150	Bruschetta	1 porção	30	88
ALMOÇO	550	Batata bolinha	2 porções	9	210
		Legumes assados	1 porção	7	59
		Espetinho de tofu	1 porção	39	274
Lanche 2	150	Pão de queijo de tofu	3 porções	31	152
Lanche 3	150	Barrinha de cereais com frutas secas	1 porção	71	105
		Uva itália	86 g	—	45
Lanche 4	150	Pipoca	38 g (já estourada)	—	100
JANTAR	550	Macarrão integral	144 g cru (ou 329 g cozido)	—	461
		Molho de tomate cremoso	1 porção	5	65
		Salada de folhas ao shoyu com gengibre	1 porção do molho	1	24
Plano alimentar masculino – 2ª semana – segunda-feira					
DESJEJUM	400	Suco cremoso de morango	1 porção	58	227
		Abacaxi	304 g	—	147
Lanche 1	150	Bruschetta	2 porções	30	177
ALMOÇO	550	Paella	1 porção	19	248
		Hambúrguer de lentilha	2 porções	36	214
		Abacaxi com morangos e raspas de limão	2 porções	65	94
Lanche 2	150	Barrinha de cereais com frutas secas	1½ porção	71	157

Refeição	Kcal aproximada	Prato	Porção	Receita	Kcal
Lanche 3	150	Pão de queijo de tofu	3 porções	31	152
Lanche 4	150	Abacaxi com morangos e raspas de limão	2 porções	65	94
		Morangos	165 g	—	50
JANTAR	550	Sopa de ervilha	1 porção	41	330
		Legumes assados	2 porções	7	118
		Pão integral ou pão sueco ou bolacha de arroz integral	1 fatia ou equivalente a 80 kcal	—	80
		Salada de folhas ao shoyu com gengibre	1 porção do molho	1	24
Plano alimentar masculino – 2ª semana – terça-feira					
DESJEJUM	400	Pão integral ou pão sueco ou bolacha de arroz integral	2 fatias ou equivalente a 200 kcal	—	200
		Chutney de abacaxi com cacau	2 porções	62	93
		Suco de laranja	320 ml	—	107
Lanche 1	150	Salada de frutas	120 g	—	120
		Suco de uva integral	Equivalente a 30 kcal (ver rótulo)	—	30
ALMOÇO	550	Paella	1 porção	19	248
		Bolinho de tofu	2½ porções	38	248
		Legumes assados	1 porção	7	59
Lanche 2	150	Abacaxi	150 g	—	150
Lanche 3	150	Pão integral ou pão sueco ou bolacha de arroz integral	1 fatia	—	100
		Babaganuche sem tahine	4 porções	50	51
Lanche 4	150	Barrinha de cereais com frutas secas	1½ porção	71	157

Refeição	Kcal aproximada	Prato	Porção	Receita	Kcal
JANTAR	550	Salada de folhas com tempero de pão sírio	1½ porção do tempero	3	155
		Pão integral ou pão sueco ou bolacha de arroz integral	2 fatias ou equivalente a 200 kcal	—	200
		Babaganuche sem tahine	4 porções	50	51
		Chutney de abacaxi com cacau	3 porções	62	140
Plano alimentar masculino – 2ª semana – quarta-feira					
DESJEJUM	400	Suco completo	1 porção	56	307
		Pão integral ou pão sueco ou bolacha de arroz integral	1 fatia ou equivalente a 100 kcal	—	100
Lanche 1	150	Pão integral ou pão sueco ou bolacha de arroz integral	1 fatia ou equivalente a 100 kcal	—	100
		Babaganuche sem tahine	4 porções	50	52
ALMOÇO	550	Arroz integral com açafrão	1 porção	18	188
		Feijão-branco	1 porção	33	195
		Bolinho de tofu	½ porção	38	50
		Salada (grande) de folhas ao shoyu com gengibre e tempero de pão sírio	2 porções do shoyu e ½ do tempero	1 e 3	101
Lanche 2	150	Barrinha de cereais com frutas secas	1 porção	71	105
		Uva itália	86 g	—	45
Lanche 3	150	Pão integral ou pão sueco ou bolacha de arroz integral	Pouco mais de ½ fatia ou equivalente a 75 kcal	—	75
		Babaganuche sem tahine	4 porções	50	51
Lanche 4	150	Abacaxi	150 g	—	150

Refeição	Kcal aproximada	Prato	Porção	Receita	Kcal
JANTAR	550	Sopa de inhame com agrião	1 porção	45	316
		Hambúrguer de lentilha	1 porção	36	107
		Pão integral ou pão sueco ou bolacha de arroz integral	Pouco mais de ½ fatia ou equivalente a 75 kcal	—	75
		Salada de folhas verdes com tempero de pão sírio	½ porção	3	52
Plano alimentar masculino – 2ª semana – quinta-feira					
DESJEJUM	400	Suco completo	1 porção	56	307
		Avelã	15 g	—	93
Lanche 1	150	Barrinha de cereais com frutas secas	1 porção	71	105
		Uva itália	86 g	—	45
ALMOÇO	550	Arroz integral com açafrão	1 porção	18	188
		Tutu de feijão-bolinha	2 porções	35	233
		Legumes com massala indiana	1 porção	8	58
		Salada de folhas com molho de linhaça	1 porção	2	47
Lanche 2	150	Morangos	332 g	—	100
Lanche 3	150	Pão de queijo de tofu	3 porções	31	152
Lanche 4	150	Salada de frutas	120 g	—	120
		Suco de uva integral	Equivalente a 30 kcal (ver rótulo)	—	30
JANTAR	550	Sopa de ervilha	1 porção	41	330
		Pão integral ou pão sueco ou bolacha de arroz integral	1 fatia ou equivalente a 100 kcal	—	100
		Legumes assados	1 porção	7	59
		Gergelim tostado (sobre a sopa)	10 g	—	61

Refeição	Kcal aproximada	Prato	Porção	Receita	Kcal
Plano alimentar masculino – 2ª semana – sexta-feira					
DESJEJUM	400	Suco de laranja	320 ml	—	104
		Pão integral ou pão sueco ou bolacha de arroz integral	1 fatia	—	100
		Bolinho de tofu	2 porções	38	198
Lanche 1	150	Barrinha de cereais com frutas secas	1½ porção	71	157
ALMOÇO	550	Arroz integral com açafrão	1 porção	18	188
		Feijão-branco	1 porção	33	195
		Nuggets de legumes	3 porções	14	148
		Salada de folhas ao shoyu com gengibre	1 porção do molho	1	24
Lanche 2	150	Barrinha de cereais com frutas secas	1½ porção	71	157
Lanche 3	150	Bolinho de tofu	1½ porção	38	149
Lanche 4	150	Banana desidratada	43 g	—	150
JANTAR	550	Sopa de inhame com agrião	1 porção	45	316
		Gergelim tostado (sobre a sopa)	14 g	—	81
		Bolinho de tofu	½ porção	38	50
		Salada de folhas com tempero de pão sírio	1 porção	3	103
Plano alimentar masculino – 2ª semana – sábado					
DESJEJUM	400	Mingau de aveia com frutas	1 porção	69	225
		Banana-prata	178 g	—	175
Lanche 1	150	Pão integral ou pão sueco ou bolacha de arroz integral	1 fatia	—	100
		Babaganuche sem tahine	4 porções	50	51

Refeição	Kcal aproximada	Prato	Porção	Receita	Kcal
ALMOÇO	550	Arroz integral com açafrão	1 porção	18	188
		Tutu de feijão-bolinha	2 porções	35	233
		Legumes com massala indiana	1 porção	8	58
		Salada de folhas com molho de linhaça	1 porção	2	47
Lanche 2	150	Salada de frutas	120 g	—	120
		Suco de uva integral	Equivalente a 30 kcal (ver rótulo)	—	30
Lanche 3	150	Pão de queijo de tofu	3 porções	31	152
Lanche 4	150	Maçã recheada	1 porção	66	95
		Damasco seco	23 g	—	56
JANTAR	550	Risoto de cevadinha com limão-siciliano	1 porção	22	198
		Gergelim tostado (sobre a cevadinha)	14 g	—	81
		Salada de folhas com molho de linhaça	1 porção	2	47
		Suco de uva concentrado	121 ml	—	70
		Banana à "milanesa"	1 porção	61	154
Plano alimentar masculino – 2ª semana – domingo					
DESJEJUM	400	Mingau de aveia com frutas	1 porção	69	225
		Pão integral ou pão sueco ou bolacha de arroz integral	1 fatia ou equivalente a 100 kcal	—	100
		Salaminho macrobiótico	2 porções	53	65
Lanche 1	150	Maçã recheada	1 porção	66	95
		Damasco seco	23 g	—	56

Refeição	Kcal aproximada	Prato	Porção	Receita	Kcal
ALMOÇO	550	Lasanha	1 porção	28	322
		Bruschetta	2 porções	30	177
		Brigadeiro de morango	1 porção	64	68
Lanche 2	150	Barrinha de cereais com frutas secas	1 porção	71	105
		Uva itália	86 g	—	45
Lanche 3	150	Pão de queijo de tofu	3 porções	31	152
Lanche 4	150	Pão integral ou pão sueco ou bolacha de arroz integral	1 fatia ou equivalente a 100 kcal	—	100
		Chutney de abacaxi com cacau	1 porção	62	47
JANTAR	550	Risoto de cevadinha com limão-siciliano	1 porção	22	198
		Gergelim tostado (sobre a cevadinha)	14 g	—	81
		Salada de folhas com molho de linhaça	1 porção	2	47
		Suco de uva concentrado	121 ml	—	70
		Banana à "milanesa"	1 porção	61	154
Plano alimentar masculino – 3ª semana – segunda-feira					
DESJEJUM	400	Mingau de aveia com frutas	1 porção	69	225
		Pão integral ou pão sueco ou bolacha de arroz integral	1 fatia ou equivalente a 100 kcal	—	100
		Salaminho macrobiótico	2 porções	53	65
Lanche 1	150	Maçã recheada	1 porção	66	95
		Damasco seco	23 g	—	56

Refeição	Kcal aproximada	Prato	Porção	Receita	Kcal
ALMOÇO	550	Risoto de cevadinha com limão-siciliano	1 porção	22	198
		Tutu de feijão-bolinha	2 porções	35	233
		Nuggets de legumes	2 porções	14	98
		Salada de folhas com molho de linhaça	1 porção	2	47
Lanche 2	150	Ameixa fresca	285 g	—	150
Lanche 3	150	Nuggets de legumes	3 porções	14	148
Lanche 4	150	Castanha de caju	8 g	—	50
		Banana desidratada	30 g	—	100
JANTAR	550	Lasanha	1 porção	28	322
		Salada de folhas com tempero de pão sírio	1 porção	3	103
		Brigadeiro de morango	2 porções	64	128
Plano alimentar masculino – 3ª semana – terça-feira					
DESJEJUM	400	Mingau de aveia com frutas	1 porção	69	225
		Pão integral ou pão sueco ou bolacha de arroz integral	1 fatia ou equivalente a 100 kcal	—	100
		Salaminho macrobiótico	2 porções	53	65
Lanche 1	150	Mamão formosa	331 g	—	150
ALMOÇO	550	Risoto colorido de quinoa	2 porções	21	355
		Tutu de feijão-bolinha	1 porção	35	117
		Nuggets de legumes	2 porções	14	98
		Salada de folhas ao shoyu com gengibre	1 porção do molho	1	24
Lanche 2	150	Barrinha de cereais com frutas secas	1 porção	71	105
		Ameixa fresca	95 g	—	50

Refeição	Kcal aproximada	Prato	Porção	Receita	Kcal
Lanche 3	150	Pão integral ou pão sueco ou bolacha de arroz integral	Pouco menos de 1 fatia	—	86
		Homus com tomate seco	1 porção	49	64
Lanche 4	150	Maçã recheada	1 porção	66	95
		Damasco seco	23 g	—	56
JANTAR	550	Risoto de cevadinha com limão-siciliano	1 porção	22	198
		Nuggets de legumes	3 porções	14	148
		Salada de folhas com molho de linhaça	1 porção	2	47
		Banana à "milanesa"	1 porção	61	154
Plano alimentar masculino – 3ª semana – quarta-feira					
DESJEJUM	400	Suco completo	1 porção	56	307
		Pão integral ou pão sueco ou bolacha de arroz integral	Pouco menos de ½ fatia ou equivalente a 36 kcal	—	36
		Homus com tomate seco	1 porção	49	64
Lanche 1	150	Pão integral ou pão sueco ou bolacha de arroz integral	Pouco menos de 1 fatia ou equivalente a 86 kcal	—	86
		Homus com tomate seco	1 porção	49	64
ALMOÇO	550	Risoto colorido de quinoa	1 porção	21	178
		Feijão-carioca com legumes	1 porção	34	214
		Tabule	½ porção	25	82
		Salada de folhas ao shoyu com gengibre	2 porções do molho	1	48
Lanche 2	150	Mamão formosa	331 g	—	150

Refeição	Kcal aproximada	Prato	Porção	Receita	Kcal
Lanche 3	150	Pão integral ou pão sueco ou bolacha de arroz integral	Pouco menos de 1 fatia ou equivalente a 85 kcal	—	85
		Salaminho macrobiótico	2 porções	53	65
Lanche 4	150	Docinho indiano	1½ porção	68	156
JANTAR	550	Risoto indiano	1 porção	20	264
		Tabule	1½ porção	25	245
		Salada de folhas com molho de linhaça	1 porção do molho	2	47
Plano alimentar masculino – 3ª semana – quinta-feira					
DESJEJUM	400	Granola com polpa de goiaba	3 porções	60	326
		Morangos	246 g	—	74
Lanche 1	150	Docinho indiano	1½ porção	68	104
ALMOÇO	550	Trigo em grãos com legumes	1 porção	24	202
		Feijão-carioca com legumes	1 porção	34	214
Lanche 2	150	Ameixa fresca	190 g	—	100
Lanche 3	150	Pão integral ou pão sueco ou bolacha de arroz integral	Pouco menos de ½ fatia ou equivalente a 36 kcal	—	36
		Homus com tomate seco	1 porção	49	64
Lanche 4	150	Docinho indiano	1½ porção	68	156
JANTAR	550	Risoto colorido de quinoa	1 porção	21	178
		Salada de folhas com bacon de tofu	2 porções	40	61
		Sopa leve japonesa	1 porção	47	151
		Tabule	1 porção	25	163

Refeição	Kcal aproximada	Prato	Porção	Receita	Kcal
Plano alimentar masculino – 3ª semana – sexta-feira					
DESJEJUM	400	Granola com polpa de goiaba	3 porções	60	326
		Mamão formosa	164 g	—	74
Lanche 1	150	Pão integral ou pão sueco ou bolacha de arroz integral	Pouco menos de 1 fatia ou equivalente a 86 kcal	—	86
		Homus com tomate seco	1 porção	49	64
ALMOÇO	550	Risoto colorido de quinoa	1 porção	21	178
		Feijão básico	1 porção	32	173
		Salada de folhas	—	—	—
		Homus com tomate seco	3 porções	49	192
Lanche 2	150	Docinho indiano	1½ porção	68	156
Lanche 3	150	Pão integral ou pão sueco ou bolacha de arroz integral	Pouco menos de 1 fatia ou equivalente a 86 kcal	—	86
		Homus com tomate seco	1 porção	49	64
Lanche 4	150	Ameixa fresca	285 g	—	150
JANTAR	550	Risoto indiano	1 porção	20	264
		Tabule	1 porção	25	163
		Sopa de batata com missô	1 porção	46	111
Plano alimentar masculino – 3ª semana – sábado					
DESJEJUM	400	Suco verde	1 porção	57	267
		Mamão	293 g	—	133
Lanche 1	150	Ameixa fresca	285 g	—	150
ALMOÇO	550	Macarrão sobá frio	1 porção	26	256
		Doce de trigo em grãos com maracujá	2 porções	70	312
Lanche 2	150	Docinho indiano	1½ porção	68	156

Refeição	Kcal aproximada	Prato	Porção	Receita	Kcal
Lanche 3	150	Pão de queijo de tofu	3 porções	31	152
Lanche 4	150	Danoninho de morango	1 porção	67	156
JANTAR	550	Pão integral ou pão sueco ou bolacha de arroz integral	4½ fatias ou equivalente a 450 kcal	—	450
		Pesto	5 porções	51	50
		Sardella	8 porções	52	50
Plano alimentar masculino – 3ª semana – domingo					
DESJEJUM	400	Suco verde	1 porção	57	267
		Mamão	293 g	—	133
Lanche 1	150	Pão integral ou pão sueco ou bolacha de arroz integral	1½ fatia ou equivalente a 131 kcal	—	131
		Sardella	3 porções	52	19
ALMOÇO	550	Espetinho de tofu	1 porção	39	274
		Farofa	1 porção	27	207
		Salada de folhas ao shoyu com gengibre	2 porções do molho	1	48
Lanche 2	150	Danoninho de morango	1 porção	67	156
Lanche 3	150	Pão de queijo de tofu	3 porções	31	152
Lanche 4	150	Pão integral ou pão sueco ou bolacha de arroz integral	1½ fatia ou equivalente a 131 kcal	—	131
		Sardella	3 porções	52	19
JANTAR	550	Sopa leve japonesa	1 porção	47	151
		Pão integral ou pão sueco ou bolacha de arroz integral	2 fatias	—	200
		Sardella	3 porções	52	19
		Doce de trigo em grãos com maracujá	1 porção	70	156

Refeição	Kcal aproximada	Prato	Porção	Receita	Kcal
Plano alimentar masculino – 4ª semana – segunda-feira					
DESJEJUM	400	Pão integral ou pão sueco ou bolacha de arroz integral	1 fatia ou equivalente a 100 kcal	—	100
		Salaminho macrobiótico	2 porções	53	65
		Doce de trigo em grãos com maracujá	1 porção	70	156
		Suco de laranja	243 ml	—	79
Lanche 1	150	Goiaba branca	290 g	—	150
ALMOÇO	550	Arroz integral	1 porção	17	222
		Farofa	½ porção	27	104
		Feijão básico	1 porção	32	173
		Salada de folhas ao shoyu com gengibre	2 porções do molho	1	48
Lanche 2	150	Uva itália	284 g	—	150
Lanche 3	150	Barrinha de cereias com morango e maracujá	1½ porção	72	154
Lanche 4	150	Pão integral ou pão sueco ou bolacha de arroz integral	1 fatia ou equivalente a 100 kcal	—	100
		Molho de linhaça	1 porção do molho	2	47
JANTAR	550	Sopa de milho verde	1 porção	43	412
Plano alimentar masculino – 4ª semana – terça-feira					
DESJEJUM	400	Pão integral ou pão sueco ou bolacha de arroz integral	1 fatia ou equivalente a 100 kcal	—	100
		Salaminho macrobiótico	2 porções	53	65
		Doce de trigo em grãos com maracujá	1 porção	70	156
		Suco de laranja	243 ml	—	79
Lanche 1	150	Goiaba branca	290 g	—	150

Refeição	Kcal aproximada	Prato	Porção	Receita	Kcal
ALMOÇO	550	Arroz integral	1 porção	17	222
		Hambúrguer de lentilha	2 porções	36	214
		Salada de folhas com molho de linhaça	2 porções do molho	2	95
Lanche 2	150	Barrinha de cereais com morango e maracujá	1½ porção	72	154
Lanche 3	150	Tempero de pão sírio (para salada)	1½ porção	3	155
Lanche 4	150	Uva itália	284 g	—	150
JANTAR	550	Sopa de milho verde	1 porção	43	412
		Pão integral ou pão sueco ou bolacha de arroz integral	1 fatia ou equivalente a 100 kcal	—	100
		Salada de folhas com molho de linhaça	1 porção do molho	2	47
Plano alimentar masculino – 4ª semana – quarta-feira					
DESJEJUM	400	Suco completo	1 porção	56	307
		Castanha-do-pará	15 g	—	93
Lanche 1	150	Barrinha de cereais com morango e maracujá	1½ porção	72	154
ALMOÇO	550	Arroz integral	1 porção	17	222
		Feijão-carioca com legumes	1 porção	34	214
		Salada de folhas com tempero de pão sírio	1 porção do tempero	3	103
Lanche 2	150	Uva itália	284 g	—	150
Lanche 3	150	Tempero de pão sírio (para salada)	1 porção	3	103
Lanche 4	150	Goiaba branca	290 g	—	150
JANTAR	550	Salada completa	1 porção	4	343
		Manga palmer	148 g	—	108
		Gergelim tostado	17 g	—	100

Refeição	Kcal aproximada	Prato	Porção	Receita	Kcal
Plano alimentar masculino – 4ª semana – quinta-feira					
DESJEJUM	400	Suco completo	1 porção	56	307
		Castanha-do-pará	15 g	—	93
Lanche 1	150	Barrinha de cereais com morango e maracujá	1½ porção	72	154
ALMOÇO	550	Arroz integral	1 porção	17	222
		Creme de milho verde	1 porção	23	208
		Bacon de tofu	2	40	61
		Salada de folhas ao shoyu com gengibre	2 porções do molho	1	48
Lanche 2	150	Uva itália	284 g	—	150
Lanche 3	150	Tempero de pão sírio (para salada)	1 porção	3	103
Lanche 4	150	Goiaba branca	193 g	—	100
JANTAR	550	Caldo de feijão-preto	1 porção	42	317
		Gergelim tostado	23 g	—	133
		Pão integral ou pão sueco ou bolacha de arroz integral	1 fatia ou equivalente a 100 kcal	—	100
Plano alimentar masculino – 4ª semana – sexta-feira					
DESJEJUM	400	Suco cremoso de morango	1 porção	58	227
		Pão integral ou pão sueco ou bolacha de arroz integral	1 fatia ou equivalente a 100 kcal	—	100
		Salaminho macrobiótico	2 porções	53	65
Lanche 1	150	Banana à "milanesa"	1 porção	61	154
ALMOÇO	550	Arroz integral	1 porção	17	222
		Creme de milho verde	1 porção	23	208
		Tofu xadrez	½ porção	37	70
		Salada de folhas ao shoyu com gengibre	1 porção do molho	1	24

Refeição	Kcal aproximada	Prato	Porção	Receita	Kcal
Lanche 2	150	Manga palmer	207 g	—	150
Lanche 3	150	Tempero de pão sírio (para salada)	1½ porção	3	155
Lanche 4	150	Pão integral ou pão sueco ou bolacha de arroz integral	½ fatia ou equivalente a 50 kcal	—	50
		Hambúrguer de lentilha	1 porção	36	107
JANTAR	550	Caldo de feijão-preto	1 porção	42	317
		Gergelim tostado	23 g	—	133
		Pão integral ou pão sueco ou bolacha de arroz integral	1 fatia ou equivalente a 100 kcal	—	100
Plano alimentar masculino – 4ª semana – sábado					
DESJEJUM	400	Suco cremoso de morango	1 porção	58	227
		Pão integral ou pão sueco ou bolacha de arroz integral	1 fatia ou equivalente a 100 kcal	—	100
		Salaminho macrobiótico	2 porções	53	65
Lanche 1	150	Banana à "milanesa"	1 porção	61	154
ALMOÇO	550	Macarrão integral	97 g cru (ou 222 g cozido)	—	311
		Almôndegas de legumes	2 porções	13	123
		Molho de tomate	1 porção	6	64
		Alho-poró assado	1 porção	16	51
Lanche 2	150	Calda de cacau	½ porção	63	53
		Banana-prata	100 g	—	102
Lanche 3	150	Pão integral ou pão sueco ou bolacha de arroz integral	½ fatia ou equivalente a 50 kcal	—	50
		Hambúrguer de lentilha	1 porção	36	107
Lanche 4	150	Manga palmer	207 g	—	150

Refeição	Kcal aproximada	Prato	Porção	Receita	Kcal
JANTAR	550	Pizza	1½ porção	29	463
		Suco de uva integral	Equivalente a 87 kcal (ver rótulo)	—	87
Plano alimentar masculino – 4ª semana – domingo					
DESJEJUM	400	Banana à "milanesa"	1 porção	61	154
		Pão integral ou pão sueco ou bolacha de arroz integral	1 fatia ou equivalente a 100 kcal	—	100
		Salaminho macrobiótico	1 porção	53	32
		Suco de laranja	310 ml	—	114
Lanche 1	150	Pão integral ou pão sueco ou bolacha de arroz integral	1 fatia ou equivalente a 100 kcal	—	100
		Hambúrguer de lentilha	½ porção	36	54
ALMOÇO	550	Macarrão integral	97 g cru (ou 222 g cozido)	—	311
		Almôndegas de legumes	2 porções	13	123
		Molho de tomate	1 porção	6	64
		Abobrinha no grill	3 porções	12	53
Lanche 2	150	Calda de cacau	½ porção	63	53
		Banana-prata	100 g	—	102
Lanche 3	150	Pão integral ou pão sueco ou bolacha de arroz integral	1 fatia ou equivalente a 100 kcal	—	100
		Hambúrguer de lentilha	½ porção	36	54
Lanche 4	150	Manga palmer	207 g	—	150
JANTAR	550	Pizza	1½ porção	29	463
		Suco de uva integral	Equivalente a 87 kcal (ver rótulo)	—	87

Lista de compras

Elaborei esta lista com o objetivo de facilitar a hora das compras para você realizar o plano alimentar de quatro semanas. Discriminei aqui o que é interessante comprar por semana (alimentos mais perecíveis) e para o mês inteiro (não perecíveis). É importante fazer a compra mensal já na primeira semana, pois muitos ingredientes serão utilizados desde o começo.

A quantidade marcada na lista é a que será utilizada, mas alguns produtos só podem ser comprados em menor ou maior quantidade. Assim, a quantidade indicada serve como guia. Ao final de um mês, você terá consumido mais de 130 tipos de alimentos.

Lista de compras mensal

Lista de compras mensal		
Cereais	Plano alimentar	Quantidade
Arroz integral	F	1 kg
	M	1,5 kg
Cevadinha em grãos	F	200 g
	M	200 g
Quinoa	F	300 g
	M	350 g
Trigo em grãos	F	150 g
	M	200 g
Derivados de cereais integrais e similares	Plano alimentar	Quantidade
Aveia em flocos finos	F	300 g
	M	300 g
Aveia em flocos grossos	F	100 g
	M	100 g
Farinha de aveia	F	500 g
	M	500 g
Farinha de mandioca	F	70 g
	M	100 g

Lista de compras mensal		
Derivados de cereais integrais e similares	Plano alimentar	Quantidade
Farinha de mandioca flocada	F	100 g
	M	100 g
Farinha de trigo branca	F	150 g
	M	150 g
Farinha de trigo integral	F	100 g
	M	150 g
Fécula de mandioca	F	15 g
	M	15 g
Flocos de milho pré-cozidos	F	1 pacote pequeno
	M	1 pacote pequeno
Granola	F	250 g
	M	350 g
Milho para pipoca *Não compre o de micro-ondas*	F	1 pacote pequeno
	M	1 pacote pequeno
Polvilho azedo	F	300 g
	M	300 g
Triguilho	F	100 g
	M	150 g
Leguminosas	Plano alimentar	Quantidade
Ervilha seca partida	F	200 g
	M	200 g
Feijão-bolinha *Se não encontrar, substitua por outro tipo de feijão*	F	100 g
	M	150 g
Feijão-branco	F	90 g
	M	90 g
Feijão-carioca	F	300 g
	M	300 g
Feijão-preto	F	170 g
	M	170 g
Grão-de-bico	F	200 g
	M	200 g

Lista de compras mensal		
Leguminosas	Plano alimentar	Quantidade
Lentilha	F	200 g
	M	300 g
Frutas secas	**Plano alimentar**	**Quantidade**
Ameixa seca	F	25 g
	M	30 g
Banana-passa *Será consumido como lanche*	F	50 g
	M	120 g
Banana-passa	F	150 g
	M	150 g
Damasco seco *Será consumido como lanche*	F	80 g
	M	240 g
Damasco seco	F	100 g
	M	130 g
Figo seco	F	50 g
	M	80 g
Uva-passa *Será consumido como lanche*	F	40 g
	M	60g
Uva-passa clara	F	60 g
	M	70 g
Uva-passa escura	F	80 g
	M	100 g
Oleaginosas	**Plano alimentar**	**Quantidade**
Amêndoa *Será consumido como lanche*	F	—
	M	16 g
Amendoim descascado sem sal	F	15 g
	M	15 g
Avelã *Será consumido como lanche*	F	—
	M	15 g
Castanha de caju sem sal *Será consumido como lanche*	F	8 g
	M	8 g

Lista de compras mensal		
Oleaginosas	Plano alimentar	Quantidade
Castanha de caju sem sal	F	130 g
	M	200 g
Castanha-do-pará *Será consumido como lanche*	F	16 g
	M	60 g
Chia	F	100 g
	M	100 g
Gergelim branco *Será consumido como lanche*	F	15 g
	M	120 g
Gergelim branco	F	80 g
	M	90 g
Gergelim preto	F	5 g
	M	10 g
Linhaça	F	60 g
	M	70 g
Nozes *Será consumido como lanche*	F	10 g
	M	10 g
Nozes	F	10 g
	M	15 g
Oleaginosas diversas para salada	F	30 g
	M	30 g
Condimentos secos	Plano alimentar	Quantidade
Açafrão	F	25 g
	M	20 g
Alho em flocos	F	1 pacote pequeno
	M	1 pacote pequeno
Cacau em pó *Encontrado em casas de produtos naturais*	F	50 g
	M	50 g
Canela em pau	F	1 pacote pequeno
	M	1 pacote pequeno
Canela em pó	F	5 g
	M	7 g

Lista de compras mensal		
Condimentos secos	**Plano alimentar**	**Quantidade**
Coentro seco	F	1 pacote pequeno
	M	1 pacote pequeno
Coentro (semente)	F	1 pacote pequeno
	M	1 pacote pequeno
Cominho	F	1 pacote pequeno
	M	1 pacote pequeno
Cravo-da-índia	F	1 pacote pequeno
	M	1 pacote pequeno
Curry	F	15 g
	M	15 g
Louro (folhas)	F	10 folhas
	M	10 folhas
Mostarda em grãos	F	1 pacote pequeno
	M	1 pacote pequeno
Orégano	F	1 pacote pequeno
	M	1 pacote pequeno
Páprica doce	F	1 pacote pequeno
	M	1 pacote pequeno
Páprica picante	F	1 pacote pequeno
	M	1 pacote pequeno
Pimenta calabresa	F	1 pacote pequeno
	M	1 pacote pequeno
Pimenta-do-reino preta	F	1 pacote pequeno
	M	1 pacote pequeno
Pimenta-do-reino branca	F	1 pacote pequeno
	M	1 pacote pequeno
Óleos	**Plano alimentar**	**Quantidade**
Azeite	F	250 ml
	M	300 ml
Conservas	**Plano alimentar**	**Quantidade**
Alcaparra	F	15 g
	M	15 g

Lista de compras mensal		
Conservas	Plano alimentar	Quantidade
Azeitona	F	1 vidro
	M	1 vidro
Tomate seco escorrido *Escorra bem o óleo se comprar a granel*	F	200 g
	M	250 g
Champignon	F	100 g
	M	100 g
Congelados	Plano alimentar	Quantidade
Polpa de goiaba ou de manga	F	250 g
	M	350 g
Polpa de morango	F	100 g
	M	100 g
Massas	Plano alimentar	Quantidade
Macarrão integral	F	350 g
	M	400 g
Massa para lasanha integral e/ou grano duro	F	1 pacote pequeno
	M	1 pacote pequeno
Molho de tomate sem conservantes e sem tempero	F	800 g
	M	800 g
Sucos	Plano alimentar	Quantidade
Suco de uva integral	F	450 kcal
	M	700 kcal
Pães	Plano alimentar	Quantidade
Pão sírio	F	4 fatias
	M	6 fatias
Produtos orientais	Plano alimentar	Quantidade
Alga kombu	F	1 pacote pequeno
	M	1 pacote pequeno
Alga nori	F	1 pacote pequeno
	M	1 pacote pequeno

Lista de compras mensal		
Produtos orientais	**Plano alimentar**	**Quantidade**
Macarrão sobá ou de trigo sarraceno *Se você não puder comer glúten, substitua por macarrão de arroz*	F	1 pacote
	M	1 pacote
Missô	F	1 pacote pequeno
	M	1 pacote pequeno
Shoyu *Compre sem glutamato monossódico ou conservantes*	F	250 ml
	M	300 ml
Wasabi (raiz-forte)	F	1 pote pequeno
	M	1 pote pequeno
Outros	**Plano alimentar**	**Quantidade**
Açúcar mascavo	F	250 g
	M	250 g
Alho	F	150 g
	M	200 g
Bicarbonato de sódio	F	1 pote pequeno
	M	1 pote pequeno
Caldo de cana puro *Facilmente encontrado em feiras*	F	250 ml
	M	250 ml
Cebola	F	1400 g
	M	1500 g
Cebola roxa	F	250 g
	M	300 g
Sal *De preferência, compre não refinado*	F	1 pacote
	M	1 pacote
Tahine *Compre o tahine puro, não o doce de tahine*	F	50 g
	M	100 g
Vinho branco	F	125 ml
	M	125 ml

Lista de compras semanal

Lista de compras semanal					
Pães	P. A.	1ª semana	2ª semana	3ª semana	4ª semana
Pão integral *Uma fatia contém cerca de 80-100 kcal. Observe o rótulo para comprar a quantidade certa*	F	1.450 kcal	646 kcal	877 kcal	566 kcal
	M	2.350 kcal	1.350 kcal	1.615 kcal	1.200 kcal

Lista de compras semanal					
Produtos orientais	P. A.	1ª semana	2ª semana	3ª semana	4ª semana
Tofu *Se quiser, compre tudo de uma vez. Deixe de molho na geladeira, trocando a água a cada dois dias*	F	2 kg	50 g	350 g	550 g
	M	2 kg	50 g	400 g	550 g
Hortaliças	P. A.	1ª semana	2ª semana	3ª semana	4ª semana
Mandioquinha	F	150 g	—	—	—
	M	150 g	—	—	—
Batata-inglesa	F	250 g	—	400 g	—
	M	300 g	—	400 g	—
Batata bolinha	F	150 g	—	—	—
	M	—	—	—	—
Inhame	F	450 g	—	100 g	—
	M	450 g	—	200 g	—
Agrião	F	150 g	—	—	—
	M	150 g	—	—	—
Brócolis	F	—	100 g	—	—
	M	—	100 g	—	—
Broto de feijão	F	350 g	—	—	150 g
	M	450 g	—	—	150 g
Coentro ou salsinha fresca	F	1 maço pequeno	—	—	1 maço pequeno
	M	1 maço pequeno	—	—	1 maço pequeno

Lista de compras semanal					
Hortaliças	P. A.	1ª semana	2ª semana	3ª semana	4ª semana
Couve	F	1 maço pequeno	—	1 maço pequeno	—
	M	1 maço pequeno	—	1 maço pequeno	—
Couve-flor	F	—	60 g	30 g	—
	M	—	60 g	30 g	—
Escarola	F	—	100 g	—	300 g
	M	—	100 g	—	300 g
Repolho roxo	F	—	—	50 g	—
	M	—	—	50 g	—
Salsão	F	150 g	30 g	20 g	50 g
	M	150 g	30 g	20 g	50 g
Alecrim	F	1 maço pequeno	1 maço pequeno	1 maço pequeno	1 maço pequeno
	M	1 maço pequeno	1 maço pequeno	1 maço pequeno	1 maço pequeno
Alho-poró	F	60 g	150 g	50 g	100 g
	M	60 g	150 g	20 g	100 g
Abóbora-japonesa	F	—	150 g	—	—
	M	—	150 g	—	—
Abobrinha	F	700 g	100 g	300 g	250 g
	M	700 g	200 g	200 g	300 g
Berinjela	F	600 g	250 g	—	—
	M	900 g	300g	—	—
Beterraba	F	150 g	—	—	—
	M	150 g	—	—	—
Cenoura	F	450 g	200 g	250 g	100 g
	M	400 g	200 g	350 g	100 g
Chuchu	F	350 g	—	—	100 g
	M	350 g	—	—	100 g
Ervilha verde fresca	F	—	—	20 g	—
	M	—	—	20 g	—

Lista de compras semanal					
Hortaliças	P. A.	1ª semana	2ª semana	3ª semana	4ª semana
Pepino	F	—	—	50 g	—
	M	—	—	100 g	—
Pimentão verde	F	150 g	50 g	20 g	50 g
	M	150 g	70 g	25 g	50 g
Pimentão vermelho	F	150 g	70 g	70 g	10 g
	M	150 g	100 g	80 g	10 g
Pimentão amarelo	F	80 g	—	30 g	10 g
	M	80 g	—	30 g	10 g
Tomate	F	700 g	550 g	160 g	400 g
	M	1.100 g	600 g	250 g	500 g
Vagem	F	—	150 g	50 g	—
	M	—	150 g	50 g	—
Vagem-torta	F	25 g	25 g	—	—
	M	25 g	40 g	—	—
Cogumelo shitake	F	100 g	50 g	100 g	200 g
	M	150 g	50 g	100 g	200 g
Cebolinha	F	100 g	20 g	70 g	50 g
	M	80 g	20 g	100 g	50 g
Coentro fresco	F	1 maço pequeno	1 maço pequeno	1 maço pequeno	1 maço pequeno
	M	1 maço pequeno	1 maço pequeno	1 maço pequeno	1 maço pequeno
Gengibre	F	200 g	—	—	—
	M	200 g	—	—	—
Hortelã	F	1 maço pequeno	1 maço pequeno	1 maço pequeno	1 maço pequeno
	M	1 maço pequeno	1 maço pequeno	1 maço pequeno	1 maço pequeno
Manjericão	F	1 maço pequeno	—	1 maço pequeno	—
	M	1 maço pequeno	—	1 maço pequeno	—

Lista de compras semanal					
Hortaliças	P. A.	1ª semana	2ª semana	3ª semana	4ª semana
Salsa	F	1 maço pequeno	1 maço pequeno	1 maço pequeno	1 maço pequeno
	M	1 maço pequeno	1 maço pequeno	1 maço pequeno	1 maço pequeno
Milho verde	F	1 espiga	—	1 espiga	9 espigas ou 825 g
	M	2 espigas	—	1 espiga	9 espigas ou 825 g
Folhas para salada	F	O suficiente para 7 refeições	O suficiente para 10 refeições	O suficiente para 7 refeições	O suficiente para 5 refeições
	M	O suficiente para 8 refeições	O suficiente para 9 refeições	O suficiente para 9 refeições	O suficiente para 6 refeições
Frutas	P. A.	1ª semana	2ª semana	3ª semana	4ª semana
Abacate	F	420 g	420 g	720 g	640 g
	M	420 g	420 g	720 g	640 g
Abacaxi *Será consumido como lanche*	F	—	350 g	—	—
	M	—	750 g	—	—
Abacaxi	F	160 g	600 g	310 g	—
	M	160 g	750 g	310 g	—
Ameixa fresca *Será consumido como lanche*	F	—	—	800 g	—
	M	—	—	1,2 kg	—
Banana-prata *Será consumido como lanche*	F	5 unidades	1 unidade	—	2 unidades
	M	12 unidades	3 unidades	—	3 unidades
Banana-prata	F	—	2 unidades	—	4 unidades
	M	—	2 unidades	1 unidade	4 unidades
Banana-nanica	F	1 unidade	3 unidades	—	1 unidade
	M	1 unidade	3 unidades	—	1 unidade

Lista de compras semanal					
Frutas	P. A.	1ª semana	2ª semana	3ª semana	4ª semana
Frutas diversas para salada completa *Sugiro abacaxi, morango, laranja e carambola*	F	—	—	—	350 g
	M	—	—	—	350g
Goiaba	F	—	—	—	1 unidade
	M	—	—	—	1 unidade
Goiaba branca *Será consumido como lanche*	F	—	—	—	780 g
	M	—	—	—	1.070 g
Kiwi *Será consumido como lanche*	F	200 g	—	—	—
	M	300 g	—	—	—
Laranja-pera para suco *Será consumido como lanche*	F	16 unidades ou 940 ml de suco	8 unidades ou 480 ml de suco	—	10 unidades ou 570 ml de suco
	M	25 unidades ou 1.505 ml de suco	11 unidades ou 640 ml de suco	—	13 unidades ou 800 ml de suco
Laranja-pera para suco	F	12 unidades ou 750 ml de suco	12 unidades ou 750 ml de suco	12 unidades ou 750 ml de suco	16 unidades ou 1 litro de suco
	M	12 unidades ou 750 ml de suco	12 unidades ou 750 ml de suco	12 unidades ou 750 ml de suco	16 unidades ou 1 litro de suco
Limão	F	5 unidades	1 unidade	2 unidades	2 unidades
	M	6 unidades	1 unidade	2 unidades	1 unidade
Limão-siciliano	F	—	1 unidade	—	—
	M	—	1 unidade	—	—
Maçã pequena	F	—	4 unidades	—	1 unidade
	M	—	4 unidades	—	1 unidade
Mamão caipira *Será consumido como lanche*	F	—	—	850 g	—
	M	—	—	1,2 kg	—
Mamão papaia	F	—	—	—	1 unidade
	M	—	—	—	1 unidade

Lista de compras semanal					
Frutas	P. A.	1ª semana	2ª semana	3ª semana	4ª semana
Manga	F	—	—	—	1 unidade
	M	—	—	—	1 unidade
Manga palmer *Será consumido como lanche*	F	—	—	—	540 g
	M	—	—	—	1.000 g
Polpa de maracujá *Tente comprar a polpa fresca separada da fruta*	F	—	—	30 g	25 g
	M	—	—	45g	37,5 g
Morango *Será consumido como lanche*	F	—	500 g	280 g	—
	M	—	500 g	250 g	—
Morango grande	F	—	10 unidades	5 unidades	19 unidades
	M	—	12 unidades	5 unidades	19 unidades
Salada de frutas (ou frutas diversas para salada de frutas) *Será consumido como lanche*	F	—	300 g	—	—
	M	—	400 g	—	—
Uva itália *Será consumido como lanche*	F	600 g	—	—	800 g
	M	700 g	260 g	—	1.200 g

Otimize sua rotina

- Vale a pena ter um secador de salada: folhas guardadas ainda úmidas na geladeira estragam em poucos dias.
- Sempre deixe leguminosas (como o feijão) de molho na água de oito a doze horas antes do cozimento. Além de facilitar a digestão, essa técnica torna o cozimento mais rápido.
- Deixe o tofu de molho na geladeira, totalmente submerso, e troque a água diariamente. Assim ele dura quase um mês.
- Se não tiver tempo de espremer laranja, compre polpas congeladas para fazer suco.

Capítulo 16

RECEITAS

Aqui colocaremos em prática as receitas recomendadas para o seu dia a dia. Elas vieram de fontes diversas: muitas eu mesmo desenvolvi, com base no que venho aprendendo desde 1992, época em que comecei a praticar a macrobiótica e outras dietas vegetarianas, como contei na introdução; outras receitas eu adaptei de livros ou *sites* de culinária (para que se adequassem ao propósito deste livro). A Alexandra, a moça que escreveu o prefácio deste livro, também contribuiu com uma série de receitas. E, acima de tudo, contei com a ajuda da Mônica Leite. Juntos, passamos dias na cozinha, testando e experimentando todas estas delícias. Foi graças a ela que este capítulo ganhou vida.

As receitas estão divididas da seguinte forma:

- Molhos para salada: receitas nº 1 a 3
- Receitas à base de verduras e legumes: receitas nº 4 a 16
- Receitas à base de cereais: receitas nº 17 a 31
- Receitas à base de leguminosas: receitas nº 32 a 42
- Sopas: receitas nº 43 a 47
- Para passar no pão: receitas nº 48 a 55
- Bebidas: receitas nº 56 a 59
- Doces: receitas nº 60 a 72

Como usar estas receitas

Todos os ingredientes que compõem as receitas a seguir foram pesados, e o resultado obtido foi convertido em medida caseira.

O problema das medidas caseiras é que os utensílios de cozinha das pessoas nem sempre são iguais, e uma colher de sopa, por exemplo, pode conter mais ou menos de determinado ingrediente, dependendo do que estiver sendo medido.

Da mesma forma, as frutas e os legumes têm tamanhos diferentes. Assim, metade de uma cenoura terá peso e tamanho variáveis, dependendo do tamanho da cenoura. Portanto, sugiro fazer um pequeno investimento em alguns utensílios, pois isso facilitará bastante a sua vida.

Os utensílios indispensáveis

Balança de cozinha

As digitais são sempre melhores, pois os dados são mais precisos. Se você tiver uma balança digital, utilize-a para fazer as receitas, pois elas ficarão mais próximas às originais, com as mesmas calorias.

Colheres medidoras

Podem ser encontradas em lojas de utensílios culinários. Elas têm tamanho padrão para, por exemplo, 1 colher (sopa), 1 colher (chá), ½ colher (chá) e ¼ de colher (chá). Como utilizei essas colheres medidoras para preparar as receitas que você vai ler agora, há essas classificações nas medidas caseiras.

Copo medidor

Muito fácil de encontrar, esse copo traz impressas as medidas em xícaras, mililitros, gramas de farinha etc. Será muito útil para as receitas que demandam quantidades grandes – e que por isso não cabem nas colheres medidoras.

Despertador culinário ou timer

Para não deixar queimar os alimentos, é bastante conveniente ter dois desses despertadores (para fazer dois pratos simultaneamente). Uma opção é utilizar aplicativos de celular ou o próprio despertador do seu aparelho. Importante! O tempo de cozimento discriminado nas receitas deve ser contado a partir do início do cozimento efetivo:

- panela aberta: quando a água começar a ferver, reduza para fogo baixo.
- panela de pressão: quando a válvula começar a apitar, reduza para fogo baixo.
- no vapor: quando o vapor começar a escapar pela lateral da tampa, diminua para fogo baixo.
- no forno: após preaquecer a 290 °C por 10-15 minutos e inserir a fôrma.

Panela de pressão

Facilita muito o preparo das receitas, pois encurta o tempo de cozimento. Para duas pessoas, uma panela de 4,5 litros é suficiente.

Cuscuzeira ou panela de vapor

Alguns pratos podem ser agilizados se cozidos no vapor. Além disso, há menor perda de nutrientes, pois o alimento não entra em contato com a água.

Panelas de tamanhos diferentes

Como cada receita faz porções maiores ou menores, é conveniente ter panelas de vários tamanhos. Algumas receitas necessitam de panelas muito pequenas para dar certo, por exemplo. Com uma pequena e outra média (além da panela de pressão e da vaporeira), sua cozinha já estará bem equipada para todas as receitas do plano alimentar.

Fôrma antiaderente ou travessa de vidro refratária

Faremos várias receitas de forno. Providencie pelo menos um pirex ou fôrma de tamanho médio.

Pincel culinário

Para untar a fôrma ou o pirex use um pincel culinário. Esse item é dispensável, pois você pode untar os recipientes com os dedos ou um guardanapo.

Liquidificador

Será fundamental para diversas receitas.

Espremedor de laranja

Utilizaremos para fazer alguns sucos; vale a pena ter um. Como a ideia é agilizar o processo, ou seja, mantê-lo o mínimo possível na cozinha, recomendo a compra de um semi-industrial, pois é muito mais rápido e eficiente.

Colher de pau ou de plástico

Para não raspar a colher de metal no revestimento da panela, providencie colheres não metálicas. As feitas de madeira (colher de pau) necessitam de maior higiene, pois se guardadas úmidas tendem a criar fungo. Há também as opções de plástico.

Ralador

Adquira um com opções de ralo fino e grosso, pois algumas preparações devem, obrigatoriamente, ser submetidas a cortes específicos.

Facas e tábuas

Se você vai se aventurar pela primeira vez na cozinha, vale lembrar que é conveniente ter uma tábua para cortar os alimentos e algumas boas facas.

Peneira ou coador

Para alguns sucos mais grossos (com grumos), esse utensílio será importante.

Espremedor de alho

Você pode utilizar uma faca, mas o espremedor é bem mais útil por agilizar o procedimento.

Calorias descritas nos pratos

Já conversamos que não é necessário contar as calorias dependendo do seu caso. Mas considerei importante discriminar o que cada prato contém para informar os nutrientes principais e as calorias. Assim, se você é do tipo que gosta de contar calorias, elas estarão presentes.

Para os cálculos, utilizei a Tabela Brasileira de Composição de Alimentos (TACO), da Unicamp. Nela, o valor nutricional é o mais fiel frente ao que nós, brasileiros, ingerimos. Na ausência de certos alimentos nessa tabela, recorri aos valores nutricionais encontrados no Departamento de Agricultura dos Estados Unidos.

A descrição das calorias pode ajudar seu profissional de saúde a acompanhá-lo, pois ele poderá indicar como introduzir essas receitas no seu cardápio. A maioria dos pratos serve duas pessoas, algumas vezes em até duas refeições. As porções não são grandes, pois percebo que a maioria das pessoas que atendo não tem família numerosa. Se os pratos forem preparados para mais de duas pessoas, basta aumentar os ingredientes, mas sem mudar o tempo de cozimento.

Como você saberá o valor calórico final do prato, poderá remanejá-lo como quiser para ingerir as calorias que desejar. Para isso, basta dividi-lo visualmente, até chegar nas calorias que deseja.

Entendendo os símbolos

Para demonstrar o valor percentual de carboidratos, proteínas e gorduras, inseri gráficos com a porcentagem dos macronutrientes em cada receita. Lembre-se de que a recomendação diária total é a seguinte:

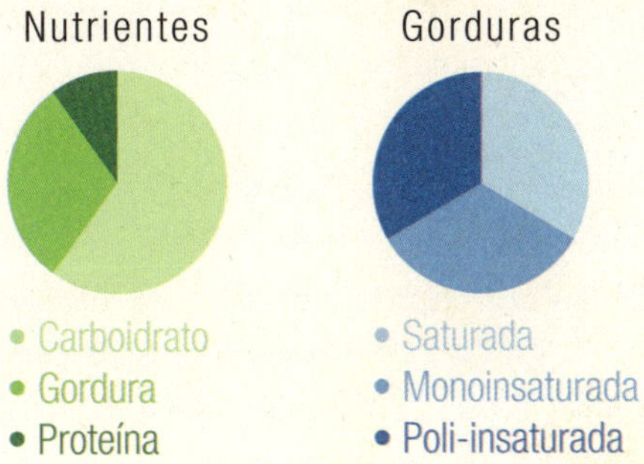

Quero deixar bem claro que essa forma de equilibrar os macronutrientes (carboidratos, proteínas e gorduras) não é a mais saudável, já que estudos com populações vegetarianas estritas (que também não consomem ovos e laticínios) apontam para resultados muito mais favoráveis ao se reduzir o teor de gordura e aumentar, proporcionalmente, o de carboidrato complexo (com fibras).

Você vai observar, ao longo das receitas, que os alimentos que consumimos mais, em termos de quantidade, terão justamente mais carboidrato e proteína e menos gordura. Mesmo para um diabético, essa proporção é favorável, conforme já expliquei no capítulo 8 (sobre os estudos com diabéticos que utilizam a dieta dessa forma, veja página 117). Também discriminei nas receitas os tipos de gorduras que serão ingeridas. Conforme conversamos no capítulo 9 (veja página 124), as diretrizes quanto às proporções de gordura ingeridas são controversas.

Nossos pratos serão compostos por bem menos gordura saturada e mais gordura monoinsaturada e poli-insaturada, pois essa é a característica natural dos alimentos do reino vegetal. Quanto às demais especificações, os seguintes ícones indicam:

Contém óleo adicionado | Contém pimenta | Contém glúten | Contém alho | Contém cebola

Se a receita possuir o ingrediente representado pelo ícone, o desenho estará destacado. Por outro lado, se o ingrediente não for usado na receita, o ícone aparecerá com uma cor mais clara.

Importante: o alho-poró e a cebolinha são diferentes do alho e da cebola, portanto, não os considerei como tal. Da mesma forma, não considerei o gengibre (só por ser picante) como pimenta. Também utilizei shoyu e missô (ambos sem glúten) na classificação das receitas.

Os valores nutricionais equivalem à receita inteira e às porções.

Deixo a seguir as recomendações de ingestão ao dia para homens e mulheres:

Nutrientes	Homens	Mulheres
Energia (kcal)	25 a 30 kcal/kg de peso ideal	25 a 30 kcal/kg de peso ideal
Proteína (g)	0,8 g/kg de peso ideal ou 10 a 15% das calorias ingeridas	0,8 g/kg de peso ideal ou 10 a 15% das calorias ingeridas
Lipídios (g)	25 a 35% das calorias da dieta	25 a 35% das calorias da dieta
Saturados (g)	O mínimo possível	O mínimo possível
Monoinsaturados (g)	Pelo menos 33% da ingestão de gordura	Pelo menos 33% da ingestão de gordura
Poli-insaturados (g)	Pelo menos 33% da ingestão de gordura	Pelo menos 33% da ingestão de gordura
Colesterol (mg)	O mínimo possível	O mínimo possível
Ômega-6 (g)	17	12
Ômega-3 (g)	1,6 (pelo menos)	1,1 (pelo menos)

Nutrientes	Homens	Mulheres
Carboidrato (g)	45 a 65% das calorias ingeridas	45 a 65% das calorias ingeridas
Fibra(g)	38	25
Cálcio (mg)	1.000	1.000
Magnésio (mg)	420	320
Manganês (mg)	2,3	1,8
Fósforo (mg)	700	700
Ferro (mg)	8	18
Sódio (mg)	1.500	1.500
Potássio (mg)	4700	4.700
Cobre (mg)	0,9	0,9
Zinco (mg)	11	8
Vitamina A (mcg)	900	700
Vitamina B1 (mg)	1,2	1,1
Vitamina B2 (mg)	1,3	1,1
Vitamina B3 (mg)	16	14
Vitamina B6 (mg)	1,3	1,3
Vitamina C* (mg)	90	75

*O teor de vitamina C do prato corresponde aos cálculos realizados com alimentos crus. O aquecimento reduz o teor de vitamina C dos alimentos.

1. Shoyu com gengibre

Rendimento
8 colheres (sopa) com 24 kcal cada

- 1 colher (sopa) bem cheia de gengibre descascado (12 g)
- 5 dentes de alho médios (30 g)
- 2 colheres (sopa) de azeite (16 ml)
- 3 colheres (sopa) de shoyu (60 ml)
- 2 colheres (sopa) de água (40 ml)

Rale o gengibre no ralador (ralo fino). Se ainda assim não ficar bem fino, coloque sobre uma tábua e pique bem com uma faca. Reserve.

Fatie o alho em lâminas finas. Não amasse, pois o sabor fica forte demais.

Aqueça o azeite em uma panela pequena. Refogue o alho em fogo baixo por cerca de 1-2 minutos, até dourar. Retire do fogo e coloque numa tigela pequena de vidro ou cerâmica, para interromper o cozimento.

Adicione o gengibre reservado, o shoyu, a água e misture bem. Conserva-se por semanas na geladeira.

Até hoje não conheci uma pessoa que não tenha gostado deste molho, inclusive crianças. Se você não gosta de saladas, utilize-o para se aventurar com as folhas cruas.

Informação nutricional

Nutrientes	Total	Porção
Energia (kcal)	192	24
Proteína (g)	2,6	0,3
Lipídios (g)	16,2	2,0
Saturados (g)	2,4	0,3
Monoinsaturados (g)	12,1	1,5
Poli-insaturados (g)	1,5	0,2
Colesterol (mg)	0	0,0
Ômega-6 (g)	1,4	0,2
Ômega-3 (g)	0,1	0,0
Carboidrato (g)	10,4	1,3
Fibra (g)	1,1	0,1

Nutrientes	Total	Porção
Cálcio (mg)	9	1,1
Magnésio (mg)	16,5	2,1
Manganês (mg)	0,1	0,0
Fósforo (mg)	48	6,0
Ferro (mg)	0,4	0,1
Sódio (mg)	1.509,9	188,7
Potássio (mg)	206,3	25,8
Cobre (mg)	0,1	0,0
Zinco (mg)	0,3	0,0
Vitamina A (mcg)	0	0,0
Vitamina B1 (mg)	0,3	0,0
Vitamina B2 (mg)	0	0,0
Vitamina B3 (mg)	0,7	0,1
Vitamina B6 (mg)	0,2	0,0
Vitamina C (mg)	0,6	0,1

Nutrientes

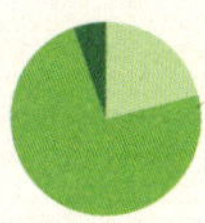

- Carboidrato
- Gordura
- Proteína

Gorduras

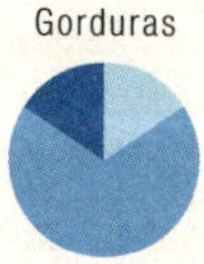

- Saturada
- Monoinsaturada
- Poli-insaturada

2. Molho de linhaça

Rendimento
4 porções de 47 kcal cada

2 colheres (sopa) de semente de linhaça (16 g)
½ colher (chá) de curry em pó (1 g)
2 colheres (sopa) de gergelim branco descascado e tostado (12 g)
⅛ de colher (chá) de orégano (0,12 g)
suco de ½ limão (20 ml)
1 pedaço pequeno de tofu (40 g)
1 colher (sopa) de shoyu (20 ml)
2 colheres (sopa) de água (40 ml)

Coloque todos os ingredientes no liquidificador e bata. Está pronto!

Atenção: Para tostar o gergelim, aqueça uma frigideira sem óleo em fogo baixo e toste as sementes até começarem a pular, mexendo sempre para não queimar. Retire do fogo e coloque num recipiente frio, para interromper o processo de cozimento. Você vai perceber que, ao apertar a semente tostada, ela esfarela grosseiramente entre os dedos.

Ótimo para quem gosta de temperos mais cremosos sobre a salada.

Informação nutricional

Nutrientes	Total	Porção
Energia (kcal)	190	47
Proteína (g)	8	2,0
Lipídios (g)	13	3,3
Saturados (g)	1,8	0,5
Monoinsaturados (g)	3,8	1,0
Poli-insaturados (g)	7,5	1,9
Colesterol (mg)	0	0,0
Ômega-6 (g)	4,1	1,0
Ômega-3 (g)	3,3	0,8
Carboidrato (g)	13,8	3,5
Fibra (g)	7,5	1,9

Nutrientes	Total	Porção
Cálcio (mg)	176,5	44,1
Magnésio (mg)	120,8	30,2
Manganês (mg)	1	0,3
Fósforo (mg)	250,3	62,6
Ferro (mg)	2,4	0,6
Sódio (mg)	505,2	126,3
Potássio (mg)	334,9	83,7
Cobre (mg)	0,4	0,1
Zinco (mg)	1,8	0,5
Vitamina A (mcg)	14,1	3,5
Vitamina B1 (mg)	0,2	0,1
Vitamina B2 (mg)	0	0,0
Vitamina B3 (mg)	1	0,3
Vitamina B6 (mg)	0,1	0,0
Vitamina C (mg)	7	1,8

Nutrientes

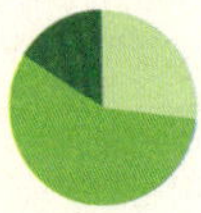

• Carboidrato
• Gordura
• Proteína

Gorduras

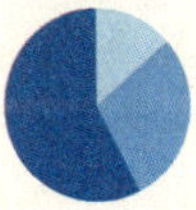

• Saturada
• Monoinsaturada
• Poli-insaturada

3. Tempero de pão sírio

Rendimento
4 porções de 103 kcal cada

2 fatias de pão sírio (2 g)
1 ramo de 16 cm de alecrim (2 g)
4 azeitonas sem caroço (20 g)
2 colheres (sopa) de azeite (16 ml)
1 colher (sopa) de orégano (3 g)
⅛ de colher (chá) de pimenta calabresa (0,5 g)
suco de ½ limão (20 ml)

Rasgue o pão sírio em pedaços pequenos. Separe as partes grudadas.

Pique bem o alecrim e as azeitonas, depois amasse bem as azeitonas.

Numa panela grande, coloque o azeite e todos os demais ingredientes, exceto o pão e o limão. Refoque por 1 minuto.

Acrescente o suco de limão e o pão, mexendo sem parar para que os temperos se misturem. Transfira o pão para uma fôrma refratária e leve ao forno preaquecido a 290 °C por 15 minutos, ou até ficar bem crocante. Verifique a cada 5 minutos e chacoalhe a fôrma para não queimar. Deixe ao ar livre até esfriar, para ficar crocante, pois, se guardar em pote hermético ainda quente, eles murcham.

O suco de limão faz o pão combinar muito bem com saladas. Se for comer o pão como petisco, coloque apenas metade do limão e da água.

Informação nutricional

Nutrientes	Total	Porção
Energia (kcal)	413	103
Proteína (g)	10	2,5
Lipídios (g)	20	5,0
Saturados (g)	3	0,8
Monoinsaturados (g)	13	3,3
Poli-insaturados (g)	3	0,8
Colesterol (mg)	0	0,0
Ômega-6 (g)	2	0,5
Ômega-3 (g)	0	0,0
Carboidrato (g)	56	14,0
Fibra (g)	9	2,3

Nutrientes	Total	Porção
Cálcio (mg)	195	48,8
Magnésio (mg)	75	18,8
Manganês (mg)	2	0,5
Fósforo (mg)	209	52,3
Ferro (mg)	4	1,0
Sódio (mg)	521	130,3
Potássio (mg)	260	65,0
Cobre (mg)	0	0,0
Zinco (mg)	2	0,5
Vitamina A (mcg)	115	28,8
Vitamina B1 (mg)	0	0,0
Vitamina B2 (mg)	0	0,0
Vitamina B3 (mg)	0	0,0
Vitamina B6 (mg)	0	0,0
Vitamina C (mg)	9	2,3

Nutrientes

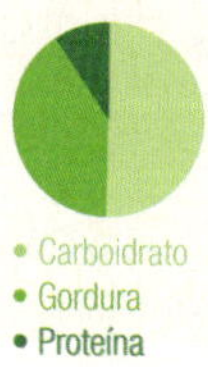

Gorduras

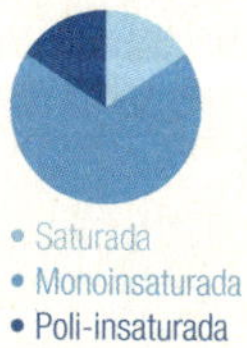

4. Salada completa

Rendimento
1 porção de 344 kcal

100-150 g de folhas verdes cruas a gosto (alface, rúcula, couve etc.)
350 g de frutas frescas a gosto (morango, manga, abacaxi, carambola etc.)
25 g de oleaginosas e sementes a gosto (gergelim tostado, semente de girassol, nozes, linhaça etc.)

Rasgue as folhas em pedaços pequenos. Se for utilizar couve, enrole a folha e fatie o mais fino possível. Adicione as frutas frescas cortadas em fatias finas e disponha as oleaginosas e sementes por cima. Se desejar, tempere com pimenta.

Se é para substituir uma refeição por salada, use esse conjunto de alimentos; você se sentirá leve e bem alimentado. Cada quantidade a seguir equivalente a 100 kcal, em média: 551,3 g de folhas verdes cruas, 185,4 g de frutas ou 18,3 g de oleaginosas e sementes. Para aumentar ou reduzir as calorias, adapte a quantidade de frutas e oleaginosas. Faça saladas diferentes, variando a combinação de ingredientes.

Informação nutricional

Nutrientes	Total	Porção
Energia (kcal)	344	344
Proteína (g)	8,8	8,8
Lipídios (g)	13,7	13,7
Saturados (g)	3,1	3,1
Monoinsaturados (g)	4,6	4,6
Poli-insaturados (g)	4,8	4,8
Colesterol (mg)	0,0	0,0
Ômega-6 (g)	3,8	3,8
Ômega-3 (g)	1,0	1,0
Carboidrato (g)	55,1	55,1
Fibra (g)	13,2	13,2

Nutrientes	Total	Porção
Cálcio (mg)	159,6	159,6
Magnésio (mg)	122,4	122,4
Manganês (mg)	1,3	1,3
Fósforo (mg)	226,0	226,0
Ferro (mg)	2,4	2,4
Sódio (mg)	26,4	26,4
Potássio (mg)	1.080,0	1.080,0
Cobre (mg)	0,7	0,7
Zinco (mg)	1,7	1,7
Vitamina A (mcg)	290,4	290,4
Vitamina B1 (mg)	0,3	0,3
Vitamina B2 (mg)	0,2	0,2
Vitamina B3 (mg)	1,7	1,7
Vitamina B6 (mg)	0,2	0,2
Vitamina C (mg)	219,6	219,6

Nutrientes

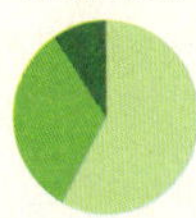

- Carboidrato
- Gordura
- Proteína

Gorduras

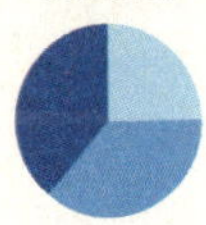

- Saturada
- Monoinsaturada
- Poli-insaturada

5. Molho de tomate cremoso

Rendimento
2 porções de 65 kcal cada

2 dentes de alho médios (12 g)
4 cm de talo de salsão (2 g)
4 cm de alho-poró (40 g)
1 pedaço pequeno de tofu (100 g)
1 xícara de molho de tomate (186 g)
¼ de colher (chá) de azeite (1,5 ml)
4 azeitonas sem caroço (20 g)
½ colher (chá) de curry em pó (1 g)
2½ colheres (sopa) de água (50 ml)
3 folhas de manjericão (0,5 g)
1 colher (chá) de sal (4 g)

Esprema o alho. Pique o talo do salsão e o alho-poró.

Bata o tofu com o molho de tomate no liquidificador. Reserve.

Coloque o azeite na panela e adicione o alho espremido. Refogue por 30 segundos, acrescente o alho-poró com o salsão e deixe por mais 40 segundos. Adicione a azeitona e o curry, mexendo por mais 15 segundos e junte o molho reservado.

O copo do liquidificador vai ficar sujo, por isso despeje a água, bata um pouco e despeje na panela. Mantenha no fogo por 1 minuto, desligue e acrescente o manjericão e o sal.

Como a receita leva tofu, o macarrão servido com este molho só precisa de verduras por cima para compor uma refeição completa; experimente com rúcula, fica ótimo.

Informação nutricional

Nutrientes	Total	Porção
Energia (kcal)	129	65
Proteína (g)	9,6	4,8
Lipídios (g)	6,1	3,1
Saturados (g)	0,7	0,4
Monoinsaturados (g)	1,7	0,9
Poli-insaturados (g)	1,9	1,0
Colesterol (mg)	0	0,0
Ômega-6 (g)	1,6	0,8
Ômega-3 (g)	0,2	0,1
Carboidrato (g)	16,2	8,1
Fibra (g)	3,9	2,0

Nutrientes	Total	Porção
Cálcio (mg)	119,2	59,6
Magnésio (mg)	67,3	33,7
Manganês (mg)	0,4	0,2
Fósforo (mg)	195,2	97,6
Ferro (mg)	3,7	1,9
Sódio (mg)	1.939,2	969,6
Potássio (mg)	726,4	363,2
Cobre (mg)	0,4	0,2
Zinco (mg)	1,5	0,8
Vitamina A (mcg)	155,5	77,8
Vitamina B1 (mg)	0,1	0,1
Vitamina B2 (mg)	0	0,0
Vitamina B3 (mg)	1,8	0,9
Vitamina B6 (mg)	0,2	0,1
Vitamina C (mg)	10,2	5,1

Nutrientes

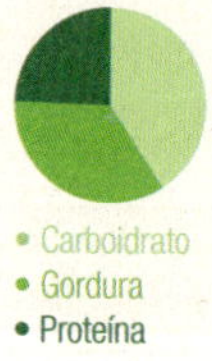

Gorduras

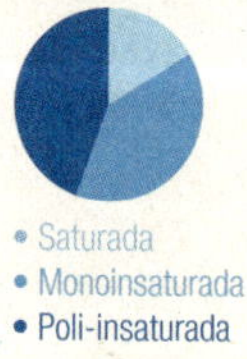

6. Molho de tomate

Rendimento
2 porções de 64 kcal cada

4 cm de alho-poró (40 g)
4 cm de alecrim (0,5 g)
2 tomates secos (10 g)
1 tomate fresco (150 g)
1 dente de alho grande (8 g)
¼ de colher (chá) de azeite (1,5 ml)
1 xícara de molho de tomate (186 g)
½ colher (chá) de sal (2 g)

Corte o alho-poró em rodelas bem finas. Pique o alecrim e o tomate seco.

Descasque o tomate, corte-o ao meio e cada metade em 6 pedaços.

Amasse o alho. Aqueça o azeite na panela e refogue o alho e o alecrim em fogo baixo por 40-60 segundos. Adicione o alho-poró e o tomate seco e deixe por mais 40 segundos.

Acrescente o tomate fresco e deixe apurar por mais 1 minuto.

Junte o molho de tomate e o sal e, quando ferver, deixe por mais 1 minuto e desligue o fogo.

Se você adicionar 100 g de tofu amassado com um garfo ao molho, a receita fica ainda mais nutritiva e bonita.

Informação nutricional

Nutrientes	Total	Porção
Energia (kcal)	129	64
Proteína (g)	5,3	2,7
Lipídios (g)	5,6	2,8
Saturados (g)	0,8	0,4
Monoinsaturados (g)	3,7	1,9
Poli-insaturados (g)	0,6	0,3
Colesterol (mg)	0	0,0
Ômega-6 (g)	0,3	0,2
Ômega-3 (g)	0	0,0
Carboidrato (g)	21,9	11,0
Fibra (g)	5,2	2,6

Nutrientes	Total	Porção
Cálcio (mg)	48,5	24,3
Magnésio (mg)	55,8	27,9
Manganês (mg)	0,2	0,1
Fósforo (mg)	116,1	58,1
Ferro (mg)	2,8	1,4
Sódio (mg)	992,8	496,4
Potássio (mg)	1.124,2	562,1
Cobre (mg)	0,3	0,2
Zinco (mg)	0,9	0,5
Vitamina A (mcg)	448,4	224,2
Vitamina B1 (mg)	0,2	0,1
Vitamina B2 (mg)	0,1	0,1
Vitamina B3 (mg)	2,4	1,2
Vitamina B6 (mg)	0,2	0,1
Vitamina C (mg)	59,1	29,6

Nutrientes

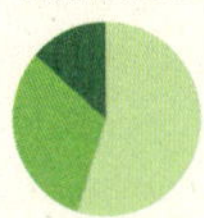

• Carboidrato
• Gordura
• Proteína

Gorduras

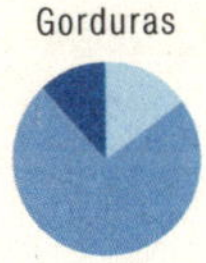

• Saturada
• Monoinsaturada
• Poli-insaturada

7. Legumes assados

Rendimento
4 porções de 59,1 kcal cada

1 dente de alho grande (8 g)
6 cm de alecrim (0,75 g)
1 batata (150 g)
1 tomate (150 g)
½ abobrinha (125 g)
½ cenoura (75 g)
1 colher (sopa) de suco de limão (20 ml)
2 colheres (chá) de gengibre descascado e ralado (2 g)
1 colher (sopa) de shoyu (20 ml)
2½ colheres (sopa) de água (50 ml)

Amasse o alho e pique bem as folhinhas do alecrim. Corte todos os legumes em pedaços pequenos.

Misture o limão, o alho, o alecrim, o gengibre e o shoyu. Acrescente a água e mexa bem.

Regue os legumes com esse molho, misture e deixe reservado numa fôrma por 15 minutos para apurar o sabor.

Leve ao forno preaquecido a 290 °C e asse por 40 minutos, virando os legumes na metade do tempo.

Rende bastante e é pouco calórico. Utilize para os dias em que quer comer em quantidade.

Informação nutricional

Nutrientes	Total	Porção
Energia (kcal)	236	59
Proteína (g)	9,4	2,4
Lipídios (g)	0,8	0,2
Saturados (g)	0	0,0
Monoinsaturados (g)	0	0,0
Poli-insaturados (g)	0	0,0
Colesterol (mg)	0	0,0
Ômega-6 (g)	0	0,0
Ômega-3 (g)	0	0,0
Carboidrato (g)	52,7	13,2
Fibra (g)	9,9	2,5

Nutrientes	Total	Porção
Cálcio (mg)	71,3	17,8
Magnésio (mg)	95,7	23,9
Manganês (mg)	0,5	0,1
Fósforo (mg)	206,8	51,7
Ferro (mg)	1,9	0,5
Sódio (mg)	508,2	127,1
Potássio (mg)	1.755,3	438,8
Cobre (mg)	0,4	0,1
Zinco (mg)	1,3	0,3
Vitamina A (mcg)	1.393,9	348,5
Vitamina B1 (mg)	0,5	0,1
Vitamina B2 (mg)	0,1	0,0
Vitamina B3 (mg)	0,2	0,1
Vitamina B6 (mg)	0,5	0,1
Vitamina C (mg)	116,3	29,1

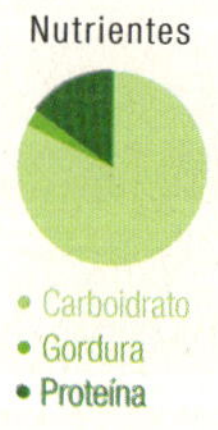

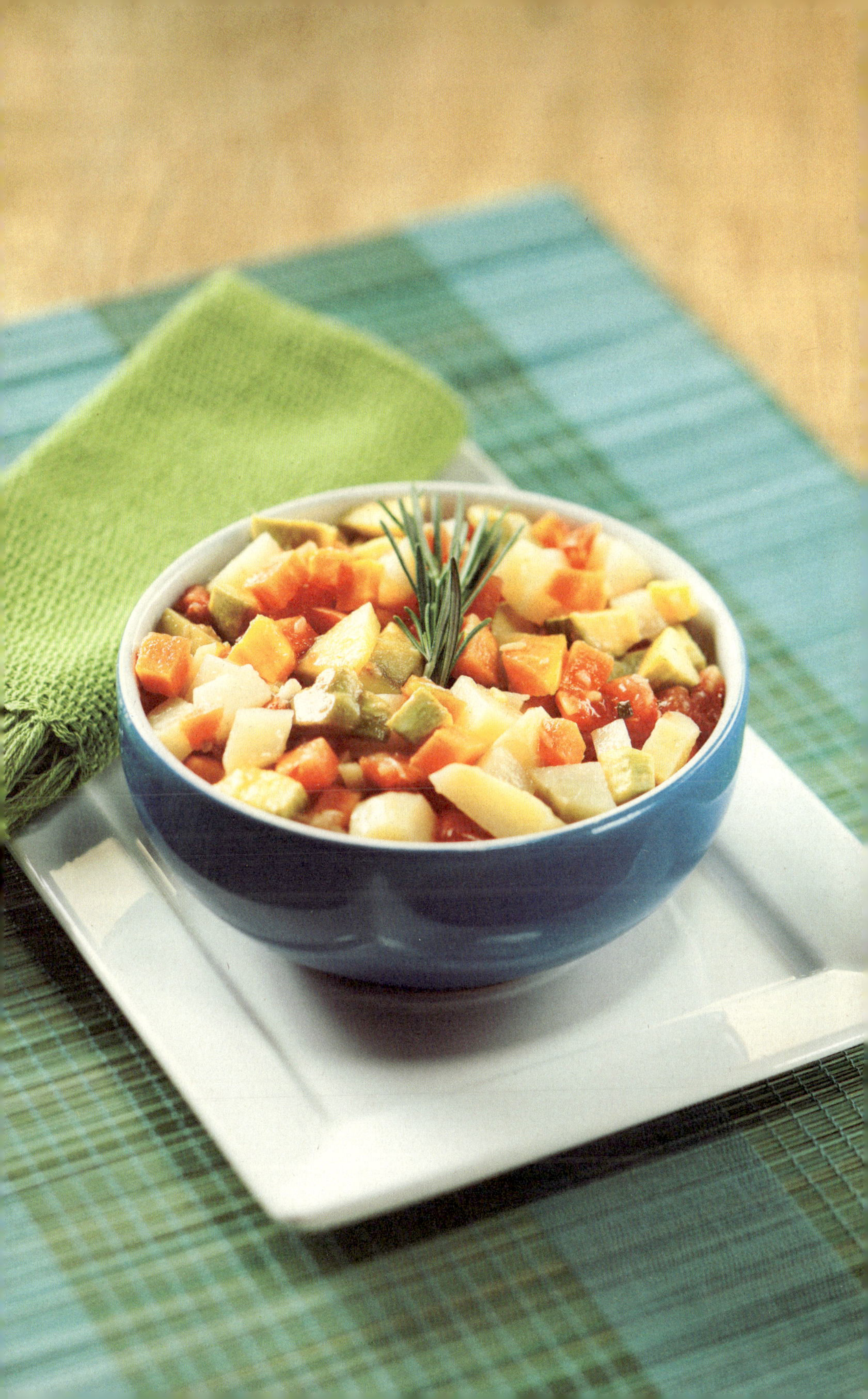

8. Legumes com massala indiana

Rendimento
4 porções de 58 kcal cada

3 floretes de couve-flor (115 g)
3 floretes de brócolis (115 g)
1 cenoura (150 g)
15 unidades de vagem (113 g)
1 colher (sopa) de azeite (8 ml)
½ colher (chá) de mostarda em grãos (2 g)
½ colher (chá) de pimenta-do-reino (1 g)
½ colher (chá) de cominho em pó (0,5 g)
½ colher (chá) de coentro em pó (2 g)
½ colher (chá) de curry em pó (1 g)
½ colher (chá) de sal (2 g)

Corte todos os legumes em pedaços do mesmo tamanho e cozinhe-os no vapor por 10 minutos.

Em outra panela, coloque o azeite e a mostarda em grãos e leve ao fogo. Quando os grãos começarem a pipocar, acrescente o restante das especiarias e mexa. Deixe aquecer um pouco para intensificar o perfume e o sabor dos condimentos.

Acrescente os legumes cozidos no vapor e tempere com o sal. Misture bem por 1 minuto e desligue o fogo.

Rende bastante e é pouco calórico. Receita boa para os dias em que se quer comer bastante.

Informação nutricional

Nutrientes	Total	Porção
Energia (kcal)	231	58
Proteína (g)	11,8	3,0
Lipídios (g)	9,6	2,4
Saturados (g)	1,4	0,4
Monoinsaturados (g)	6,4	1,6
Poli-insaturados (g)	1,1	0,3
Colesterol (mg)	0	0,0
Ômega-6 (g)	0,8	0,2
Ômega-3 (g)	0,2	0,1
Carboidrato (g)	32,4	8,1
Fibra (g)	15,9	4,0

Nutrientes	Total	Porção
Cálcio (mg)	243,1	60,8
Magnésio (mg)	104,3	26,1
Manganês (mg)	1,6	0,4
Fósforo (mg)	256,9	64,2
Ferro (mg)	3,4	0,9
Sódio (mg)	813,9	203,5
Potássio (mg)	1.540	385,0
Cobre (mg)	0,3	0,1
Zinco (mg)	1,9	0,5
Vitamina A (mcg)	2.397	599,3
Vitamina B1 (mg)	0,2	0,1
Vitamina B2 (mg)	0,5	0,1
Vitamina B3 (mg)	1,7	0,4
Vitamina B6 (mg)	0,3	0,1
Vitamina C (mg)	90,8	22,7

Nutrientes

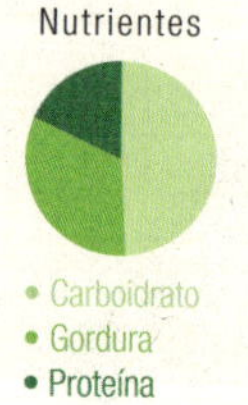

Gorduras

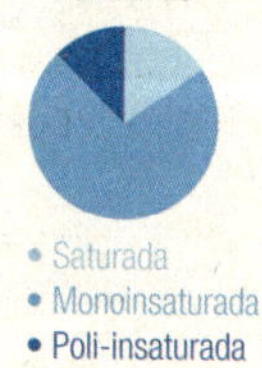

9. Batata bolinha

Rendimento
3 porções de 105 kcal

27 batatas bolinha (400 g)
1 colher (chá) de azeite (6 ml)
½ colher (chá) de sal (2 g)
1 ramo de manjericão (4 g)
20 cm de alecrim (2,5 g)
⅛ de colher (chá) de pimenta calabresa (0,5 g)
½ colher (sopa) de água (10 ml)

Cozinhe as batatas no vapor por 10 minutos. Misture-as bem com o azeite e o sal e ponha numa fôrma. Leve ao forno preaquecido a 280 °C por 15 minutos.

Pique as folhinhas de manjericão e de alecrim e coloque em uma travessa junto com a pimenta. Acrescente as batatas assadas ainda quentes, um pouquinho só de água para grudar as ervas e misture tudo. Leve ao forno novamente por mais 2 minutos.

Tire do forno e passe as batatas para um pote com tampa, assim o vapor ajudará a fixar o tempero.

Ótimo para petisco, mas cuidado, pois a batata tem elevado índice glicêmico. E não exagere na pimenta calabresa para não ficar muito forte.

Informação nutricional

Nutrientes	Total	Porção
Energia (kcal)	316	105
Proteína (g)	7,3	2,4
Lipídios (g)	6,1	2,0
Saturados (g)	1	0,3
Monoinsaturados (g)	4,6	1,5
Poli-insaturados (g)	0,6	0,2
Colesterol (mg)	0	0,0
Ômega-6 (g)	0,5	0,2
Ômega-3 (g)	0,1	0,0
Carboidrato (g)	59,7	19,9
Fibra (g)	5,2	1,7

Nutrientes	Total	Porção
Cálcio (mg)	30,3	10,1
Magnésio (mg)	62,9	21,0
Manganês (mg)	0,4	0,1
Fósforo (mg)	157,9	52,6
Ferro (mg)	1,7	0,6
Sódio (mg)	799,6	266,5
Potássio (mg)	1.232	410,7
Cobre (mg)	0,4	0,1
Zinco (mg)	1	0,3
Vitamina A (mcg)	99,9	33,3
Vitamina B1 (mg)	0,4	0,1
Vitamina B2 (mg)	0	0,0
Vitamina B3 (mg)	0,1	0,0
Vitamina B6 (mg)	0,6	0,2
Vitamina C (mg)	125	41,7

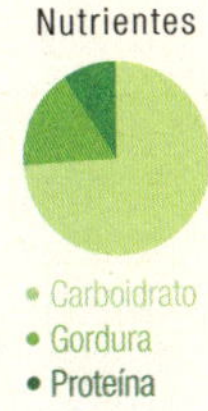

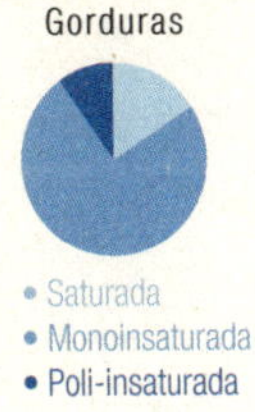

10. Beterraba com coentro

Rendimento
2 porções de 71 kcal cada

1 beterraba grande (280 g)
½ limão espremido (20 ml)
¼ de colher (chá) de sal (1 g)
1 punhado de folhas de coentro (2 g)

Em uma panela de pressão, coloque a beterrada e cubra com água. Leve ao fogo baixo e cozinhe por 15 minutos, contados depois que a válvula começar a chiar. Desligue o fogo, espere a pressão sair naturalmente antes de abrir a panela.

Enquanto isso, pique as folhas de coentro.

Retire a beterraba da panela, descasque-a e corte-a em pedaços pequenos. Misture o limão, o sal e o coentro e sirva assim que a beterraba esfriar.

Se você não gosta de coentro, troque por salsinha e cebolinha.

Informação nutricional

Nutrientes	Total	Porção
Energia (kcal)	142	71
Proteína (g)	5,6	2,8
Lipídios (g)	0,3	0,2
Saturados (g)	0	0,0
Monoinsaturados (g)	0	0,0
Poli-insaturados (g)	0	0,0
Colesterol (mg)	0	0,0
Ômega-6 (g)	0	0,0
Ômega-3 (g)	0	0,0
Carboidrato (g)	32,7	16,4
Fibra (g)	9,6	4,8

Nutrientes	Total	Porção
Cálcio (mg)	54,5	27,3
Magnésio (mg)	70,6	35,3
Manganês (mg)	3,5	1,8
Fósforo (mg)	58,8	29,4
Ferro (mg)	1	0,5
Sódio (mg)	414	207,0
Potássio (mg)	1.093,5	546,8
Cobre (mg)	0,2	0,1
Zinco (mg)	1,5	0,8
Vitamina A (mcg)	269,9	135,0
Vitamina B1 (mg)	0,1	0,1
Vitamina B2 (mg)	0	0,0
Vitamina B3 (mg)	0	0,0
Vitamina B6 (mg)	0,1	0,1
Vitamina C (mg)	16,7	8,4

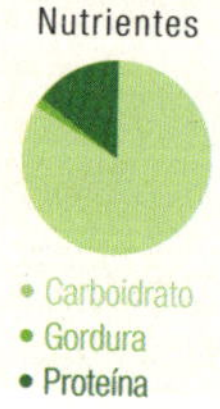

11. Abobrinha ao forno

Rendimento
2 porções de 55 kcal cada

1 abobrinha (250 g)
1 fatia fina de tofu (50 g)
¼ de colher (chá) de azeite (1,5 ml)
1 dente de alho médio (6 g)
1 ramo de 4 cm de alecrim picado (0,5 g)
6 alcaparras picadas (4 g)
½ tomate picado (75 g)
¼ de colher (chá) de sal (1 g)
6 folhas de manjericão (1 g)

Corte a abobrinha no sentido do comprimento. Retire a polpa para poder rechear e reserve. Amasse o tofu com um garfo. Cozinhe as metades de abobrinha cavada no vapor por 5 minutos.

Numa panela, refogue o azeite com o alho por 1 minuto, adicione o alecrim, as alcaparras e a polpa de abobrinha reservada, mexendo por 2 minutos. Adicione o tomate e cozinhe por mais 2 minutos. Junte o tofu amassado e o sal, mexendo sempre, até aquecer bem, e desligue.

Acrescente o manjericão picado e misture. Recheie as metades de abobrinha com essa pasta e leve ao forno preaquecido a 280 °C por 10 minutos.

Rende muito e é pouco calórica.

Informação nutricional

Nutrientes	Total	Porção
Energia (kcal)	109	55
Proteína (g)	7,2	3,6
Lipídios (g)	4	2,0
Saturados (g)	0,5	0,3
Monoinsaturados (g)	1,4	0,7
Poli-insaturados (g)	1	0,5
Colesterol (mg)	0	0,0
Ômega-6 (g)	0,9	0,5
Ômega-3 (g)	0,1	0,1
Carboidrato (g)	14,8	7,4
Fibra (g)	4,7	2,4

Nutrientes	Total	Porção
Cálcio (mg)	85,3	42,7
Magnésio (mg)	73,4	36,7
Manganês (mg)	0,4	0,2
Fósforo (mg)	160,5	80,3
Ferro (mg)	1,6	0,8
Sódio (mg)	520,1	260,1
Potássio (mg)	843,3	421,7
Cobre (mg)	0,2	0,1
Zinco (mg)	1	0,5
Vitamina A (mcg)	170,7	85,4
Vitamina B1 (mg)	0,1	0,1
Vitamina B2 (mg)	0,1	0,1
Vitamina B3 (mg)	0	0,0
Vitamina B6 (mg)	0,1	0,1
Vitamina C (mg)	30,8	15,4

Nutrientes

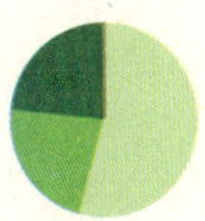

• Carboidrato
• Gordura
• Proteína

Gorduras

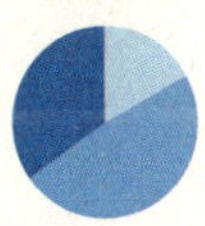

• Saturada
• Monoinsaturada
• Poli-insaturada

12. Abobrinha no grill

Rendimento
2 porções de 18 kcal cada

½ abobrinha (125 g)
¼ de colher (chá) de azeite (1,5 ml)
uma pitada de sal
⅛ colher (chá) de pimenta-do-reino branca (0,5 g)
gotas de limão (10 ml)

Corte a abobrinha em 4 fatias no sentido do comprimento e unte com azeite.

Coloque no grill ou na sanduicheira e deixe até grelhar bem. Transfira para um prato de servir e tempere com o sal, a pimenta e o limão.

Receita deliciosa e de preparo muito simples. O sabor é completamente diferente do da abobrinha cozida.

Informação nutricional

Nutrientes	Total	Porção
Energia (kcal)	35	18
Proteína (g)	1,3	0,7
Lipídios (g)	1,7	0,9
Saturados (g)	0,2	0,1
Monoinsaturados (g)	1,1	0,6
Poli-insaturados (g)	0,1	0,1
Colesterol (mg)	0,0	0,0
Ômega-6 (g)	0,1	0,1
Ômega-3 (g)	0,0	0,0
Carboidrato (g)	4,9	2,5
Fibra (g)	1,6	0,8

Nutrientes	Total	Porção
Cálcio (mg)	17,4	8,7
Magnésio (mg)	22,9	11,5
Manganês (mg)	0,1	0,1
Fósforo (mg)	36,8	18,4
Ferro (mg)	0,3	0,2
Sódio (mg)	0,0	0,0
Potássio (mg)	291,4	145,7
Cobre (mg)	0,1	0,1
Zinco (mg)	0,2	0,1
Vitamina A (mcg)	46,6	23,3
Vitamina B1 (mg)	0,0	0,0
Vitamina B2 (mg)	0,1	0,1
Vitamina B3 (mg)	0,0	0,0
Vitamina B6 (mg)	0,0	0,0
Vitamina C (mg)	7,9	4,0

Nutrientes

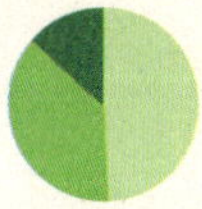

• Carboidrato
• Gordura
• Proteína

Gorduras

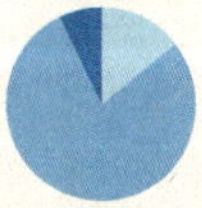

• Saturada
• Monoinsaturada
• Poli-insaturada

13. Almôndegas de legumes

Rendimento
cerca de 10 bolinhas de 61 kcal

- ½ cenoura (75 g)
- 1 maço de salsão (60 g)
- ½ chuchu (160 g)
- ½ cebola (125 g)
- 1 xícara de aveia em flocos ou de farinha de aveia (96 g)
- 1 pedaço pequeno de tofu (25 g)
- 8 azeitonas sem caroço picadas (40 g)
- 2 talos de cebolinha picados (30 g)
- 2 ramos de salsinha picados (10 g)
- 1 colher (sopa) de gergelim preto tostado (6 g)
- 2 colheres (chá) de gengibre descascado e ralado (2 g)
- 1 colher (chá) de orégano (1 g)
- 1 colher (chá) de sal (4 g)
- ½ colher (chá) de curry em pó (1 g)
- ½ colher (chá) de cominho (1 g)

Rale a cenoura, o salsão e o chuchu no ralador fino e a cebola no ralador médio, para não ficar muito aguada.

Coloque os legumes em uma tigela, adicione a aveia, o tofu, as azeitonas, todos os condimentos e misture bem.

Faça 10 bolinhas com essa massa. Unte levemente uma fôrma com óleo, disponha as bolinhas e leve ao forno preaquecido a 290 °C por cerca de 15 minutos, virando as bolinhas na metade do tempo.

Atenção: não deixe de colocar os condimentos para intensificar o sabor. Esta receita fica ainda mais gostosa se acompanhada com molho. Experimente as receitas 1, 2, 5, 6 ou 52.

Informação nutricional

Nutrientes	Total	Porção
Energia (kcal)	615	61
Proteína (g)	23	2,3
Lipídios (g)	18,3	1,8
Saturados (g)	2,9	0,3
Monoinsaturados (g)	7,6	0,8
Poli-insaturados (g)	5,2	0,5
Colesterol (mg)	0	0,0
Ômega-6 (g)	4,9	0,5
Ômega-3 (g)	0,2	0,0
Carboidrato (g)	97,1	9,7
Fibra (g)	21,5	2,2

Nutrientes	Total	Porção
Cálcio (mg)	294,8	29,5
Magnésio (mg)	215,7	21,6
Manganês (mg)	2,9	0,3
Fósforo (mg)	373,2	37,3
Ferro (mg)	9,1	0,9
Sódio (mg)	2.092,1	209,2
Potássio (mg)	1.453,4	145,3
Cobre (mg)	0,9	0,1
Zinco (mg)	4,2	0,4
Vitamina A (mcg)	1.544,9	154,5
Vitamina B1 (mg)	0,7	0,1
Vitamina B2 (mg)	0,1	0,0
Vitamina B3 (mg)	5,2	0,5
Vitamina B6 (mg)	0,4	0,0
Vitamina C (mg)	45,1	4,5

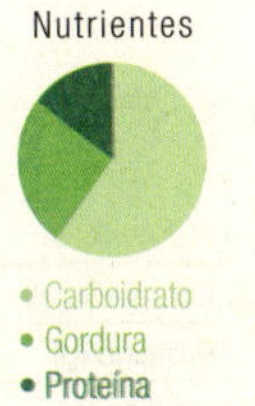

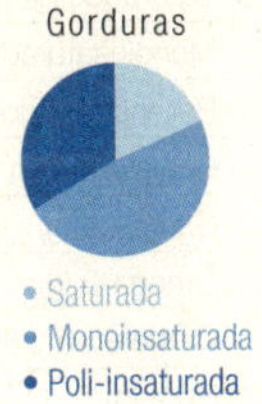

14. Nuggets de legumes

Rendimento
8 nuggets de 49 kcal cada

½ cebola (65 g)
½ abobrinha (125 g)
6 cm de alho-poró (50 g)
2 ramos de salsinha (10 g)
1 fatia de tofu (130 g)
2 tomates secos (10 g)
9 colheres (sopa) de farinha de mandioca flocada (36 g)
¼ de colher (chá) de cominho (2 g)
¼ de colher (chá) de pimenta-do-reino preta (0,75 g)
1 colher (chá) de sal (4 g)
2 ½ colheres (sopa) de farinha de mandioca fina (25 g)

Rale a cebola, a abobrinha e o alho-poró. Pique a salsinha bem fino.

Misture todos os ingredientes, exceto a farinha de mandioca fina. Amasse bem e deixar descansar por 10 minutos, até a massa absorver toda a água.

Modele 8 nuggets, espalhe a farinha de mandioca fina em um prato raso e empane os nuggets um a um. Tranfira-os para uma fôrma untada.

Leve ao forno preaquecido a 280 °C por 20 minutos, vire os nuggets e deixe assar por mais 20 minutos.

Junto com uma fatia de pão, é uma ótima opção para o lanche da tarde.

Informação nutricional

Nutrientes	Total	Porção
Energia (kcal)	393	49
Proteína (g)	13,4	1,7
Lipídios (g)	7,5	0,9
Saturados (g)	0,8	0,1
Monoinsaturados (g)	1,9	0,2
Poli-insaturados (g)	2,5	0,3
Colesterol (mg)	0	0,0
Ômega-6 (g)	2	0,3
Ômega-3 (g)	0,3	0,0
Carboidrato (g)	73	9,1
Fibra (g)	9,6	1,2

Nutrientes	Total	Porção
Cálcio (mg)	222,8	27,9
Magnésio (mg)	121,5	15,2
Manganês (mg)	1	0,1
Fósforo (mg)	291,9	36,5
Ferro (mg)	5,2	0,7
Sódio (mg)	1.631,1	203,9
Potássio (mg)	1.143	142,9
Cobre (mg)	0,5	0,1
Zinco (mg)	2,1	0,3
Vitamina A (mcg)	373,7	46,7
Vitamina B1 (mg)	0,2	0,0
Vitamina B2 (mg)	0,1	0,0
Vitamina B3 (mg)	0,6	0,1
Vitamina B6 (mg)	0,3	0,0
Vitamina C (mg)	29,9	3,7

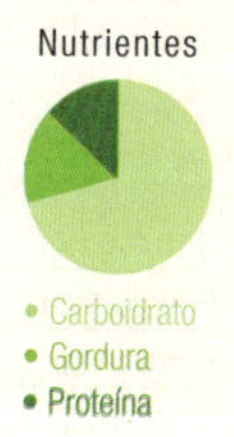

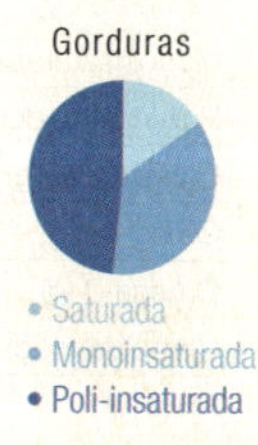

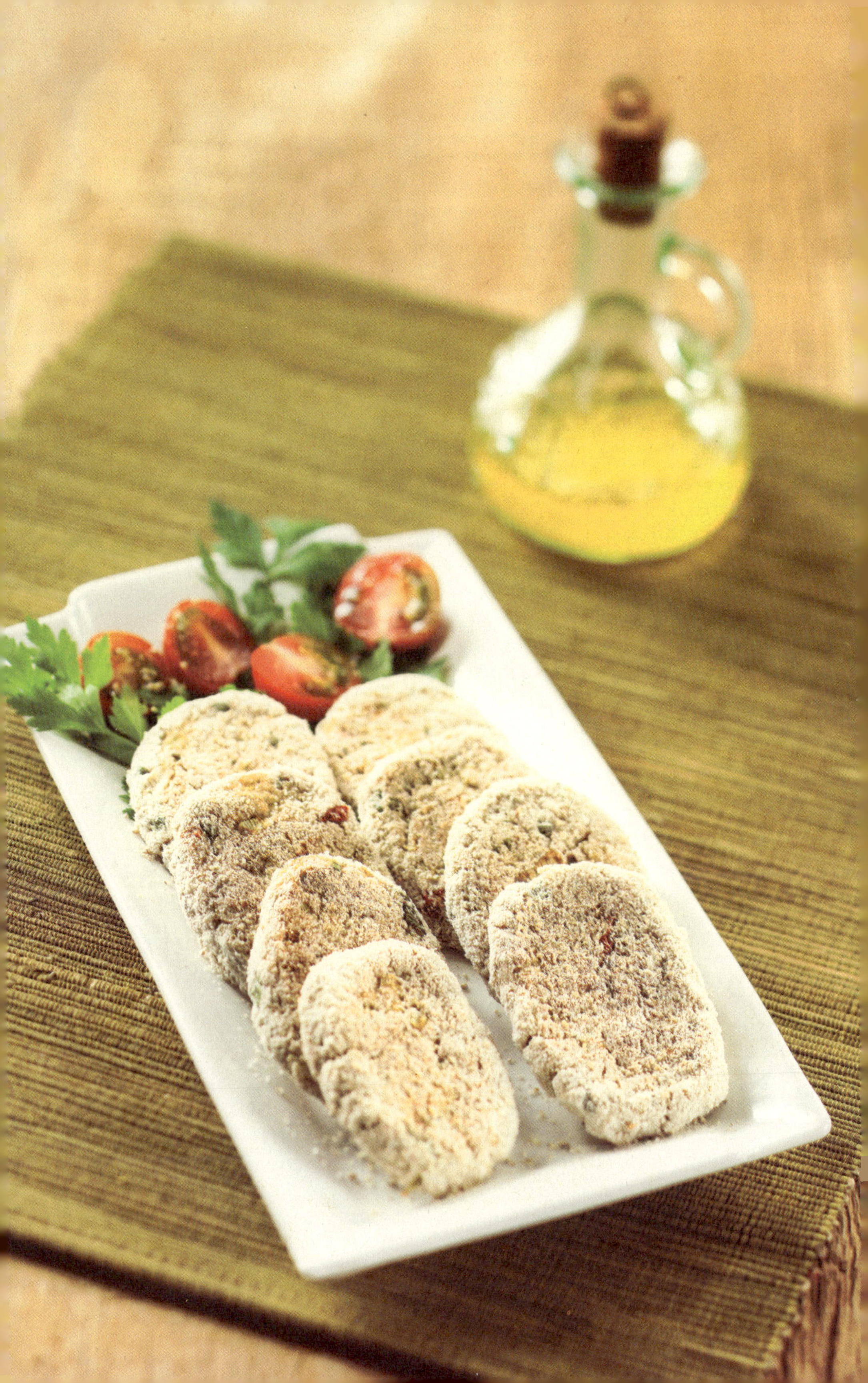

15. Broto de feijão com cogumelos

Rendimento
4 porções de 37 kcal cada

5 shitakes (70 g)
2 hastes de cebolinha (15 g)
¼ de colher (chá) de azeite (1,5 ml)
½ limão espremido (20 ml)
2 colheres (sopa) de shoyu (40 ml)
½ pacote de broto de feijão (250 g)

Fatie o chapéu dos cogumelos e pique os talos bem fininho, pois são mais duros e demoram mais para cozinhar. Pique bem a cebolinha.

Numa panela, aqueça o azeite e refogue os talos do cogumelos por 1 minuto. Adicione as fatias de shitake, o limão e o shoyu e refogue por mais 1 minuto. Acrescente o broto de feijão e mexa por 1-2 minutos, até o broto começar a murchar e ficar levemente transparente.

Desligue o fogo, junte a cebolinha e retire imediatamente da panela para interromper o cozimento.

Preparo muito simples e prato com sabor diferenciado.

Informação nutricional

Nutrientes	Total	Porção
Energia (kcal)	147	37
Proteína (g)	12,6	3,2
Lipídios (g)	2,1	0,5
Saturados (g)	0,2	0,1
Monoinsaturados (g)	1,1	0,3
Poli-insaturados (g)	0,1	0,0
Colesterol (mg)	0	0,0
Ômega-6 (g)	0,1	0,0
Ômega-3 (g)	0	0,0
Carboidrato (g)	27,1	6,8
Fibra (g)	6,7	1,7

Nutrientes	Total	Porção
Cálcio (mg)	53,1	13,3
Magnésio (mg)	82,4	20,6
Manganês (mg)	0,6	0,2
Fósforo (mg)	258,9	64,7
Ferro (mg)	2,5	0,6
Sódio (mg)	1.014,1	253,5
Potássio (mg)	711,5	177,9
Cobre (mg)	0,5	0,1
Zinco (mg)	2	0,5
Vitamina A (mcg)	20,2	5,1
Vitamina B1 (mg)	0,2	0,1
Vitamina B2 (mg)	0,2	0,1
Vitamina B3 (mg)	2,4	0,6
Vitamina B6 (mg)	0,6	0,2
Vitamina C (mg)	41,7	10,4

Nutrientes

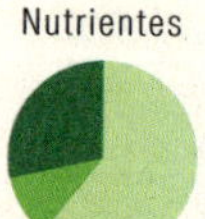

• Carboidrato
• Gordura
• Proteína

Gorduras

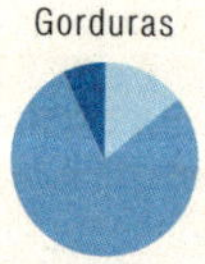

• Saturada
• Monoinsaturada
• Poli-insaturada

16. Alho-poró assado

Rendimento
2 porções de 51 kcal cada

12 cm de alho-poró (somente a parte branca) (120 g)
1 colher (chá) do óleo do tomate seco (8 ml)
2 tomates secos escorridos (10 g)
6 alcaparras (4 g)
4 azeitonas verdes sem caroço (20 g)
½ colher (chá) de orégano (0,5 g)

Corte o alho-poró ao meio. Unte uma fôrma com um pouco do óleo do tomate seco e disponha o alho-poró.

Pique bem o tomate seco, as alcaparras e as azeitonas e tempere com o orégano. Espalhe essa mistura sobre o alho-poró.

Cubra a fôrma com papel-alumínio e leve ao forno preaquecido a 280 °C por 30 minutos.

Escolha o alho-poró mais grosso que achar, pois fica mais macio. Caso você prefirar não usar papel-alumínio, como eu, cubra a assadeira com outra, apenas para não ressecar.

Informação nutricional

Nutrientes	Total	Porção
Energia (kcal)	103	51
Proteína (g)	2	1,0
Lipídios (g)	7,4	3,7
Saturados (g)	1,1	0,6
Monoinsaturados (g)	4,8	2,4
Poli-insaturados (g)	0,8	0,4
Colesterol (mg)	0	0,0
Ômega-6 (g)	0,4	0,2
Ômega-3 (g)	0	0,0
Carboidrato (g)	9,3	4,7
Fibra (g)	3,5	1,8

Nutrientes	Total	Porção
Cálcio (mg)	47	23,5
Magnésio (mg)	22,1	11,1
Manganês (mg)	0,2	0,1
Fósforo (mg)	47	23,5
Ferro (mg)	1,1	0,6
Sódio (mg)	372,7	186,4
Potássio (mg)	387,3	193,7
Cobre (mg)	0,3	0,2
Zinco (mg)	0,3	0,2
Vitamina A (mcg)	205,4	102,7
Vitamina B1 (mg)	0,1	0,1
Vitamina B2 (mg)	0,1	0,1
Vitamina B3 (mg)	0,8	0,4
Vitamina B6 (mg)	0,1	0,1
Vitamina C (mg)	24,3	12,2

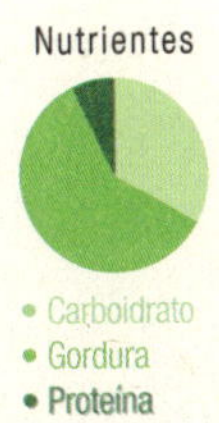

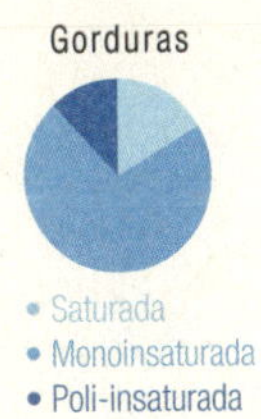

17. Arroz integral

Rendimento
3 porções de 222 kcal cada

1 xícara de arroz cateto integral (185 g)
2 xícaras de água (400 ml)
½ colher (chá) de sal (2 g)

Coloque todos os ingredientes na panela de pressão e cozinhe em fogo baixo por 20 minutos, contados a partir do momento em que a panela começar a chiar. Desligue o fogo e espere amornar, sem abrir a panela, por pelo menos 15 minutos, pois o processo de cozimento continua mesmo com o fogo apagado.

Caso você prefira preparar o arroz em panela comum, aumente a quantidade de água para 5 xícaras e cozinhe semitampado por 40 minutos, sem mexer.

Essa forma de fazer o arroz será a básica para qualquer preparo. Usaremos outras receitas para fazer arroz com outros sabores.

Informação nutricional

Nutrientes	Total	Porção
Energia (kcal)	665	222
Proteína (g)	13,5	4,5
Lipídios (g)	3,4	1,1
Saturados (g)	0,6	0,2
Monoinsaturados (g)	0,9	0,3
Poli-insaturados (g)	0,7	0,2
Colesterol (mg)	0,0	0,0
Ômega-6 (g)	0,7	0,2
Ômega-3 (g)	0,0	0,0
Carboidrato (g)	143,3	47,8
Fibra (g)	8,9	3,0

Nutrientes	Total	Porção
Cálcio (mg)	14,5	4,8
Magnésio (mg)	203,0	67,7
Manganês (mg)	5,5	1,8
Fósforo (mg)	464,1	154,7
Ferro (mg)	1,8	0,6
Sódio (mg)	3,0	1,0
Potássio (mg)	320,7	106,9
Cobre (mg)	0,1	0,0
Zinco (mg)	2,6	0,9
Vitamina A (mcg)	0,0	0,0
Vitamina B1 (mg)	0,5	0,2
Vitamina B2 (mg)	0,0	0,0
Vitamina B3 (mg)	7,7	2,6
Vitamina B6 (mg)	0,3	0,1
Vitamina C (mg)	0,0	0,0

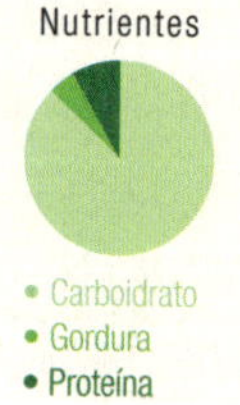

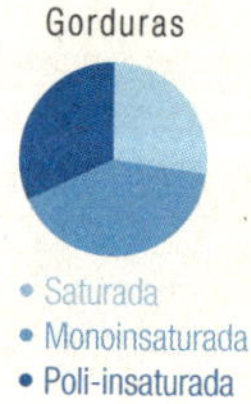

18. Arroz integral com açafrão

Rendimento
4 porções de 188 kcal cada

1 cebola (150 g)
¼ de colher (chá) de azeite (1,5 ml)
1 xícara de arroz cateto integral (185 g)
2 xícaras de água (400 ml)
1 colher (sopa) de açafrão em pó (5 g)
1 colher (chá) de sal (4 g)

Pique a cebola bem fino e refogue por 4 minutos na panela de pressão com o azeite.

Adicione o arroz integral, a água, o açafrão e o sal e feche a panela.

Assim que a panela começar a chiar, reduza para fogo baixo e cozinhe por 20 minutos. Desligue o fogo, mas não abra a panela durante pelo menos 15 minutos, pois o arroz continua em processo de cozimento, absorvendo a água, mesmo depois de desligado.

O açafrão é um excelente antioxidante.

Informação nutricional

Nutrientes	Total	Porção
Energia (kcal)	753	188
Proteína (g)	16,7	4,2
Lipídios (g)	5,4	1,4
Saturados (g)	0,9	0,2
Monoinsaturados (g)	2,1	0,5
Poli-insaturados (g)	1	0,3
Colesterol (mg)	0	0,0
Ômega-6 (g)	0,8	0,2
Ômega-3 (g)	0	0,0
Carboidrato (g)	159,8	40,0
Fibra (g)	12,4	3,1

Nutrientes	Total	Porção
Cálcio (mg)	41	10,3
Magnésio (mg)	234	58,5
Manganês (mg)	7,2	1,8
Fósforo (mg)	533,5	133,4
Ferro (mg)	2,6	0,7
Sódio (mg)	1.609,1	402,3
Potássio (mg)	671,1	167,8
Cobre (mg)	0,2	0,1
Zinco (mg)	2,9	0,7
Vitamina A (mcg)	26,5	6,6
Vitamina B1 (mg)	0,6	0,2
Vitamina B2 (mg)	0	0,0
Vitamina B3 (mg)	7,8	2,0
Vitamina B6 (mg)	0,6	0,2
Vitamina C (mg)	11	2,8

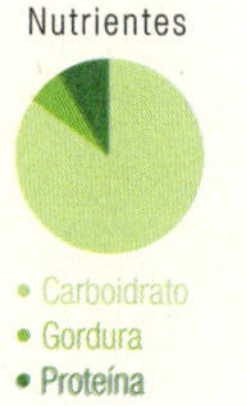

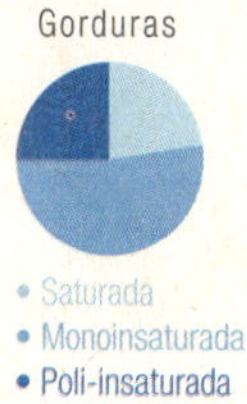

19. Paella

Rendimento
4 porções de 248 kcal cada

1 xícara de arroz integral (185 g)
2 xícaras de água (400 ml)
1 colher (sopa) de açafrão (5 g)
⅛ de colher (chá) de pimenta-do-reino branca (0,5 g)
1 colher (chá) de sal (4 g)
1 ramo de coentro (3 g)
2 ramos de salsinha (14 g)
1 cebola média (150 g)
1 dente de alho grande (8 g)
8 ervilhas-tortas (50 g)
1 colher (sopa) de azeite (8 ml)
1 cenoura média (150 g)
½ berinjela (160 g)
½ pimentão verde (90 g)
½ pimentão vermelho (125 g)
2 tomates (300 g)

Na panela de pressão, coloque o arroz, a água, o açafrão, a pimenta e o sal. Leve ao fogo baixo e cozinhe por 20 minutos depois que a panela começar a chiar. Desligue o fogo e espere amornar por pelo menos uns 15 minutos.

Enquanto isso, pique o coentro e a salsinha e reserve.

Pique bem a cebola e amasse o alho. Corte cada ervilha-torta em 4 pedaços e fatie os demais legumes no sentido do comprimento; não os pique miúdos, eles devem ficar compridos e relativamente largos, pois a intenção é aparecer bem no prato final.

Informação nutricional

Nutrientes	Total	Porção
Energia (kcal)	993	248
Proteína (g)	26,8	6,7
Lipídios (g)	13	3,3
Saturados (g)	1,8	0,5
Monoinsaturados (g)	7	1,8
Poli-insaturados (g)	1,6	0,4
Colesterol (mg)	0	0,0
Ômega-6 (g)	1,4	0,4
Ômega-3 (g)	0,1	0,0
Carboidrato (g)	200	50,0
Fibra (g)	30,2	7,6

Nutrientes	Total	Porção
Cálcio (mg)	160,5	40,1
Magnésio (mg)	321,3	80,3
Manganês (mg)	7,5	1,9
Fósforo (mg)	717,5	179,4
Ferro (mg)	5,1	1,3
Sódio (mg)	1.614,9	403,7
Potássio (mg)	2.580,3	645,1
Cobre (mg)	0,7	0,2
Zinco (mg)	4,4	1,1
Vitamina A (mcg)	2.769,9	692,5
Vitamina B1 (mg)	1	0,3
Vitamina B2 (mg)	0,2	0,1
Vitamina B3 (mg)	7,9	2,0
Vitamina B6 (mg)	0,8	0,2
Vitamina C (mg)	366,8	91,7

Nutrientes

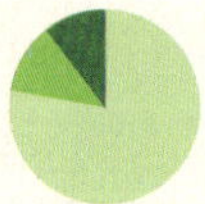

- Carboidrato
- Gordura
- Proteína

Gorduras

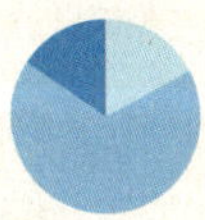

- Saturada
- Monoinsaturada
- Poli-insaturada

Numa panela média, aqueça o azeite e refogue a cebola e o alho por 1 minuto. Adicione a cenoura e refogue por mais 5 minutos; se começar a grudar no fundo, acrescente um pouco de água. Junte a ervilha-torta e deixe por mais 1 minuto. Acrescente a berinjela e cozinhe por mais 2 minutos. Coloque o pimentão e deixe por mais 2 minutos e, por último, o tomate, deixando por mais 1 minuto. Transfira para uma travessa.

Abra a panela de pressão, tomando cuidado de verificar se a pressão já saiu. Despeje os legumes sobre o arroz, misturando delicadamente para não despedaçar. Espalhe a salsinha e o coentro reservados por cima. Deixe descansar por 20 minutos na panela tampada antes de servir.

Se a panela ainda estiver com pressão, coloque sob água corrente até parar de chiar. Essa receita rende bastante, é pouco calórica e tem alto poder antioxidante.

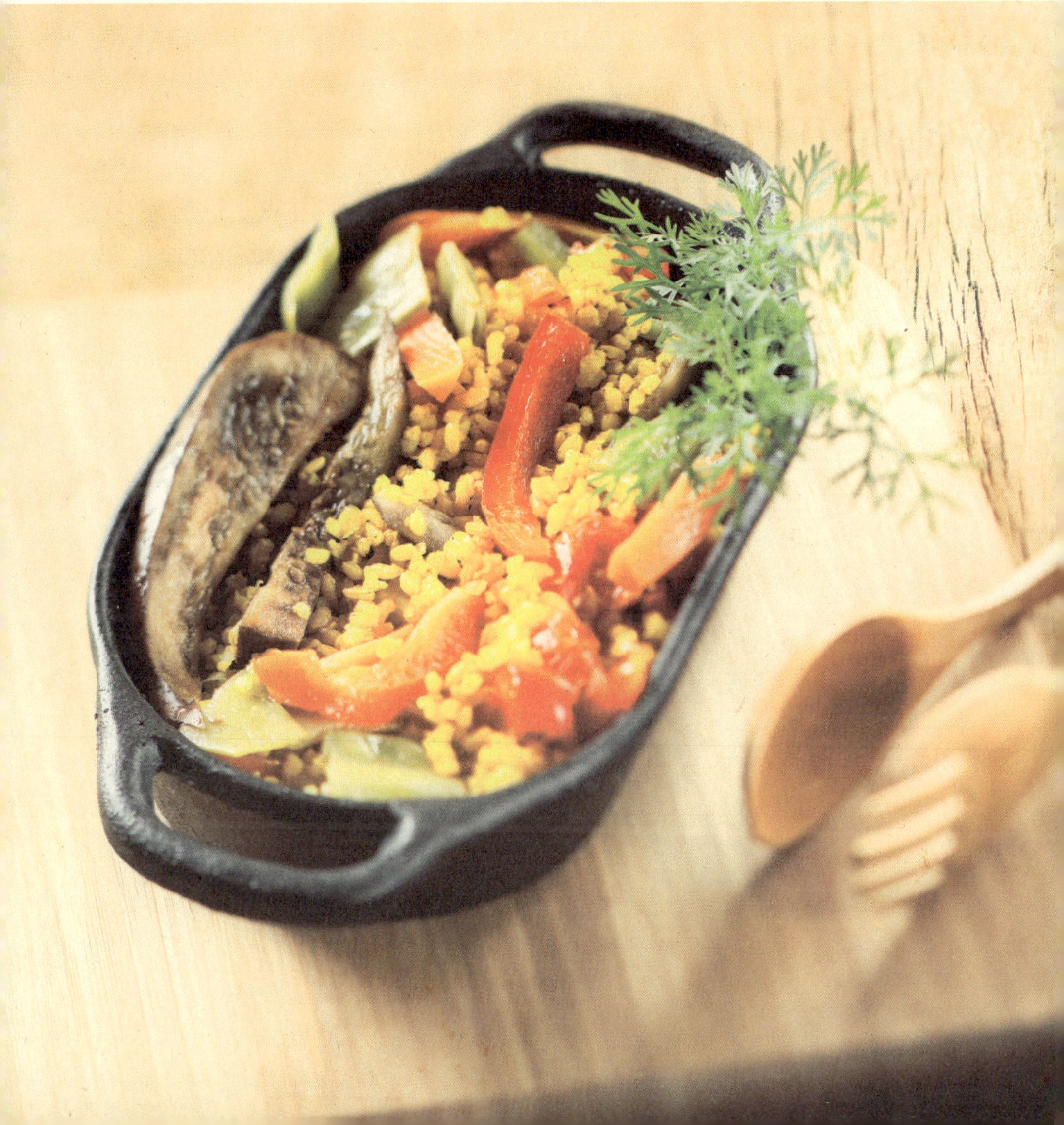

20. Risoto indiano

Rendimento
4 porções de 264 kcal cada

1 xícara de arroz integral (185 g)
3 xícaras de água (600 ml)
½ colher (chá) de sal (2 g)
2 folhas de louro (0,5 g)
¼ de xícara de ervilha fresca (30 g)
¾ de xícara de couve-flor (40 g)
4 vagens (30 g)
½ cenoura (75 g)
½ batata (75 g)
½ cebola média (60 g)
14 castanhas de caju (30 g)
1 colher (sopa) de azeite (8 ml)
1 pau de canela (2 g)
½ colher (chá) de pimenta-do-reino preta (1 g)
½ colher (sopa) de coentro em grãos (2 g)
½ colher (sopa) de cominho em pó (3 g)
6 cravos-da-índia (2 g)
1 colher (chá) de folhas de coentro frescas picadas (2 g)

Coloque o arroz na panela de pressão com 2 xícaras de água, o sal e o louro. Leve ao fogo baixo e cozinhe por 15 minutos, contados a partir do momento em que a panela começar a chiar. Desligue o fogo e interrompa a pressão imediatamente, colocando a panela fechada sob água corrente.

Cozinhe a ervilha no vapor ou em panela comum com água por 20 minutos.

Separe a couve-flor em buquês, corte a vagem, a cenoura, a batata e a cebola em pedaços pequenos e pique grosseiramente as castanhas.

Informação nutricional

Nutrientes	Total	Porção
Energia (kcal)	1054	264
Proteína (g)	26,4	6,6
Lipídios (g)	26,8	6,7
Saturados (g)	4,1	1,0
Monoinsaturados (g)	15,7	3,9
Poli-insaturados (g)	4,2	1,1
Colesterol (mg)	0	0,0
Ômega-6 (g)	3,9	1,0
Ômega-3 (g)	0,1	0,0
Carboidrato (g)	182,4	45,6
Fibra (g)	20,7	5,2

Nutrientes	Total	Porção
Cálcio (mg)	140,1	35,0
Magnésio (mg)	338,9	84,7
Manganês (mg)	7,1	1,8
Fósforo (mg)	805,4	201,4
Ferro (mg)	7,1	1,8
Sódio (mg)	849,4	212,4
Potássio (mg)	1.330,7	332,7
Cobre (mg)	1	0,3
Zinco (mg)	5,2	1,3
Vitamina A (mcg)	790,4	197,6
Vitamina B1 (mg)	0,8	0,2
Vitamina B2 (mg)	0,1	0,0
Vitamina B3 (mg)	8,3	2,1
Vitamina B6 (mg)	0,7	0,2
Vitamina C (mg)	43,5	10,9

Nutrientes

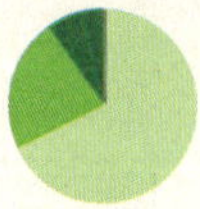

• Carboidrato
• Gordura
• Proteína

Gorduras

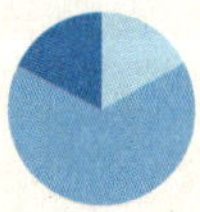

• Saturada
• Monoinsaturada
• Poli-insaturada

Em uma panela, aqueça o azeite em fogo médio e refogue os temperos em pó. Quando começar a borbulhar e soltar o aroma, junte a cebola e refogue por 30 segundos. Adicione a cenoura, a ervilha cozida e a castanha de caju. Se começar a grudar, adicione água aos poucos, apenas para soltar do fundo, mexendo sem parar por 2 minutos. Adicione a vagem, cozinhe por mais 2 minutos e acrescente a batata e a couve-flor.

Transfira os legumes para a panela com o arroz e misture tudo muito bem por 1 minuto em fogo baixo. Acrescente a água restante e cozinhe até quase secar. Desligue o fogo, abra a panela, tempere com o coentro fresco e sirva.

É um prato perfumado. Se quiser, coloque mais pimenta para torná-lo mais picante.

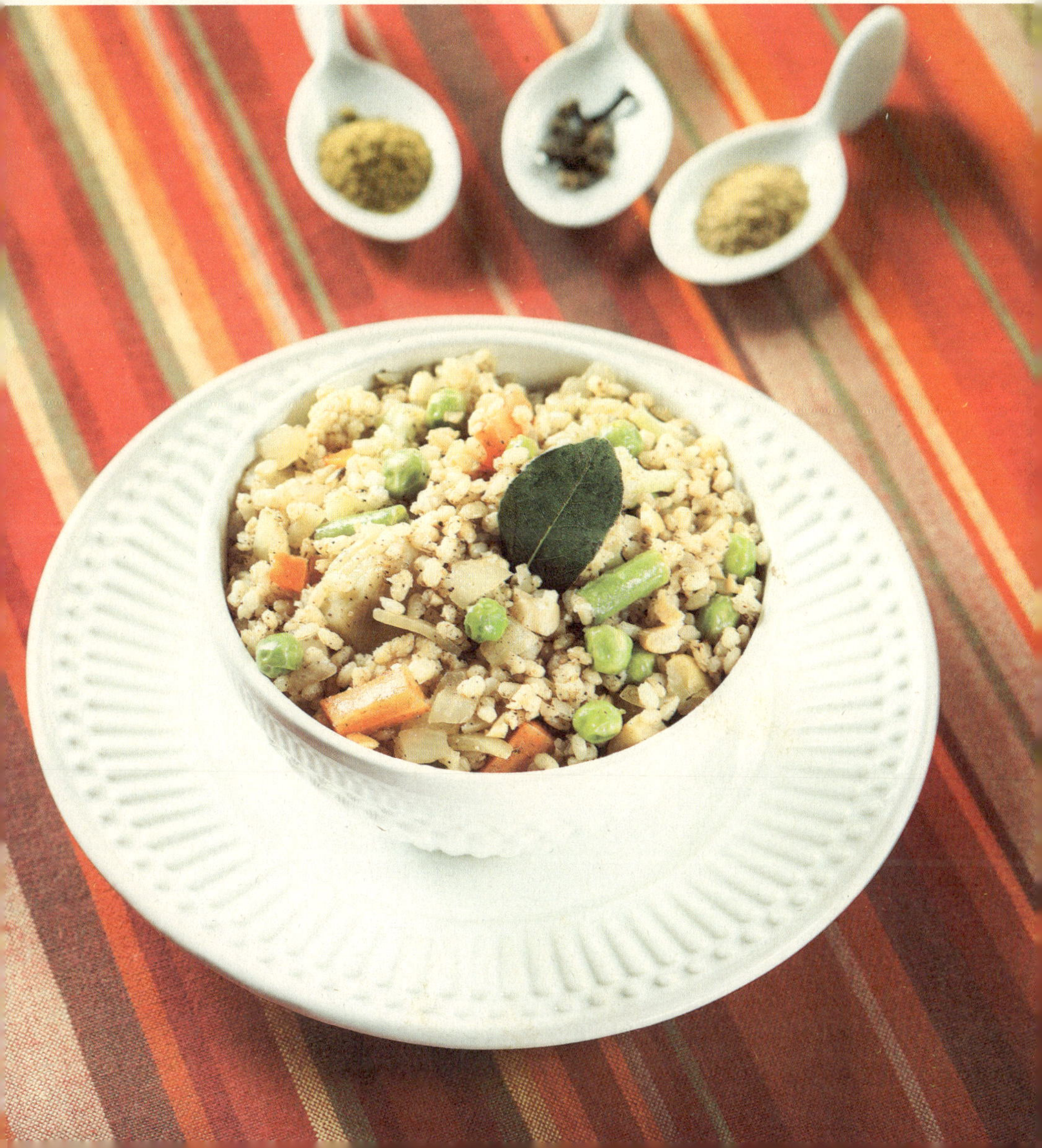

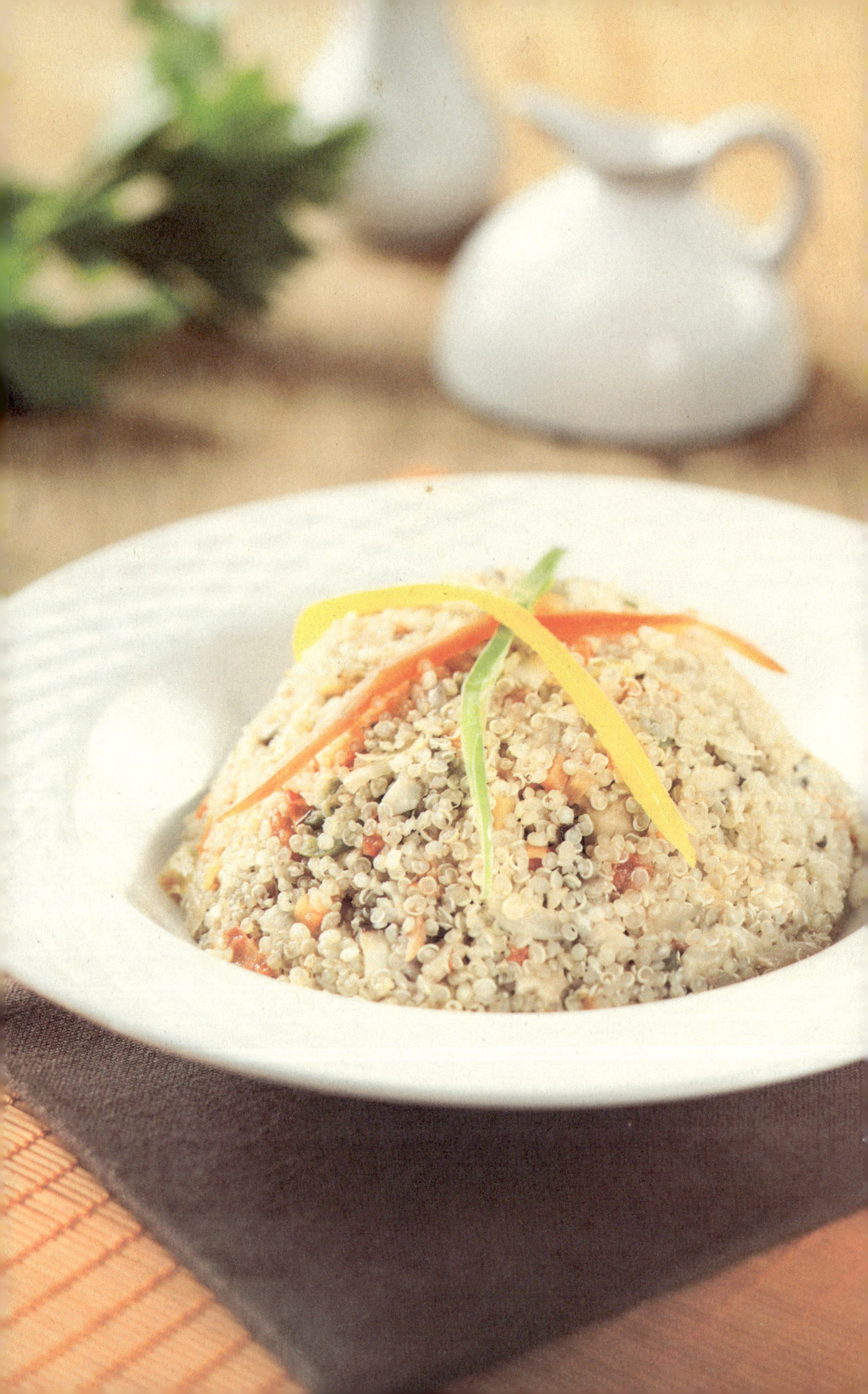

21. Risoto colorido de quinoa

Rendimento
4 porções de 178 kcal cada

1 xícara de quinoa em grãos (150 g)
3 xícaras de água (600 ml)
¼ de colher (chá) de azeite (1,5 ml)
½ cebola picada (108 g)
1 dente de alho médio picado (6 g)
½ cenoura picada (75 g)
6 cm de salsão picado (3 g)
3 vagens picadas (22 g)
1 pedaço pequeno de pimentão verde picado (20 g)
1 pedaço pequeno de pimentão vermelho picado (20 g)
1 pedaço pequeno de pimentão amarelo picado (20 g)
1 tomate picado (150 g)
4 shitakes picados (40 g)
1 colher (chá) de sal (4 g)

Cozinhe a quinoa com a água por 15 minutos em panela sem tampa.

Aqueça o azeite e refogue a cebola e o alho por 1 minuto. Acrescente a cenoura e o salsão picados, mexendo por mais 1 minuto. Adicione a vagem e os três tipos de pimentão, mexendo por 1 minuto. Junte o tomate e o shitake e cozinhe por mais 1 minuto. Tempere com o sal.

Quando a quinoa estiver cozida, misture-a ao refogado de legumes e sirva em seguida.

Depois de picar os legumes, o preparo do prato é muito fácil, porque a quinoa cozinha rápido. É ótimo para crianças.

Informação nutricional

Nutrientes	Total	Porção
Energia (kcal)	711	178
Proteína (g)	27,5	6,9
Lipídios (g)	11,6	2,9
Saturados (g)	1,4	0,3
Monoinsaturados (g)	3,6	0,9
Poli-insaturados (g)	5,2	1,3
Colesterol (mg)	0,0	0,0
Ômega-6 (g)	4,6	1,1
Ômega-3 (g)	0,4	0,1
Carboidrato (g)	128,3	32,1
Fibra (g)	19,5	4,9

Nutrientes	Total	Porção
Cálcio (mg)	136,1	34,0
Magnésio (mg)	359,4	89,9
Manganês (mg)	3,6	0,9
Fósforo (mg)	812,8	203,2
Ferro (mg)	8,1	2,0
Sódio (mg)	1.624,4	406,1
Potássio (mg)	1.932,0	483,0
Cobre (mg)	1,2	0,3
Zinco (mg)	5,5	1,4
Vitamina A (mcg)	1.091,1	272,8
Vitamina B1 (mg)	0,8	0,2
Vitamina B2 (mg)	0,5	0,1
Vitamina B3 (mg)	2,6	0,7
Vitamina B6 (mg)	1,1	0,3
Vitamina C (mg)	144,2	36,1

Nutrientes

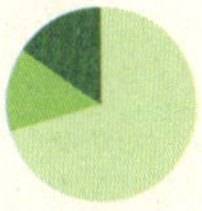

• Carboidrato
• Gordura
• Proteína

Gorduras

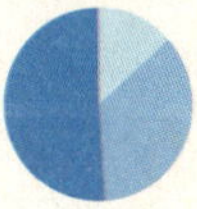

• Saturada
• Monoinsaturada
• Poli-insaturada

22. Risoto de cevadinha com limão-siciliano

Rendimento
4 porçõs de 198 kcal cada

1 xícara de cevadinha em grãos, de preferência a clara (165 g)
1 colher (sopa) de azeite (8 ml)
¼ de cebola média picada (60 g)
1 taça de vinho branco seco (125 ml)
4-5 xícaras de água fervente (800 ml-1 litro)
suco e raspas de 1 limão-siciliano (50 ml)
1 colher (chá) de sal (4 g)
⅛ de colher (chá) de pimenta-do-reino branca (0,5 g)
1 colher (sopa) de salsinha picada (2 g)

Deixe a cevadinha de molho durante a noite e escorra no dia seguinte, descartando a água.

Aqueça o azeite e refogue a cebola por 1 minuto. Acrescente a cevadinha e refogue até secar. Adicione o vinho e cozinhe até os grãos absorverem o líquido. Acrescente a água fervente e cozinhe em fogo baixo por 45 minutos, ou até ficar macio. Se preciso, coloque mais uma xícara de água quente. Quando estiver quase secando o fundo da panela, junte o suco e as raspas de limão e cozinhe por mais 5 minutos.

Desligue o fogo e tempere com o sal, a pimenta e a salsinha.

A cevadinha tem cerca de 5 vezes mais fibra que o arroz integral e é ótima para quem tem prisão de ventre. Com a cevadinha clara (quase branca), o prato fica mais bonito. Não deixe de colocar o vinho, pois ele dá sabor especial ao prato, deixando-o bastante aromático.

Informação nutricional

Nutrientes	Total	Porção
Energia (kcal)	791	198
Proteína (g)	17,9	4,5
Lipídios (g)	10,0	2,5
Saturados (g)	1,6	0,4
Monoinsaturados (g)	6,3	1,6
Poli-insaturados (g)	1,7	0,4
Colesterol (mg)	0,0	0,0
Ômega-6 (g)	1,5	0,4
Ômega-3 (g)	0,2	0,0
Carboidrato (g)	140,9	35,2
Fibra (g)	27,2	6,8

Nutrientes	Total	Porção
Cálcio (mg)	75,0	18,8
Magnésio (mg)	36,5	9,1
Manganês (mg)	2,5	0,6
Fósforo (mg)	418,3	104,6
Ferro (mg)	4,7	1,2
Sódio (mg)	1.619,3	404,8
Potássio (mg)	727,3	181,8
Cobre (mg)	0,7	0,2
Zinco (mg)	3,8	1,0
Vitamina A (mcg)	71,2	17,8
Vitamina B1 (mg)	0,3	0,1
Vitamina B2 (mg)	0,2	0,1
Vitamina B3 (mg)	7,7	1,9
Vitamina B6 (mg)	0,6	0,2
Vitamina C (mg)	21,2	5,3

Nutrientes

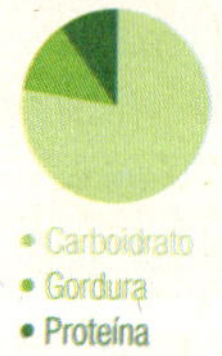

Gorduras

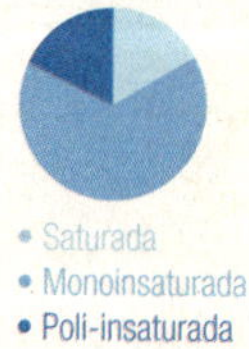

23. Creme de milho verde

Rendimento
4 porções de 207,8 kcal cada

- 5 espigas de milho
- 2 xícaras de água (400 ml)
- 1 pedaço pequeno de tofu (50 g)
- ¼ de colher (chá) de azeite (1,5 ml)
- 1 cebola média picada (115 g)
- ½ colher (chá) de sal (4 g)
- ⅛ de colher (chá) de pimenta calabresa (0,5 g)
- ¼ de colher (chá) de açafrão (0,5 g)
- 2 hastes de cebolinha picada (20 g)

Com uma faca, debulhe o milho e coloque os grãos no liquidificador. Bata com a água até ficar homogêneo. Coe numa peneira e bata novamente com o tofu. Reserve.

Numa panela, aqueça o azeite e refogue a cebola por 1-2 minutos em fogo baixo, ou até dourar. Se preciso, coloque um pouco de água para não grudar no fundo da panela. Adicione o creme de milho com tofu reservado e tempere com o sal.

Quando começar a ferver, cozinhe por mais 3 minutos, mexendo sem parar. Adicione a pimenta calabresa e o açafrão e misture sem parar por 2 minutos.

Desligue o fogo e adicione a cebolinha.

1 kg de espigas de milho equivale a 530 g de grãos debulhados. Não exagere na pimenta calabresa, pois ela demora para liberar seu sabor, que se intensifica mesmo depois do prato pronto.

Informação nutricional

Nutrientes	Total	Porção
Energia (kcal)	831	208
Proteína (g)	40,7	10,2
Lipídios (g)	6,9	1,7
Saturados (g)	1,5	0,4
Monoinsaturados (g)	2,5	0,6
Poli-insaturados (g)	4,2	1,1
Colesterol (mg)	0	0,0
Ômega-6 (g)	3,7	0,9
Ômega-3 (g)	0,2	0,1
Carboidrato (g)	164,2	41,1
Fibra (g)	24,6	6,2

Nutrientes	Total	Porção
Cálcio (mg)	86	21,5
Magnésio (mg)	213,4	53,4
Manganês (mg)	1,2	0,3
Fósforo (mg)	713,9	178,5
Ferro (mg)	3,4	0,9
Sódio (mg)	1.206,8	301,7
Potássio (mg)	1.336,1	334,0
Cobre (mg)	0,4	0,1
Zinco (mg)	3,5	0,9
Vitamina A (mcg)	204,6	51,2
Vitamina B1 (mg)	1,7	0,4
Vitamina B2 (mg)	0	0,0
Vitamina B3 (mg)	0	0,0
Vitamina B6 (mg)	0,4	0,1
Vitamina C (mg)	12,1	3,0

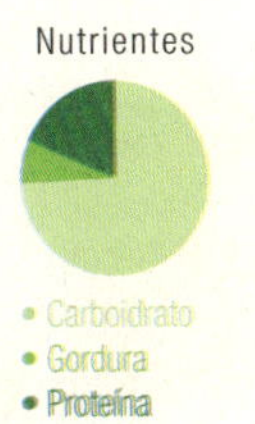

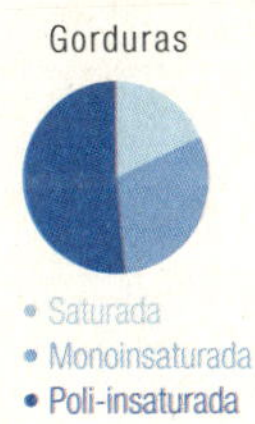

24. Trigo em grãos com legumes

Rendimento
2 porções de 102,3 kcal cada

½ xícara de trigo em grãos (85 g)
1 xícara de água (200 ml)
¼ de colher (chá) de azeite (1,5 ml)
1 dente de alho grande picado (8 g)
1 ramo de alecrim de 6 cm picado (0,75 g)
½ cebola picada (100 g)
6 cm de salsão bem picado (3 g)
¼ de colher (chá) de gengibre descascado e ralado (0,25 g)
½ cenoura ralada (75 g)
8 azeitonas sem caroço picadas (40 g)
½ colher (chá) de sal (2 g)
2 hastes de cebolinha picada (15 g)
1 talo de salsinha picado (8 g)

Deixe o trigo de molho durante a noite e escorra no dia seguinte, descartando a água.

Coloque o trigo na panela de pressão com a água. Ao apitar, abaixe o fogo e cozinhe por 10 minutos, contados a partir do momento em que a panela começar a chiar. Desligue e deixe amornar por mais 10 minutos.

Numa panela, aqueça o azeite e refogue o alho e o alecrim por 1 minuto em fogo baixo. Adicione a cebola, o salsão e o gengibre e cozinhe por mais 1 minuto. Acrescente a cenoura e as azeitonas, deixando mais 1 minuto. Adicione o trigo com o restinho da água do cozimento, tempere com o sal e deixe no fogo por mais 2 minutos.

Informação nutricional

Nutrientes	Total	Porção
Energia (kcal)	405	202
Proteína (g)	15,4	7,7
Lipídios (g)	7	3,5
Saturados (g)	1,2	0,6
Monoinsaturados (g)	3	1,5
Poli-insaturados (g)	1,2	0,6
Colesterol (mg)	0	0,0
Ômega-6 (g)	1,1	0,6
Ômega-3 (g)	0,1	0,1
Carboidrato (g)	77,5	38,8
Fibra (g)	6,1	3,1

Nutrientes	Total	Porção
Cálcio (mg)	100,8	50,4
Magnésio (mg)	149,7	74,9
Manganês (mg)	2,9	1,5
Fósforo (mg)	506,3	253,2
Ferro (mg)	3,8	1,9
Sódio (mg)	1.239,8	619,9
Potássio (mg)	847,6	423,8
Cobre (mg)	0,6	0,3
Zinco (mg)	4,1	2,1
Vitamina A (mcg)	812,5	406,3
Vitamina B1 (mg)	0,4	0,2
Vitamina B2 (mg)	0,1	0,1
Vitamina B3 (mg)	5,8	2,9
Vitamina B6 (mg)	0,6	0,3
Vitamina C (mg)	16,3	8,2

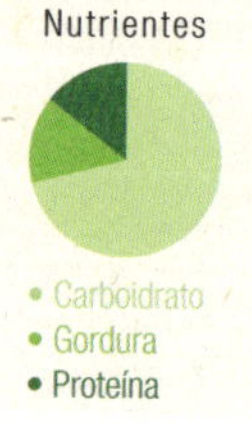

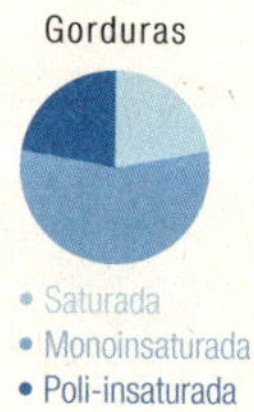

Desligue e misture a cebolinha e a salsinha. Mantenha tampado ou transfira para um pote com tampa, pois o trigo resseca se ficar exposto.

Excelente como substituto de um jantar. Para quem gosta de salada, fica ótimo servir este prato com alface-americana.

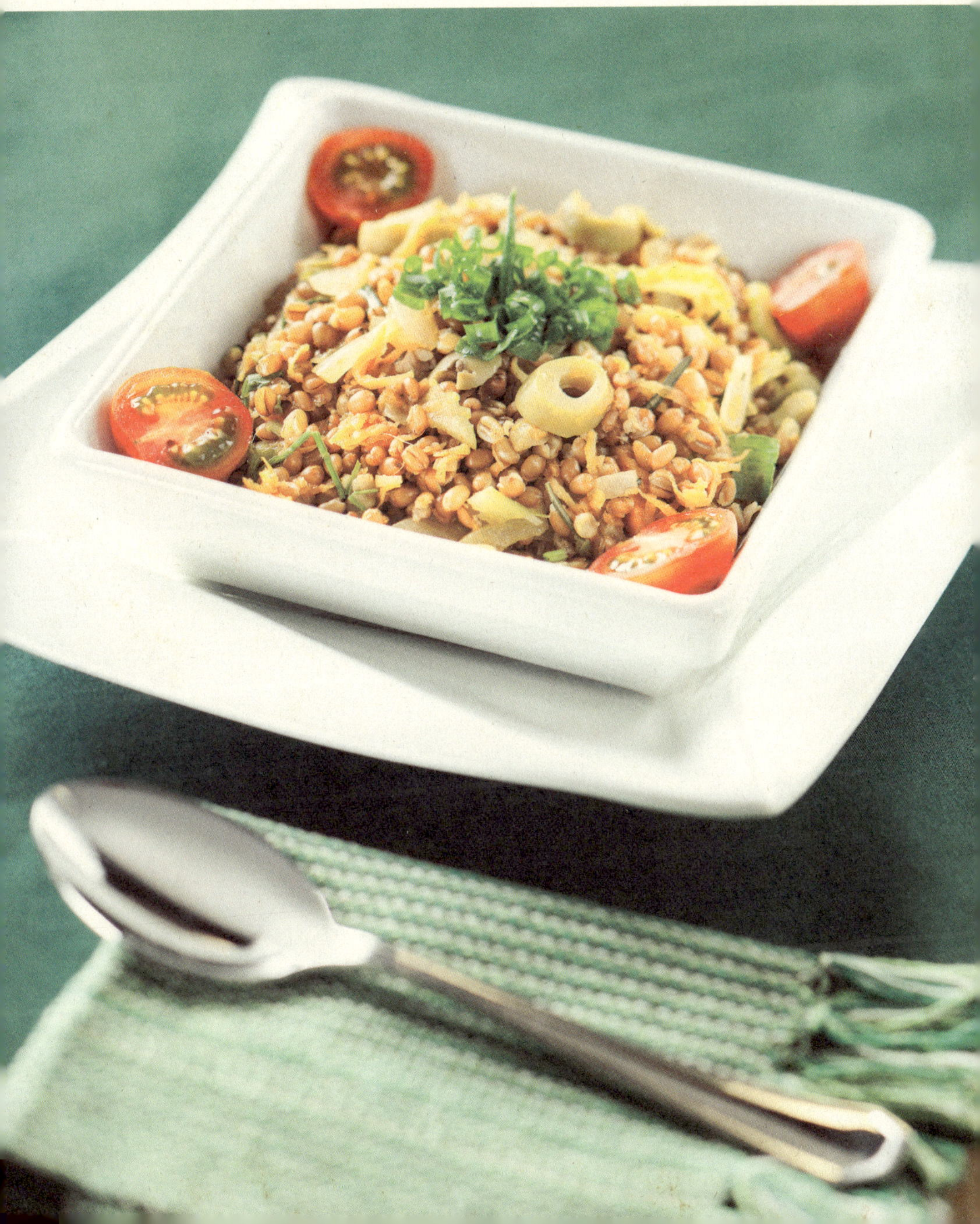

25. Tabule

Rendimento
4 porções generosas de 163 kcal cada

½ cebola roxa picada (100 g)
1 tomate picado (150 g)
½ pepino picado (100 g)
½ cenoura picada (75 g)
3 damascos secos picados (25 g)
30 folhas de hortelã picadas (10 g)
1 punhado de folhas de salsinha ou de coentro picadas (2 g)
1 xícara de triguilho (140 g)
raspas e suco de ½ limão (20 ml)
½ colher (chá) de sal (2 g)

Pique a cebola, o tomate, o pepino, a cenoura e os damascos em quadrados bem pequenos. Também pique bem as folhas de hortelã e de salsinha.

Coloque tudo em um recipiente, acrescente o triguilho seco, as raspas e o suco de limão e o sal. Misture bem e leve à geladeira por 1 hora ou mais, pois o triguilho vai hidratar aos poucos.

Rende bastante e é muito saboroso. Se não quer ficar com hálito de cebola crua, deixe a cebola de molho na água por pelo menos 2 horas.

Informação nutricional

Nutrientes	Total	Porção
Energia (kcal)	654	163
Proteína (g)	26,3	6,6
Lipídios (g)	4,2	1,1
Saturados (g)	0,7	0,2
Monoinsaturados (g)	0,5	0,1
Poli-insaturados (g)	1,4	0,4
Colesterol (mg)	0	0,0
Ômega-6 (g)	1,3	0,3
Ômega-3 (g)	0,1	0,0
Carboidrato (g)	141,5	35,4
Fibra (g)	11	2,8

Nutrientes	Total	Porção
Cálcio (mg)	143,8	36,0
Magnésio (mg)	267,9	67,0
Manganês (mg)	4,8	1,2
Fósforo (mg)	850,9	212,7
Ferro (mg)	7,8	2,0
Sódio (mg)	812,9	203,2
Potássio (mg)	1.999,1	499,8
Cobre (mg)	1,1	0,3
Zinco (mg)	6,8	1,7
Vitamina A (mcg)	2.762,6	690,7
Vitamina B1 (mg)	0,8	0,2
Vitamina B2 (mg)	0,2	0,1
Vitamina B3 (mg)	10,2	2,6
Vitamina B6 (mg)	0,9	0,2
Vitamina C (mg)	60,3	15,1

Nutrientes

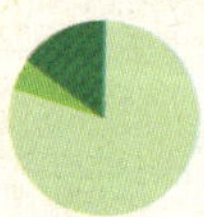

Gorduras

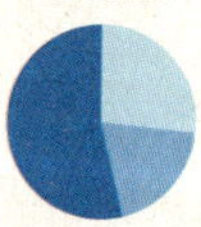

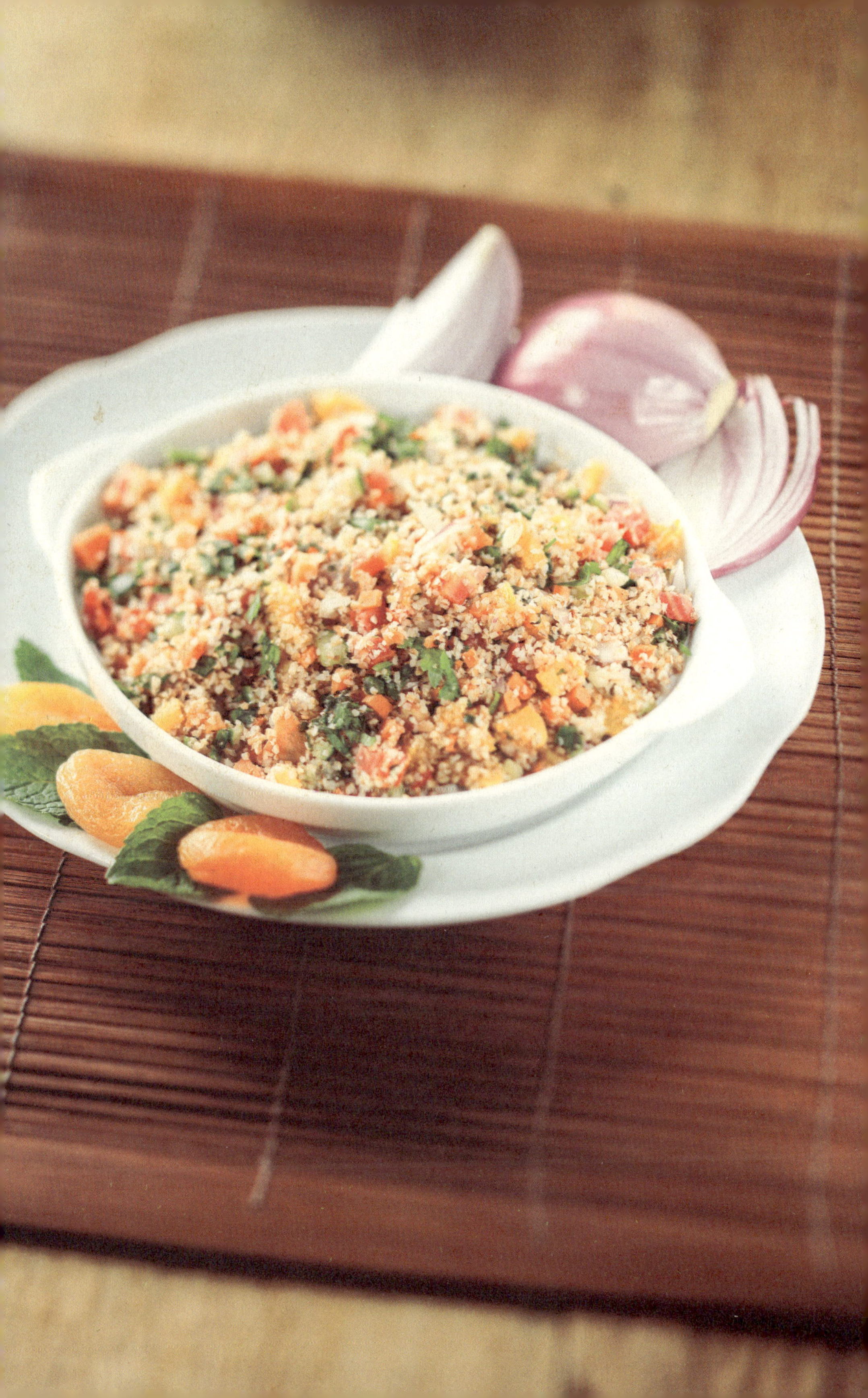

26. Macarrão sobá frio

Rendimento
4 porções de 256 kcal cada

250 g de macarrão sobá

Para o molho 1
1 colher (chá) de azeite (6 ml)
6 cm de alho-poró picado (50 g)
1 colher (chá) de gengibre descascado e ralado (1 g)
5 colheres (sopa) de água (100 ml)
3 colheres (sopa) de shoyu (60 ml)

Para o molho 2
1 colher (chá) de azeite (6 ml)
1 dente de alho médio fatiado fino (6 g)
1 colher (chá) de gengibre descascado e ralado (1 g)
5 colheres (sopa) de água (100 ml)
3 colheres (sopa) de shoyu (60 ml)
¼ de colher (chá) de raiz-forte (wasabi) (2 g)

Cozinhe o macarrão sobá sem sal, de acordo com as instruções da embalagem, até ficar al dente. Escorra e passe sob água fria, para interromper o cozimento e ficar bem soltinho. Reserve na geladeira.

Para o molho 1, aqueça o azeite e refogue o alho-poró e o gengibre por 3 minutos. Acrescente a água e o shoyu e bata no liquidificador até ficar homogêneo. Se desejar, coe. Para o molho 2, aqueça o azeite e refogue o alho e o gengibre por 3 minutos. Acrescente a água, o shoyu e a raiz-forte.

Sirva o macarrão frio, com os molhos separados, para que cada pessoa molhe porções de macarrão no molho de sua preferência.

O molho 1 também fica ótimo em saladas. Este prato é bom para refeição em dias quentes.

Informação nutricional

Nutrientes	Total	Porção
Energia (kcal)	1.024	256
Proteína (g)	27	6,8
Lipídios (g)	9,5	2,4
Saturados (g)	0,9	0,2
Monoinsaturados (g)	4,5	1,1
Poli-insaturados (g)	0,6	0,2
Colesterol (mg)	0	0,0
Ômega-6 (g)	0,5	0,1
Ômega-3 (g)	0	0,0
Carboidrato (g)	203,9	51,0
Fibra (g)	9,2	2,3

Nutrientes	Total	Porção
Cálcio (mg)	71,8	18,0
Magnésio (mg)	85,5	21,4
Manganês (mg)	1,4	0,4
Fósforo (mg)	290	72,5
Ferro (mg)	2,8	0,7
Sódio (mg)	1.526,9	381,7
Potássio (mg)	590,9	147,7
Cobre (mg)	0,6	0,2
Zinco (mg)	2,2	0,6
Vitamina A (mcg)	11,3	2,8
Vitamina B1 (mg)	0,7	0,2
Vitamina B2 (mg)	0,1	0,0
Vitamina B3 (mg)	9,8	2,5
Vitamina B6 (mg)	0,1	0,0
Vitamina C (mg)	10,1	2,5

Nutrientes

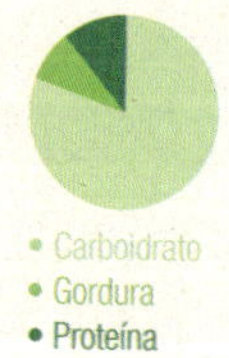

Gorduras

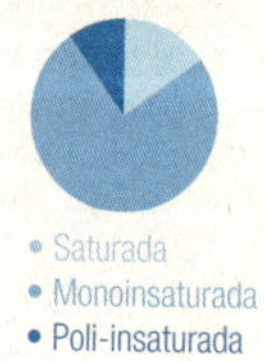

27. Farofa

Rendimento
4 porções de 207 kcal cada (1 colher de sopa = 27 kcal)

1 colher (sopa) de azeite (8 ml)
½ cebola ralada fino (114 g)
1 cenoura média ralada fino (150 g)
1 xícara de milho cozido (125 g)
2 xícaras de farinha de mandioca flocada (135 g)
½ colher (chá) de sal (2 g)
1 ramo de salsinha picada (7 g)

Aqueça o azeite e refogue a cebola por 1 minuto. Adicione a cenoura e deixe por mais 2 minutos. Acrescente o milho e a farinha de mandioca, misture bem e desligue. Tempere com o sal e a salsinha.

Prepare este prato com a farinha flocada, pois a textura fica bem melhor do que com a farinha fina. Ótimo acompanhamento para o espetinho de tofu (receita 39, página 352).

Informação nutricional

Nutrientes	Total	Porção
Energia (kcal)	829	207
Proteína (g)	14,5	3,6
Lipídios (g)	9,5	2,4
Saturados (g)	1,6	0,4
Monoinsaturados (g)	6,4	1,6
Poli-insaturados (g)	1,5	0,4
Colesterol (mg)	0	0,0
Ômega-6 (g)	1,4	0,4
Ômega-3 (g)	0,1	0,0
Carboidrato (g)	176,3	44,1
Fibra (g)	20,9	5,2

Nutrientes	Total	Porção
Cálcio (mg)	151,9	38,0
Magnésio (mg)	122,6	30,7
Manganês (mg)	0,5	0,1
Fósforo (mg)	285,5	71,4
Ferro (mg)	2,7	0,7
Sódio (mg)	807,5	201,9
Potássio (mg)	1413	353,3
Cobre (mg)	0,3	0,1
Zinco (mg)	1,8	0,5
Vitamina A (mcg)	2.151	537,8
Vitamina B1 (mg)	0,6	0,2
Vitamina B2 (mg)	0	0,0
Vitamina B3 (mg)	0,1	0,0
Vitamina B6 (mg)	0,4	0,1
Vitamina C (mg)	16,6	4,2

Nutrientes

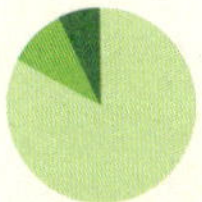

• Carboidrato
• Gordura
• Proteína

Gorduras

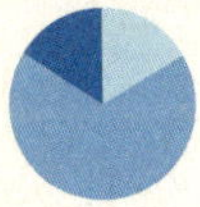

• Saturada
• Monoinsaturada
• Poli-insaturada

28. Lasanha

Rendimento
2 porções de 322 kcal cada

60 g de massa integral para lasanha pré-cozida

Para o recheio 1
½ berinjela fatiada no sentido do comprimento (150 g)
½ abobrinha italiana fatiada no sentido do comprimento (125 g)
⅛ de colher (chá) de pimenta-do-reino branca (0,5 g)
1 colher (chá) de orégano (1 g)
1 receita de tofupiri (receita 54, página 370)
½ bandeja de shitake ou de shimeji (100 g)

Para o recheio 2
1 cebola picada (220 g)
¼ de colher (chá) do óleo do tomate seco (2 ml)
1 maço de escarola picado (140 g)
3 tomates secos escorridos e picados (15 g)
¼ de colher (chá) de sal (1 g)

Para o molho
¼ colher (chá) de azeite (1,5 ml)
1 dente de alho grande espremido (8 g)
25 cm de alecrim picado (3 g)
5 tomates picados (750 g)
¼ de xícara de água
1 colher (chá) de sal (4 g)
4 colheres (sopa) de farinha de aveia (24 g)

Comece grelhando a berinjela e a abobrinha do recheio 1 no grill ou na sanduicheira. Reserve.

Informação nutricional

Nutrientes	Total	Porção
Energia (kcal)	643	322
Proteína (g)	29,2	14,6
Lipídios (g)	12,7	6,4
Saturados (g)	1,8	0,9
Monoinsaturados (g)	5,8	2,9
Poli-insaturados (g)	1,9	1,0
Colesterol (mg)	0	0,0
Ômega-6 (g)	1,2	0,6
Ômega-3 (g)	0	0,0
Carboidrato (g)	119,8	59,9
Fibra (g)	31,9	16,0

Nutrientes	Total	Porção
Cálcio (mg)	257,4	128,7
Magnésio (mg)	259,9	130,0
Manganês (mg)	2,4	1,2
Fósforo (mg)	581,1	290,6
Ferro (mg)	7,9	4,0
Sódio (mg)	2.503,6	1251,8
Potássio (mg)	4.313,9	2157,0
Cobre (mg)	1,1	0,6
Zinco (mg)	4,4	2,2
Vitamina A (mcg)	932,6	466,3
Vitamina B1 (mg)	1,4	0,7
Vitamina B2 (mg)	0,6	0,3
Vitamina B3 (mg)	6,9	3,5
Vitamina B6 (mg)	1	0,5
Vitamina C (mg)	228,6	114,3

Nutrientes

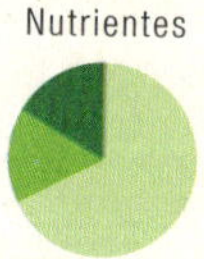

• Carboidrato
• Gordura
• Proteína

Gorduras

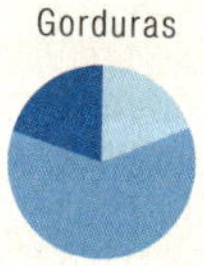

• Saturada
• Monoinsaturada
• Poli-insaturada

Faça o molho: aqueça o azeite e refogue o alho e o alecrim em fogo baixo por 2 minutos. Acrescente o tomate e a água. Tampe a panela pela metade e deixe apurar até desmanchar. Tempere com o sal e adicione a farinha de aveia diluída em um pouco de água fria, mexendo sempre até engrossar o molho.

Faça o recheio 2: refogue a cebola no óleo do tomate seco por 4 minutos. Junte a escarola e cozinhe por 5 minutos. Acrescente o tomate seco e tempere com o sal.

Em uma fôrma refratária, espalhe uma camada bem fina do molho no fundo. Disponha uma camada de massa e cubra com um pouco de molho. Arrume as fatias de berinjela e polvilhe com metade da pimenta e do orégano. Faça outra camada de massa, cobrindo a berinjela, e espalhe um pouco mais de molho. Arrume a abobrinha por cima e cubra com a escarola refogada. Coloque mais uma camada de massa e espalhe o restante do molho misturado com o tofupiri e o shitake.

Leve ao forno preaquecido a 280 °C por 10 minutos.

Boa opção para o almoço de domingo em família.

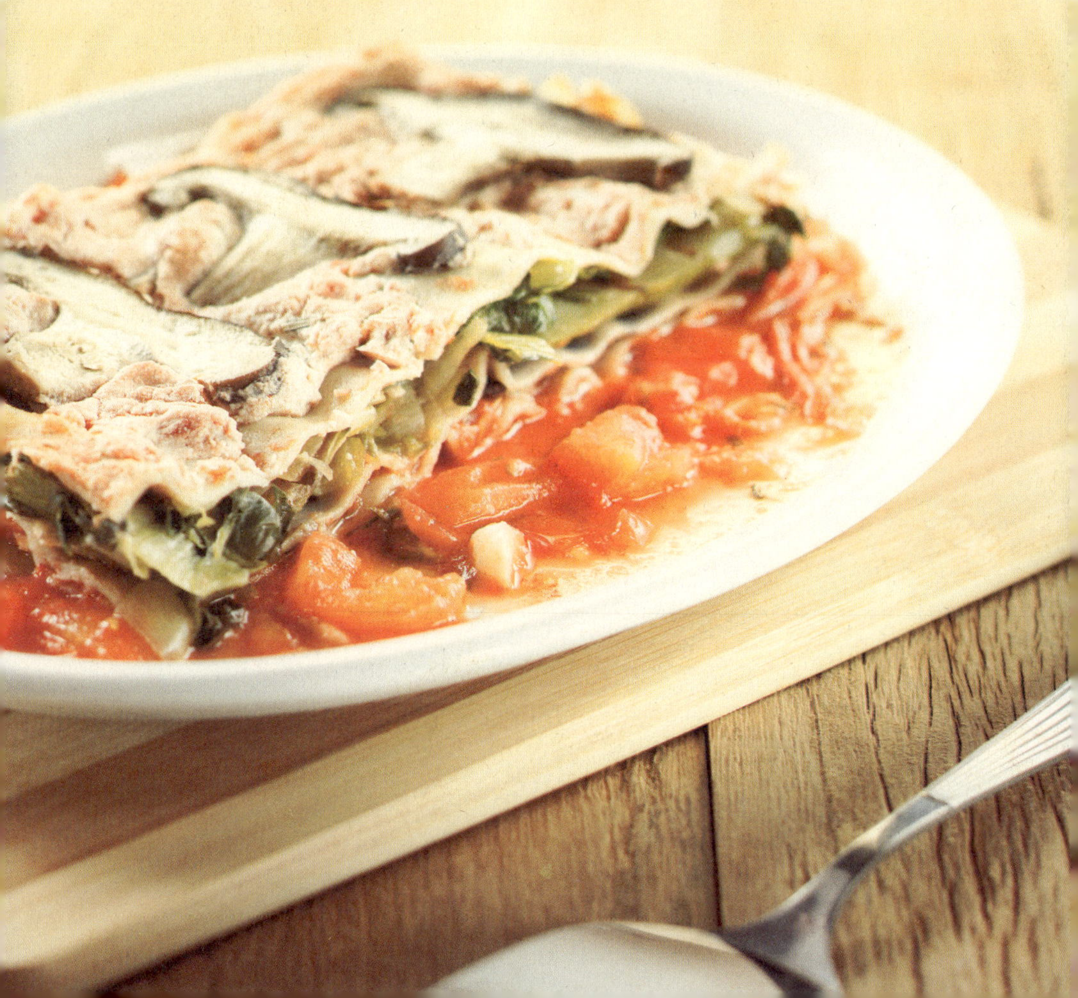

29. Pizza

Rendimento
4 porções de 309 kcal cada

Para a massa
1 xícara de farinha de trigo (114 g)
½ xícara de farinha de trigo integral (60 g)
¼ de colher (chá) de sal (1 g)
½ colher (chá) de açúcar mascavo (2 g)
5 colheres (sopa) de água morna (100 ml)

Para o recheio 1
¼ de colher (chá) de azeite (1,5 ml)
1 dente de alho grande amassado (8 g)
½ maço de escarola picada (270 g)
5 alcaparras (3 g)
¼ de colher (chá) de sal (1 g)
1 tomate em rodelas (150 g)
orégano a gosto

Para o recheio 2
½ abobrinha em rodelas (125 g)
3 tomates secos picados e escorridos (15 g)
¼ de colher (chá) do óleo do tomate seco (2 ml)
1 colher (sopa) de shoyu (20 ml)
1 bandeja de shitake ou de shimeji fatiados (200 g)
orégano e manjericão a gosto

Para a cobertura
1 receita de tofupiri (receita 54, página 370)
½ colher (chá) de açafrão em pó (1 g)

Faça a massa: misture todos os ingredientes, sovando bastante até soltar da mão. Deixe descansar coberta com um pano úmido por 30 minutos em local aquecido (por exemplo, dentro do forno desligado).

Informação nutricional

Nutrientes	Total	Porção
Energia (kcal)	1.235	309
Proteína (g)	48,4	12,1
Lipídios (g)	36,6	9,2
Saturados (g)	4,6	1,2
Monoinsaturados (g)	17,2	4,3
Poli-insaturados (g)	7,1	1,8
Colesterol (mg)	0	0,0
Ômega-6 (g)	5,7	1,4
Ômega-3 (g)	0,6	0,2
Carboidrato (g)	184,9	46,2
Fibra (g)	27,5	6,9

Nutrientes	Total	Porção
Cálcio (mg)	419,2	104,8
Magnésio (mg)	363,2	90,8
Manganês (mg)	5,3	1,3
Fósforo (mg)	1.056,9	264,2
Ferro (mg)	10,7	2,7
Sódio (mg)	1.829,9	457,5
Potássio (mg)	3.773	943,3
Cobre (mg)	1,5	0,4
Zinco (mg)	7,8	2,0
Vitamina A (mcg)	19,7	4,9
Vitamina B1 (mg)	1,1	0,3
Vitamina B2 (mg)	1	0,3
Vitamina B3 (mg)	11,7	2,9
Vitamina B6 (mg)	0,9	0,2
Vitamina C (mg)	88,4	22,1

Nutrientes

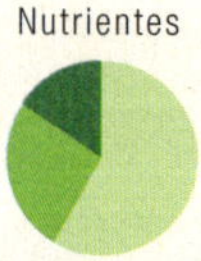

• Carboidrato
• Gordura
• Proteína

Gorduras

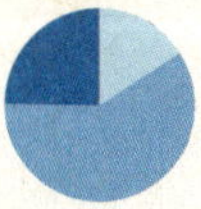

• Saturada
• Monoinsaturada
• Poli-insaturada

Prepare o recheio 1 aquecendo o azeite e refogando o alho, a escarola e as alcaparras. Tempere com o sal e reserve. Para o recheio 2, refogue a abobrinha e o tomate seco no óleo do tomate seco por 1 minuto. Adicione o shoyu e os cogumelos e deixe por mais 30 segundos. Retire da panela e coloque em outro recipiente para interromper o cozimento dos cogumelos, ou ficarão muito moles.

Misture o tofupiri e o açafrão. Reserve.

Polvilhe farinha de trigo sobre uma superfície lisa. Divida a massa em duas partes e abra cada uma com o rolo, formando duas pizzas.

Espalhe cada recheio sobre um disco de pizza. Cubra o recheio 1 com as fatias de tomate e orégano, e o recheio 2 com o orégano e o manjericão.

Leve as pizzas para assar em forno preaquecido a 280 °C por 10 minutos.

Retire do forno e divida o tofupiri reservado entre cada uma, cobrindo bem, e leve de volta ao forno por 2 minutos antes de servir.

Se preferir, coloque o Tofupiri sob os demais ingredientes. Adicione também outros vegetais a gosto.

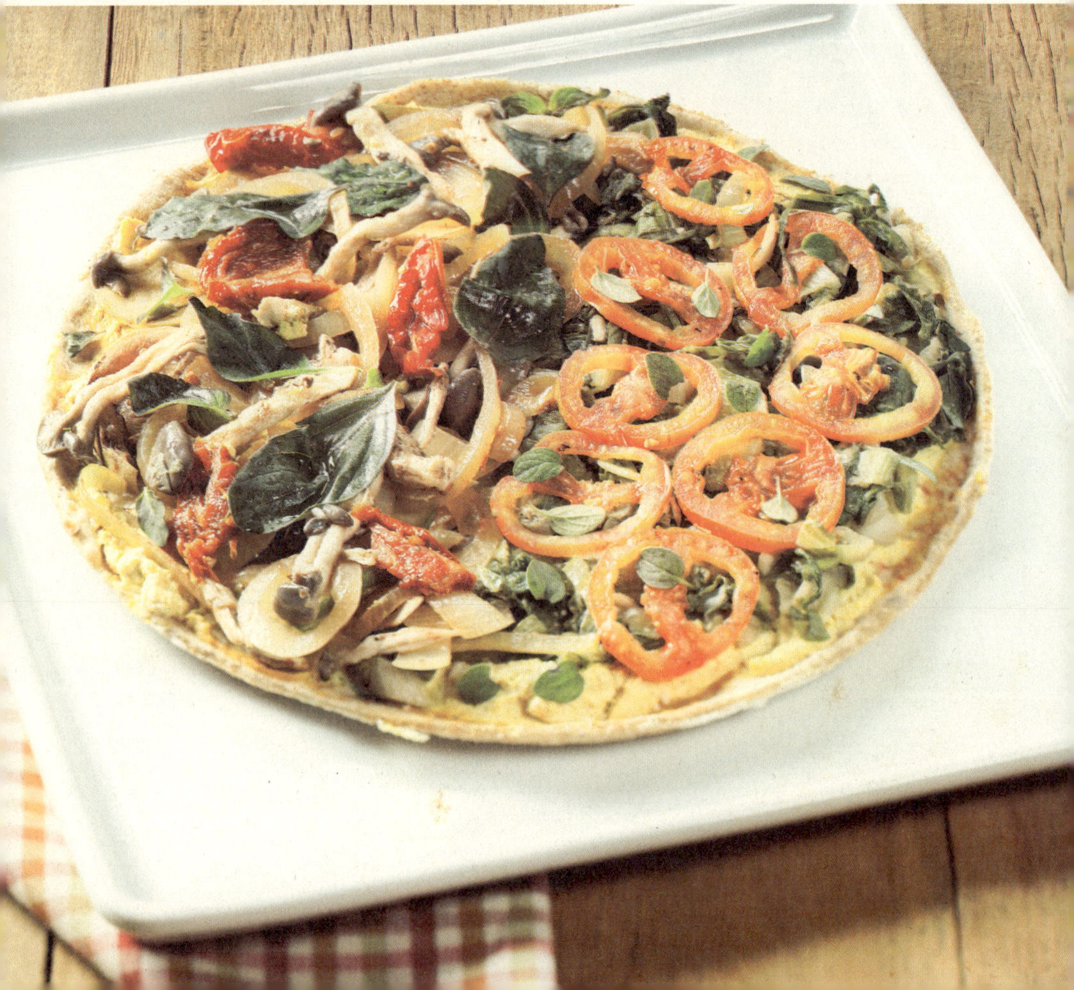

30. Bruschetta

Rendimento
4 porções de 88 kcal cada

- 1 colher (sopa) de gergelim preto (6 g)
- 2 tomates sem pele picados em quadrados (300 g)
- 3 ramos de manjericão ou de coentro picados (6 g)
- ½ colher (chá) de sal (2 g)
- 1 dente de alho médio espremido (6 g)
- ¼ de colher (chá) de azeite (1,5 ml)
- 4 pães integrais cortados em fatias grossas (130 g)

Toste o gergelim (ver indicações na receita 2, página 303) e reserve.

Misture o tomate com o manjericão ou o coentro e tempere com o sal. Escorra e reserve a água que sobrar.

Refogue o alho no azeite por 1 minuto. Adicione 2 colheres (sopa) da água reservada e deixe ferver.

Unte uma fôrma com um pouco de azeite. Disponha as fatias de pão e divida o recheio de tomate entre elas. Cubra com o alho refogado e leve ao forno preaquecido a 280 °C por 10 minutos.

Retire do forno e polvilhe o gergelim antes de servir.

Ótimo como petisco, mas serve também como lanche da tarde.

Informação nutricional

Nutrientes	Total	Porção
Energia (kcal)	353	88
Proteína (g)	17,3	4,3
Lipídios (g)	9,9	2,5
Saturados (g)	1,6	0,4
Monoinsaturados (g)	3,3	0,8
Poli-insaturados (g)	2,9	0,7
Colesterol (mg)	0,0	0,0
Ômega-6 (g)	2,8	0,7
Ômega-3 (g)	0,1	0,0
Carboidrato (g)	77,0	19,2
Fibra (g)	13,6	3,4

Nutrientes	Total	Porção
Cálcio (mg)	255,2	63,8
Magnésio (mg)	136,4	34,1
Manganês (mg)	2,5	0,6
Fósforo (mg)	365,5	91,4
Ferro (mg)	5,0	1,3
Sódio (mg)	1.462,1	365,5
Potássio (mg)	948,7	237,2
Cobre (mg)	0,4	0,1
Zinco (mg)	2,9	0,7
Vitamina A (mcg)	224,1	56,0
Vitamina B1 (mg)	0,5	0,1
Vitamina B2 (mg)	0,1	0,0
Vitamina B3 (mg)	0,4	0,1
Vitamina B6 (mg)	0,3	0,1
Vitamina C (mg)	63,8	15,9

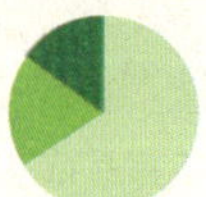

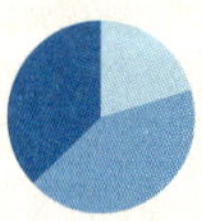

31. Pão de queijo de tofu

Rendimento
26 unidades de 51 kcal cada

1 mandioquinha descascada (120 g)
1 pedaço grande de tofu (250 g)
2 xícaras de polvilho azedo (250 g)
1 colher (sopa) de flocos de milho pré--cozidos (4 g)
2 colheres (sopa) de azeite (16 ml)
¼ de xícara de água fervente (50 ml)
1½ colher (chá) de sal
½ colher (chá) de açafrão (1 g)

Cozinhe a mandioquinha em água por 15 minutos, até ficar macia. Escorra e amasse-a com o tofu até obter uma pasta levemente granulada. Acrescente o polvilho, os flocos de milho pré-cozidos e o azeite e misture bem. Despeje a água fervente aos poucos, sovando bastante até dar liga; a massa está no ponto quando começa a se soltar da mão. Tempere com o sal e o açafrão.

Modele 26 bolinhas pequenas ou 13 bolotas maiores. Disponha as bolinhas em uma fôrma untada, deixando uma distância de dois dedos entre elas, para não grudarem depois de assadas. Leve ao forno preaquecido a 280 °C por 15 minutos.

Aproveite para congelar algumas bolinhas, pois a receita rende bastante. Basta colocá-las em um prato e levar ao freezer. Depois que estiverem congeladas, transfira para um saquinho plástico.

Informação nutricional

Nutrientes	Total	Porção
Energia (kcal)	1.319	51
Proteína (g)	19,1	0,7
Lipídios (g)	26,2	1,0
Saturados (g)	3,4	0,1
Monoinsaturados (g)	13,4	0,5
Poli-insaturados (g)	5,8	0,2
Colesterol (mg)	0	0,0
Ômega-6 (g)	5,1	0,2
Ômega-3 (g)	0,6	0,0
Carboidrato (g)	254,8	9,8
Fibra (g)	5,2	0,2

Nutrientes	Total	Porção
Cálcio (mg)	292,1	11,2
Magnésio (mg)	124	4,8
Manganês (mg)	1,4	0,1
Fósforo (mg)	404,9	15,6
Ferro (mg)	5,4	0,2
Sódio (mg)	2.406,8	92,6
Potássio (mg)	1.174,1	45,2
Cobre (mg)	0,5	0,0
Zinco (mg)	2,5	0,1
Vitamina A (mcg)	35,4	1,4
Vitamina B1 (mg)	0,2	0,0
Vitamina B2 (mg)	0	0,0
Vitamina B3 (mg)	0	0,0
Vitamina B6 (mg)	0,3	0,0
Vitamina C (mg)	9,9	0,4

Nutrientes

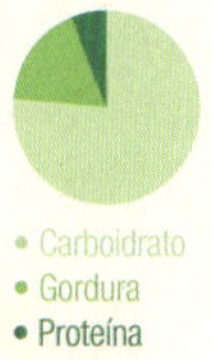

Gorduras

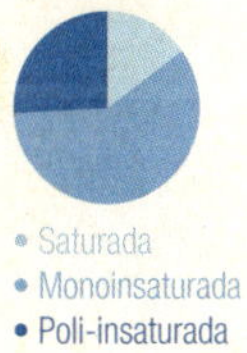

32. Feijão básico

Rendimento
2 porções de 173 kcal cada

½ xícara de feijão-carioca (85 g)
1½ xícara de água (300 ml)
1 dente de alho médio picado (6 g)
½ cebola picada (75 g)
¼ de colher (chá) de azeite (1,5 ml)

Deixe o feijão de molho em água por 12 horas. Escorra e descarte a água.

Coloque o feijão e a água na panela de pressão e cozinhe em fogo baixo por 10 minutos, contados a partir do momento em que a panela começar a chiar. Desligue o fogo e deixe amornar por 15 minutos.

Refogue o alho e a cebola no azeite por 1 minuto. Junte o feijão e cozinhe até pegar gosto. Se desejar um caldo mais grosso, separe uma concha do feijão, bata no liquidificador e leve de volta à panela.

Essa receita é a base para o preparo de qualquer feijão. Eles são os melhores alimentos para quem está acima do peso consumir depois de fazer exercícios, pois possuem elevado teor de carboidratos e proteínas e baixo índice glicêmico.

Informação nutricional

Nutrientes	Total	Porção
Energia (kcal)	346	173
Proteína (g)	19,7	9,9
Lipídios (g)	2,7	1,4
Saturados (g)	0,4	0,2
Monoinsaturados (g)	1,2	0,6
Poli-insaturados (g)	0,9	0,5
Colesterol (mg)	0,0	0,0
Ômega-6 (g)	0,5	0,3
Ômega-3 (g)	0,4	0,2
Carboidrato (g)	63,1	31,6
Fibra (g)	18,5	9,3

Nutrientes	Total	Porção
Cálcio (mg)	121,6	60,8
Magnésio (mg)	199,2	99,6
Manganês (mg)	1,0	0,5
Fósforo (mg)	384,1	192,1
Ferro (mg)	7,4	3,7
Sódio (mg)	0,7	0,4
Potássio (mg)	1.381,4	690,7
Cobre (mg)	0,7	0,4
Zinco (mg)	2,7	1,4
Vitamina A (mcg)	0,0	0,0
Vitamina B1 (mg)	0,2	0,1
Vitamina B2 (mg)	0,0	0,0
Vitamina B3 (mg)	3,6	1,8
Vitamina B6 (mg)	0,7	0,4
Vitamina C (mg)	3,5	1,8

Nutrientes

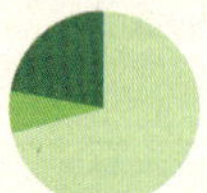

• Carboidrato
• Gordura
• Proteína

Gorduras

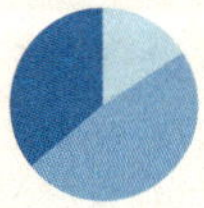

• Saturada
• Monoinsaturada
• Poli-insaturada

33. Feijão-branco

Rendimento
2 porções de 195 kcal cada

½ xícara de feijão-branco (90 g)
1 ½ xícara de água (300 ml)
2 folhas de louro (0,5 g)
1 pedaço de abóbora-japonesa cortado em cubos (125 g)
½ maço de salsão picado (22,5 g)
4 vagens picadas (30 g)
8 cm de alho-poró fatiado em rodelas (70 g)
¼ de berinjela descascada e picada (85 g)
½ colher (chá) de sal (2 g)

Deixe o feijão de molho em água por 12 horas. Escorra e descarte a água.

Coloque o feijão, a água e o louro na panela de pressão e cozinhe em fogo baixo por 5 minutos, contados a partir do momento em que a panela começar a chiar. Desligue o fogo e coloque a panela sob água corrente para interromper o cozimento.

Abra a panela com cuidado e junte a abóbora e o sal. Feche a tampa e, depois de formar pressão novamente, deixe por 3 minutos em fogo baixo. Interrompa o cozimento de novo, passando a panela sob água corrente. Abra a panela, junte os demais ingredientes e cozinhe por 2 minutos após pegar pressão.

Bastante rico em proteínas, fibras e ferro. O teor de ferro da porção equivale ao encontrado em 100 g de fígado de boi ou em quase 300 g de filé-mignon.

Informação nutricional

Nutrientes	Total	Porção
Energia (kcal)	390	195
Proteína (g)	25,5	12,8
Lipídios (g)	1,7	0,9
Saturados (g)	0,4	0,2
Monoinsaturados (g)	0,2	0,1
Poli-insaturados (g)	0,4	0,2
Colesterol (mg)	0,0	0,0
Ômega-6 (g)	0,2	0,1
Ômega-3 (g)	0,2	0,1
Carboidrato (g)	73,9	36,9
Fibra (g)	21,0	10,5

Nutrientes	Total	Porção
Cálcio (mg)	285,2	142,6
Magnésio (mg)	205,7	102,9
Manganês (mg)	2,1	1,0
Fósforo (mg)	349,5	174,7
Ferro (mg)	10,7	5,4
Sódio (mg)	832,1	416,0
Potássio (mg)	2.441,0	1.220,5
Cobre (mg)	1,2	0,6
Zinco (mg)	4,0	2,0
Vitamina A (mcg)	725,9	363,0
Vitamina B1 (mg)	0,5	0,2
Vitamina B2 (mg)	0,2	0,1
Vitamina B3 (mg)	0,6	0,3
Vitamina B6 (mg)	0,5	0,2
Vitamina C (mg)	15,9	7,9

Nutrientes

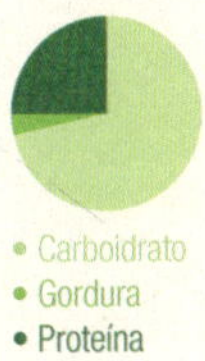

Gorduras

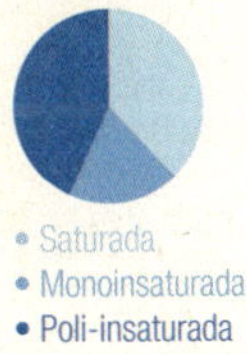

34. Feijão-carioca com legumes

Rendimento
2 porções de 215 kcal cada

½ xícara de feijão-carioca (85 g)
1½ xícara de água (300 ml)
1 ramo de alecrim de 8 cm picado (1 g)
¼ de cebola roxa picada (32 g)
1 batata descascada cortada em 8 pedaços (150 g)
½ folha de repolho roxo picado (15 g)
½ colher (chá) de orégano (0,5 g)
¼ de colher (chá) de açafrão (0,5 g)
½ colher (chá) de sal (2 g)
¼ de abobrinha italiana picada (63 g)

Deixe o feijão de molho em água por 12 horas. Escorra e descarte a água.

Coloque o feijão, a água e o alecrim na panela de pressão e cozinhe em fogo baixo por 10 minutos, contados a partir do momento em que a panela começar a chiar. Desligue o fogo e deixe amornar por 15 minutos.

Aqueça uma panela sem óleo e cozinhe a cebola por 1 minuto. Se preciso, use um pouco de água para não grudar. Adicione a batata e o repolho e cozinhe por mais 1 minuto. Acrescente o feijão cozido. Tempere com o orégano, o açafrão e o sal.

Transfira tudo para a panela de pressão e cozinhe em fogo baixo por 1 minuto após pegar pressão. Interrompa o cozimento, passando a panela em água corrente. Abra, junte a abobrinha e ferva por 5 minutos com a panela aberta. Se precisar, adicione mais água.

Bastante rico em proteínas, fibras e ferro.

Informação nutricional

Nutrientes	Total	Porção
Energia (kcal)	429	214
Proteína (g)	22,5	11,3
Lipídios (g)	1,4	0,7
Saturados (g)	0,2	0,1
Monoinsaturados (g)	0,1	0,1
Poli-insaturados (g)	0,8	0,4
Colesterol (mg)	0	0,0
Ômega-6 (g)	0,4	0,2
Ômega-3 (g)	0,4	0,2
Carboidrato (g)	85,1	42,6
Fibra (g)	20,7	10,4
Cálcio (mg)	149,7	74,9
Magnésio (mg)	235,9	118,0
Manganês (mg)	1,4	0,7
Fósforo (mg)	452,1	226,1
Ferro (mg)	8,4	4,2
Sódio (mg)	800,5	400,3
Potássio (mg)	1.987,5	993,8
Cobre (mg)	1	0,5
Zinco (mg)	3,2	1,6
Vitamina A (mcg)	70,8	35,4
Vitamina B1 (mg)	0,3	0,2
Vitamina B2 (mg)	0	0,0
Vitamina B3 (mg)	3,7	1,9
Vitamina B6 (mg)	0,9	0,5
Vitamina C (mg)	60,4	30,2

Nutrientes

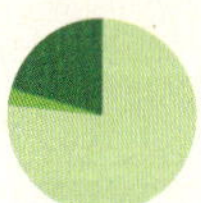

• Carboidrato
• Gordura
• Proteína

Gorduras

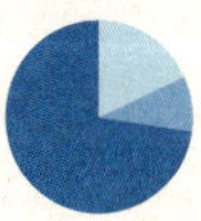

• Saturada
• Monoinsaturada
• Poli-insaturada

35. Tutu de feijão-bolinha

Rendimento
4 porções pequenas de 117 kcal cada

½ xícara de feijão-bolinha (85 g)
1 ½ xícara de água (300 ml)
¼ de colher (chá) de azeite (1,5 ml)
1 dente de alho médio picado (6 g)
¼ de cebola picada (38 g)
¼ de xícara de farinha de mandioca (37,5 g)
½ colher (chá) de sal (2 g)

Deixe o feijão de molho em água por 12 horas. Escorra e descarte a água.

Coloque o feijão e a água na panela de pressão e cozinhe em fogo baixo por 10 minutos, contados a partir do momento em que a panela começar a chiar. Desligue o fogo e deixe amornar por 15 minutos.

Refogue o alho e a cebola no azeite por 1 minuto. Junte o feijão e cozinhe até pegar gosto.

Misture a farinha de mandioca em um pouco de água fria para não empelotar, adicione ao feijão e cozinhe por 1 minuto. Tempere com o sal.

Se preferir o tofu mais mole, adicione mais água ao final.

Informação nutricional

Nutrientes	Total	Porção
Energia (kcal)	466	117
Proteína (g)	19,6	4,9
Lipídios (g)	2,8	0,7
Saturados (g)	0,4	0,1
Monoinsaturados (g)	1,3	0,3
Poli-insaturados (g)	1	0,3
Colesterol (mg)	0	0,0
Ômega-6 (g)	0,5	0,1
Ômega-3 (g)	0,5	0,1
Carboidrato (g)	92,8	23,2
Fibra (g)	20,1	5,0

Nutrientes	Total	Porção
Cálcio (mg)	140,7	35,2
Magnésio (mg)	208,6	52,2
Manganês (mg)	1	0,3
Fósforo (mg)	385,6	96,4
Ferro (mg)	7,7	1,9
Sódio (mg)	799,8	200,0
Potássio (mg)	1.442,9	360,7
Cobre (mg)	0,8	0,2
Zinco (mg)	2,9	0,7
Vitamina A (mcg)	0	0,0
Vitamina B1 (mg)	0,2	0,1
Vitamina B2 (mg)	0	0,0
Vitamina B3 (mg)	3,6	0,9
Vitamina B6 (mg)	0,7	0,2
Vitamina C (mg)	1,8	0,5

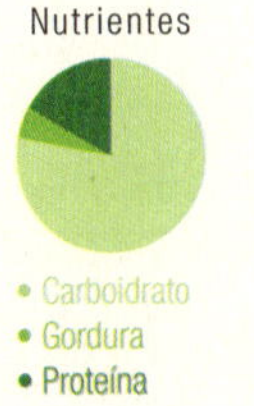

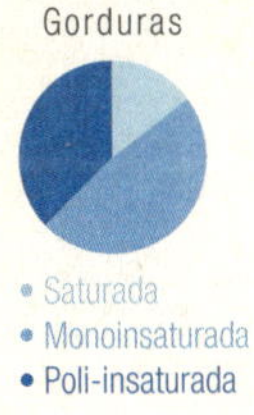

36. Hambúrguer de lentilha

Rendimento
8 unidades de 107 kcal cada

1 xícara de lentilha (175 g)
½ cebola picada (75 g)
1 dente de alho grande picado (8 g)
¼ de colher (chá) de azeite (1,5 ml)
1 colher (chá) de sal (4 g)
½ colher (chá) de orégano (0,5 g)
½ colher (chá) de pimenta calabresa (1 g)
2 xícaras de água (400 ml)
½ xícara de farinha de aveia (50 g)
1 ramo de coentro picado (4 g)
3 hastes inteiras de cebolinha picada (30 g)

Deixe a lentilha de molho em água por 12 horas. Escorra e descarte a água.

Refogue a cebola e o alho no azeite por 1 minuto. Acrescente o sal, o orégano, a pimenta, a lentilha hidratada e a água. Depois que ferver, cozinhe por 10 minutos, até quase secar completamente a água.

Espere esfriar um pouco e bata a lentilha no liquidificador, sem água, até obter uma pasta. Acrescente a aveia e bata mais um pouco.

Transfira para uma travessa e misture o coentro e a cebolinha. Deixe descansando por 15 minutos para a aveia absorver água.

Informação nutricional

Nutrientes	Total	Porção
Energia (kcal)	856	107
Proteína (g)	50,2	6,3
Lipídios (g)	7,4	0,9
Saturados (g)	1,2	0,2
Monoinsaturados (g)	3,1	0,4
Poli-insaturados (g)	2,4	0,3
Colesterol (mg)	0	0,0
Ômega-6 (g)	2,2	0,3
Ômega-3 (g)	0,2	0,0
Carboidrato (g)	153,3	19,2
Fibra (g)	38,3	4,8

Nutrientes	Total	Porção
Cálcio (mg)	189,1	23,6
Magnésio (mg)	248	31,0
Manganês (mg)	3,1	0,4
Fósforo (mg)	774,4	96,8
Ferro (mg)	15,8	2,0
Sódio (mg)	1.603,8	200,5
Potássio (mg)	2.003,4	250,4
Cobre (mg)	1,8	0,2
Zinco (mg)	7,8	1,0
Vitamina A (mcg)	344,3	43,0
Vitamina B1 (mg)	0,5	0,1
Vitamina B2 (mg)	0	0,0
Vitamina B3 (mg)	11,3	1,4
Vitamina B6 (mg)	0,9	0,1
Vitamina C (mg)	14,9	1,9

Nutrientes

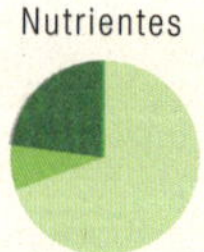

• Carboidrato
• Gordura
• Proteína

Gorduras

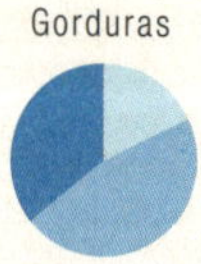

• Saturada
• Monoinsaturada
• Poli-insaturada

Unte uma fôrma de vidro refratária com um pouco de óleo. Modele 8 hambúrgueres e leve ao forno preaquecido a 280 °C por 20 minutos, virando-os na metade do tempo.

Prato bastante proteico e rico em fibras. Cuidado para não colocar pimenta demais.

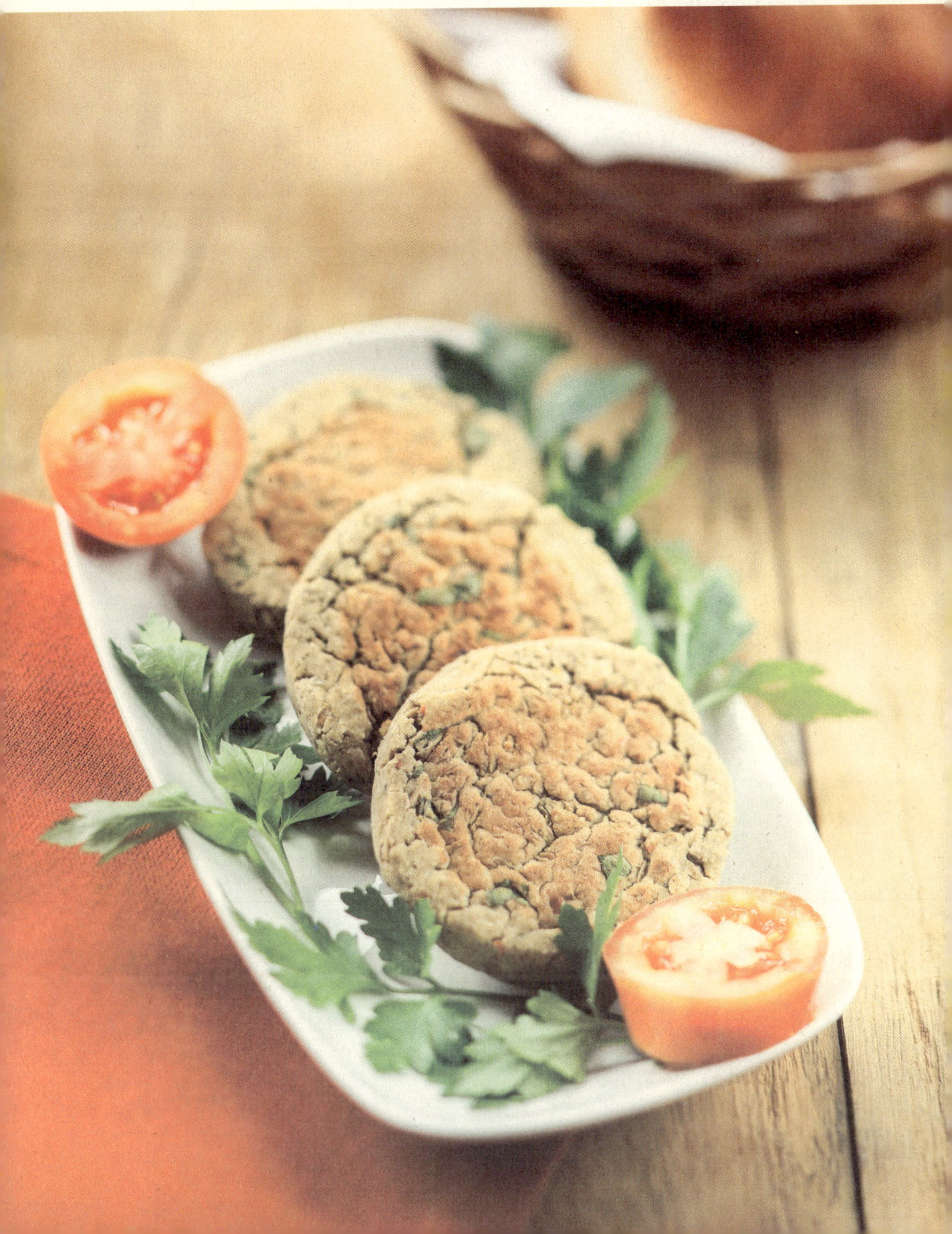

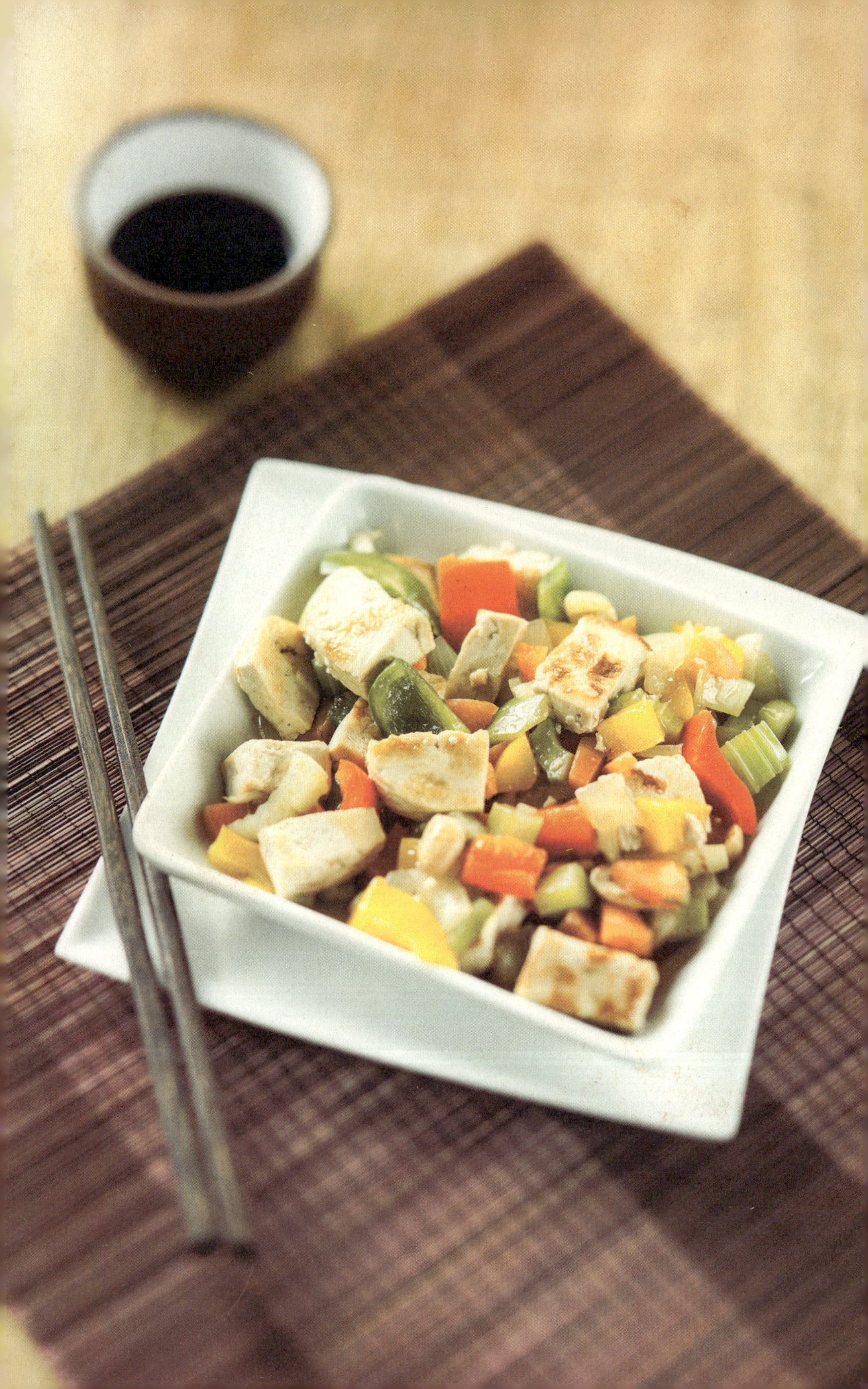

37. Tofu xadrez

Rendimento
2 porções de 140 kcal cada

1 fatia de tofu (135 g)
¼ de pimentão vermelho (40 g)
¼ de pimentão verde (40 g)
¼ de pimentão amarelo (40 g)
½ cebola pequena (70 g)
1 maço de salsão (50 g)
½ cenoura (75 g)
1 colher (sopa) de fécula de mandioca (10 g)
1 xícara de água (200 ml)
¼ de colher (chá) de azeite (1,5 ml)
1 colher (sopa) de amendoim (10 g)
3 colheres (sopa) de shoyu (60 ml)

Corte o tofu em cubos e coloque em uma fôrma untada. Leve ao forno preaquecido a 280 °C por 10 minutos, virando os cubinhos na metade do tempo.

Pique os pimentões e a cebola em cubos e fatie o salsão e a cenoura.

Dissolva a fécula de mandioca em ¾ da água, mexendo bem.

Aqueça o azeite em uma panela e acrescente a cenoura e o amendoim e refogue por 1 minuto. Adicione o restante da água para cozinhar melhor a cenoura. Coloque os demais legumes e cozinhe por 4-5 minutos. Junte o tofu e regue com o shoyu.

Acrescente a fécula de mandioca e mexa por 5 minutos delicadamente.

Rende bastante, é pouco calórico e fica muito bonito.

Informação nutricional

Nutrientes	Total	Porção
Energia (kcal)	280	140
Proteína (g)	15,8	7,9
Lipídios (g)	11,9	6,0
Saturados (g)	1,7	0,9
Monoinsaturados (g)	3,5	1,8
Poli-insaturados (g)	4,1	2,1
Colesterol (mg)	0	0,0
Ômega-6 (g)	3,7	1,9
Ômega-3 (g)	0,3	0,2
Carboidrato (g)	32,8	16,4
Fibra (g)	7,8	3,9

Nutrientes	Total	Porção
Cálcio (mg)	162,7	81,4
Magnésio (mg)	105	52,5
Manganês (mg)	0,9	0,5
Fósforo (mg)	304,1	152,1
Ferro (mg)	3,1	1,6
Sódio (mg)	1.551,1	775,6
Potássio (mg)	975,8	487,9
Cobre (mg)	0,4	0,2
Zinco (mg)	2	1,0
Vitamina A (mcg)	956,3	478,2
Vitamina B1 (mg)	0,4	0,2
Vitamina B2 (mg)	0,1	0,1
Vitamina B3 (mg)	1,8	0,9
Vitamina B6 (mg)	0,3	0,2
Vitamina C (mg)	190,4	95,2

Nutrientes

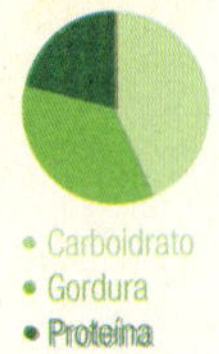

Gorduras

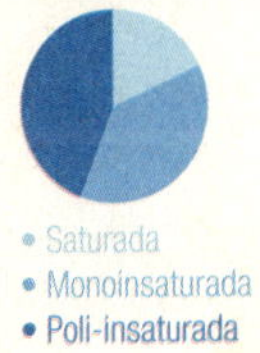

38. Bolinho de tofu

Rendimento
8 unidades de 99 kcal cada

¼ de colher (chá) de azeite (1,5 ml)
½ cebola média picada (75 g)
1 dente de alho grande amassado (8 g)
½ cenoura média ralada (75 g)
1 pedaço grande de tofu amassado (450 g)
¼ de colher (chá) de cominho (2 g)
1 xícara de milho cozido (125 g)
½ xícara de farinha de trigo integral (60 g)
1 colher (chá) de sal (4 g)
⅛ colher (chá) de pimenta-do-reino (0,5 g)
2 ramos de salsinha picada (10 g)
3 hastes de cebolinha picada (30 g)
¼ de colher (chá) de bicarbonato de sódio (1 g)

Aqueça o azeite em fogo baixo numa panela e refogue a cebola e o alho por 1 minuto. Adicione a cenoura e refogue por mais 30 segundos. Adicione o tofu e o cominho. Mexa bem e junte o milho. Adicionando a farinha integral aos poucos, mexendo sempre, cozinhe por 2 minutos. Tempere com o sal e a pimenta.

Desligue o fogo e adicione a salsinha e a cebolinha (se gostar, coloque coentro também). Junte o bicarbonato e mexa bem.

Modele 8 bolinhos e arrume-os em uma fôrma untada. Leve ao forno preaquecido a 280 °C por 20 minutos, virando os bolinhos na metade do tempo.

Pode acompanhar as refeições principais ou ser servido como petisco.

Informação nutricional

Nutrientes	Total	Porção
Energia (kcal)	793	99
Proteína (g)	49,2	6,2
Lipídios (g)	22,3	2,8
Saturados (g)	2,3	0,3
Monoinsaturados (g)	3,9	0,5
Poli-insaturados (g)	8,6	1,1
Colesterol (mg)	0	0,0
Ômega-6 (g)	7,5	0,9
Ômega-3 (g)	0,9	0,1
Carboidrato (g)	104,5	13,1
Fibra (g)	19,6	2,5

Nutrientes	Total	Porção
Cálcio (mg)	452,2	56,5
Magnésio (mg)	323,7	40,5
Manganês (mg)	4,5	0,6
Fósforo (mg)	1.014,9	126,9
Ferro (mg)	11,2	1,4
Sódio (mg)	1.612,8	201,6
Potássio (mg)	1.784,7	223,1
Cobre (mg)	1,2	0,2
Zinco (mg)	6,8	0,9
Vitamina A (mcg)	1.234,2	154,3
Vitamina B1 (mg)	0,9	0,1
Vitamina B2 (mg)	0,1	0,0
Vitamina B3 (mg)	0,2	0,0
Vitamina B6 (mg)	0,4	0,1
Vitamina C (mg)	12,8	1,6

Nutrientes

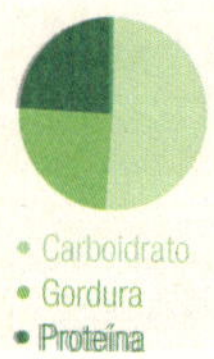

Gorduras

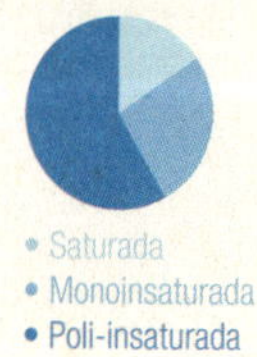

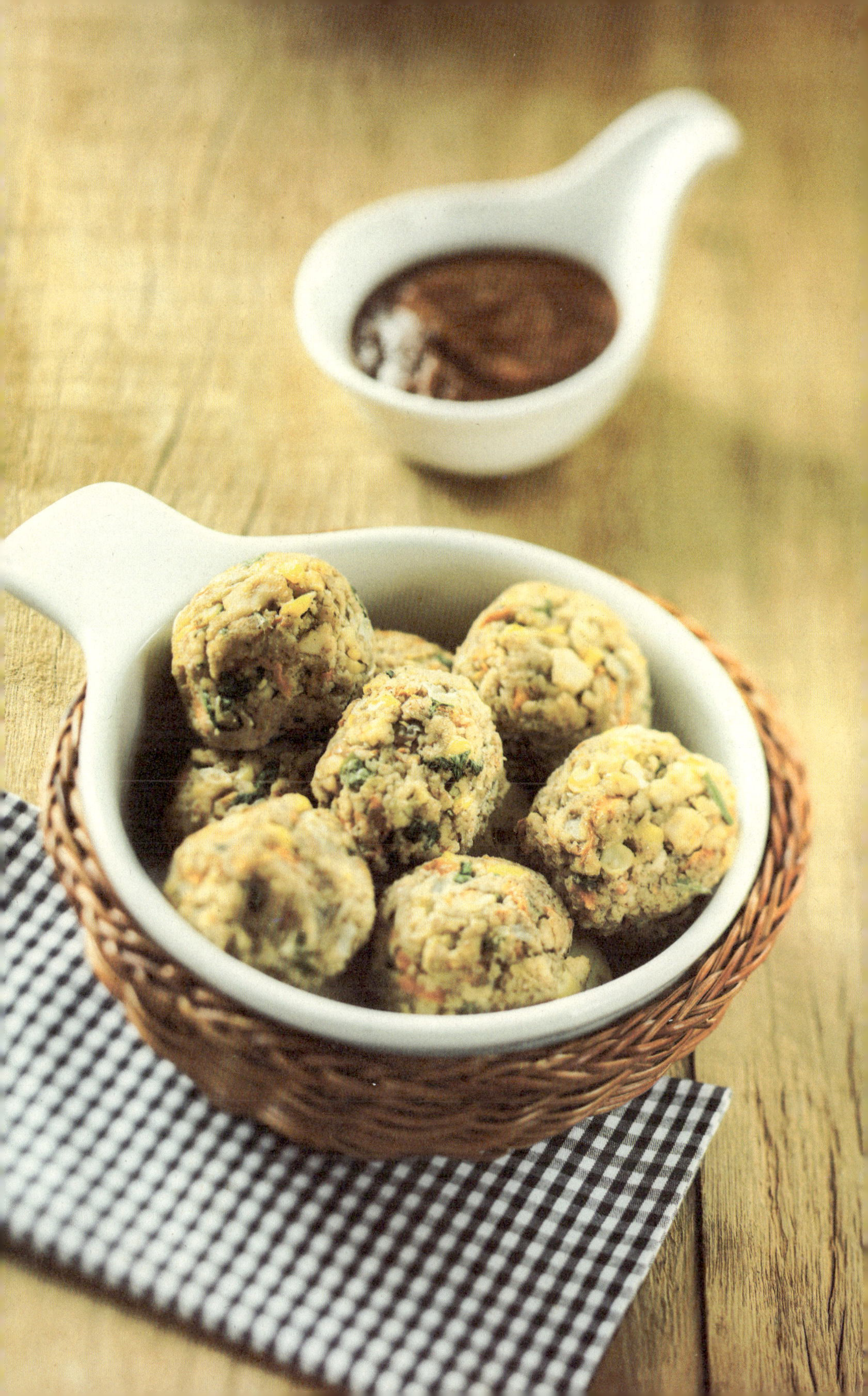

39. Espetinho de tofu

Rendimento
2 porções de 274 kcal cada

8 pedaços de tofu (400 g)
½ pimentão vermelho (60 g)
½ pimentão amarelo (60 g)
8 cogumelos-de-paris frescos (100 g)

Para o molho 1
1 colher (sopa) de páprica doce (2 g)
1 colher (sopa) de açúcar mascavo (6 g)
2 dentes de alho grandes amassados (12 g)
½ colher (chá) de sal (2 g)
2½ colheres (sopa) de água (50 ml)

Para o molho 2
suco de 1 limão (25 ml)
1 colher (sopa) de água (25 ml)
2 ramos de alecrim de 20 cm bem picados (5 g)
1 colher (sopa) de curry em pó (6 g)
½ colher (chá) de sal (2 g)

1 receita de molho de shoyu com gengibre (receita 1, página 302)

Corte o tofu e os legumes em cubos de aproximadamente 3 cm.

Em tigelinhas separadas, misture os ingredientes de cada molho, batendo bem. Divida o tofu entre as três tigelinhas de molho e deixe marinar por 20 minutos, virando os cubinhos de vez em quando para pegar bem o gosto.

Informação nutricional

Nutrientes	Total	Porção
Energia (kcal)	548	274
Proteína (g)	34,1	17,0
Lipídios (g)	27,1	13,5
Saturados (g)	3,2	1,6
Monoinsaturados (g)	9,6	4,8
Poli-insaturados (g)	8,1	4,0
Colesterol (mg)	0,0	0,0
Ômega-6 (g)	6,8	3,4
Ômega-3 (g)	0,9	0,4
Carboidrato (g)	47,7	23,9
Fibra (g)	12,9	6,4

Nutrientes	Total	Porção
Cálcio (mg)	409,1	204,6
Magnésio (mg)	236,2	118,1
Manganês (mg)	2,1	1,0
Fósforo (mg)	693,8	346,9
Ferro (mg)	9,3	4,7
Sódio (mg)	1.876,4	938,2
Potássio (mg)	1.836,5	918,3
Cobre (mg)	1,2	0,6
Zinco (mg)	4,8	2,4
Vitamina A (mcg)	2.028,6	1014,3
Vitamina B1 (mg)	0,5	0,3
Vitamina B2 (mg)	0,1	0,1
Vitamina B3 (mg)	0,9	0,5
Vitamina B6 (mg)	0,7	0,3
Vitamina C (mg)	209,6	104,8

Nutrientes

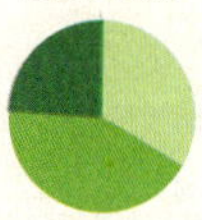

• Carboidrato
• Gordura
• Proteína

Gorduras

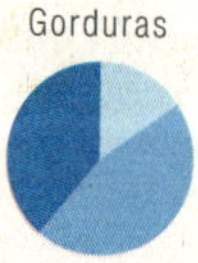

• Saturada
• Monoinsaturada
• Poli-insaturada

Espalhe o tofu em uma assadeira untada e leve ao forno preaquecido a 280 °C por 10 minutos. Vire os cubinhos e asse por mais 5 minutos. Junte os legumes à assadeira e asse por mais 5 minutos. Retire do forno e monte os espetinhos antes de servir.

Esse espetinho, especialmente quando combinado com o molho de shoyu e gengibre, faz muito sucesso. É um prato rico em cálcio e proteína.

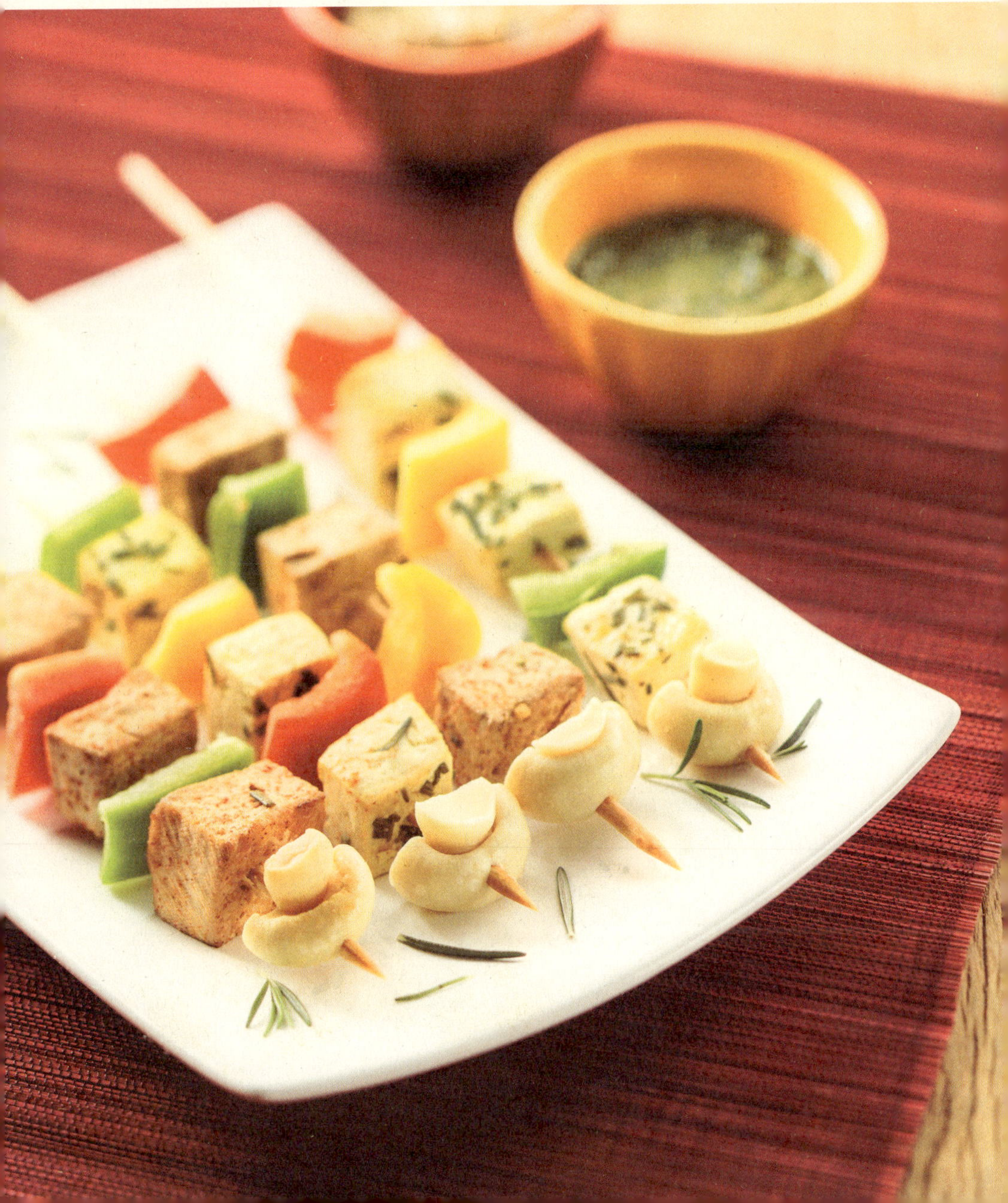

40. Bacon de tofu

Rendimento
4 porções de 31 kcal cada

- 1 fatia de tofu (140 g)
- 1 colher (chá) de pimenta-do-reino branca (2 g)
- ½ colher (chá) de páprica doce (4 g)
- 1 colher (chá) de alho em flocos (4 g)
- 1 colher (chá) de sal (4 g)

Amasse o tofu com um garfo, deixando-o um pouco granulado. Se preferir, corte em cubinhos pequenos. Leve ao congelador por 24 horas. Descongele e escorra a água.

Coloque os demais ingredientes em uma tigelinha e junte o tofu, mexendo para cobri--lo bem.

Transfira o tofu para uma fôrma untada e leve ao forno preaquecido a 280 °C por 30 minutos. Quando ficar bem "esturricado", quase queimando, está pronto. Retire do forno e deixe esfriar.

Experimente estes pedacinhos crocantes em saladas, sobre o macarrão ou como acompanhamento para sopa, mas não abuse, pois é rico em sódio. Só guarde em pote tampado depois que esfriar completamente, ou ficará borrachudo.

Informação nutricional

Nutrientes	Total	Porção
Energia (kcal)	123	31
Proteína (g)	10,9	2,7
Lipídios (g)	6,2	1,6
Saturados (g)	0,7	0,2
Monoinsaturados (g)	0,8	0,2
Poli-insaturados (g)	2,7	0,7
Colesterol (mg)	0	0,0
Ômega-6 (g)	2,1	0,5
Ômega-3 (g)	0,3	0,1
Carboidrato (g)	10,1	2,5
Fibra (g)	3,9	1,0

Nutrientes	Total	Porção
Cálcio (mg)	141,3	35,3
Magnésio (mg)	69,6	17,4
Manganês (mg)	1,1	0,3
Fósforo (mg)	215,1	53,8
Ferro (mg)	3,3	0,8
Sódio (mg)	1.600,6	400,1
Potássio (mg)	452,2	113,1
Cobre (mg)	0,3	0,1
Zinco (mg)	1,6	0,4
Vitamina A (mcg)	1.992	498,0
Vitamina B1 (mg)	0,1	0,0
Vitamina B2 (mg)	0,1	0,0
Vitamina B3 (mg)	0,4	0,1
Vitamina B6 (mg)	0,2	0,1
Vitamina C (mg)	0	0,0

Nutrientes

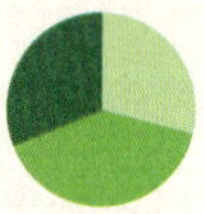

- Carboidrato
- Gordura
- Proteína

Gorduras

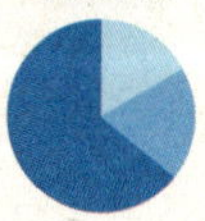

- Saturada
- Monoinsaturada
- Poli-insaturada

41. Sopa de ervilha

Rendimento
2 porções de 330 kcal cada

1 xícara de ervilha seca (180 g)
3 xícaras de água (600 ml)
16 cm de alho-poró (120 g)
¼ de cenoura (62 g)
1 fatia de gengibre descascado (8 g)
1 colher (chá) de curry em pó (2 g)
1 colher (chá) de sal (4 g)
2 hastes de cebolinha picada (14 g)

Coloque todos os ingredientes inteiros, menos a cebolinha, na panela de pressão. Leve ao fogo baixo e cozinhe por 10 minutos, contados a partir do momento em que a panela começar a chiar. Desligue o fogo, espere esfriar e abra a panela.

Transfira para o liquidificador e bata até virar um creme.

Coloque o creme de volta à panela e leve ao fogo para esquentar bem. Desligue e junte a cebolinha.

Muito prática, é excelente para quando você não tem tempo de cozinhar. Ótima composição nutricional para comer após fazer exercícios.

Informação nutricional

Nutrientes	Total	Porção
Energia (kcal)	660	330
Proteína (g)	46,2	23,1
Lipídios (g)	2,6	1,3
Saturados (g)	0,3	0,2
Monoinsaturados (g)	0,6	0,3
Poli-insaturados (g)	1	0,5
Colesterol (mg)	0	0,0
Ômega-6 (g)	0	0,0
Ômega-3 (g)	0	0,0
Carboidrato (g)	118,4	59,2
Fibra (g)	12,9	6,5

Nutrientes	Total	Porção
Cálcio (mg)	150,2	75,1
Magnésio (mg)	229,3	114,7
Manganês (mg)	2,7	1,4
Fósforo (mg)	704,8	352,4
Ferro (mg)	12,2	6,1
Sódio (mg)	1.827,1	913,6
Potássio (mg)	2.093,8	1.046,9
Cobre (mg)	1,1	0,6
Zinco (mg)	5,8	2,9
Vitamina A (mcg)	649,4	324,7
Vitamina B1 (mg)	1,4	0,7
Vitamina B2 (mg)	0,4	0,2
Vitamina B3 (mg)	5,6	2,8
Vitamina B6 (mg)	0,1	0,1
Vitamina C (mg)	19,5	9,8

Nutrientes

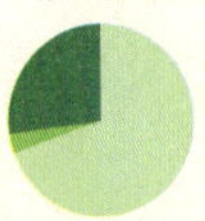

• Carboidrato
• Gordura
• Proteína

Gorduras

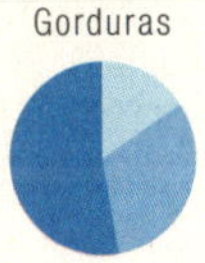

• Saturada
• Monoinsaturada
• Poli-insaturada

42. Caldo de feijão-preto

Rendimento
2 porções de 317 kcal cada

1 xícara de feijão-preto (170 g)
2 xícaras de água (400 ml)
3 folhas de louro (1 g)
1 colher (chá) de sal (4 g)
1 dente de alho grande (8 g)
½ colher (chá) de páprica picante (1 g)
½ colher (chá) de cominho (1 g)
1 tomate (150 g)
2 xícaras de broto de feijão (115 g)
1 ramo de coentro (10 g)

Deixe o feijão de molho em água por 12 horas. Escorra e descarte a água.

Coloque o feijão, a água e o louro na panela de pressão e cozinhe em fogo baixo por 15 minutos, contados a partir do momento em que a panela começar a chiar. Desligue o fogo e deixe amornar por 15 minutos.

Abra a panela e junte o sal, o alho, a páprica, o cominho e o tomate inteiro. Cozinhe por mais 1 minuto com a panela destampada. Deixe esfriar um pouco antes de bater tudo no liquidificador.

Coloque o caldo de volta na panela e acrescente o broto de feijão e o coentro. Deixe ferver por 1 minuto para pegar gosto e sirva.

Riquíssimo em proteínas, ferro, zinco e fibras.

Informação nutricional

Nutrientes	Total	Porção
Energia (kcal)	634	317
Proteína (g)	43,5	21,8
Lipídios (g)	3	1,5
Saturados (g)	0,4	0,2
Monoinsaturados (g)	0,4	0,2
Poli-insaturados (g)	1,6	0,8
Colesterol (mg)	0	0,0
Ômega-6 (g)	0,6	0,3
Ômega-3 (g)	0,8	0,4
Carboidrato (g)	116,5	58,3
Fibra (g)	42,2	21,1

Nutrientes	Total	Porção
Cálcio (mg)	242,1	121,1
Magnésio (mg)	371,9	186,0
Manganês (mg)	2,7	1,4
Fósforo (mg)	936,3	468,2
Ferro (mg)	13,9	7,0
Sódio (mg)	1.609,1	804,6
Potássio (mg)	3.010,3	1.505,2
Cobre (mg)	1,7	0,9
Zinco (mg)	5,9	3,0
Vitamina A (mcg)	1.788,4	894,2
Vitamina B1 (mg)	0,3	0,2
Vitamina B2 (mg)	0,1	0,1
Vitamina B3 (mg)	8,2	4,1
Vitamina B6 (mg)	1,3	0,7
Vitamina C (mg)	38,3	19,2

Nutrientes

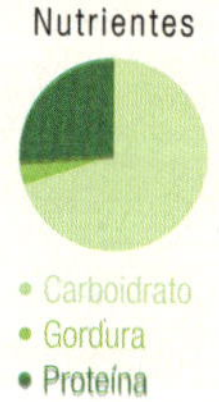

Gorduras

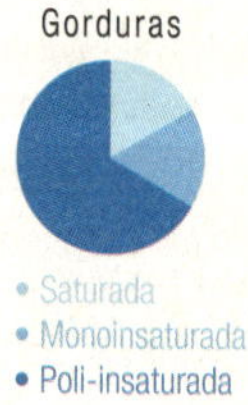

43. Sopa de milho verde

Rendimento
2 porções de 412 kcal cada

6 espigas de milho
3½ xícaras de água (700 ml)
1 colher (chá) de sal (4 g)
2 tomates sem pele (300 g)
¼ de colher (chá) de azeite (1,5 ml)
1 dente de alho grande amassado (8 g)
2 hastes de cebolinha picada (20 g)

Com o auxílio de uma faca, debulhe o milho. Coloque os grãos no liquidificador, adicione 2 xícaras de água e bata. Coe numa peneira e bata a borra que ficou na peneira no liquidificador com 1 xícara de água. Coe novamente, para aproveitar bem o milho.

Transfira o caldo para uma panela sem tampa, tempere com sal e leve ao fogo alto. Quando ferver, abaixe o fogo e deixe apurar por 4 minutos.

Corte o tomate ao meio e depois em seis pedaços.

Aqueça o azeite em outra panela e refogue o alho por 30 segundos. Adicione o tomate e mexa bem por mais 1 minuto e meio. Despeje o creme de milho por cima e mexa por mais 1 minuto. Desligue o fogo e adicione a cebolinha picada antes de servir.

Muito prática, cremosa e leve, e sacia bastante.

Informação nutricional

Nutrientes	Total	Porção
Energia (kcal)	825	412
Proteína (g)	39,9	20,0
Lipídios (g)	5,4	2,7
Saturados (g)	1,3	0,7
Monoinsaturados (g)	2,2	1,1
Poli-insaturados (g)	3,4	1,7
Colesterol (mg)	0	0,0
Ômega-6 (g)	3	1,5
Ômega-3 (g)	0,1	0,1
Carboidrato (g)	167,5	83,8
Fibra (g)	25,5	12,8

Nutrientes	Total	Porção
Cálcio (mg)	43,3	21,7
Magnésio (mg)	212,1	106,1
Manganês (mg)	0,9	0,5
Fósforo (mg)	687,7	343,9
Ferro (mg)	3	1,5
Sódio (mg)	1.607,2	803,6
Potássio (mg)	1.656,6	828,3
Cobre (mg)	0,4	0,2
Zinco (mg)	3,3	1,7
Vitamina A (mcg)	337,9	169,0
Vitamina B1 (mg)	2	1,0
Vitamina B2 (mg)	0	0,0
Vitamina B3 (mg)	0	0,0
Vitamina B6 (mg)	0,3	0,2
Vitamina C (mg)	59,4	29,7

Nutrientes

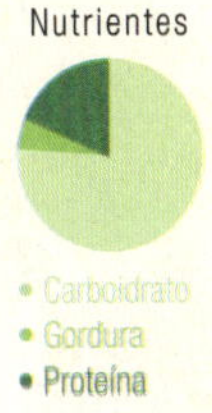

Gorduras

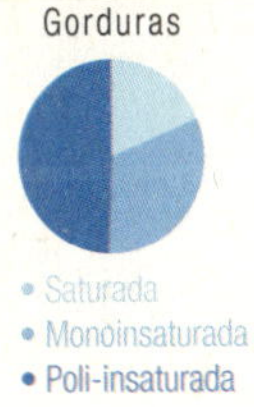

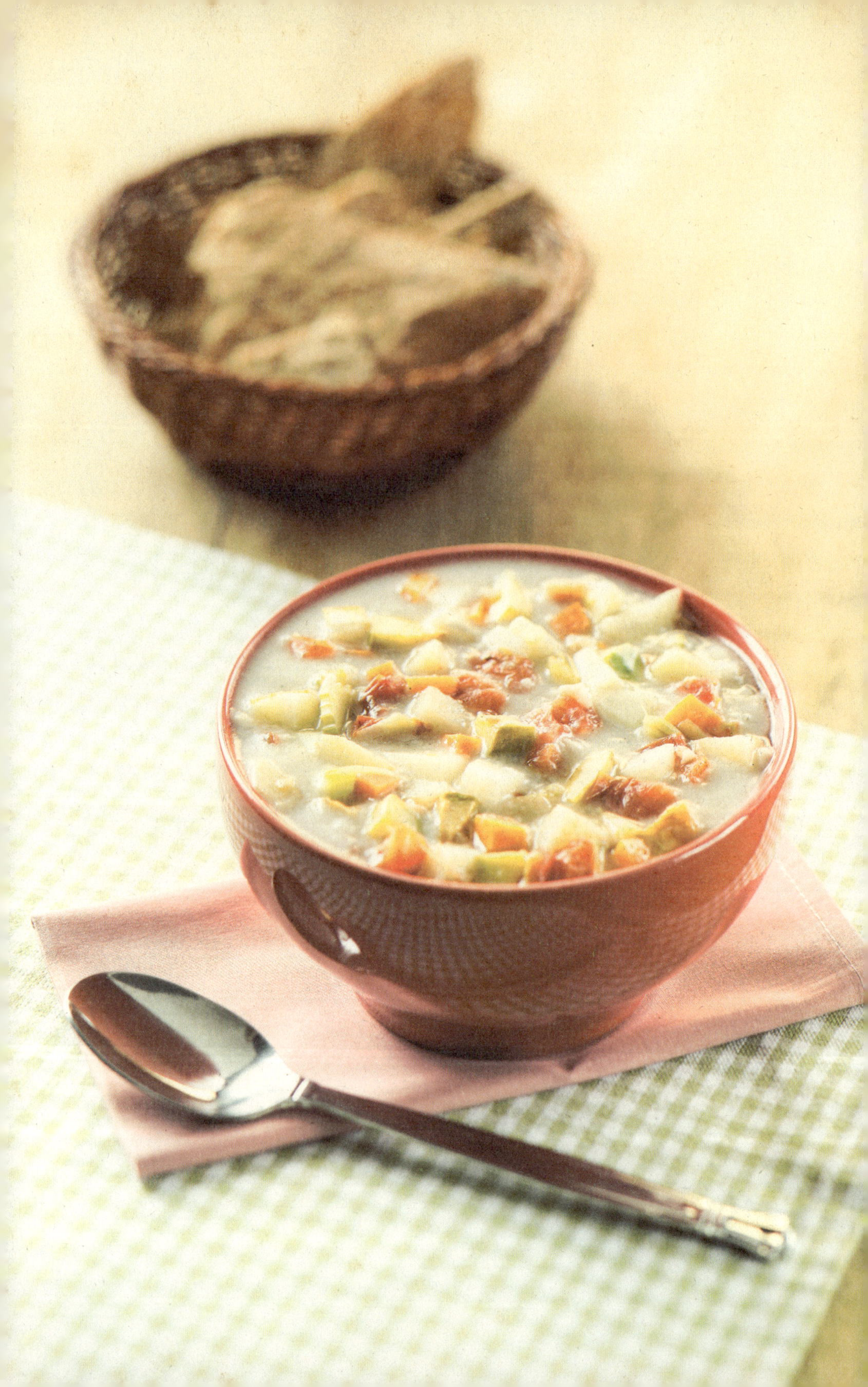

44. Creme de aveia com legumes

Rendimento
2 porções muito bem servidas de 260 kcal cada

¼ de colher (chá) de azeite (1,5 ml)
½ cebola roxa (100 g)
4 cm de alho-poró fatiado fino (40 g)
2 talos de 16 cm de salsão picado (16 g)
1 abobrinha cortada em cubinhos (250 g)
1 tomate (150 g)
1 chuchu descascado cortado em cubinhos (300 g)
¾ de xícara de farinha de aveia (75 g)
4 xícaras de água (800 ml)
1 colher (chá) de sal (4 g)

Numa panela, aqueça o azeite em fogo baixo e refogue a cebola por 1 minuto. Adicione o alho-poró e o salsão e refogue por mais 1 minuto. Junte a abobrinha, o tomate e o chuchu e refogue por mais 10 minutos.

Misture a farinha de aveia com a água fria para não empelotar. Adicione aos legumes e cozinhe por 5 minutos. Tempere com o sal e sirva.

Prato substancioso e com poucas calorias.

Informação nutricional

Nutrientes	Total	Porção
Energia (kcal)	519	260
Proteína (g)	21,7	10,9
Lipídios (g)	8,9	4,5
Saturados (g)	1,4	0,7
Monoinsaturados (g)	3,5	1,8
Poli-insaturados (g)	2,4	1,2
Colesterol (mg)	0	0,0
Ômega-6 (g)	2,3	1,2
Ômega-3 (g)	0,1	0,1
Carboidrato (g)	96,7	48,4
Fibra (g)	20,3	10,2

Nutrientes	Total	Porção
Cálcio (mg)	154,6	77,3
Magnésio (mg)	196,1	98,1
Manganês (mg)	2,2	1,1
Fósforo (mg)	379,4	189,7
Ferro (mg)	5,4	2,7
Sódio (mg)	2.448,6	1.224,3
Potássio (mg)	2.070,3	1.035,2
Cobre (mg)	0,7	0,4
Zinco (mg)	3,4	1,7
Vitamina A (mcg)	425,2	212,6
Vitamina B1 (mg)	0,8	0,4
Vitamina B2 (mg)	0,2	0,1
Vitamina B3 (mg)	3,5	1,8
Vitamina B6 (mg)	0,5	0,3
Vitamina C (mg)	91,2	45,6

Nutrientes

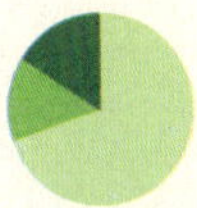

• Carboidrato
• Gordura
• Proteína

Gorduras

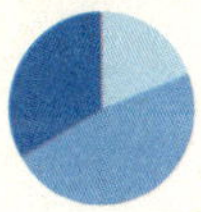

• Saturada
• Monoinsaturada
• Poli-insaturada

45. Sopa de inhame com agrião

Rendimento
2 porções de 316 kcal cada

10 inhames pequenos (400 g)
6 colheres (sopa) de gergelim branco (36 g)
1 punhado de agrião (130 g)
¼ de colher (chá) de azeite (1,5 ml)
1 colher (chá) de sal (4 g)

Cozinhe o inhame com a casca no vapor por 20 minutos. Deixe amornar e então descasque, riscando a casca com uma faquinha afiada até metade da polpa e puxando a a casca com a outra mão. Ela sairá facilmente.

Toste o gergelim conforme as explicações da receita 2 (página 303).

Coloque o inhame e o gergelim no liquidificador e cubra com água. Bata até ficar cremoso.

Pique o agrião grosseiramente, deixando os talos mais grossos separados das folhas. Numa panela, coloque o azeite, refogue os talos de agrião e tempere com o sal. Por último, coloque as folhas e deixe até começarem a murchar.

Despeje a sopa sobre o agrião e mexa bem antes de servir.

É uma sopa leve, com sabor especial por causa da mistura de gergelim e agrião.

Informação nutricional

Nutrientes	Total	Porção
Energia (kcal)	632	316
Proteína (g)	19,3	9,7
Lipídios (g)	20,8	10,4
Saturados (g)	3,3	1,7
Monoinsaturados (g)	8,3	4,2
Poli-insaturados (g)	8,6	4,3
Colesterol (mg)	0	0,0
Ômega-6 (g)	8,5	4,3
Ômega-3 (g)	0,1	0,1
Carboidrato (g)	103,6	51,8
Fibra (g)	13,7	6,9

Nutrientes	Total	Porção
Cálcio (mg)	516,6	258,3
Magnésio (mg)	268,5	134,3
Manganês (mg)	1,9	1,0
Fósforo (mg)	591,3	295,7
Ferro (mg)	7,4	3,7
Sódio (mg)	1.608,4	804,2
Potássio (mg)	2.750,6	1.375,3
Cobre (mg)	1,4	0,7
Zinco (mg)	4	2,0
Vitamina A (mcg)	595,4	297,7
Vitamina B1 (mg)	0,8	0,4
Vitamina B2 (mg)	0,3	0,2
Vitamina B3 (mg)	3,7	1,9
Vitamina B6 (mg)	0,6	0,3
Vitamina C (mg)	100,6	50,3

Nutrientes

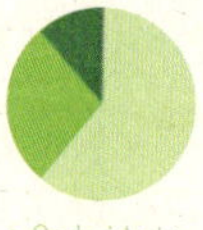

Gorduras

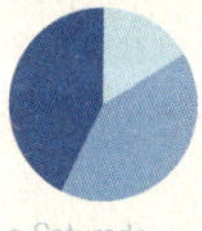

46. Sopa de batata com missô

Rendimento
2 porções de 111 kcal cada

1 batata descascada cortada em 4 partes (150 g)
½ tomate cortado em 4 partes (75 g)
¼ de colher (chá) de sal (1 g)
2 xícaras de água (400 ml)
¼ de colher (sopa) de azeite (2 ml)
1 cebola picada (130 g)
1 haste de cebolinha picada (45 g)
2 colheres (chá) de missô (12 g)

Coloque no liquidificador a batata, o tomate, o sal e a água e bata até virar um creme.

Numa panela, aqueça o azeite e refogue a cebola por 2-3 minutos. Adicione o creme do liquidificador e cozinhe por 10 minutos.

Desligue e adicione a cebolinha picada. Dissolva o missô em um pouco de água e acrescente à sopa quente.

Tome antes da refeição principal, quando precisar de algo para acalmar a fome ou quando quiser ficar mais tempo à mesa sem comer demais.

Informação nutricional

Nutrientes	Total	Porção
Energia (kcal)	223	111
Proteína (g)	8,1	4,1
Lipídios (g)	2	1,0
Saturados (g)	0,2	0,1
Monoinsaturados (g)	1,1	0,6
Poli-insaturados (g)	0,1	0,1
Colesterol (mg)	0	0,0
Ômega-6 (g)	0,1	0,1
Ômega-3 (g)	0	0,0
Carboidrato (g)	46,6	23,3
Fibra (g)	8,4	4,2

Nutrientes	Total	Porção
Cálcio (mg)	70,6	35,3
Magnésio (mg)	69,9	35,0
Manganês (mg)	0,5	0,3
Fósforo (mg)	165,7	82,9
Ferro (mg)	1,6	0,8
Sódio (mg)	402,3	201,2
Potássio (mg)	1.226,2	613,1
Cobre (mg)	0,3	0,2
Zinco (mg)	1	0,5
Vitamina A (mcg)	133,4	66,7
Vitamina B1 (mg)	0,4	0,2
Vitamina B2 (mg)	0	0,0
Vitamina B3 (mg)	0	0,0
Vitamina B6 (mg)	0,6	0,3
Vitamina C (mg)	111,2	55,6

Nutrientes

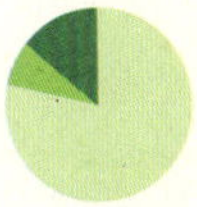

Gorduras

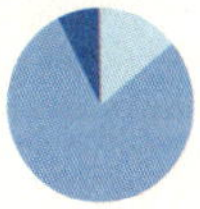

47. Sopa leve japonesa

Rendimento
2 porções de 151 kcal cada

¼ de colher (chá) de azeite (1,5 ml)
½ cebola picada (80 g)
4 shitakes picados, talos e chapéus separados (40 g)
3 inhames descascados e cortados em cubinhos (150 g)
1 pedaço pequeno de alga kombu (2 g)
1 ½ colher (chá) de gengibre descascado e ralado (1,5 g)
4 xícaras de água fervente (800 ml)
1 pedaço pequeno de tofu cortado em cubinhos (100 g)
¼ de cenoura ralada (62 g)
3 talos de cebolinha picados (50 g)
1 colher (chá) de missô
1 colher (chá) de sal (4 g)

Numa panela, coloque o azeite e refogue a cebola e os talos de shitake por 1 minuto. Acrescente o inhame, a alga, o gengibre e a água. Deixe a panela semiaberta.

Após levantar fervura, cozinhe por mais 5 minutos. Adicione o tofu, a cenoura e os chapéus de shitake e deixe por mais 5 minutos.

Desligue o fogo e adicione a cebolinha e o missô e mexa bem. Tempere com o sal e sirva.

Tome antes da refeição principal, quando precisar de algo para acalmar a fome ou quando quiser ficar mais tempo à mesa sem comer demais.

Informação nutricional

Nutrientes	Total	Porção
Energia (kcal)	302	151
Proteína (g)	13,9	6,9
Lipídios (g)	6,6	3,3
Saturados (g)	0,8	0,4
Monoinsaturados (g)	1,7	0,8
Poli-insaturados (g)	2,1	1,0
Colesterol (mg)	0,0	0,0
Ômega-6 (g)	1,7	0,9
Ômega-3 (g)	0,2	0,1
Carboidrato (g)	53,3	26,6
Fibra (g)	9,2	4,6

Nutrientes	Total	Porção
Cálcio (mg)	161,5	80,8
Magnésio (mg)	119,6	59,8
Manganês (mg)	0,9	0,4
Fósforo (mg)	333,3	166,6
Ferro (mg)	2,8	1,4
Sódio (mg)	1.754,9	877,4
Potássio (mg)	1.542,5	771,3
Cobre (mg)	0,6	0,3
Zinco (mg)	2,2	1,1
Vitamina A (mcg)	534,8	267,4
Vitamina B1 (mg)	0,2	0,1
Vitamina B2 (mg)	0,1	0,1
Vitamina B3 (mg)	1,6	0,8
Vitamina B6 (mg)	0,5	0,3
Vitamina C (mg)	30,1	15,1

Nutrientes

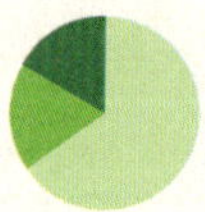

• Carboidrato
• Gordura
• Proteína

Gorduras

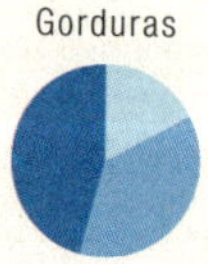

• Saturada
• Monoinsaturada
• Poli-insaturada

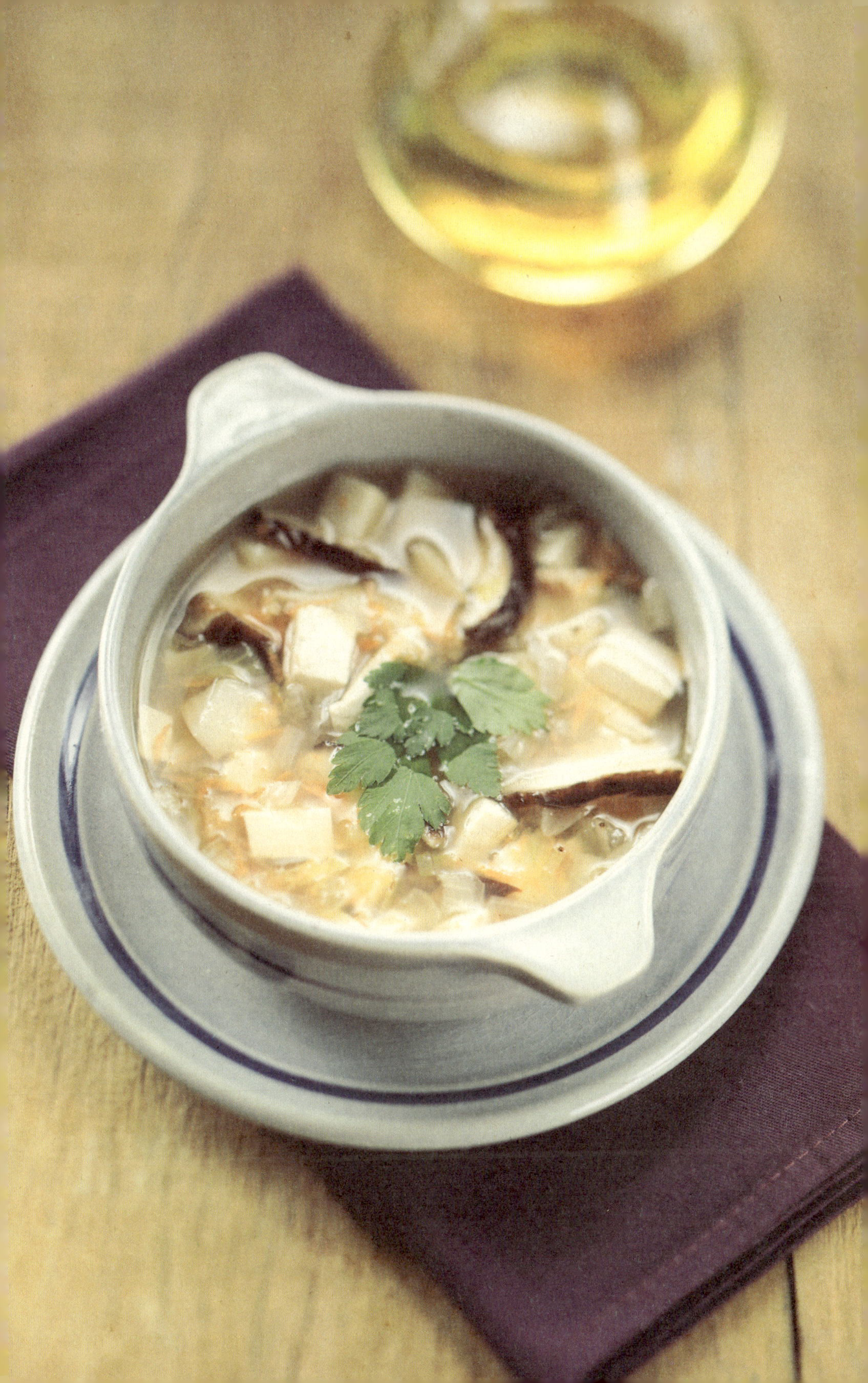

48. Homus sem tahine

Rendimento
6 porções de 50 kcal cada

½ xícara de grão-de-bico (80 g)
1½ xícara de água (300 ml)
1 dente de alho médio (6 g)
suco de ¼ de limão (10 ml)
½ colher (chá) de sal (2 g)

Deixe o grão-de-bico de molho em água por 12 horas. Escorra e descarte a água.

Coloque o grão-de-bico e a água na panela de pressão e cozinhe em fogo baixo por 10 minutos, contados a partir do momento em que a panela começar a chiar. Desligue o fogo e espere amornar antes de abrir a panela.

Transfira o conteúdo da panela para o liquidificador e bata com os demais ingredientes, adicionando o mínimo de água possível. Se preciso, desligue o liquidificador, mexa com uma colher de pau e bata novamente, até obter uma pasta grossa.

Ótimo para levar de lanche num pão integral e para consumir antes de fazer exercícios. A receita original leva tahine, que é mais calórico, mas sem ele também fica ótimo.

Informação nutricional

Nutrientes	Total	Porção
Energia (kcal)	297	50
Proteína (g)	17,7	3,0
Lipídios (g)	4,4	0,7
Saturados (g)	0,7	0,1
Monoinsaturados (g)	1,1	0,2
Poli-insaturados (g)	2,2	0,4
Colesterol (mg)	0	0,0
Ômega-6 (g)	2,2	0,4
Ômega-3 (g)	0,1	0,0
Carboidrato (g)	49,7	8,3
Fibra (g)	10,2	1,7

Nutrientes	Total	Porção
Cálcio (mg)	93,6	15,6
Magnésio (mg)	120	20,0
Manganês (mg)	2,5	0,4
Fósforo (mg)	288,4	48,1
Ferro (mg)	4,4	0,7
Sódio (mg)	803,4	133,9
Potássio (mg)	957,9	159,7
Cobre (mg)	0,6	0,1
Zinco (mg)	2,6	0,4
Vitamina A (mcg)	0	0,0
Vitamina B1 (mg)	0,4	0,1
Vitamina B2 (mg)	0	0,0
Vitamina B3 (mg)	0	0,0
Vitamina B6 (mg)	0,6	0,1
Vitamina C (mg)	6,9	1,2

Nutrientes

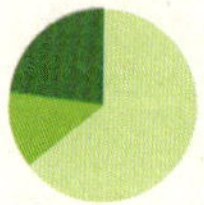

• Carboidrato
• Gordura
• Proteína

Gorduras

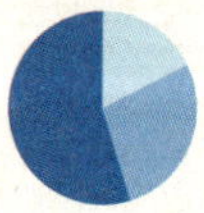

• Saturada
• Monoinsaturada
• Poli-insaturada

49. Homus com tomate seco

Rendimento
6 porções de 64 kcal cada

½ xícara de grão-de-bico (80 g)
1½ xícara de água (300 ml)
3 tomates secos (15 g)
5 alcaparras (3 g)
suco de ¼ de limão (10 ml)
¼ de colher (chá) de páprica picante (2 g)
1 colher (sopa) de azeite (8 ml)
¼ de colher (chá) de sal (1 g)

Deixe o grão-de-bico de molho em água por 12 horas. Escorra e descarte a água.

Coloque o grão-de-bico e a água na panela de pressão e cozinhe em fogo baixo por 10 minutos, contados a partir do momento em que a panela começar a chiar. Desligue o fogo e espere amornar antes de abrir a panela.

Transfira o conteúdo da panela para o liquidificador e bata com os demais ingredientes, adicionando o mínimo de água possível. Se preciso, desligue o liquidificador, mexa com uma colher de pau e bata novamente, até obter uma pasta grossa.

Se quiser mais apimentado, adicione mais páprica picante.

Informação nutricional

Nutrientes	Total	Porção
Energia (kcal)	384	64
Proteína (g)	17,8	3,0
Lipídios (g)	13,9	2,3
Saturados (g)	2,1	0,4
Monoinsaturados (g)	8	1,3
Poli-insaturados (g)	3,3	0,6
Colesterol (mg)	0	0,0
Ômega-6 (g)	2,9	0,5
Ômega-3 (g)	0,2	0,0
Carboidrato (g)	50,8	8,5
Fibra (g)	10,9	1,8

Nutrientes	Total	Porção
Cálcio (mg)	100,7	16,8
Magnésio (mg)	129,2	21,5
Manganês (mg)	2,6	0,4
Fósforo (mg)	293,8	49,0
Ferro (mg)	4,8	0,8
Sódio (mg)	519,8	86,6
Potássio (mg)	1.095,6	182,6
Cobre (mg)	0,6	0,1
Zinco (mg)	2,7	0,5
Vitamina A (mcg)	625,3	104,2
Vitamina B1 (mg)	0,4	0,1
Vitamina B2 (mg)	0,1	0,0
Vitamina B3 (mg)	0,5	0,1
Vitamina B6 (mg)	0,7	0,1
Vitamina C (mg)	17,2	2,9

Nutrientes

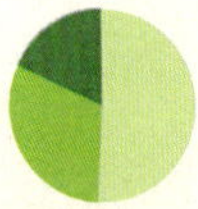

• Carboidrato
• Gordura
• Proteína

Gorduras

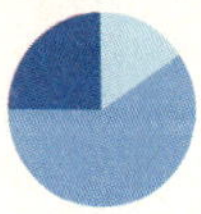

• Saturada
• Monoinsaturada
• Poli-insaturada

50. Babaganuche sem tahine

Rendimento
12 porções de 13 kcal cada

1 berinjela (370 g)
1 dente de alho médio espremido (6 g)
suco de ½ limão (20 ml)
½ colher (chá) de sal (2 g)
1 colher (sopa) de azeite (8 ml)

Lave a berinjela e faça furos em todo o legume com um garfo para evitar que estoure ao ser aquecida. Coloque diretamente sobre a chama do fogão e deixe por 20 minutos, virando conforme for assando. Você sentirá um forte aroma defumado.

Deixe amornar e corte-a ao meio. Com uma colher, retire a polpa, descolando-a da casca. Não tem problema se misturar um pouco de casca queimada, pois é ela que dá o sabor característico.

Coloque a polpa num prato e amasse bem com um garfo. Junte os demais ingredientes e misture bem.

Muito saboroso e pouco calórico.

Informação nutricional

Nutrientes	Total	Porção
Energia (kcal)	154	13
Proteína (g)	5	0,4
Lipídios (g)	8,4	0,7
Saturados (g)	1,2	0,1
Monoinsaturados (g)	6	0,5
Poli-insaturados (g)	0,8	0,1
Colesterol (mg)	0	0,0
Ômega-6 (g)	0,7	0,1
Ômega-3 (g)	0,1	0,0
Carboidrato (g)	19,1	1,6
Fibra (g)	10,9	0,9

Nutrientes	Total	Porção
Cálcio (mg)	35,9	3,0
Magnésio (mg)	50,1	4,2
Manganês (mg)	0,4	0,0
Fósforo (mg)	87	7,3
Ferro (mg)	1	0,1
Sódio (mg)	799,2	66,6
Potássio (mg)	809,2	67,4
Cobre (mg)	0,2	0,0
Zinco (mg)	0,5	0,0
Vitamina A (mcg)	88,8	7,4
Vitamina B1 (mg)	0,2	0,0
Vitamina B2 (mg)	0,2	0,0
Vitamina B3 (mg)	0	0,0
Vitamina B6 (mg)	0	0,0
Vitamina C (mg)	17,3	1,4

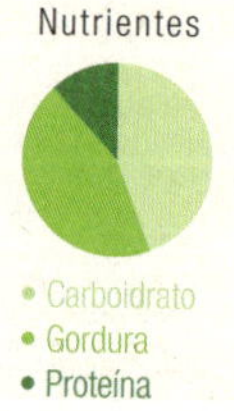

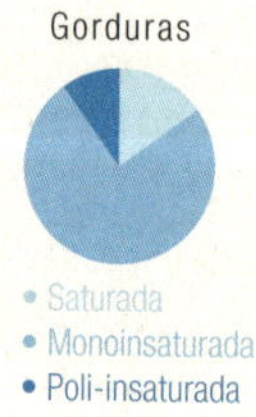

51. Pesto

Rendimento
10 porções de 35 kcal cada

½ maço de manjericão (90 g)
½ maço de salsinha (56 g)
3 colheres (sopa) de azeite (24 ml)
4 nozes (12 g)
6 azeitonas verdes sem caroço (30 g)
½ dente de alho médio (3 g)
4 colheres (sopa) de água (80 ml)
1 pitada de sal (0,5 g)

Pique grosseiramente o manjericão (folhas e talos). Faça o mesmo com a salsinha, mas descarte os talos.

Coloque todos os ingredientes no liquidificador e bata bem. Se preciso, desligue o liquidificador, empurre os ingredientes com uma colher de pau em direção à hélice e bata novamente, até obter uma pasta grossa.

A receita rende bastante e é pouco calórica. Boa para passar no pão.

Informação nutricional

Nutrientes	Total	Porção
Energia (kcal)	353	35
Proteína (g)	5,6	0,6
Lipídios (g)	34,4	3,4
Saturados (g)	4,8	0,5
Monoinsaturados (g)	20,7	2,1
Poli-insaturados (g)	8,1	0,8
Colesterol (mg)	0	0,0
Ômega-6 (g)	6,6	0,7
Ômega-3 (g)	1,5	0,2
Carboidrato (g)	10,3	1,0
Fibra (g)	5,7	0,6

Nutrientes	Total	Porção
Cálcio (mg)	311,4	31,1
Magnésio (mg)	83,4	8,3
Manganês (mg)	1,7	0,2
Fósforo (mg)	115,5	11,6
Ferro (mg)	3	0,3
Sódio (mg)	248,2	24,8
Potássio (mg)	703,3	70,3
Cobre (mg)	0,4	0,0
Zinco (mg)	1,4	0,1
Vitamina A (mcg)	1.907,7	190,8
Vitamina B1 (mg)	0,2	0,0
Vitamina B2 (mg)	0,3	0,0
Vitamina B3 (mg)	1,3	0,1
Vitamina B6 (mg)	0,3	0,0
Vitamina C (mg)	31,1	3,1

Nutrientes

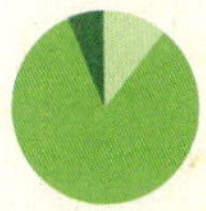

Gorduras

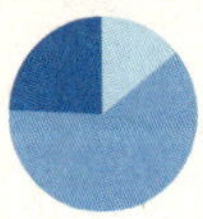

52. Sardella

Rendimento
18 porções de 6 kcal cada

- 1 folha de alga nori rasgada grosseiramente (2 g)
- 1 xícara de molho de tomate (186 g)
- 3 pedaços médios de pimentão vermelho (46 g)
- 1 colher (sopa) de azeite (8 ml)
- ½ colher (chá) de pimenta calabresa (1 g)
- ½ colher (chá) de sal (2 g)

Espete um pedaço de pimentão em um garfo e aproxime da chama do fogão até a casca começar a estralar e ficar chamuscada. Deixe esfriar um pouco e retire a casca com as mãos. Não se preocupe em retirar tudo, porque a casca queimada dá um gosto levemente defumado.

Coloque todos os ingredientes no liquidificador e bata até obter uma pasta homogênea. Esta receita fica picante, uma característica típica da sardella. Caso prefira uma versão mais suave, acrescente a pimenta apenas depois de pronto, na quantidade desejada.

Pouco calórica, é ideal para passar no pão. A alga faz o prato ficar com o sabor da sardella original.

Informação nutricional

Nutrientes	Total	Porção
Energia (kcal)	112	6
Proteína (g)	2,5	0,1
Lipídios (g)	8,1	0,5
Saturados (g)	1,2	0,1
Monoinsaturados (g)	6	0,3
Poli-insaturados (g)	0,8	0,0
Colesterol (mg)	0	0,0
Ômega-6 (g)	0,7	0,0
Ômega-3 (g)	0,1	0,0
Carboidrato (g)	13	0,7
Fibra (g)	2,5	0,1
Cálcio (mg)	26,3	1,5
Magnésio (mg)	28,9	1,6
Manganês (mg)	0,2	0,0
Fósforo (mg)	53,7	3,0
Ferro (mg)	2	0,1
Sódio (mg)	947,9	52,7
Potássio (mg)	551,7	30,7
Cobre (mg)	0,2	0,0
Zinco (mg)	0,6	0,0
Vitamina A (mcg)	173,9	9,7
Vitamina B1 (mg)	0	0,0
Vitamina B2 (mg)	0	0,0
Vitamina B3 (mg)	1,7	0,1
Vitamina B6 (mg)	0,1	0,0
Vitamina C (mg)	80,5	4,5

Nutrientes

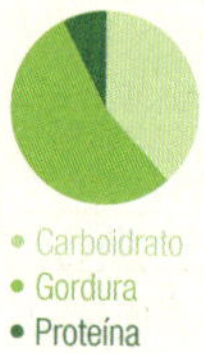

Gorduras

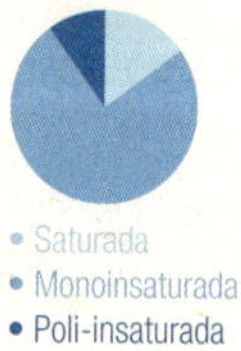

53. Salaminho macrobiótico

Rendimento
4 porções de 32,3 kcal cada

1 colher (chá) de missô (6 g)
2 colheres (sopa) de tahine (20 g)
1 dente de alho pequeno (4 g)
½ colher (chá) de água morna (5 ml)

Coloque todos os ingredientes em uma tigela e amasse com um garfo, especialmente o alho. Está pronto para servir.

Prato típico da culinária macrobiótica, lembra o sabor do salame, mas é muito mais saudável.

Informação nutricional

Nutrientes	Total	Porção
Energia (kcal)	129	32
Proteína (g)	4,0	1,0
Lipídios (g)	11,0	2,7
Saturados (g)	1,6	0,4
Monoinsaturados (g)	4,1	1,0
Poli-insaturados (g)	4,8	1,2
Colesterol (mg)	0,0	0,0
Ômega-6 (g)	4,6	1,2
Ômega-3 (g)	0,1	0,0
Carboidrato (g)	5,8	1,4
Fibra (g)	2,2	0,5

Nutrientes	Total	Porção
Cálcio (mg)	87,8	21,9
Magnésio (mg)	21,3	5,3
Manganês (mg)	0,3	0,1
Fósforo (mg)	155,7	38,9
Ferro (mg)	1,9	0,5
Sódio (mg)	172,2	43,1
Potássio (mg)	101,9	25,5
Cobre (mg)	0,3	0,1
Zinco (mg)	1,0	0,3
Vitamina A (mcg)	16,9	4,2
Vitamina B1 (mg)	0,3	0,1
Vitamina B2 (mg)	0,1	0,0
Vitamina B3 (mg)	1,1	0,3
Vitamina B6 (mg)	0,0	0,0
Vitamina C (mg)	0,0	0,0

Nutrientes

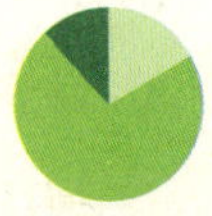

Gorduras

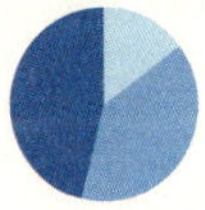

54. Tofupiri

Rendimento
6 porções de 55 kcal cada

1 pedaço de tofu (250 g)
1 colher (sopa) de polvilho azedo (8 g)
1 colher (sopa) de suco de limão (8 ml)
2 colheres (sopa) de azeite (16 ml)
¼ de colher (chá) de sal (1 g)

Coloque todos os ingredientes no liquidificador e bata até obter uma mistura homogênea.

Transfira para uma panela e leve ao fogo, mexendo sempre até dar liga, por cerca de 5 minutos.

Rende bastante e é pouco calórico. Ótimo para substituir a manteiga e o requeijão pela manhã, pois o sabor é suave, e também pode ser usado como recheio de pizza e lasanha.

Informação nutricional

Nutrientes	Total	Porção
Energia (kcal)	333	55
Proteína (g)	16,5	2,8
Lipídios (g)	25,9	4,3
Saturados (g)	3,4	0,6
Monoinsaturados (g)	13,3	2,2
Poli-insaturados (g)	5,8	1,0
Colesterol (mg)	0	0,0
Ômega-6 (g)	5,1	0,9
Ômega-3 (g)	0,6	0,1
Carboidrato (g)	12,8	2,1
Fibra (g)	1,9	0,3

Nutrientes	Total	Porção
Cálcio (mg)	204,5	34,1
Magnésio (mg)	96,3	16,1
Manganês (mg)	0,8	0,1
Fósforo (mg)	325,5	54,3
Ferro (mg)	3,6	0,6
Sódio (mg)	402,6	67,1
Potássio (mg)	466,2	77,7
Cobre (mg)	0,4	0,1
Zinco (mg)	2,2	0,4
Vitamina A (mcg)	0	0,0
Vitamina B1 (mg)	0,1	0,0
Vitamina B2 (mg)	0	0,0
Vitamina B3 (mg)	0	0,0
Vitamina B6 (mg)	0,1	0,0
Vitamina C (mg)	2,8	0,5

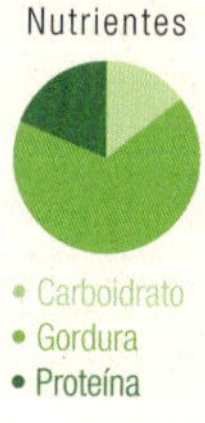

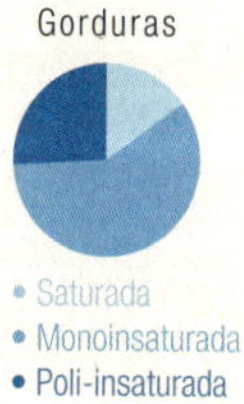

55. Omelete de tofu

Rendimento
2 porções de 127 kcal cada

¼ de colher (chá) de azeite (1,5 ml)
¼ de colher (chá) de orégano (0,25 g)
½ cebola ralada fino (65 g)
1 dente de alho grande espremido (8 g)
1 pedaço de tofu amassado com garfo (250 g)
½ cenoura ralada fino (75 g)
½ colher (chá) de açafrão (1 g)
1 colher (chá) de sal (4 g)
1 talo de cebolinha picada (18 g)

Numa panela, aqueça o azeite e o orégano por alguns segundos. Acrescente a cebola e o alho e refogue por 1 minuto. Adicione o tofu, a cenoura, o açafrão e o sal e cozinhe por 2 minutos, mexendo sempre.

Desligue o fogo, adicione a cebolinha e misture bem antes de servir.

Fica com cara de ovo mexido, mas não tem o mesmo gosto. É ótimo para comer com pão. Rende bastante e é pouco calórico.

Informação nutricional

Nutrientes	Total	Porção
Energia (kcal)	254	127
Proteína (g)	20	10,0
Lipídios (g)	11,8	5,9
Saturados (g)	1,3	0,7
Monoinsaturados (g)	2,4	1,2
Poli-insaturados (g)	4,4	2,2
Colesterol (mg)	0	0,0
Ômega-6 (g)	3,8	1,9
Ômega-3 (g)	0,5	0,3
Carboidrato (g)	22,9	11,5
Fibra (g)	7,8	3,9

Nutrientes	Total	Porção
Cálcio (mg)	259,2	129,6
Magnésio (mg)	127,2	63,6
Manganês (mg)	1,6	0,8
Fósforo (mg)	398,8	199,4
Ferro (mg)	4,5	2,3
Sódio (mg)	1.608,3	804,2
Potássio (mg)	1.004,2	502,1
Cobre (mg)	0,6	0,3
Zinco (mg)	2,7	1,4
Vitamina A (mcg)	1.369,3	684,7
Vitamina B1 (mg)	0,1	0,1
Vitamina B2 (mg)	0	0,0
Vitamina B3 (mg)	0,1	0,1
Vitamina B6 (mg)	0,3	0,2
Vitamina C (mg)	15,5	7,8

Nutrientes

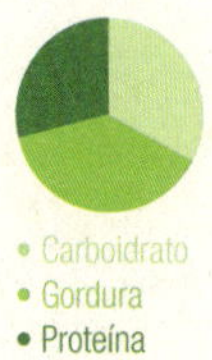

Gorduras

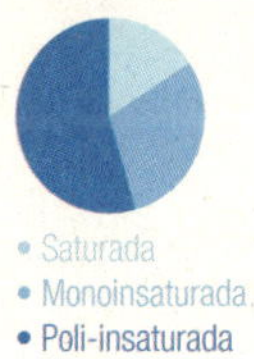

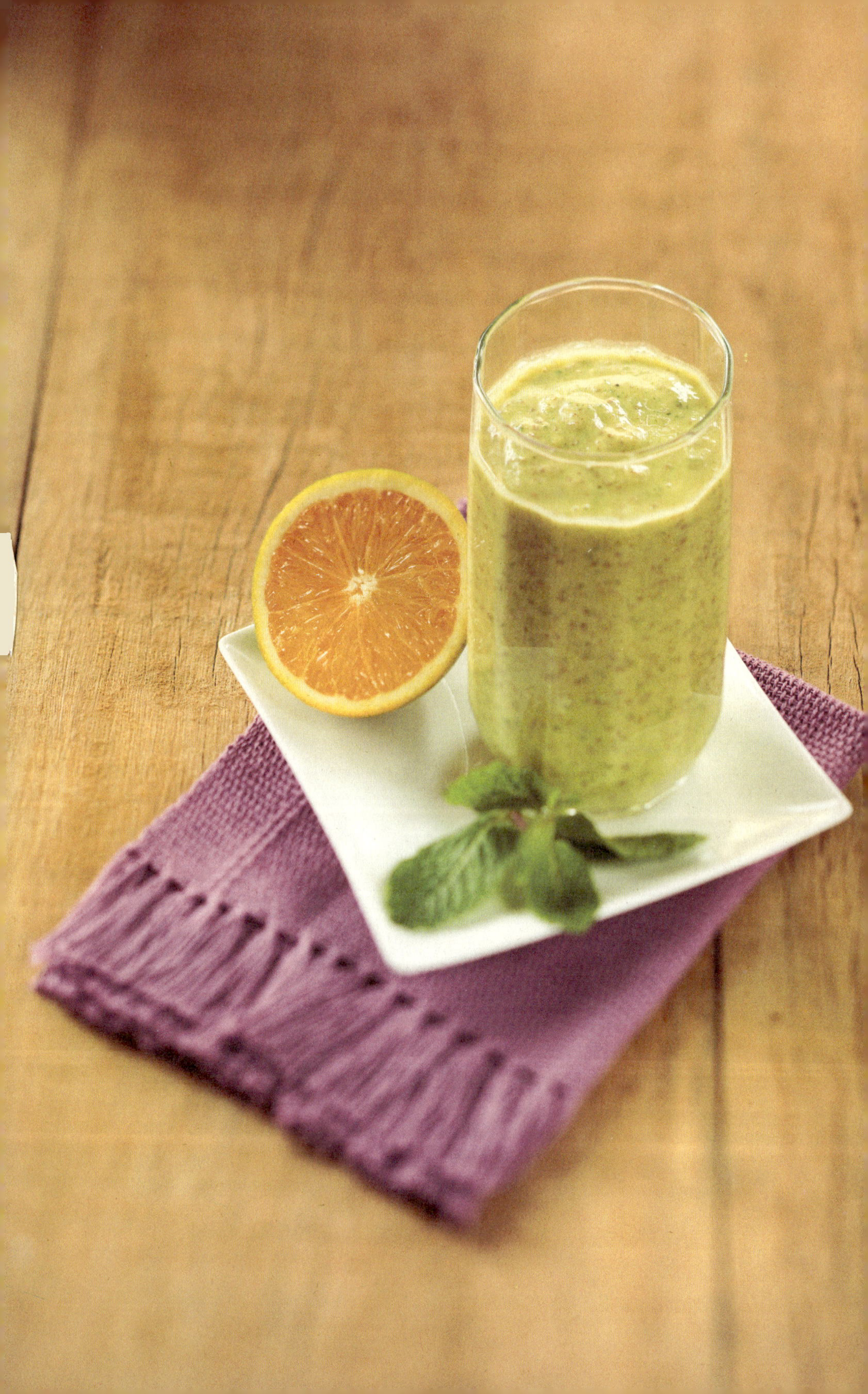

56. Suco completo

Rendimento
1 porção de 307 kcal

2½ xícaras de suco de laranja-pera (250 ml)
3 colheres (sopa) bem cheias de farinha de aveia (30 g)
2 colheres (sopa) de chia (12 g)
5 colheres (sopa) de abacate (50 g)
hortelã a gosto

Coloque todos os ingredientes no liquidificador e bata bem antes de servir.

Para 1 porção de 400 kcal, acrescente à receita original ½ xícara de suco de laranja (100 ml), 1 colher (sopa) bem cheia de farinha de aveia (10 g) e 2 colheres (sopa) de abacate (20 g). Para 1 porção de 550 kcal, acrescente 1 xícara de suco de laranja (200 ml), 3 colheres (sopa) bem cheias de farinha de aveia (30 g) e 6 colheres (sopa) de abacate (60 g).

Ótimo como substituto do café da manhã ou como lanche da tarde.

Informação nutricional

Nutrientes	Total	Porção
Energia (kcal)	307	307
Proteína (g)	8,5	8,5
Lipídios (g)	10,6	10,6
Saturados (g)	2,0	2,0
Monoinsaturados (g)	3,4	3,4
Poli-insaturados (g)	4,4	4,4
Colesterol (mg)	0,0	0,0
Ômega-6 (g)	1,5	1,5
Ômega-3 (g)	0,1	0,1
Carboidrato (g)	47,2	47,2
Fibra (g)	10,4	10,4

Nutrientes	Total	Porção
Cálcio (mg)	112,5	112,5
Magnésio (mg)	61,9	61,9
Manganês (mg)	1,0	1,0
Fósforo (mg)	205,8	205,8
Ferro (mg)	1,4	1,4
Sódio (mg)	3,7	3,7
Potássio (mg)	595,1	595,1
Cobre (mg)	0,3	0,3
Zinco (mg)	1,3	1,3
Vitamina A (mcg)	3,0	3,0
Vitamina B1 (mg)	0,2	0,2
Vitamina B2 (mg)	0,0	0,0
Vitamina B3 (mg)	1,3	1,3
Vitamina B6 (mg)	0,0	0,0
Vitamina C (mg)	188,1	188,1

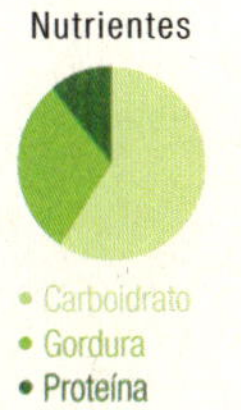

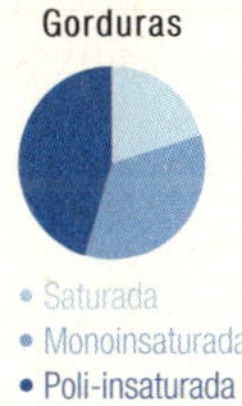

57. Suco verde

Rendimento
1 porção de 267 kcal

2½ xícaras de suco de laranja-pera (250 ml)
2 fatias de abacaxi (130 g)
2 ramos de hortelã (10 g)
1 folha grande de couve (35 g)
algumas folhas de salsão (20 g)
11 colheres (sopa) de abacate (110 g)

Bata todos os ingredientes no liquidificador, exceto o abacate. Coe bem.

Transfira o suco coado para o liquidificador, adicione o abacate e bata novamente. Está pronto.

Bom para consumir como lanche.

Informação nutricional

Nutrientes	Total	Porção
Energia (kcal)	267	267
Proteína (g)	5,8	5,8
Lipídios (g)	9,9	9,9
Saturados (g)	2,6	2,6
Monoinsaturados (g)	4,7	4,7
Poli-insaturados (g)	1,6	1,6
Colesterol (mg)	0,0	0,0
Ômega-6 (g)	1,4	1,4
Ômega-3 (g)	0,1	0,1
Carboidrato (g)	44,5	44,5
Fibra (g)	10,3	10,3

Nutrientes	Total	Porção
Cálcio (mg)	130,0	130,0
Magnésio (mg)	79,7	79,7
Manganês (mg)	2,9	2,9
Fósforo (mg)	103,6	103,6
Ferro (mg)	1,9	1,9
Sódio (mg)	21,2	21,2
Potássio (mg)	1.008,5	1.008,5
Cobre (mg)	0,4	0,4
Zinco (mg)	0,7	0,7
Vitamina A (mcg)	671,8	671,8
Vitamina B1 (mg)	0,3	0,3
Vitamina B2 (mg)	0,2	0,2
Vitamina B3 (mg)	1,0	1,0
Vitamina B6 (mg)	0,1	0,1
Vitamina C (mg)	273,7	273,7

Nutrientes

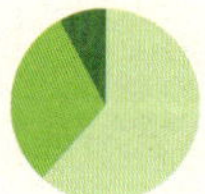

Gorduras

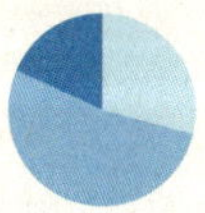

58. Suco cremoso de morango

Rendimento
1 porção de 226 kcal

2½ xícaras de suco de laranja-pera (250 ml)
11 colheres (sopa) de abacate (110 g)
10 morangos ou 2 polpas congeladas (200 g)

Bata todos os ingredientes no liquidificador e sirva em seguida.

Escolha laranjas bem doces para obter um suco muito saboroso.

Informação nutricional

Nutrientes	Total	Porção
Energia (kcal)	227	227
Proteína (g)	4,4	4,4
Lipídios (g)	9,8	9,8
Saturados (g)	2,5	2,5
Monoinsaturados (g)	4,7	4,7
Poli-insaturados (g)	1,5	1,5
Colesterol (mg)	0,0	0,0
Ômega-6 (g)	1,4	1,4
Ômega-3 (g)	0,1	0,1
Carboidrato (g)	34,4	34,4
Fibra (g)	9,2	9,2

Nutrientes	Total	Porção
Cálcio (mg)	41,3	41,3
Magnésio (mg)	47,7	47,7
Manganês (mg)	0,7	0,7
Fósforo (mg)	88,3	88,3
Ferro (mg)	0,6	0,6
Sódio (mg)	0,0	0,0
Potássio (mg)	838,5	838,5
Cobre (mg)	0,3	0,3
Zinco (mg)	0,5	0,5
Vitamina A (mcg)	0,0	0,0
Vitamina B1 (mg)	0,0	0,0
Vitamina B2 (mg)	0,1	0,1
Vitamina B3 (mg)	0,0	0,0
Vitamina B6 (mg)	0,0	0,0
Vitamina C (mg)	275,5	275,5

Nutrientes

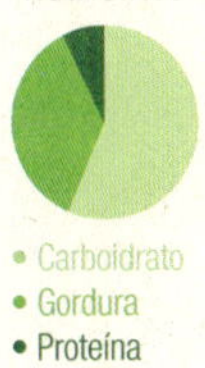

Gorduras

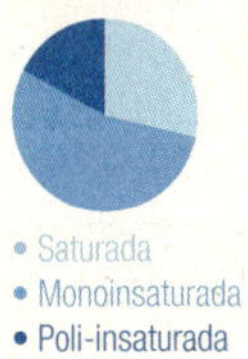

59. Leite de aveia com achocolatado

Rendimento
2 porções de 174 kcal cada

1 xícara de farinha de aveia (95 g)
3 xícaras de água (600 ml)
1 colher (sopa), mais 1 colher (chá) de cacau em pó (10 g)
4 colheres (sopa) de açúcar mascavo (24 g)

Deixe a farinha de aveia de molho na água por 1 hora. Depois, transfira para o liquidificador e bata bem. Coe a mistura em uma peneira ou em um coador bem fino (de voal).

Transfira o leite coado para o liquidificador, junte os demais ingredientes e bata. Sirva frio.

Mais saudável do que os achocolatados comuns, mas não aqueça, pois fica gelatinoso.

Informação nutricional

Nutrientes	Total	Porção
Energia (kcal)	347	174
Proteína (g)	10,5	5,3
Lipídios (g)	6,5	3,3
Saturados (g)	1,7	0,9
Monoinsaturados (g)	2,4	1,2
Poli-insaturados (g)	1,9	1,0
Colesterol (mg)	0,0	0,0
Ômega-6 (g)	1,8	0,9
Ômega-3 (g)	0,0	0,0
Carboidrato (g)	68,4	34,2
Fibra (g)	8,8	4,4

Nutrientes	Total	Porção
Cálcio (mg)	71,9	36,0
Magnésio (mg)	140,3	70,2
Manganês (mg)	2,0	1,0
Fósforo (mg)	174,6	87,3
Ferro (mg)	6,0	3,0
Sódio (mg)	10,9	5,5
Potássio (mg)	479,4	239,7
Cobre (mg)	0,7	0,4
Zinco (mg)	2,4	1,2
Vitamina A (mcg)	0,0	0,0
Vitamina B1 (mg)	0,3	0,2
Vitamina B2 (mg)	0,0	0,0
Vitamina B3 (mg)	2,9	1,5
Vitamina B6 (mg)	0,0	0,0
Vitamina C (mg)	0,8	0,4

Nutrientes

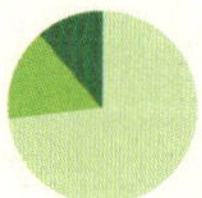

• Carboidrato
• Gordura
• Proteína

Gorduras

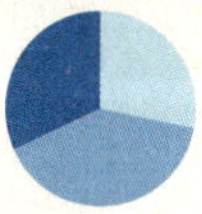

• Saturada
• Monoinsaturada
• Poli-insaturada

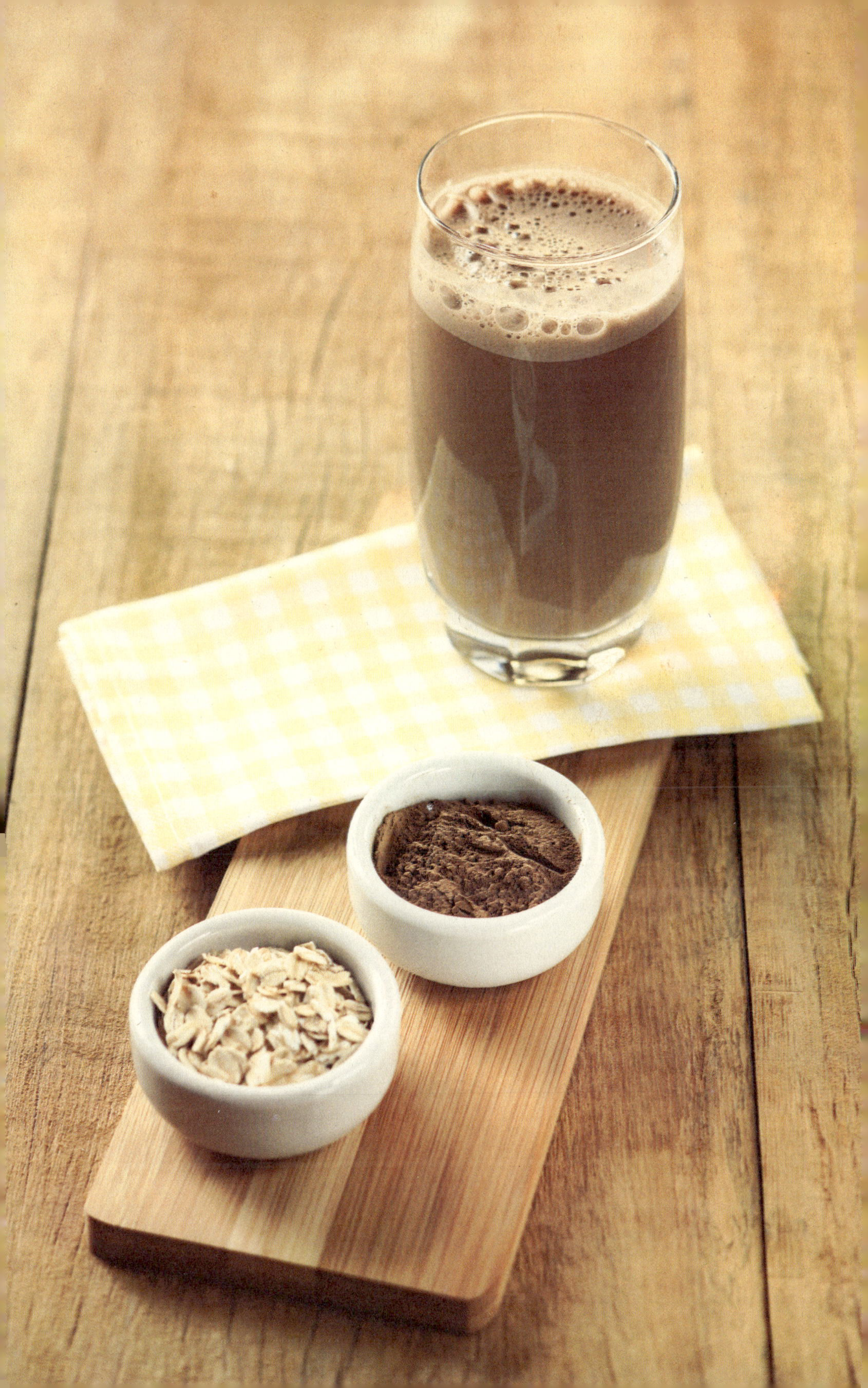

60. Granola com polpa de goiaba

Rendimento
2 porções de 108 kcal cada

½ xícara de granola (40 g)
1 polpa de goiaba congelada (100 g)

Coloque a granola numa tigela e disponha a polpa de goiaba por cima. Deixe descansar por 20-30 minutos para a polpa começar a descongelar.

Muito prático e você pode variar o sabor, trocando a polpa de goiaba por manga.

Informação nutricional

Nutrientes	Total	Porção
Energia (kcal)	217	109
Proteína (g)	5	2,6
Lipídios (g)	5	2,7
Saturados (g)	1	0,5
Monoinsaturados (g)	0	0,0
Poli-insaturados (g)	0	0,1
Colesterol (mg)	0	0,0
Ômega-6 (g)	0	0,1
Ômega-3 (g)	0	0,0
Carboidrato (g)	35	17,3
Fibra (g)	6	3,0

Nutrientes	Total	Porção
Cálcio (mg)	63	31,6
Magnésio (mg)	55	27,5
Manganês (mg)	0	0,0
Fósforo (mg)	143	71,7
Ferro (mg)	2	1,1
Sódio (mg)	50	25,0
Potássio (mg)	146	72,9
Cobre (mg)	0	0,0
Zinco (mg)	1	0,5
Vitamina A (mcg)	100	50,0
Vitamina B1 (mg)	0	0,1
Vitamina B2 (mg)	0	0,1
Vitamina B3 (mg)	2	1,0
Vitamina B6 (mg)	0	0,1
Vitamina C (mg)	65	32,5

Nutrientes

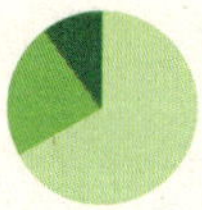

• Carboidrato
• Gordura
• Proteína

Gorduras

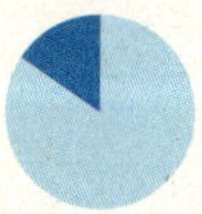

• Saturada
• Monoinsaturada
• Poli-insaturada

61. Banana à "milanesa"

Rendimento
4 porções de 154 kcal cada

suco de ½ limão (20 ml)
1 colher (chá) de canela em pó (2 g)
6 colheres (sopa) de açúcar mascavo (36 g)
3 bananas-nanicas cortadas ao meio (300 g)
5 colheres (sopa) de farinha de aveia (50 g)

Misture o suco de limão com a canela e o açúcar mascavo. Empane as bananas com essa mistura e passe na farinha de aveia.

Unte uma fôrma com óleo e depois polvilhe um pouco de açúcar mascavo.

Leve as bananas para assar em forno preaquecido a 280 °C por cerca de 20 minutos.

Receita prática, ótima para quando bater vontade de comer doce à tarde.

Informação nutricional

Nutrientes	Total	Porção
Energia (kcal)	615	154
Proteína (g)	11,7	2,9
Lipídios (g)	4,7	1,2
Saturados (g)	0,8	0,2
Monoinsaturados (g)	1,6	0,4
Poli-insaturados (g)	1,5	0,4
Colesterol (mg)	0,0	0,0
Ômega-6 (g)	1,5	0,4
Ômega-3 (g)	0,0	0,0
Carboidrato (g)	142,3	35,6
Fibra (g)	11,5	2,9

Nutrientes	Total	Porção
Cálcio (mg)	101,1	25,3
Magnésio (mg)	174,2	43,6
Manganês (mg)	2,4	0,6
Fósforo (mg)	175,1	43,8
Ferro (mg)	6,4	1,6
Sódio (mg)	11,6	2,9
Potássio (mg)	1.522,1	380,5
Cobre (mg)	0,6	0,2
Zinco (mg)	2,1	0,5
Vitamina A (mcg)	46,8	11,7
Vitamina B1 (mg)	0,3	0,1
Vitamina B2 (mg)	0,1	0,0
Vitamina B3 (mg)	2,3	0,6
Vitamina B6 (mg)	0,4	0,1
Vitamina C (mg)	27,0	6,7

Nutrientes

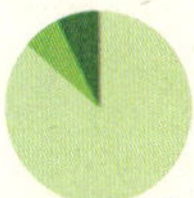

• Carboidrato
• Gordura
• Proteína

Gorduras

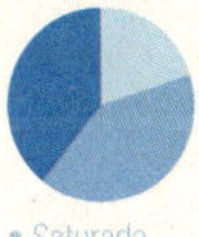

• Saturada
• Monoinsaturada
• Poli-insaturada

62. Chutney de abacaxi com cacau

Rendimento
6 porções de 47 kcal (1 porção = 2 colheres de sopa)

¼ de abacaxi descascado sem miolo picado (362 g)
3 colheres (sopa) de açúcar mascavo (18 g)
2 colheres (sopa) de cacau em pó (8 g)
¼ de colher (chá) de pimenta-do-reino (0,75 g)
½ colher (chá) de gengibre descascado e ralado (0,5 g)
¼ de colher (chá) de curry em pó (0,5 g)

Em uma panela, coloque o abacaxi, o açúcar mascavo, o cacau em pó, a pimenta, o gengibre e o curry e leve ao fogo baixo, mexendo sempre para não grudar. Cozinhe por 7 minutos, até quase secar todo o líquido.

O cacau deixa o chutney com um suave gosto de chocolate. Esta receita é ótima para passar no pão e ser consumida no lanche. Se gostar de sabores mais fortes, coloque um pouco mais de pimenta.

Informação nutricional

Nutrientes	Total	Porção
Energia (kcal)	279	47
Proteína (g)	5,6	0,9
Lipídios (g)	2,2	0,4
Saturados (g)	0,8	0,1
Monoinsaturados (g)	0,6	0,1
Poli-insaturados (g)	0,2	0,0
Colesterol (mg)	0,0	0,0
Ômega-6 (g)	0,0	0,0
Ômega-3 (g)	0,0	0,0
Carboidrato (g)	70,2	11,7
Fibra (g)	8,1	1,4

Nutrientes	Total	Porção
Cálcio (mg)	142,5	23,8
Magnésio (mg)	135,5	22,6
Manganês (mg)	7,0	1,2
Fósforo (mg)	129,7	21,6
Ferro (mg)	4,9	0,8
Sódio (mg)	9,0	1,5
Potássio (mg)	787,9	131,3
Cobre (mg)	0,8	0,1
Zinco (mg)	1,3	0,2
Vitamina A (mcg)	50,4	8,4
Vitamina B1 (mg)	0,6	0,1
Vitamina B2 (mg)	0,1	0,0
Vitamina B3 (mg)	0,4	0,1
Vitamina B6 (mg)	0,1	0,0
Vitamina C (mg)	125,9	21,0

Nutrientes

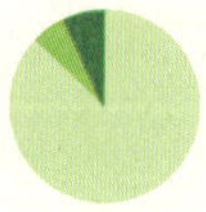

• Carboidrato
• Gordura
• Proteína

Gorduras

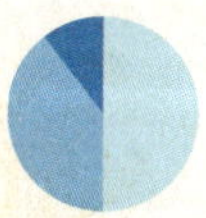

• Saturada
• Monoinsaturada
• Poli-insaturada

63. Calda de cacau

Rendimento
1 porção de 107 kcal

2 colheres (sopa) de cacau em pó (8 g)
4 colheres (sopa) de açúcar mascavo (24 g)
¼ de xícara de água (50 ml)

Coloque todos os ingredientes numa panela pequena e leve ao fogo baixo. Cozinhe por 5 minutos, mexendo sempre, até ficar bem cremoso.

Escolha as frutas de sua preferência e leve-as ao forno por 15 minutos. Retire e despeje a calda de cacau em cima, lembrando de computar também as calorias de cada fruta: 1 banana-nanica (100 g, 91,5 kcal); 1 banana-prata (100 g, 98,2 kcal); 1 fatia de manga (100 g, tommy: 50 kcal, haden: 63,5 kcal); ½ papaia (150 g, 60 kcal); 1 maçã (130 g, 75 kcal); 1 goiaba vermelha (170 g, 92 kcal).

Receita prática e saborosa, com gosto que lembra bem o do chocolate. Pode ser conservada na geladeira por trinta dias.

Informação nutricional

Nutrientes	Total	Porção
Energia (kcal)	107	107
Proteína (g)	1,8	1,8
Lipídios (g)	1,1	1,1
Saturados (g)	0,6	0,6
Monoinsaturados (g)	0,4	0,4
Poli-insaturados (g)	0,0	0,0
Colesterol (mg)	0,0	0,0
Ômega-6 (g)	0,0	0,0
Ômega-3 (g)	0,0	0,0
Carboidrato (g)	27,3	27,3
Fibra (g)	2,7	2,7
Cálcio (mg)	40,6	40,6
Magnésio (mg)	59,1	59,1
Manganês (mg)	0,8	0,8
Fósforo (mg)	67,9	67,9
Ferro (mg)	3,1	3,1
Sódio (mg)	7,7	7,7
Potássio (mg)	247,1	247,1
Cobre (mg)	0,3	0,3
Zinco (mg)	0,7	0,7
Vitamina A (mcg)	0,0	0,0
Vitamina B1 (mg)	0,0	0,0
Vitamina B2 (mg)	0,0	0,0
Vitamina B3 (mg)	0,2	0,2
Vitamina B6 (mg)	0,0	0,0
Vitamina C (mg)	0,0	0,0

Nutrientes

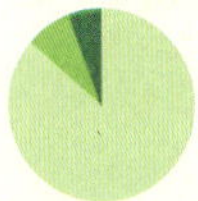

• Carboidrato
• Gordura
• Proteína

Gorduras

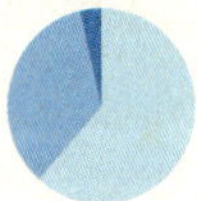

• Saturada
• Monoinsaturada
• Poli-insaturada

64. Brigadeiro de morango

Rendimento
2 brigadeiros de 68 kcal cada

1 colher (sopa) de cacau em pó (4 g)
4 colheres (sopa) de açúcar mascavo (24 g)
1 polpa congelada de morango (100 g)
2 morangos frescos (40 g)

Misture os ingredientes numa panela pequena (exceto os morangos frescos) e mexa por cerca de 5 minutos, até ficar bem cremoso.

Lave os morangos e retire as folhas. Quando a calda estiver morna, passe os morangos pela calda e enrole como se fossem brigadeiros.

Bom para saciar a vontade quando a pessoa precisa de um doce após as refeições.

Informação nutricional

Nutrientes	Total	Porção
Energia (kcal)	137	68
Proteína (g)	2,1	1,1
Lipídios (g)	1,0	0,5
Saturados (g)	0,3	0,2
Monoinsaturados (g)	0,2	0,1
Poli-insaturados (g)	0,0	0,0
Colesterol (mg)	0,0	0,0
Ômega-6 (g)	0,0	0,0
Ômega-3 (g)	0,0	0,0
Carboidrato (g)	33,8	16,9
Fibra (g)	3,6	1,8

Nutrientes	Total	Porção
Cálcio (mg)	49,7	24,8
Magnésio (mg)	51,7	25,9
Manganês (mg)	1,1	0,5
Fósforo (mg)	67,7	33,8
Ferro (mg)	3,0	1,5
Sódio (mg)	6,9	3,4
Potássio (mg)	425,9	212,9
Cobre (mg)	0,3	0,1
Zinco (mg)	0,6	0,3
Vitamina A (mcg)	0,0	0,0
Vitamina B1 (mg)	0,0	0,0
Vitamina B2 (mg)	0,1	0,0
Vitamina B3 (mg)	0,1	0,0
Vitamina B6 (mg)	0,0	0,0
Vitamina C (mg)	82,7	41,3

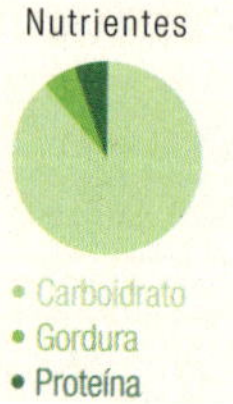

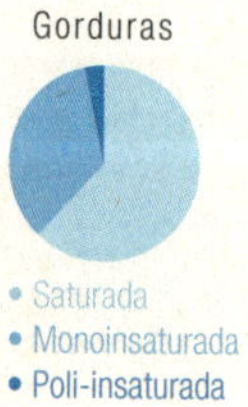

65. Abacaxi com morangos e raspas de limão

Rendimento
2 porções de 47 kcal cada

2 fatias de abacaxi (130 g)
2 morangos grandes fatiados (56 g)
1 colher (chá) de açúcar mascavo (4 g)
raspas de limão a gosto

Numa fôrma sem untar, faça uma camada de abacaxi e coloque o morango por cima. Polvilhe o açúcar mascavo por cima e leve ao forno para assar a 180 °C por 15 minutos.

Retire do forno e espalhe as raspas de limão sobre o as frutas antes de servir.

Saborosa e pouco calórica, esta excelente sobremesa é muito prática.

Informação nutricional

Nutrientes	Total	Porção
Energia (kcal)	94	47
Proteína (g)	1,6	0,8
Lipídios (g)	0,3	0,2
Saturados (g)	0,0	0,0
Monoinsaturados (g)	0,0	0,0
Poli-insaturados (g)	0,0	0,0
Colesterol (mg)	0,0	0,0
Ômega-6 (g)	0,0	0,0
Ômega-3 (g)	0,0	0,0
Carboidrato (g)	23,6	11,8
Fibra (g)	2,2	1,1

Nutrientes	Total	Porção
Cálcio (mg)	40,3	20,2
Magnésio (mg)	32,6	16,3
Manganês (mg)	2,4	1,2
Fósforo (mg)	30,7	15,4
Ferro (mg)	0,8	0,4
Sódio (mg)	1,0	0,5
Potássio (mg)	294,9	147,4
Cobre (mg)	0,2	0,1
Zinco (mg)	0,3	0,2
Vitamina A (mcg)	0,0	0,0
Vitamina B1 (mg)	0,2	0,1
Vitamina B2 (mg)	0,0	0,0
Vitamina B3 (mg)	0,0	0,0
Vitamina B6 (mg)	0,0	0,0
Vitamina C (mg)	80,6	40,3

Nutrientes

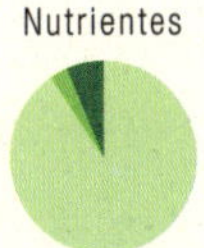

- Carboidrato
- Gordura
- Proteína

66. Maçã recheada

Rendimento
4 porções de 94 kcal cada

4 maçãs pequenas (400 g)
1 pedaço de tofu (50 g)
16 uvas-passas claras (10 g)
2 damascos secos picados (16 g)
1 colher (sopa) de açúcar mascavo (6 g)
½ colher (chá) de canela (2 g)

Corte uma tampinha no topo das maçãs. Com uma faca afiada ou uma colher pequena, retire e descarte a polpa, formando uma cavidade para poder rechear as maçãs.

Amasse o tofu e misture as frutas secas e o açúcar mascavo. Recheie as maçãs com esse creme e polvilhe a canela por cima.

Unte uma fôrma e polvilhe um pouco de açúcar mascavo no fundo. Arrume as maçãs e leve ao forno preaquecido a 280 °C por 30 minutos.

Receita ótima para o lanche da tarde.

Informação nutricional

Nutrientes	Total	Porção
Energia (kcal)	378	94
Proteína (g)	5,2	1,3
Lipídios (g)	3,1	0,8
Saturados (g)	0,6	0,2
Monoinsaturados (g)	0,3	0,1
Poli-insaturados (g)	0,9	0,2
Colesterol (mg)	0,0	0,0
Ômega-6 (g)	0,9	0,2
Ômega-3 (g)	0,1	0,0
Carboidrato (g)	92,6	23,2
Fibra (g)	11,1	2,8

Nutrientes	Total	Porção
Cálcio (mg)	95,4	23,8
Magnésio (mg)	52,8	13,2
Manganês (mg)	0,8	0,2
Fósforo (mg)	135,4	33,9
Ferro (mg)	2,2	0,6
Sódio (mg)	10,3	2,6
Potássio (mg)	861,5	215,4
Cobre (mg)	0,3	0,1
Zinco (mg)	0,6	0,1
Vitamina A (mcg)	582,5	145,6
Vitamina B1 (mg)	0,2	0,1
Vitamina B2 (mg)	0,0	0,0
Vitamina B3 (mg)	0,5	0,1
Vitamina B6 (mg)	0,1	0,0
Vitamina C (mg)	6,4	1,6

Nutrientes

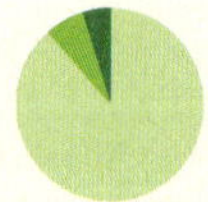

- Carboidrato
- Gordura
- Proteína

Gorduras

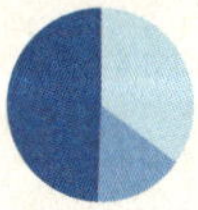

- Saturada
- Monoinsaturada
- Poli-insaturada

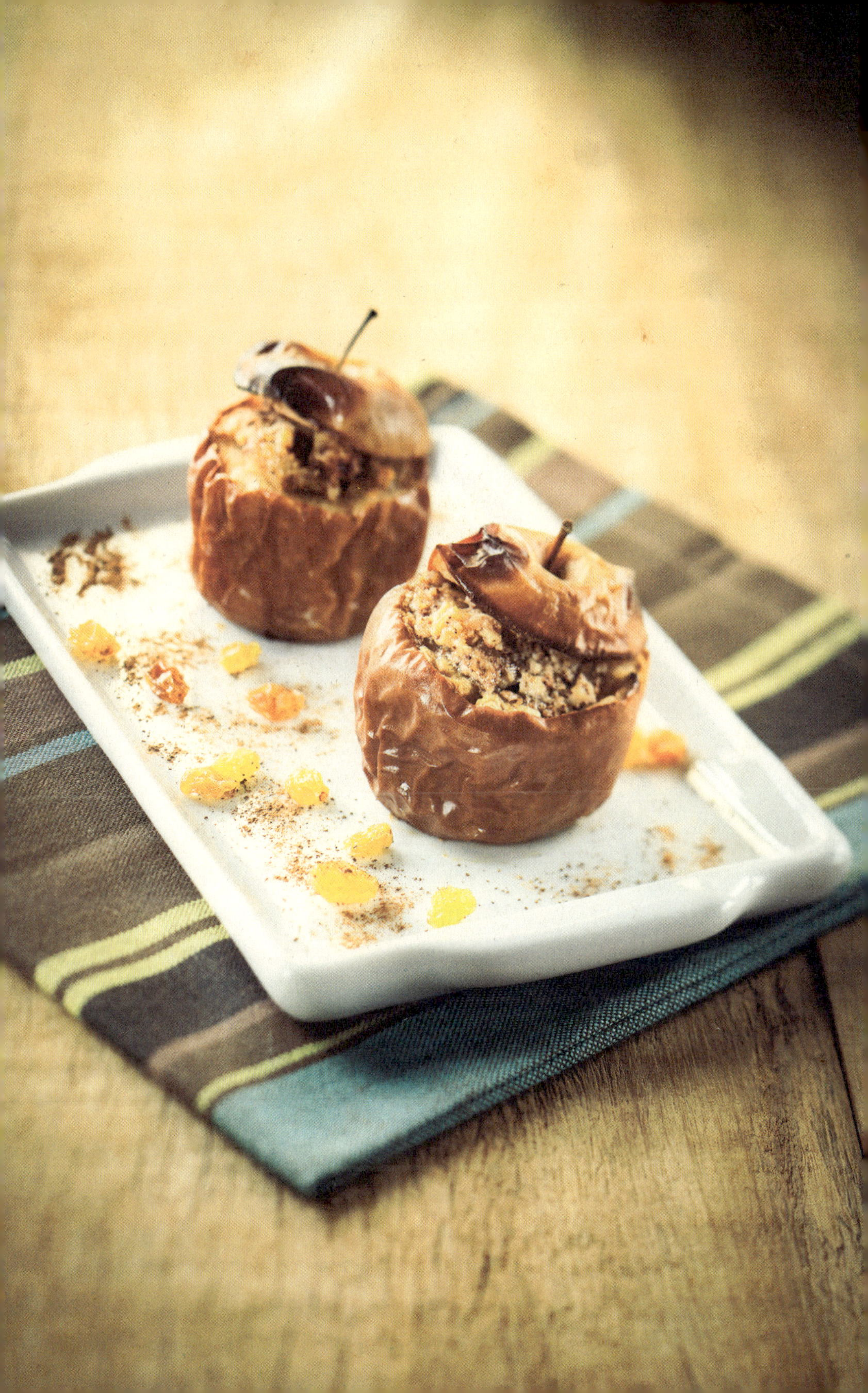

67. Danoninho de morango

Rendimento
2 porções de 156 kcal cada

250 ml de caldo de cana congelado
10 colheres (sopa) de abacate (120 g)
5 morangos (110 g) ou 1 polpa congelada (100 g)

Compre o caldo de cana puro, sem adição de abacaxi, limão ou gelo. Coloque em frascos de 250 ml para congelar. É importante que a boca do frasco seja larga, igual ou maior que a base, para facilitar a retirada do caldo congelado desse recipiente. Antes de fazer a receita, descongele o caldo de cana por 10-15 minutos, para conseguir quebrá-lo mais facilmente.

Quebre o caldo de cana congelado em pedaços menores. Se você virar a base para cima será mais fácil, pois durante o congelamento a glicose desce e a água fica em cima. Assim, a parte de baixo fica mais mole.

Coloque todos os ingredientes no liquidificador e bata bem. A lâmina do liquidificador vai girar em falso, então desligue, aperte tudo com uma colher e ligue novamente. Repita o procedimento quantas vezes for necessário até obter um creme.

Sirva imediatamente para o caldo de cana não ficar aguado.

Fica muito gostoso, então, não vá exagerar!

Informação nutricional

Nutrientes	Total	Porção
Energia (kcal)	312	156
Proteína (g)	2,5	1,2
Lipídios (g)	10,4	5,2
Saturados (g)	2,8	1,4
Monoinsaturados (g)	5,2	2,6
Poli-insaturados (g)	1,7	0,8
Colesterol (mg)	0,0	0,0
Ômega-6 (g)	1,5	0,8
Ômega-3 (g)	0,1	0,0
Carboidrato (g)	60,1	30,1
Fibra (g)	9,8	4,9

Nutrientes	Total	Porção
Cálcio (mg)	44,2	22,1
Magnésio (mg)	58,2	29,1
Manganês (mg)	1,1	0,5
Fósforo (mg)	63,0	31,5
Ferro (mg)	2,5	1,2
Sódio (mg)	0,0	0,0
Potássio (mg)	495,3	247,6
Cobre (mg)	0,3	0,1
Zinco (mg)	0,6	0,3
Vitamina A (mcg)	0,0	0,0
Vitamina B1 (mg)	0,0	0,0
Vitamina B2 (mg)	0,1	0,0
Vitamina B3 (mg)	0,0	0,0
Vitamina B6 (mg)	0,1	0,1
Vitamina C (mg)	87,3	43,6

Nutrientes

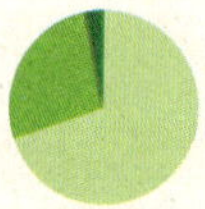

Gorduras

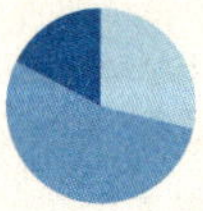

68. Docinho indiano

Rendimento
10 bolinhos de 104 kcal cada

2 colheres (sopa) de uvas-passas claras (20 g)
2 colheres (sopa) de uvas-passas escuras (20 g)
4 colheres (sopa) de aveia em flocos finos ou de farinha de aveia (20 g)
castanha de caju moída sem sal, tipo xerém ou farinha (50 g)
1 colher (sopa) de gergelim tostado (6 g)

Coloque os dois tipos de uva-passa no processador, sem água, e bata até obter uma pasta.

Transfira para uma tigela e misture com a aveia e a castanha, sem adicionar água, até ficar uma massa que não grude nas mãos.

Modele 10 bolinhas e passe pelo gergelim para empanar.

Ótimo como lanche ou para levar em viagens.

Informação nutricional

Nutrientes	Total	Porção
Energia (kcal)	518	104
Proteína (g)	14,5	2,9
Lipídios (g)	28,0	5,6
Saturados (g)	4,6	0,9
Monoinsaturados (g)	15,1	3,0
Poli-insaturados (g)	6,0	1,2
Colesterol (mg)	0,0	0,0
Ômega-6 (g)	5,9	1,2
Ômega-3 (g)	0,1	0,0
Carboidrato (g)	60,9	12,2
Fibra (g)	5,8	1,2

Nutrientes	Total	Porção
Cálcio (mg)	95,4	19,1
Magnésio (mg)	176,5	35,3
Manganês (mg)	1,5	0,3
Fósforo (mg)	412,6	82,5
Ferro (mg)	4,6	0,9
Sódio (mg)	68,0	13,6
Potássio (mg)	735,4	147,1
Cobre (mg)	1,3	0,3
Zinco (mg)	3,3	0,7
Vitamina A (mcg)	0,0	0,0
Vitamina B1 (mg)	0,4	0,1
Vitamina B2 (mg)	0,1	0,0
Vitamina B3 (mg)	1,6	0,3
Vitamina B6 (mg)	0,3	0,1
Vitamina C (mg)	1,2	0,2

Nutrientes

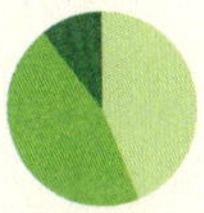

- Carboidrato
- Gordura
- Proteína

Gorduras

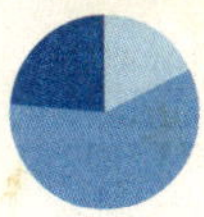

- Saturada
- Monoinsaturada
- Poli-insaturada

69. Mingau de aveia com frutas

Rendimento
4 porções de 225 kcal cada

1 colher (sopa) de uvas-passas claras (10 g)
1 colher (sopa) de uvas-passas escuras (10 g)
2 bananas-passas picadinhas (60 g)
4 xícaras de água filtrada (800 ml)
3 bananas-nanicas (370 g)
1 xícara de farinha de aveia (95 g)
canela a gosto

Deixe as frutas secas de molho em 1 xícara de água filtrada por 1-2 horas para hidratar.

Passado esse tempo, corte as bananas em rodelas e coloque-as em uma panela pequena. Acrescente as frutas secas hidratadas, a água da demolha e mais 1 xícara de água. Leve ao fogo baixo e cozinhe por 10-20 minutos, até quase secar a água.

Num recipiente à parte, dilua a farinha de aveia no restante da água. Junte às frutas da panela e cozinhe por 5 minutos.

Obs.: para apressar o preparo, em vez de hidratar as frutas secas, cozinhe-as por 5 minutos na panela de pressão com um pouco de água. Depois prossiga com a receita.

Prato leve e saboroso, é excelente para comer antes do treino. Prefira as bananas com a casca mais pintada, pois são mais doces. Caso prefira o prato menos doce, use banana-prata.

Informação nutricional

Nutrientes	Total	Porção
Energia (kcal)	901	225
Proteína (g)	18,6	4,6
Lipídios (g)	8,0	2,0
Saturados (g)	1,6	0,4
Monoinsaturados (g)	2,5	0,6
Poli-insaturados (g)	2,5	0,6
Colesterol (mg)	0,0	0,0
Ômega-6 (g)	2,3	0,6
Ômega-3 (g)	0,1	0,0
Carboidrato (g)	207,0	51,8
Fibra (g)	20,7	5,2

Nutrientes	Total	Porção
Cálcio (mg)	71,8	17,9
Magnésio (mg)	263,1	65,8
Manganês (mg)	2,3	0,6
Fósforo (mg)	278,5	69,6
Ferro (mg)	5,7	1,4
Sódio (mg)	7,5	1,9
Potássio (mg)	2.689,6	672,4
Cobre (mg)	1,0	0,3
Zinco (mg)	3,0	0,8
Vitamina A (mcg)	199,2	49,8
Vitamina B1 (mg)	0,5	0,1
Vitamina B2 (mg)	0,3	0,1
Vitamina B3 (mg)	5,2	1,3
Vitamina B6 (mg)	0,8	0,2
Vitamina C (mg)	27,4	6,8

Nutrientes

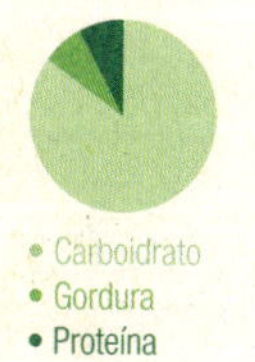

Gorduras

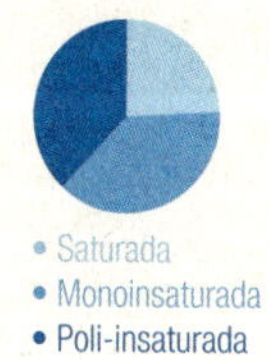

70. Doce de trigo em grãos com maracujá

Rendimento
4 porções de 156 kcal cada

½ xícara de trigo em grãos (85 g)
4 xícaras de água (800 ml)
2 damascos secos picados (15 g)
3 colheres (sopa) de uva-passa clara (30 g)
3 colheres (sopa) de uva-passa escura (30 g)
2 figos secos picados (40 g)
3 colheres (sopa) de polpa de maracujá fresco (30 g)

Deixe o trigo de molho em água por 8-12 horas. Escorra e descarte a água da demolha.

Coloque o trigo na panela de pressão, acrescente a água e cozinhe em fogo baixo por 15 minutos, contados a partir do momento em que a panela começar a chiar.

Para interromper o cozimento, deixe a panela de pressão sob água corrente por alguns minutos, até esfriar bem. Abra a panela, adicione as frutas secas e a polpa de maracujá. Feche novamente e leve ao fogo baixo. Quando a panela começar a chiar de novo, conte mais 15 minutos e desligue. Mantenha a panela tampada até amornar, pois o processo de cozimento e hidratação do trigo continua mesmo com o fogo desligado.

Muitíssimo saboroso. É ótimo para receber os amigos e oferecer algo diferente.

Informação nutricional

Nutrientes	Total	Porção
Energia (kcal)	624	156
Proteína (g)	15,9	4,0
Lipídios (g)	3,5	0,9
Saturados (g)	0,5	0,1
Monoinsaturados (g)	0,5	0,1
Poli-insaturados (g)	1,3	0,3
Colesterol (mg)	0,0	0,0
Ômega-6 (g)	1,2	0,3
Ômega-3 (g)	0,1	0,0
Carboidrato (g)	146,6	36,6
Fibra (g)	7,6	1,9

Nutrientes	Total	Porção
Cálcio (mg)	133,6	33,4
Magnésio (mg)	182,0	45,5
Manganês (mg)	3,0	0,8
Fósforo (mg)	545,1	136,3
Ferro (mg)	5,5	1,4
Sódio (mg)	14,3	3,6
Potássio (mg)	1.363,6	340,9
Cobre (mg)	0,9	0,2
Zinco (mg)	4,1	1,0
Vitamina A (mcg)	578,8	144,7
Vitamina B1 (mg)	0,5	0,1
Vitamina B2 (mg)	0,2	0,1
Vitamina B3 (mg)	6,8	1,7
Vitamina B6 (mg)	0,5	0,1
Vitamina C (mg)	8,0	2,0

Nutrientes

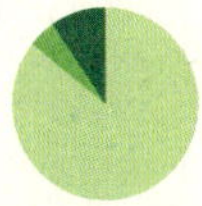

• Carboidrato
• Gordura
• Proteína

Gorduras

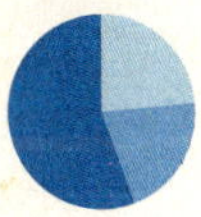

• Saturada
• Monoinsaturada
• Poli-insaturada

71. Barrinha de cereais com frutas secas

Rendimento
10 barrinhas de 105 kcal cada

- ½ xícara de aveia em flocos grossos (45 g)
- ½ xícara de quinoa (80 g)
- 4 colheres (sopa) de açúcar mascavo (24 g)
- 1 banana madura amassada com um garfo (100 g)
- 2 colheres (sopa) de semente de linhaça (16 g)
- 5 damascos secos picados (45 g)
- 3 ameixas secas picadas (20 g)
- 3 colheres (sopa) de uvas-passas escuras (30 g)
- 2 colheres (sopa) de gergelim (12 g)

Coloque todos os ingredientes em uma tigela e misture bem com o auxílio de um garfo. Deixe descansar por 10 minutos para apurar bem. Não acrescente água.

Modele 10 barrinhas do mesmo tamanho.

Unte uma fôrma e arrume as barrinhas lado a lado. Leve ao forno preaquecido a 280 °C por 20 minutos, virando as barrinhas na metade do tempo.

Ótimo lanche da tarde. Como é a banana que dá liga, não deixe de adicioná-la se quiser mudar os ingredientes.

Informação nutricional

Nutrientes	Total	Porção
Energia (kcal)	1047	105
Proteína (g)	26,8	2,7
Lipídios (g)	20,5	2,0
Saturados (g)	2,9	0,3
Monoinsaturados (g)	6,3	0,6
Poli-insaturados (g)	10,8	1,1
Colesterol (mg)	0,0	0,0
Ômega-6 (g)	7,3	0,7
Ômega-3 (g)	3,4	0,3
Carboidrato (g)	202,1	20,2
Fibra (g)	24,3	2,4

Nutrientes	Total	Porção
Cálcio (mg)	274,2	27,4
Magnésio (mg)	389,0	38,9
Manganês (mg)	4,1	0,4
Fósforo (mg)	733,9	73,4
Ferro (mg)	11,3	1,1
Sódio (mg)	22,0	2,2
Potássio (mg)	2.202,1	220,2
Cobre (mg)	1,5	0,1
Zinco (mg)	5,6	0,6
Vitamina A (mcg)	1.802,8	180,3
Vitamina B1 (mg)	0,7	0,1
Vitamina B2 (mg)	0,4	0,0
Vitamina B3 (mg)	5,7	0,6
Vitamina B6 (mg)	0,7	0,1
Vitamina C (mg)	7,7	0,8

Nutrientes

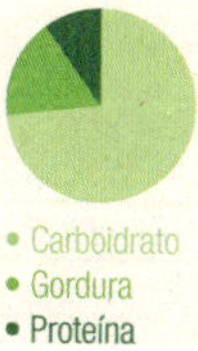

Gorduras

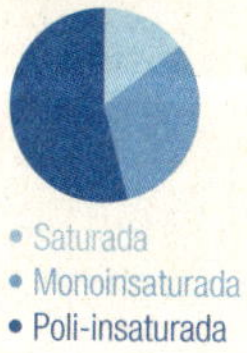

72. Barrinha de cereais com morango e maracujá

Rendimento
8 barrinhas de 103 kcal cada

- ½ xícara de aveia em flocos grossos (45 g)
- ½ xícara de quinoa (80 g)
- ¼ de xícara de polpa de maracujá fresco com semente (50 ml)
- 4 colheres (sopa) de açúcar mascavo (24 g)
- 3 morangos picadinhos (70 g)
- 4 colheres (sopa) de castanha de caju (30 g)
- ½ banana amassada com um garfo (50 g)

Coloque todos os ingredientes em uma tigela e misture bem com o auxílio de um garfo. Deixe descansar por 10 minutos para apurar bem. Não acrescente água.

Modele 8 barrinhas do mesmo tamanho.

Unte uma fôrma e arrume as barrinhas lado a lado. Leve ao forno preaquecido a 280 °C por 30 minutos, virando as barrinhas na metade do tempo.

Ótimo lanche da tarde. Como é a banana que dá liga, não deixe de adicioná-la se quiser mudar os ingredientes.

Informação nutricional

Nutrientes	Total	Porção
Energia (kcal)	821	103
Proteína (g)	25,1	3,1
Lipídios (g)	23,0	2,9
Saturados (g)	3,6	0,4
Monoinsaturados (g)	10,7	1,3
Poli-insaturados (g)	6,4	0,8
Colesterol (mg)	0,0	0,0
Ômega-6 (g)	6,1	0,8
Ômega-3 (g)	0,3	0,0
Carboidrato (g)	135,0	16,9
Fibra (g)	13,4	1,7

Nutrientes	Total	Porção
Cálcio (mg)	112,2	14,0
Magnésio (mg)	327,9	41,0
Manganês (mg)	3,8	0,5
Fósforo (mg)	661,4	82,7
Ferro (mg)	9,8	1,2
Sódio (mg)	53,7	6,7
Potássio (mg)	1.381,8	172,7
Cobre (mg)	1,4	0,2
Zinco (mg)	5,5	0,7
Vitamina A (mcg)	18,0	2,3
Vitamina B1 (mg)	0,6	0,1
Vitamina B2 (mg)	0,4	0,0
Vitamina B3 (mg)	3,2	0,4
Vitamina B6 (mg)	0,6	0,1
Vitamina C (mg)	59,3	7,4

Nutrientes

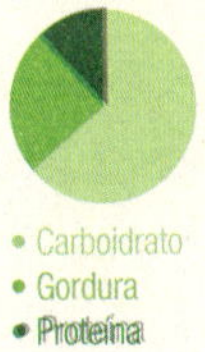

Gorduras

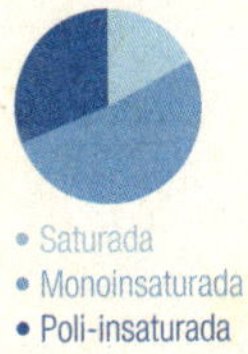

Anexo A

COMPOSIÇÃO CALÓRICA DOS ALIMENTOS

Alimento	Quilocalorias (em 100 g)
Abacate, cru	96
Abacaxi, cru	48
Abacaxi, polpa congelada	31
Abadejo, filé congelado, assado	112
Abadejo, filé congelado, cozido	91
Abadejo, filé congelado, cru	59
Abadejo, filé congelado, grelhado	130
Abio, cru	62
Abóbora-japonesa cozida (cabochan)	48
Abóbora-japonesa (cabochan), crua	39
Abóbora-menina brasileira, crua	14
Abóbora-moranga, crua	12
Abóbora-moranga, refogada	29
Abóbora-pescoço, crua	24
Abobrinha italiana, cozida	15
Abobrinha italiana, crua	19
Abobrinha italiana, refogada	24
Abobrinha paulista, crua	31
Açaí, polpa pura, congelada	58
Açaí, polpa, com xarope de guaraná e glucose	110
Acarajé	289
Acelga, crua	21
Acerola, crua	33
Acerola, polpa congelada	22

Alimento	Quilocalorias (em 100 g)
Achocolatado em pó	401
Açúcar cristal	387
Açúcar mascavo	369
Açúcar refinado	387
Agrião, cru	17
Aipo, cru	19
Alface-americana, crua	9
Alface-crespa, crua	11
Alface lisa, crua	14
Alface roxa, crua	13
Alfavaca, crua	29
Alho, cru	113
Alho-poró, cru	32
Almeirão, cru	18
Almeirão, refogado	65
Ameixa, crua	53
Ameixa em calda, em lata	183
Ameixa em calda, em lata, escorrida	177
Amêndoa, torrada, salgada	581
Amendoim, cru	544
Amendoim, torrado, salgado	606
Apresuntado	129
Arroz integral, cozido	124
Arroz integral, cru	360
Arroz tipo 1, cozido	128
Arroz tipo 1, cru	358
Arroz tipo 2, cozido	130
Arroz tipo 2, cru	358
Arroz de carreteiro	154
Atemoia, crua	97
Atum, conserva em óleo	166
Atum, fresco, cru	118
Aveia em flocos	394
Azeite de dendê	884

Alimento	Quilocalorias (em 100 g)
Azeite de oliva, extra virgem	884
Azeitona preta, em conserva	194
Azeitona verde, em conserva	137
Bacalhau, salgado, cru	136
Bacalhau, salgado, refogado	140
Baião de dois, arroz com feijão-de-corda	136
Banana, doce em barra	280
Banana-da-terra, crua	128
Banana-figo, crua	105
Banana-maçã, crua	87
Banana-nanica, crua	92
Banana-ouro, crua	112
Banana-pacová, crua	78
Banana-prata, crua	98
Barreado	165
Batata frita, tipo chips, industrializada	543
Batata-baroa, cozida	80
Batata-baroa, crua	101
Batata-doce, cozida	77
Batata-doce, crua	118
Batata-inglesa, cozida	52
Batata-inglesa, crua	64
Batata-inglesa, frita	267
Batata-inglesa, sauté	68
Bebida láctea, pêssego	55
Berinjela, cozida	19
Berinjela, crua	20
Beterraba, cozida	32
Beterraba, crua	49
Bife a cavalo, com contrafilé	291
Biscoito cream cracker	432
Biscoito de maisena	443
Biscoito de polvilho, doce	438
Biscoito recheado de chocolate	472

Alimento	Quilocalorias (em 100 g)
Biscoito recheado de morango	471
Biscoito wafer recheado de chocolate	502
Biscoito wafer recheado de morango	513
Bolinho de arroz	274
Bolo pronto de aipim	324
Bolo pronto de chocolate	410
Bolo pronto de coco	333
Bolo pronto de milho	311
Bolo, mistura para	419
Brócolis, cozido	25
Brócolis, cru	25
Cação, posta, com farinha de trigo, frita	208
Cação, posta, cozida	116
Cação, posta, crua	83
Cacau, cru	74
Café, torrado, em pó	419
Cajá, polpa congelada	26
Cajá-manga, cru	46
Caju, cru	43
Caju, polpa congelada	37
Caju, suco concentrado, envasado	45
Caldo de carne, em tablete	241
Caldo de galinha, em tablete	251
Camarão à baiana	101
Camarão rio-grande, graúdo, cozido	90
Camarão rio-grande, graúdo, cru	47
Camarão-de-sete-barbas, sem cabeça, com casca, frito	231
Canjica branca, crua	358
Canjica com leite integral	112
Capuccino, em pó	417
Caqui chocolate, cru	71
Cará, cozido	78
Cará, cru	96
Carambola, crua	46

Alimento	Quilocalorias (em 100 g)
Caranguejo, cozido	83
Carne, bovina, acém, moído, cozido	212
Carne, bovina, acém, moído, cru	137
Carne, bovina, acém, sem gordura, cozido	215
Carne, bovina, acém, sem gordura, cru	144
Carne, bovina, almôndegas, cruas	189
Carne, bovina, almôndegas, fritas	272
Carne, bovina, bucho, cozido	133
Carne, bovina, bucho, cru	137
Carne, bovina, capa de contrafilé, com gordura, crua	217
Carne, bovina, capa de contrafilé, com gordura, grelhada	312
Carne, bovina, capa de contrafilé, sem gordura, crua	131
Carne, bovina, capa de contrafilé, sem gordura, grelhada	239
Carne, bovina, charque, cozido	263
Carne, bovina, charque, cru	249
Carne, bovina, contrafilé de costela, cru	202
Carne, bovina, contrafilé de costela, grelhado	275
Carne, bovina, contrafilé, à milanesa	352
Carne, bovina, contrafilé, com gordura, cru	206
Carne, bovina, contrafilé, com gordura, grelhado	278
Carne, bovina, contrafilé, sem gordura, cru	157
Carne, bovina, contrafilé, sem gordura, grelhado	194
Carne, bovina, costela, assada	373
Carne, bovina, costela, crua	358
Carne, bovina, coxão duro, sem gordura, cozido	217
Carne, bovina, coxão duro, sem gordura, cru	148
Carne, bovina, coxão mole, sem gordura, cozido	219
Carne, bovina, coxão mole, sem gordura, cru	169
Carne, bovina, cupim, assado	330
Carne, bovina, cupim, cru	221
Carne, bovina, fígado, cru	141
Carne, bovina, fígado, grelhado	225
Carne, bovina, filé-mignon, sem gordura, cru	143
Carne, bovina, filé-mignon, sem gordura, grelhado	220

Alimento	Quilocalorias (em 100 g)
Carne, bovina, flanco, sem gordura, cozido	196
Carne, bovina, flanco, sem gordura, cru	141
Carne, bovina, fraldinha, com gordura, cozida	338
Carne, bovina, fraldinha, com gordura, crua	221
Carne, bovina, lagarto, cozido	222
Carne, bovina, lagarto, cru	135
Carne, bovina, língua, cozida	315
Carne, bovina, língua, crua	215
Carne, bovina, maminha, crua	153
Carne, bovina, maminha, grelhada	153
Carne, bovina, miolo de alcatra, sem gordura, cru	163
Carne, bovina, miolo de alcatra, sem gordura, grelhado	241
Carne, bovina, músculo, sem gordura, cozido	194
Carne, bovina, músculo, sem gordura, cru	142
Carne, bovina, paleta, com gordura, crua	159
Carne, bovina, paleta, sem gordura, cozida	194
Carne, bovina, paleta, sem gordura, crua	141
Carne, bovina, patinho, sem gordura, cru	133
Carne, bovina, patinho, sem gordura, grelhado	219
Carne, bovina, peito, sem gordura, cozido	338
Carne, bovina, peito, sem gordura, cru	259
Carne, bovina, picanha, com gordura, crua	213
Carne, bovina, picanha, com gordura, grelhada	289
Carne, bovina, picanha, sem gordura, crua	134
Carne, bovina, picanha, sem gordura, grelhada	238
Carne-seca, cozida	313
Carne-seca, crua	313
Caruru, cru	34
Castanha de caju, torrada, salgada	570
Castanha-do-pará, crua	643
Catalonha, crua	24
Catalonha, refogada	63
Cebola, crua	39
Cebolinha, crua	20

Alimento	Quilocalorias (em 100 g)
Cenoura, cozida	30
Cenoura, crua	34
Cereal de milho em flocos, com sal	370
Cereal de milho em flocos, sem sal	363
Cereal de milho, mingau	394
Cereal de trigo, cevadinha e aveia, mistura para vitamina	381
Cereal matinal de milho	365
Cereal matinal de milho, com açúcar	377
Chantili, *spray*, com gordura vegetal	315
Charuto, de repolho	78
Chicória, crua	14
Chocolate, ao leite	540
Chocolate, ao leite, com castanha-do-pará	559
Chocolate, ao leite, dietético	557
Chocolate, meio amargo	475
Chuchu, cozido	19
Chuchu, cru	17
Umbu, crua	76
Cocada branca	449
Coco, cru	406
Coentro, folhas desidratadas	309
Curimbatá, cru	128
Curimbatá, assado	261
Curimbatá, cozido	239
Corvina de água doce, crua	101
Corvina de água salgada, crua	94
Corvina grande, assada	147
Corvina grande, cozida	100
Couve-flor, cozida	19
Couve-flor, crua	23
Couve-manteiga, crua	27
Couve-manteiga, refogada	90
Coxinha de frango, frita	283
Creme de arroz, em pó	386

Alimento	Quilocalorias (em 100 g)
Creme de leite	221
Creme de milho, em pó	333
Croquete, de carne, cru	246
Croquete, de carne, frito	347
Cupuaçu, cru	49
Cupuaçu, polpa congelada	49
Curau de milho verde	78
Curau de milho verde, mistura para	402
Cuscuz, de milho, cozido com sal	113
Cuscuz paulista	142
Cuxá, molho	80
Dobradinha	125
Doce de abóbora, cremoso	199
Doce de leite, cremoso	306
Dourada de água-doce, fresca	131
Empada, de frango, pré-cozida, assada	358
Empada, de frango, pré-cozida	377
Ervilha, em vagem	88
Ervilha, em lata, escorrida	74
Espinafre da-nova-zelândia, cru	16
Espinafre-da-nova-zelândia, refogado	67
Estrogonofe de carne	173
Estrogonofe de frango	157
Farinha de arroz, enriquecida	363
Farinha de centeio, integral	336
Farinha de mandioca, crua	361
Farinha de mandioca, torrada	365
Farinha de milho, amarela	351
Farinha de puba	360
Farinha de rosca	371
Farinha de trigo	360
Farinha láctea, de cereais	415
Farinha, de mesocarpo de babaçu, crua	329
Fécula de mandioca	331

Alimento	Quilocalorias (em 100 g)
Feijão, broto, cru	39
Feijão-carioca, cozido	76
Feijão-carioca, cru	329
Feijão-fradinho, cozido	78
Feijão-fradinho, cru	339
Feijão-jalo, cozido	93
Feijão-jalo, cru	328
Feijão-preto, cozido	77
Feijão-preto, cru	324
Feijão-rajado, cozido	85
Feijão-rajado, cru	326
Feijão-rosinha, cozido	68
Feijão-rosinha, cru	337
Feijão-roxo, cozido	77
Feijão-roxo, cru	331
Feijão-tropeiro	152
Feijoada	117
Fermento biológico, fresco, em tablete	90
Fermento químico, em pó	90
Figo em calda, em lata	184
Figo, cru	41
Frango, asa, com pele, crua	213
Frango, caipira, inteiro, com pele, cozido	243
Frango, caipira, inteiro, sem pele, cozido	196
Frango, com açafrão	113
Frango, coração, cru	222
Frango, coração, grelhado	207
Frango, coxa, com pele, assada	215
Frango, coxa, com pele, crua	161
Frango, coxa, sem pele, cozida	167
Frango, coxa, sem pele, crua	120
Frango, fígado, cru	106
Frango, filé, à milanesa	221
Frango, inteiro, com pele, cru	226

Alimento	Quilocalorias (em 100 g)
Frango, inteiro, sem pele, assado	187
Frango, inteiro, sem pele, cozido	170
Frango, inteiro, sem pele, cru	129
Frango, peito, com pele, assado	212
Frango, peito, com pele, cru	149
Frango, peito, sem pele, cozido	163
Frango, peito, sem pele, cru	119
Frango, peito, sem pele, grelhado	159
Frango, sobrecoxa, com pele, assada	260
Frango, sobrecoxa, com pele, crua	255
Frango, sobrecoxa, sem pele, assada	233
Frango, sobrecoxa, sem pele, crua	162
Fruta-pão, crua	67
Gelatina, sabores variados, em pó	380
Geleia de mocotó, natural	106
Gergelim, semente	584
Glicose de milho	292
Goiaba branca, com casca, crua	52
Goiaba vermelha, com casca, crua	54
Goiaba, doce em pasta	269
Goiabada cascão	286
Grão-de-bico, cru	355
Graviola, crua	62
Graviola, polpa congelada	38
Guandu, cru	344
Hambúrguer, bovino, cru	215
Hambúrguer, bovino, frito	258
Hambúrguer, bovino, grelhado	210
Inhame, cru	97
Iogurte natural	51
Iogurte natural, desnatado	41
Iogurte, sabor morango	70
Iogurte, sabor pêssego	68
Jabuticaba, crua	58

Alimento	Quilocalorias (em 100 g)
Jaca, crua	88
Jambo, cru	27
Jamelão, cru	41
Jiló, cru	27
Jurubeba, crua	126
Kiwi, cru	51
Lambari, congelado, cru	131
Lambari, congelado, frito	327
Lambari, fresco, cru	152
Laranja-baía, crua	45
Laranja-baía, suco	37
Laranja-da-terra, crua	51
Laranja-da-terra, suco	41
Laranja-lima, crua	46
Laranja-lima, suco	39
Laranja-pera, crua	37
Laranja-pera, suco	33
Laranja-valência, crua	46
Laranja-valência, suco	36
Lasanha, massa fresca, cozida	164
Lasanha, massa fresca, crua	220
Leite condensado	313
Leite de cabra	66
Leite de coco	166
Leite de vaca, achocolatado	83
Leite de vaca, desnatado, em pó	362
Leite de vaca, integral, em pó	497
Leite fermentado	70
Lentilha, cozida	93
Lentilha, crua	339
Limão-cravo, suco	14
Limão-galego, suco	22
Limão-taiti, cru	32
Linguiça, frango, crua	218

Alimento	Quilocalorias (em 100 g)
Linguiça, frango, frita	245
Linguiça, frango, grelhada	244
Linguiça, porco, crua	227
Linguiça, porco, frita	280
Linguiça, porco, grelhada	296
Linhaça, semente	495
Maçã argentina, com casca, crua	63
Maçã fuji, com casca, crua	56
Macarrão de trigo, cru	371
Macarrão de trigo, cru, com ovos	371
Macarrão instantâneo	436
Macarrão, com molho bolonhesa	120
Macaúba, crua	404
Maionese, tradicional, com ovos	302
Mamão formosa, cru	45
Papaia, cru	40
Mamão verde, doce em calda, drenado	209
Mamão, doce em calda, drenado	196
Mandioca frita	300
Mandioca, cozida	125
Mandioca, crua	151
Mandioca, farofa, temperada	406
Manga haden, crua	64
Manga palmer, crua	72
Manga tommy atkins, crua	51
Manga, polpa congelada	48
Maniçoba	134
Manjericão, cru	21
Manjuba, com farinha de trigo, frita	344
Manjuba, frita	349
Manteiga, com sal	726
Manteiga, sem sal	758
Maracujá, cru	68
Maracujá, polpa congelada	39

Alimento	Quilocalorias (em 100 g)
Maracujá, suco concentrado, envasado	42
Margarina, com óleo hidrogenado, com sal (65% de lipídeos)	596
Margarina, com óleo hidrogenado, sem sal (80% de lipídeos)	723
Margarina, com óleo interesterificado, com sal (65% de lipídeos)	594
Margarina, com óleo interesterificado, sem sal (65% de lipídeos)	593
Maria-mole	301
Maria-mole, de coco queimado	307
Marmelada	257
Maxixe, cru	14
Mel	309
Melado	297
Melancia, crua	33
Melão, cru	29
Merluza, filé, assado	122
Merluza, filé, cru	89
Merluza, filé, frito	192
Mexerica murcote, crua	58
Mexerica rio, crua	37
Poncã, crua	38
Poncã, suco	36
Milho, amido de, cru	361
Milho, fubá, cru	353
Milho verde, cru	138
Milho verde, em lata, escorrido	98
Mingau tradicional, em pó	373
Shoyu	61
Morango, cru	30
Mortadela	269
Mostarda, folha, crua	18
Nabo, cru	18
Nêspera, crua	43
Nhoque de batata, cozido	181

Alimento	Quilocalorias (em 100 g)
Nozes, crua	620
Óleo de babaçu	884
Óleo de canola	884
Óleo de girassol	884
Óleo de milho	884
Óleo de pequi	884
Óleo de soja	884
Omelete, de queijo	268
Ovo, codorna, inteiro, cru	177
Ovo, galinha, clara, cozida	59
Ovo, galinha, gema, cozida	353
Ovo, galinha, inteiro, cozido	146
Ovo, galinha, inteiro, cru	143
Ovo, galinha, inteiro, frito	240
Paçoca	487
Palmito-juçara, em conserva	23
Pupunha, em conserva	29
Pamonha, barra para cozimento, pré-cozida	171
Pão com glúten, fôrma	253
Pão de aveia, fôrma	343
Pão de milho, fôrma	292
Pão de queijo, assado	363
Pão de queijo, cru	295
Pão de soja	309
Pão de trigo, fôrma, integral	253
Pão de trigo, francês	300
Pão de trigo, sovado	311
Pastel de carne, cru	289
Pastel de carne, frito	388
Pastel de queijo, cru	308
Pastel de queijo, frito	422
Pastel, massa, crua	310
Pastel, massa, frita	570
Pé de moleque	503

Alimento	Quilocalorias (em 100 g)
Pepino, cru	10
Pequi, cru	205
Pera park, crua	61
Pera williams, crua	53
Peru, congelado, assado	163
Peru, congelado, cru	94
Pescada, filé, com farinha de trigo, frito	283
Pescada, filé, cru	107
Pescada, filé, frito	154
Pescada, filé, molho escabeche	142
Pescada-branca, crua	111
Pescada-branca, frita	223
Pescadinha, crua	76
Pêssego aurora, cru	36
Pêssego, em calda, em lata	63
Pimentão amarelo, cru	28
Pimentão verde, cru	21
Pimentão vermelho, cru	23
Pinha, crua	88
Pinhão, cozido	174
Pintado, assado	192
Pintado, cru	91
Pintado, grelhado	152
Pipoca, com óleo de soja, sem sal	448
Pitanga, crua	41
Pitanga, polpa congelada	19
Polenta, pré-cozida	103
Polvilho, doce	351
Porco, bisteca, crua	164
Porco, bisteca, frita	311
Porco, bisteca, grelhada	280
Porco, costela, assada	402
Porco, costela, crua	256
Porco, lombo, assado	210

Alimento	Quilocalorias (em 100 g)
Porco, lombo, cru	176
Porco, orelha, salgada, crua	258
Porco, pernil, assado	262
Porco, pernil, cru	186
Porco, rabo, salgado, cru	377
Porquinho, cru	93
Presunto, com capa de gordura	128
Presunto, sem capa de gordura	94
Pupunha, cozida	219
Queijo de minas frescal	264
Queijo de minas, meia cura	321
Queijo mozarela	330
Queijo parmesão	453
Queijo pasteurizado	303
Queijo petit suisse, morango	121
Queijo prato	360
Requeijão, cremoso	257
Queijo, ricota	140
Quiabo, cru	30
Quibe, assado	136
Quibe, cru	109
Quibe, frito	254
Quibebe	86
Quindim	411
Rabanete, cru	14
Rapadura	352
Repolho-branco, cru	17
Repolho-roxo, cru	31
Repolho-roxo, refogado	42
Romã, crua	56
Rúcula, crua	13
Sal, dietético	0
Sal, grosso	0
Salada, de legumes, com maionese	96

Alimento	Quilocalorias (em 100 g)
Salada, de legumes, cozida no vapor	35
Salame	398
Salmão, filé, com pele, fresco, grelhado	229
Salmão, sem pele, fresco, cru	170
Salmão, sem pele, fresco, grelhado	243
Salpicão de frango	148
Salsinha, crua	33
Sarapatel	123
Sardinha, assada	164
Sardinha, conserva em óleo	285
Sardinha, frita	257
Sardinha, inteira, crua	114
Seleta de legumes, em lata	57
Serralha, crua	30
Soja, extrato solúvel, em pó	459
Soja, extrato solúvel, natural, fluido	39
Soja, farinha de	404
Tofu	64
Tabule	57
Tacacá	47
Taioba, crua	34
Tapioca, com manteiga	348
Tempero à base de sal	21
Tomate, com semente, cru	15
Tomate, extrato	61
Tomate, molho industrializado	38
Tomate, purê	28
Tomate, salada	21
Torrada, pão francês	377
Toucinho, cru	593
Toucinho, frito	697
Tremoço, cru	381
Tremoço, em conserva	121
Tucumã, cru	262

Alimento	Quilocalorias (em 100 g)
Tucunaré, filé, congelado, cru	88
Tucupi, com pimenta-de-cheiro	27
Umbu, cru	37
Umbu, polpa congelada	34
Uva itália, crua	53
Uva rubi, crua	49
Uva, suco concentrado, envasado	58
Vaca atolada	145
Vagem, crua	25
Vatapá	255
Virado à paulista	307
Yakisoba	113
Bebida	**Quilocalorias (em 100 ml)**
Bebida isotônica, sabores variados	26
Café, infusão 10%	9
Cana, aguardente	216
Cana, caldo	65
Cerveja, pilsen	41
Chá de erva-doce, infusão 5%	1
Chá-mate, infusão 5%	3
Chá-preto, infusão 5%	2
Coco, água	22
Refrigerante, tipo água tônica	31
Refrigerante, tipo cola	34
Refrigerante, tipo guaraná	39
Refrigerante, tipo laranja	46
Refrigerante, tipo limão	40

Adaptada da *Tabela Brasileira de Composição de Alimentos* – TACO. Disponível em: www.unicamp.br/nepa/taco/contar/taco_4_edicao_ampliada_e_revisada.pdf?arquivo=taco_4_versao_ampliada_e_revisada.pdf. Acesso em: 1º de agosto de 2014.

Anexo B

VALOR DE ORAC DOS ALIMENTOS

Frutas	ORAC (em 100 g)
Abacate	1.922
Abacaxi	562
Açaí, polpa, em pó	102.700
Ameixa fresca	6.100
Ameixa seca	8.059
Amora	5.905
Banana	795
Cacau, em pó, sem açúcar	55.653
Cereja	3.747
Damasco, frescos	1.110
Figo	3.383
Framboesa	19.220
Goiaba branca	2.550
Goiaba vermelha	1.990
Kiwi	1.210
Laranja	2.103
Laranja-lima	82
Limão, cru, sem casca	1.346
Maçã fuji, crua, com casca	2.589
Maçã gala crua, com casca	2.828
Maçã golden, crua, com casca	2.670
Maçã golden, crua, sem casca	2.210
Maçã red, crua, com casca	4.275
Maçã red, crua, sem casca	2.936

Frutas	ORAC (em 100 g)
Maçã, crua, com casca	3.049
Maçã, crua, sem casca	2.573
Mamão	300
Manga	1.300
Mangostão	2.510
Melancia, crua	142
Melão	319
Mirtilo (blueberry), cru	4.669
Morango	4.302
Nectarina	919
Noni, crua	800
Oxicoco (cranberry)	9.090
Pera vermelha	1.746
Pêssego	1.922
Romã, crua	4.479
Tangerina	1.627
Toranja (grapefruit)	1.640
Uva preta	1.746
Uva vermelha	1.837
Uva-passa clara, sem semente	10.450
Uva-passa, sem semente	3.406
Suco de frutas	**ORAC (em 100 g)**
Suco de cereja preta	2.370
Suco de framboesa preta	10.460
Suco de laranja	726
Suco de limão, puro	1.225
Suco de mirtilo (blueberry)	2.359
Suco de morango	1.002
Suco de oxicoco (cranberry), sem açúcar	1.452
Suco de uva vermelha	1.788
Suco de uva-branca	793
Legumes	**ORAC (em 100 g)**
Abóbora	483
Aspargo branco, cru	296

Legumes	ORAC (em 100 g)
Aspargo verde, cozido	1.644
Aspargo verde, cru	2.252
Berinjela, cozida	245
Berinjela, crua	932
Beterraba	1.776
Cenoura, crua	697
Cenoura, fervida	326
Cogumelo, portobello, cru	968
Cogumelo, shitake, seco	752
Cogumelo-de-paris, cru	691
Molho de tomate	578
Pepino, com casca, cru	232
Rabanete	1.750
Seleta de legumes, em lata	548
Tomate vermelho maduro, cozido	423
Verduras cruas	**ORAC (em 100 g)**
Alface, crua	1.532
Alface, roxa, crua	2.426
Alfafa, broto, sementes germinadas	1.510
Brócolis, cru	1.510
Couve-flor, crua	870
Espinafre, cru	1.513
Rabanete, broto, sementes germinadas	2.184
Repolho verde, cru	529
Repolho roxo, cru	2.496
Rúcula	1.904
Salsão, cru	552
Soja, broto, sementes germinadas	962
Verduras cozidas	**ORAC (em 100 g)**
Alcachofra, cozida	9.416
Brócolis, cozido	2.160
Couve-flor, cozida	739
Repolho roxo, cozido	3.145
Repolho verde, cozido	856

Condimentos	ORAC (em 100 g)
Alecrim, seco	165.280
Alho, cru	5.708
Alho, em pó	6.665
Alho-poró, bulbo e parte inferior das folhas, fresco	569
Canela, em pó	131.420
Cardamomo	2.764
Caril, em pó (massala)	48.504
Cebola amarela, refogada	1.220
Cebola roxa, crua	1.521
Cebola, em pó	4.289
Cebola-branca, crua	863
Cebolinha, crua	2.094
Coentro, folhas frescas	5.141
Cominho, semente	50.372
Cravo-da-índia	290.283
Cúrcuma, em pó	127.068
Dill, fresco	4.392
Erva-cidreira, folhas	5.997
Estragão, fresco	15.542
Gengibre, em pó	39.041
Gengibre, raiz, fresca	14.840
Hortelã-pimenta, fresca	13.978
Manjericão, fresco	4.805
Manjericão, seco	61.063
Manjerona, fresca	27.297
Mostarda, semente amarela	29.257
Noz-moscada	69.640
Orégano, fresco	13.970
Orégano, seco	175.295
Pimenta- de-caiena	19.671
Pimenta, em pó	23.636
Pimenta-do-reino branca, moída	40.700
Pimenta-do-reino preta, moída	34.053

Condimentos	ORAC (em 100 g)
Salsinha, crua	1.301
Salsinha, seca	73.670
Sálvia, fresca	32.004
Sumagre, farelo, cru	312.400
Sumagre, grãos, cru	86.800
Tomilho, fresco	27.426
Tomilho, seco	157.380
Leguminosas	**ORAC (em 100 g)**
Ervilha, verde, congelada	600
Feijão, cru	8.033
Feijão-branco, cru	1.861
Feijão-preto, cru	8.494
Feijão-rosa, cru	8.320
Feijão-vermelho, cru	8.606
Grão-de-bico, cru	847
Lentilha, crua	7.282
Soja, crua	5.409
Vagem, verde, em lata	290
Cereais	**ORAC (em 100 g)**
Arroz, integral, farelo	24.287
Aveia, farelo	2.183
Aveia, farinha	2.175
Aveia, flocos	1.517
Aveia, grãos	2.169
Aveia, instantânea, fortificada	2.308
Granola, com passas, baixo teor de gordura	2.294
Milho, cru	728
Milho, flocos	2.359
Pão, centeio, integral	1.963
Pão, grãos	2.104
Pão, multigrãos, incluindo o grão inteiro	1.421
Pipoca, sem gordura	1.743
Sorgo preto	21.900
Sorgo vermelho	14.000

Cereais	ORAC (em 100 g)
Sorgo vermelho, farelo	71.000
Sorgo, grãos	45.400
Sorgo, farelo	240.000
Sorgo-branco	2.200
Sorgo-branco, farelo	6.400
Sorgo-negro-da-áfrica, farelo	100.800
Batatas	**ORAC (em 100 g)**
Batata vermelha, inteira, com casca, cozida	1.326
Batata-branca, com casca, cozida	1.138
Batata-doce, cozida, com casca	2.115
Batata-doce, cozida, sem casca	766
Oleaginosas	**ORAC (em 100 g)**
Amêndoa	4.454
Amendoim, cru	3.166
Amendoim, pasta	3.432
Avelã	9.645
Castanha de caju	1.948
Macadâmia, torrada, seca	1.695
Noz-pecã	17.940
Pistache	7.675
Vinhos	**ORAC (em 100 g)**
Vinho de mesa, branco	392
Vinho de mesa, tinto	3.607

Adaptada de *USDA Database for the Oxygen Radical Absorbance Capacity (ORAC) of selected foods*. Disponível em: www.ars.usda.gov/nutrientdata. Acesso em: 1º de agosto de 2014.

Anexo C

TABELA DE SUBSTITUIÇÃO DOS LANCHES

Frutas	Gramas (g) para 100 kcal	Gramas (g) para 150 kcal
Abacate, cru	104	156
Abacaxi, cru	207	310
Abacaxi, polpa, congelada	327	490
Abio, cru	160	240
Açaí, polpa, com xarope de guaraná e glucose	91	136
Açaí, polpa, congelada	172	258
Acerola, crua	299	448
Acerola, polpa, congelada	456	684
Ameixa, crua	190	286
Atemoia, crua	103	155
Banana-da-terra, crua	78	117
Banana-figo, crua	95	143
Banana-maçã, crua	115	173
Banana-nanica, crua	109	164
Banana-ouro, crua	89	134
Banana-pacová, crua	128	193
Banana-prata, crua	102	153
Cajá-manga, cru	219	329
Cajá, polpa, congelada	380	570
Caju, cru	232	348
Caju, polpa, congelada	274	410
Caqui, chocolate, cru	140	210
Carambola, crua	219	328

Frutas	Gramas (g) para 100 kcal	Gramas (g) para 150 kcal
Ciriguela, crua	132	198
Cupuaçu, cru	202	304
Cupuaçu, polpa, congelada	205	307
Figo, cru	241	362
Fruta-pão, crua	149	224
Goiaba, branca, com casca, crua	193	290
Goiaba, vermelha, com casca, crua	185	277
Graviola, crua	162	243
Graviola, polpa, congelada	261	392
Jabuticaba, crua	172	258
Jaca, crua	114	171
Jambo, cru	372	557
Jamelão, cru	244	366
Kiwi, cru	196	293
Laranja-baía, crua	220	330
Laranja-baía, suco	273	409
Laranja-da-terra, crua	194	291
Laranja-da-terra, suco	244	366
Laranja-lima, crua	219	328
Laranja-lima, suco	254	381
Laranja-pera, crua	272	408
Laranja-pera, suco	306	459
Laranja-valência, crua	217	325
Laranja-valência, suco	276	414
Limão-cravo, suco	709	1064
Limão-galego, suco	450	675
Limão-tahiti, cru	314	471
Maçã, argentina, com casca, crua	160	240
Maçã, fuji, com casca, crua	180	270
Macaúba, crua	25	37
Mamão, formosa, cru	221	331
Mamão, papaia, cru	249	374
Manga, haden, crua	158	236

Frutas	Gramas (g) para 100 kcal	Gramas (g) para 150 kcal
Manga, palmer, crua	138	207
Manga, polpa, congelada	207	311
Manga, tommy atkins, crua	197	296
Maracujá, cru	146	219
Maracujá, polpa, congelada	258	387
Melancia, crua	307	460
Melão, cru	341	511
Mexerica murcote, crua	174	260
Mexerica rio, crua	271	407
Morango, cru	332	498
Nêspera, crua	235	353
Pequi, cru	49	73
Pera park, crua	165	248
Pera williams, crua	188	281
Pêssego aurora, cru	275	413
Pinha, crua	113	170
Pitanga, crua	242	362
Pitanga, polpa, congelada	523	785
Romã, crua	179	269
Tamarindo, cru	36	54
Poncã, crua	264	397
Poncã, suco	277	415
Tucumã, cru	38	57
Umbu, cru	270	405
Umbu, polpa, congelada	295	442
Uva itália, crua	189	284
Uva rubi, crua	204	306
Uva, suco concentrado, envasado	173	260
Frutas secas	**Gramas (g) para 100 kcal**	**Gramas (g) para 150 kcal**
Ameixa seca	42	63
Banana-passa	29	43
Damasco seco	42	62
Figo seco	40	60

Oleaginosas	Gramas (g) para 100 kcal	Gramas (g) para 150 kcal
Uva-passa	33	50
Amêndoa, torrada, salgada	17	26
Amendoim, cru	18	28
Amendoim, torrado, salgado	17	25
Avelã	16	24
Castanha de caju, torrada, salgada	18	26
Castanha-do-pará, crua	16	23
Coco, cru	25	37
Gergelim, semente	17	26
Linhaça, semente	20	30
Macadâmia	14	21
Nozes, cruas	16	24
Pinhão, cozido	57	86
Pistache	18	27
Semente de abóbora, torrada	22	34
Semente de girassol, torrada	16	24

Adaptada da *Tabela Brasileira de Composição de Alimentos* – TACO. Disponível em: www.unicamp.br/nepa/taco/contar/taco_4_edicao_ampliada_e_revisada.pdf?arquivo=taco_4_versao_ampliada_e_revisada.pdf. Acesso em: 1º de agosto de 2014.

Apêndice

PARA ALÉM DO CORPO: O LADO PSICOLÓGICO DA OBESIDADE

Por Helena Slywitch

Neste apêndice, gostaria de levantar algumas questões para nos ajudar a pensar de que forma os fatores psicológicos influenciam o aumento de peso. Podemos, por exemplo, pensar em como a comida está inserida no contexto familiar do indivíduo e em como esse indivíduo se relaciona com a comida desde criança. Por outro lado, é possível especular sobre a pressão para se adequar aos parâmetros impostos pela sociedade contemporânea e como isso pode influenciar comportamentos. A pretensão não é esgotar todos os aspectos do tema, mas incentivar reflexões sobre o assunto.

O papel da sociedade

É importante notar que estamos inseridos num tempo em que a ideia de sucesso está presente em todos os aspectos da vida, na qual existe sempre um padrão a ser seguido. Há, portanto, um movimento de busca permanente pelo emprego perfeito, pelo companheiro perfeito, pelo corpo perfeito e assim por diante.

No padrão de beleza proposto pela sociedade contemporânea, a magreza é essencial. Beleza e felicidade se ligam intimamente à aquisição de bens de consumo. É possível observar isso através das propagandas de televisão, nas quais vemos pessoas bonitas, magras, bem-arrumadas, capazes de consumirem e, portanto, felizes. Há uma relação muito forte entre a aquisição de bens de consumo e a felicidade. É necessário colocarmos essa questão como pano de fundo ao refletir sobre a época em que vivemos.

Apesar das diferenças sociais e econômicas que ainda existem no mundo, a tendência global aponta para o aumento do poder aquisitivo e o consequente aumento das possibilidades de consumo. Não vivemos em guerra ou recessão, mas muitas vezes consumimos de forma desmedida, como se os produtos fossem desaparecer. Por que os consumimos em quantidades desmedidas, como se tivéssemos que estocá-los para momentos de escassez?

A mídia oferece múltiplas atrações e novos produtos para consumir: roupas, carros, viagens, cosméticos, perfumes, vitaminas, remédios, tratamentos. E, juntamente com os produtos, há sempre a promessa de algo que vai preencher o que nos falta. É essa promessa de felicidade que impele o indivíduo ao consumo incessante, pois, quando ele não encontra o que busca num produto, tenta encontrar em outro.

É importante refletir sobre a sociedade em que vivemos e se perguntar: O que busco quando consumo de forma tão desmedida e não encontro satisfação? Será que o consumo é mesmo capaz de trazer tanta felicidade? Será que este produto é capaz de produzir felicidade? A felicidade está em determinados padrões de beleza? Do que eu preciso para ser feliz? E, por fim, o que realmente é felicidade?

Vivendo com excesso

Você já se deu conta de que tudo em nossa sociedade é excessivo? Recebemos informações em abundância, seja nas ruas, no celular, pela televisão, pelo rádio ou pelos serviços de *telemarketing*, que tentam nos convencer a adquirir cartões de crédito, assinar jornais e revistas, fazer doações, ouvir mensagens religiosas, políticas etc. Também há excesso de e-mails e mensagens, cujos remetentes quase sempre exigem resposta imediata, não importando se estejamos na rua, no trânsito ou em uma reunião.

O tempo se tornou escasso. Não há tempo de espera, não há tempo para pensar.

O mesmo ocorre com o alimento. Parece-nos já completamente natural fazer refeições rápidas na praça de alimentação de um *shopping center*, encontrar nas ruas uma infinidade de pontos de venda, como bares, padarias e lanchonetes, sair para jantar em uma das diversas opções gastronômicas espalhadas pela cidade ou ir ao supermercado e comprar algo de preparo fácil e rápido. Entretanto, a relação que o homem estabelece com o alimento faz parte de um processo histórico que levou ao *fast-food*, modo de alimentação compatível com um estilo de vida estressante, no qual a comida é preparada de forma rápida e servida num curto espaço de tempo.

Mas é importante salientar que a mesma sociedade que inventou o *fast-food* percebeu a necessidade de desacelerar e criou o movimento *slow-food*, uma tentativa de resgatar o prazer da alimentação e da culinária local e orgânica, e de conscientizar as pessoas acerca de sua responsabilidade com o planeta.

O papel da família

Diferentes culturas apresentam diferentes hábitos alimentares. Além disso, a cultura geralmente determina uma forma peculiar de as pessoas se relacionarem com a comida, desde a forma como as refeições são preparadas e servidas até a forma em que são consumidas.

Da mesma maneira que estamos inseridos numa cultura, também estamos inseridos numa família que terá sua forma específica de se relacionar com a comida.

Desde a infância aprendemos hábitos alimentares com os adultos que são muito importantes para nós. Com isso a relação com a comida intermediada pelos familiares é carregada de muito afeto.

Ao pensar na infância vem logo à mente inúmeras situações que envolvem a comida. Recordamos, também, de episódios que nos contaram de quando éramos pequenos. Caso você tenha filhos, talvez já tenha se pegado repetindo para eles frases que sempre ouviu dos seus pais: "Come, senão a mamãe fica triste"; "Se você comer eu lhe dou o brinquedo"; "Come, senão eu vou comer a comida do seu prato".

O medo de o filho não se alimentar

A experiência nos mostra que é muito comum as mães sofrerem porque seus filhos pequenos não comem. Como se sabe, a relação entre mãe e filho é carregada de muitos afetos, mas nem sempre eles são todos positivos. Ao cuidar de seu filho, a mãe traz consigo seus medos, suas culpas e suas angústias, além de suas certezas e seus desejos. Por isso, alimentar um filho pode ser uma experiência muito conflitiva.

É por este motivo que quando uma criança recusa um alimento é comum vermos intervenções do tipo: ligar a televisão, fazer aviãozinho, contar histórias. Ou se valer da barganha: "Coma isso e eu lhe dou aquilo"; "Coma tudo e você ganha sobremesa". Esses são apenas alguns exemplos de tentativas para fazer a criança comer sem perceber muito bem o que come ou quanto está comendo. São os sentimentos de angústia que move uma mãe a agir assim, pois ela teme que a criança não se alimente. Logo, ela estaria falhando em seu papel mais fundamental: o de alimentar um filho.

A criança, por sua vez, percebendo a vulnerabilidade materna, passa a manipular a situação para conseguir o que deseja, seja atenção, carinho ou mesmo a possibilidade de assistir a televisão, ouvir histórias ou comer algum outro tipo de comida.

Esses tipos de padrões de comportamento são estabelecidos na infância e, muitas vezes, os pais não se dão conta deles. Entretanto, eles prejudicam a relação que a criança está começando a desenvolver com a comida e colaboram para o aparecimento de distúrbios ligados à alimentação, como o aumento de peso, já que podem criar, futuramente, a falta de percepção do próprio corpo. Uma criança que come sem perceber o que come, sem sentir prazer na comida e sem reconhecer o estado de saciedade – pois o que interessa é a televisão, a história que se conta e o brinquedo esperado como recompensa – poderá ter problemas alimentares na fase adulta.

Comida não cura tristeza

Outra situação comum é usar o alimento como substituto de alguma coisa ruim. Por exemplo, se a criança está triste, os pais, para compensá-la, oferecem um alimento como forma de acalmá-la, de acolhê-la. É nesse momento que se estabelece uma associação muito delicada entre a comida e o afeto, na qual se tenta substituir um pelo outro. É como se os pais passassem a seguinte mensagem: "Coma e você se sentirá melhor" ou "Coma, pois a tristeza passará e o problema será solucionado".

Nessas circunstâncias, o alimento se torna uma forma de driblar outras questões, que nada dizem a respeito da alimentação. Agindo dessa maneira, a própria criança e, posteriormente, o adulto, ao sentir-se triste, estressado, cansado ou frustrado, vai recorrer, como primeiro recurso, ao alimento, em vez de refletir sobre o problema pelo qual está passando e buscar soluções ou alternativas.

Sentimento e alimento são coisas distintas e devem ser tratados como tal. Os sentimentos precisam ser pensados, vividos, falados. A comida não pode ser usada para escondê-los, mesmo que seja muito difícil ver uma criança ou um filho sofrendo.

Vimos que os comportamentos aprendidos na infância estão associados com nossos sentimentos e podem resultar em hábitos alimentares que contribuem para o ganho de peso. Então, como agir num momento de tristeza em vez de oferecer comida? Pergunte à criança o que a aflige, ajude-a a entender o que ela está sentindo. Observe o que não vai bem na vida dela – escola, amizades, irmãos – e converse a respeito, ou simplesmente lhe faça companhia.

É muito importante que os pais reflitam sobre suas próprias preocupações em relação à alimentação dos filhos e se perguntem, por exemplo: "Por que os distraio com a televisão durante as refeições?"; "Por que dou guloseimas no lugar da comida?"; "Por que não aguento o choro do meu filho quando nego a comida que ele quer?"; "Por que é preciso fazer chantagem para que meu filho coma?"; "O que pode acontecer se não recorrer mais a esses artifícios para meu filho comer?"

As crianças não podem se governar sozinhas

Retomando a questão já abordada, sobre a relação que estabelecemos com o alimento ainda durante a infância, não podemos nos esquecer de mencionar a oferta de guloseimas, aqueles "alimentos" ricos em açúcar, corantes, sódio, sabores artificiais, com alta concentração de calorias e pouco ou nada de micronutrientes. Normalmente, são introduzidos na vida das crianças por meio das propagandas de televisão, em festinhas, na casa dos amiguinhos, durante visitas a supermercados e padarias e até por meio das cantinas escolares. Com toda essa facilidade, vai ficando cada vez mais difícil e trabalhoso para os pais colocarem limites quanto ao consumo desses produtos.

Também sabemos que muitos pais que trabalham fora deixam seus filhos com babás e cuidadores que não têm a mesma autoridade dos pais. Se por um lado o contato das crianças com outras pessoas pode ser enriquecedor, por outro cria a difícil tarefa de orientá-las a distância. Entretanto, devemos lembrar que é função dos pais lutar por uma educação alimentar adequada e que faz parte disso dizer "não" a muitas coisas que os filhos solicitam, tais como as guloseimas. As crianças não conseguem se governar sozinhas.

Conversar com a criança sobre os alimentos saudáveis e não saudáveis e explicar como eles atuam no organismo significa dar sentido à alimentação, fazer com que a criança conheça mais sobre a comida que ingere e passe a respeitar mais o consumo de certos alimentos ou o consumo reduzido de outros. Assim, pode-se fomentar o interesse delas.

Com as crianças menores, pode ser mais difícil fazê-las compreender a ideia de saúde e de alimentos mais saudáveis ou menos saudáveis apenas com uma abordagem verbal. Uma ideia é cozinhar junto com elas utilizando alimentos saudáveis, pois quando a criança participa do processo de preparação de um prato, há maiores chances de se despertar o interesse por ele, bem como de experimentá-lo e apreciá-lo.

Quando o ato de comer torna-se um sintoma

Desde o nascimento, o ser humano estabelece uma íntima relação entre alimentação e afeto. Nos casos de obesidade, contudo, observa-se uma relação de urgência com a comida. Estabelece-se uma relação intensa, estreita e urgente com o alimento. E sua falta provoca grande sofrimento. Mas por que, para as pessoas compulsivas, o desejo de comer é tão intenso? Por que as pessoas obesas têm tanta dificuldade em parar de comer? Quando isso acontece, diz-se que se trata de um sintoma, ou seja, é um sinal de que alguma coisa não anda bem com aquela pessoa e isso é expresso através do alimento.

O corpo nunca está separado da mente. O que não pode ser dito em palavras é dito através do corpo. Sendo assim, o sintoma tem uma função, ou seja, carrega um sentido. Portanto, é importante pensar sobre o comer: que sentidos ele carrega, que importância ele tem na vida de uma pessoa, o que ele está substituindo. É muito importante ter um espaço para falar e refletir a respeito de todas essas questões, pois o que não é falado pode ser transferido para o corpo. A repetição que aparece no ato de comer do obeso esconde conteúdos emocionais relevantes, que devem ser trabalhados com profissionais especializados.

O sintoma, seja ele a ansiedade, a intensidade do comer ou o corpo obeso, existe como uma tentativa do psiquismo de buscar estabilidade. Para se pensar sobre o comer é possível fazer algumas perguntas a si mesmo: "O que sinto quando vou começar a comer?"; "O que sinto logo depois de comer?"; "O que sinto quando estou comendo?"; "Em quais momentos como menos?"; "Quais são os momentos em que como mais?"; "Quais são os sentimentos que me fazem comer mais?"; "Por que não consigo parar de comer?"; "Por que não consigo colocar limites na quantidade que como?"; "Qual lugar a comida ocupa em minha vida?"; "Comer me acalma?"; "Comer me protege?"; "Será que como para evitar algum sentimento?"; "Qual sentimento tento evitar comendo?"

No comer compulsivo há um desejo de preenchimento que pode ter relação com um sentimento de vazio e de desamparo. Esses sentimentos surgem em situações de vida muito primitivas. Quando se come compulsivamente, busca-se de alguma forma preencher um vazio. Entretanto, há um desvio, pois não se trata de um vazio físico, mas psíquico, e é isso que precisa ser investigado. Portanto, no ato de comer pode haver uma tentativa de livrar-se da angústia e do sofrimento.

Seria interessante pensar nesse sofrimento. O comer, de certa forma, mascara a angústia e, com isso, a possibilidade de refletir sobre ela. De certo modo, o comer tranquiliza, acalma. O ato compulsivo, portanto, vem para aplacar a angústia e as incertezas do indivíduo, trazendo prazer imediato. Entretanto, faz do indivíduo um prisioneiro.

Conforme falamos anteriormente, a sociedade atual, através dos objetos de consumo, também propõe esse movimento que visa aplacar a angústia. Ela nos mostra um corpo ideal: belo, jovem, perfeito e saudável. Para obtê-lo, oferece-nos a ilusão de que poderemos alcançá-lo através dos inúmeros produtos e práticas de emagrecimento e antienvelhecimento. Assim o indivíduo passa a buscar desenfreadamente um ideal de beleza que inclui a juventude e a magreza a qualquer custo, negando as individualidades, as limitações pessoais e globais, a finitude do corpo e as questões psíquicas. São práticas sociais que visam tamponar os sofrimentos próprios dos seres humanos e, portanto, impossíveis de serem apagados. Na maior parte das vezes o corpo ideal não é alcançado e a pessoa vive num estado de insatisfação permanente, buscando sempre novas formas de conquistá-lo.

A visão crítica sobre o atual padrão de beleza é fundamental, pois as "ofertas para a felicidade" são realmente infinitas, e corre-se o risco de estar eternamente insatisfeito, usando qualquer tipo de produto para preencher vazios pessoais: comida, remédios, tratamentos estéticos, roupas, sapatos, viagens, carros etc. Enfim, qualquer coisa que se imagine poder trazer felicidade, mas que, no máximo, trará uma tênue satisfação, impulsionando as pessoas para uma nova busca...

Um ponto a destacar é que não estou fazendo apologia ao não consumo, e sim estimulando uma reflexão sobre a sociedade atual. Há que se observar como o meio pode influenciar nosso comportamento e acentuar alguns sintomas. É importante perceber a diferença entre as práticas consumistas e aquelas que de fato fazem bem à saúde num contexto mais global.

Atualmente as pessoas vivenciam um grande paradoxo quando se trata de alimentação: se por um lado há a sedução pela oferta gigantesca de itens de consumo, por outro os produtos não devem ser consumidos em grande quantidade, uma vez que o corpo ideal deve se manter magro. Considerando-se que o alimento é acessível e de grande oferta, cria-se um campo de conflito que oscila permanentemente de um polo a outro, da obesidade cada vez maior às dietas cada vez mais procuradas. Ambas, porém, falam da mesma coisa: a insatisfação encarnada no corpo. Somando o vazio interior e o desejo de emagrecer e cumprir o protótipo da magreza feliz, o indivíduo vai se sentindo cada vez mais impotente.

De fato, a obesidade torna mais difíceis atividades simples de rotina, tão comuns às pessoas em geral. Subir escadas ou descê-las, por exemplo, pode trazer grande cansaço. Frequentar um teatro ou cinema pode ser bem difícil, se não impossível, devido ao tamanho da poltrona, bem como utilizar o transporte público. Os hospitais podem possuir falta de acessibilidade e a sexualidade pode ficar comprometida tanto do ponto de vista biológico quanto por dificuldades emocionais.

Com isso, além do mal-estar físico, o obeso pode sentir falta de lugar na sociedade, podendo gradualmente se isolar dela e, com isso, acabar também se afastando dos relacionamentos pessoais. Desta forma, alguns estados emocionais podem ser decorrentes desse afastamento.

Sobre o tratamento

É importante lembrar que muitas pessoas sofrem com o excesso de peso, e isso é um problema de escala mundial. No Brasil, a obesidade já atinge 30% das crianças entre 5 e 9 anos, 20% dos jovens entre 10 e 19 anos, 48% das mulheres adultas e 50,1% dos homens adultos.

Muitos profissionais trabalham pesquisando, atendendo e buscando soluções para o problema. Portanto, o obeso não está só. São médicos, nutricionistas, psicólogos, cientistas sociais, economistas... Todos pesquisando sobre a questão. É muito importante que quem esteja sofrendo em decorrência da obesidade procure a ajuda de profissionais competentes, com os quais se sintam seguros e amparados.

Outra questão importante é que a obesidade não será resolvida rapidamente. Possivelmente o obeso precisará de uma equipe multidisciplinar para trabalhar as questões médicas, nutricionais e psicológicas. O processo de emagrecimento não é fácil, pois é preciso mudar padrões de comportamentos que acompanham o indivíduo há anos, padrões que se relacionam a demandas emocionais. O sintoma, que no caso da obesidade pode ser o comer compulsivo, não existe por acaso: ele exerce uma função específica para cada um, e é por esse motivo que é tão difícil deixar de comer muito de uma hora para outra. A mudança de hábito tem que se associar a um trabalho emocional em sentido amplo, desde a compreensão do funcionamento de uma dinâmica individual até a familiar.

A maior parte das pessoas vive com suas famílias ou mantém o hábito da convivência familiar. Já vimos anteriormente o papel da cultura e da família no desenvolvimento dos hábitos alimentares, e a família também tem um papel importante no tratamento da obesidade. Assim, para emagrecer é muito importante a participação dos familiares nessa empreitada. O processo de emagrecer fica muito mais difícil numa casa em que prevalece o hábito de comer frituras e doces em todas as refeições ou onde há farta oferta de bolachas, salgadinhos e pães, por exemplo. É interessante que todos se envolvam no processo de emagrecimento, até porque geralmente a família toda precisa atentar para a saúde, o que significa um ganho para todos.

Quando não se pode contar com o apoio familiar o desafio é bem maior, pois o obeso tem que enfrentar todos os dias a grande oferta de alimentos disponíveis (caso seja esse o funcionamento da casa) até que os novos hábitos alimentares adquiridos se consolidem. Isso não inviabiliza o tratamento, mas exigirá mais investimento no processo.

Outra questão a ser debatida é a transformação do corpo, pois quem emagrece terá que lidar com uma nova imagem de si mesmo. Muitas vezes um corpo que limitava a vida em muitos aspectos passa a não mais restringir o individuo, e isso levanta questões que antes não precisavam ser enfrentadas, por exemplo: "Como me posicionar em relação aos amigos e aos filhos, ao trabalho e ao parceiro, à sexualidade e à sociedade?"; "O que esperar de mim mesmo agora?"

Nesse sentido, o apoio psicológico é mais do que importante, é indispensável, pois trata-se de um espaço para pensar, falar e trabalhar os sentimentos envolvidos no ato de comer. Esse tipo de acompanhamento dá espaço para encontrar e atribuir um novo sentido para a comida, e, enfim, criar um novo conceito para seu corpo e sua felicidade.

E as crianças?

Conforme vimos anteriormente, a criança não se governa sozinha, e a família tem grande implicação no desenvolvimento da obesidade (portanto o envolvimento familiar no tratamento torna-se imprescindível).

A criança não aprende a se alimentar sozinha. Um adulto foi responsável por introduzir os alimentos que ela come, por fazer as compras da casa e escolher o momento da refeição. Portanto, a criança habituou-se a comer determinados alimentos e determinadas quantidades que podem ser bastante inadequadas para ela. Para haver mudança de hábito, o que não é fácil, será preciso que o adulto tenha consciência, firmeza e coerência no acompanhamento da orientação prescrita para a criança. Os adultos precisam se envolver pessoalmente, adotando hábitos adequados que possam ser referências sólidas aos filhos.

No que diz respeito aos aspectos emocionais, os pais podem ajudar ficando atentos aos fatores que geram maior ansiedade e levam a criança a comer mais. Nesses momentos podem buscar alternativas, tirando o foco da alimentação. É preciso observar também como está a vida da criança, suas relações com os amigos e seu desempenho escolar, fatores que podem desencadear maior ansiedade. Ajudá-la nos aspectos em que ela vem encontrando dificuldade pode provocar uma diminuição da ansiedade.

Como vimos, muitas vezes o alimento pode ser colocado como substituto de outras questões ou problemas, como a tristeza e o estresse. Portanto, quanto mais os pais ajudarem os filhos a falar sobre esses sentimentos, mais benefícios trarão para eles.

Nos casos em que a família é obesa, a adesão ao tratamento pode se tornar uma tarefa ainda mais difícil. Por isso insisto que as pessoas busquem a ajuda de profissionais da área para receber orientações seguras. Sabemos que esta jornada não é curta e que demanda muito comprometimento pessoal. Em muitos momentos ela será difícil, mas com a ajuda de profissionais comprometidos você encontrará os melhores caminhos.

Helena Slywitch é psicóloga, mestre em psicologia clínica, especialista em psicologia clínica e teoria psicanalítica e especialista em transtornos alimentares pelo Departamento de Psiquiatria da Universidade Federal de São Paulo (Unifesp).

AGRADECIMENTOS

O aprendizado médico se faz pela junção do estudo dos livros, dos ensinamentos dos mestres, das vivências pessoais, das percepções que se tem ao longo do trabalho clínico e, principalmente, do que os pacientes nos ensinam no dia a dia.

Agradeço a todas as pessoas de que cuido, que me ensinaram a enxergar as situações, me contaram sobre a eficácia de cada abordagem técnica que planejamos juntos e me trouxeram informações consistentes para escrever este livro.

Agradeço à Aline e ao Leo, por fazerem parte desta história, me apoiando a cada dia.

Agradeço à Alexandra e à Helena, que estiveram sempre presentes durante todo o percurso deste livro.

Agradeço ao Tomaz e à Beth, pela ajuda na realização e produção das fotos do livro.

A bibliografia deste livro pode ser consultada no site
http://www.alimentacaosemcarne.com.br/